CONCEITOS ATUAIS NA **DOENÇA VASCULAR PERIFÉRICA**

Dados Internacionais de Catalogação na Publicação (CIP)
(Jeane Passos de Souza - CRB 8ª/6189)

Presti, Calógero
Conceitos atuais na doença vascular periférica / Calógero Presti. - São Paulo: Editora Senac São Paulo, 2017.

Bibliografia.
ISBN 978-65-5536-568-9 (Venda internacional)

1. Doença vascular periférica 2.Vasos sanguíneos - Doenças -Tratamento I. Título.

17-587s CDD-616.131
BISAC MED022000

Índice para catálogo sistemático:
1. Doença vascular periférica 616.131

CONCEITOS ATUAIS NA **DOENÇA VASCULAR PERIFÉRICA**

CALÓGERO PRESTI

Professor assistente doutor da disciplina de Cirurgia Vascular
e Endovascular do Hospital das Clínicas da Faculdade de Medicina
da Universidade de São Paulo (HCFMUSP)
Professor colaborador da FMUSP

ERASMO SIMÃO DA SILVA

Professor livre-docente da disciplina
de Cirurgia Vascular e Endovascular da FMUSP

IVAN BENADUCE CASELLA

Doutor em Ciências pela FMUSP
Professor colaborador da disciplina
de Cirurgia Vascular e Endovascular da FMUSP
Cirurgião vascular do HCFMUSP

MARCELO FERNANDO MATIELO

Doutor em Ciências pela FMUSP
Chefe de Enfermaria e Preceptor de Residência em Cirurgia Vascular
e Endovascular do Hospital do Servidor Público Estadual de São Paulo

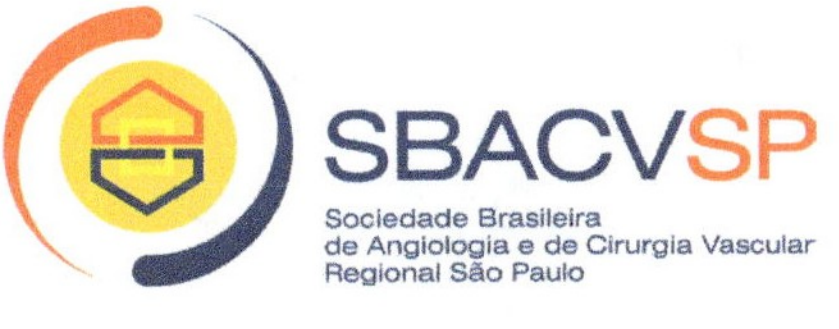

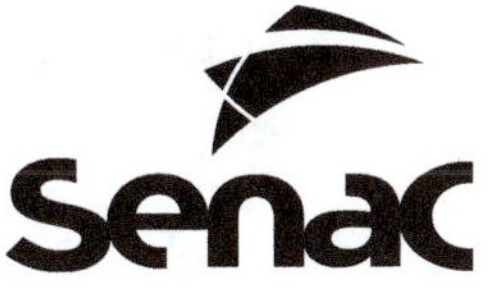

Gerente/Publisher: Jeane Passos de Souza (jpassos@sp.senac.br)
Coordenação Editorial/Prospecção: Luís Américo Tousi Botelho (luis.tbotelho@sp.senac.br)
Dolores Crisci Manzano (dolores.cmanzano@sp.senac.br)
Administrativo: grupoedsadministrativo@sp.senac.br
Comercial: comercial@editorasenacsp.com.br

Edição de Texto: Vanessa Rodrigues
Coordenação de Preparação e Revisão: Luiza Elena Luchini
Preparação e Revisão de Texto: Adriane Gozzo (AAG Serviços Editoriais)
Projeto Gráfico e Editoração Eletrônica: Manuela Ribeiro
Capa: Thiago Planchart

Editora Senac São Paulo
Rua 24 de Maio, 208 – 3º andar – Centro – CEP 01041-000
Caixa Postal 1120 – CEP 01032-970 – São Paulo – SP
Tel. (11) 2187-4450 – Fax (11) 2187-4486
E-mail: editora@sp.senac.br
Home page: http://www.livrariasenac.com.br

Sumário

PREFÁCIO – ARNO VON RISTOW, 9

AGRADECIMENTOS, 11

COLABORADORES, 13

PARTE I. DOENÇA CAROTÍDEA

CAPÍTULO 1. Estudos randomizados: endarterectomia *versus* angioplastia – estado atual – *ERASMO SIMÃO DA SILVA*, 23

CAPÍTULO 2. Tratamento clínico na estenose carotídea: quando indicar – *GISELA TINONE*, 27

CAPÍTULO 3. Perspectivas atuais e futuras dos dispositivos de proteção cerebral na angioplastia carotídea – *SIDNEI JOSÉ GALEGO*, 31

CAPÍTULO 4. Monitoração cerebral durante a endarterectomia carotídea – *MARCIA MARIA MORALES*, 41

CAPÍTULO 5. Técnicas endovasculares no tratamento dos aneurismas da artéria carótida cervical: quais e quando usar? – *FELIPE NASSER, IGOR CALIXTO NOVAIS DIAS, CARLOS EDUARDO BACCIN*, 45

CAPÍTULO 6. Diagnóstico, indicação e técnicas no tratamento endovascular na suboclusão carotídea – *CELSO RICARDO BREGALDA NEVES*, 51

CAPÍTULO 7. Critérios atuais de reestenose de stents carotídeos ao Doppler – *ANA PAULA MAIA PIRES, ANA CAROLINA DE OLIVEIRA CALIXTRO*, 63

EDITORIAL. O estado da arte no tratamento da doença aterosclerótica carotídea – *ERASMO SIMÃO DA SILVA*, 67

PARTE II. ANEURISMAS DA AORTA ABDOMINAL, DE ILÍACAS E VISCERAIS

CAPÍTULO 8. Tratamento cirúrgico *versus* endovascular no aneurisma da aorta abdominal: estudos comparativos – *FAUSTO MIRANDA JR.*, 73

CAPÍTULO 9. Diagnóstico por imagem para planejamento do tratamento endovascular do aneurisma da aorta abdominal – *ARNO VON RISTOW, BERNARDO DE VASCONCELLOS MASSIÈRE, ALBERTO VESCOVI, DANIEL LEAL*, 79

CAPÍTULO 10. Treinamento técnico em cirurgia vascular – *INEZ OHASHI TORRES, NELSON DE LUCCIA*, 91

CAPÍTULO 11. Aneurismas justa e pararrenais: estado atual do tratamento e tendências futuras – *JOSÉ AUGUSTO TAVARES MONTEIRO*, 95

CAPÍTULO 12. Aneurismas das artérias ilíacas: indicação e técnicas endovasculares – *ARMANDO DE CARVALHO LOBATO, MARCELO CURY*, 105

CAPÍTULO 13. Protocolo ideal no seguimento dos AAAs tratados por técnica endovascular: diagnóstico ultrassonográfico dos endoleaks – *MARCOS ROBERTO GODOY, ROGÉRIO DUQUE DE ALMEIDA*, 109

CAPÍTULO 14. Complicações no tratamento endovascular dos aneurismas da aorta abdominal – *MARCELO FERREIRA, RODRIGO CUNHA, DIEGO FERREIRA, GUILHERME BICALHO, EDUARDO RODRIGUES*, 115

CAPÍTULO 15. Aneurismas esplâncnicos: como seguir e quando tratar – *EDWALDO EDNER JOVILIANO, MAURÍCIO SERRA RIBEIRO*, 125

EDITORIAL. Visão crítica e perspectivas do tratamento do AAA no século XXI – *ARNO VON RISTOW, PAULA RISTOW*, 129

PARTE III. ANEURISMAS DA AORTA TORÁCICA

CAPÍTULO 16. Conduta atual no tratamento das úlceras penetrantes de aorta – *ADAMASTOR HUMBERTO PEREIRA, ALEXANDRE ARAUJO PEREIRA*, 135

CAPÍTULO 17. Lesão traumática de aorta – *NICOLE INFORSATO, NELSON DE LUCCIA*, 141

CAPÍTULO 18. Proteção medular no tratamento dos aneurismas de aorta toracoabdominais – *JULIO CÉSAR SAUCEDO MARIÑO, ANTONIO CARLOS PASSOS MARTINS, AUGUSTO CÉSAR SILVA DE CARVALHO SOBRINHO*, 147

CAPÍTULO 19. Correção híbrida e endovascular dos aneurismas do arco aórtico – *ALEXANDRE ARAUJO PEREIRA, ADAMASTOR HUMBERTO PEREIRA*, 153

CAPÍTULO 20. Tratamento endovascular da dissecção crônica tipo B de aorta torácica – *ANDRÉ ECHAIME VALLENTSITS ESTENSSORO*, 159

EDITORIAL. Visão crítica e perspectivas no tratamento do AAT no século XXI – *PEDRO PUECH-LEÃO*, 165

PARTE IV. DOENÇA ARTERIAL OBSTRUTIVA PERIFÉRICA

CAPÍTULO 21. Atualização no tratamento da claudicação intermitente de membros inferiores – *GLAUCO FERNANDES SAES, ANTONIO EDUARDO ZERATI*, 171

CAPÍTULO 22. Tratamento endovascular da doença obstrutiva aorto-ilíaca – *DAFNE BRAGA DIAMANTE LEIDERMAN, MARCELO PASSOS TEIVELIS, NELSON WOLOSKER*, 175

CAPÍTULO 23. Novos dispositivos no tratamento endovascular na doença obstrutiva infrainguinal: stents e balões farmacológicos – *ROBERTO SACILOTTO, MARCUS VINÍCIUS MARTINS CURY*, 179

CAPÍTULO 24. Qual a influência do angiossoma e da perviedade das artérias de perna no tratamento endovascular das artérias infrapoplíteas? – *RAFAEL DE ATHAYDE SOARES, MARCELO FERNANDO MATIELO*, 185

CAPÍTULO 25. Protocolo de vigilância para o seguimento das revascularizações infrainguinais (cirurgia aberta e endovascular) – *ROBSON BARBOSA DE MIRANDA* 189

EDITORIAL. Visão crítica dos benefícios dos avanços tecnológicos da cirurgia endovascular na DAOP dos membros inferiores – *CHRISTIANO STCHELKUNOFF PECEGO*, 197

PARTE V. VARIZES DOS MEMBROS INFERIORES

CAPÍTULO 26. Documentação fotográfica no tratamento estético de varizes e telangectasias – *RODRIGO KIKUCHI*, 201

CAPÍTULO 27. Como e quando preservar a veia safena na cirurgia de varizes dos membros inferiores – *CID JOSÉ SITRÂNGULO JR.*, 207

CAPÍTULO 28. Análise crítica do uso do laser endovenoso (EVLT) no tratamento das varizes – *LUIZ MARCELO AIELLO VIARENGO, MARÍLIA WELLICHAN MANCINI VÁSQUEZ, GABRIEL VIARENGO*, 211

CAPÍTULO 29. Radiofrequência no tratamento das varizes: quando indicar e como fazer – *WALTER CAMPOS JUNIOR, VINICIUS BERTOLDI*, 219

CAPÍTULO 30. Escleroterapia com microespuma de polidocanol guiada por eco-Doppler no tratamento da insuficiência venosa crônica avançada – CEAP C4, C5, C6 – *SÉRGIO ROBERTO TIOSSI*, 225

CAPÍTULO 31. Dicas e truques na escleroterapia com espuma (EE) de varizes MMII – *FRANCISCO REIS BASTOS*, 233

CAPÍTULO 32. Escleroterapia química no tratamento estético de varizes: o que realmente é útil – *MARCELO RODRIGO DE SOUZA MORAES*, 237

CAPÍTULO 33. Fleboextração de safenas: melhores resultados que termoablação – *JORGE AGLE KALIL, MARCELO KALIL DI SANTO*, 241

CAPÍTULO 34. O uso de flebotônicos na insuficiência venosa crônica – *MARCELO FERNANDO MATIELO, EDSON T. NAKAMURA*, 247

CAPÍTULO 35. Tratamento das varizes e malformações vasculares da região pélvica – *JOSÉ LUIZ ORLANDO*, 253

EDITORIAL. Novos tratamentos das varizes: estamos evoluindo ou retrocedendo? – *PEDRO PABLO KOMLÓS*, 257

PARTE VI. TROMBOSE VENOSA PROFUNDA

CAPÍTULO 36. Critérios ultrassonográficos para o diagnóstico da trombose venosa – *ÉRICA PATRICIO NARDINO*, 261

CAPÍTULO 37. Avaliação da TVP com tomografia computadorizada e ressonância magnética – *THAIS CARNEIRO LIMA, THIAGO DIEB RISTUM VIEIRA*, 267

CAPÍTULO 38. Pesquisa das trombofilias por meio da lógica do raciocínio clínico – *ELBIO ANTONIO D'AMICO*, 271

CAPÍTULO 39. Anticoagulantes orais diretos no tratamento do tromboembolismo venoso – *IVAN BENADUCE CASELLA, CALÓGERO PRESTI*, 277

CAPÍTULO 40. Tratamento atual da trombose venosa iliofemoral: tratamento combinado em um só procedimento definitivo – uma nova estratégia: protocolo de sessão única – *JOÃO LUIZ SANDRI, GIULIANO DE ALMEIDA SANDRI, FELIPE MACHADO DOS SANTOS, CLAUDIO DE MELO JACQUES, NELIO ARTUR DE PAULA BRANDÃO, VINICIUS LOPES ADAMI, PIETRO DE ALMEIDA SANDRI*, 283

CAPÍTULO 41. Indicações e técnicas dos filtros removíveis de veia cava – *GUTEMBERG DO AMARAL GURGEL, EDUARDO ANACLETO DE CARVALHO*, 291

CAPÍTULO 42. Tratamento endovascular da síndrome de Cockett – *MARCELO CALIL BURIHAN*, 297

EDITORIAL. Modernas técnicas intervencionistas na TVP: estamos no caminho certo? – *BONNO VAN BELLEN*, 305

PARTE VII. URGÊNCIAS VASCULARES

CAPÍTULO 43. Controle de danos no trauma vascular – *RINA MARIA PEREIRA PORTA, ADENAUER MARINHO DE OLIVEIRA GÓES JUNIOR, ADONIRAN DE MAURO FIGUEIREDO (IN MEMORIAM)*, 309

CAPÍTULO 44. Tratamento endovascular dos traumatismos dos troncos supra--aórticos – *ALEXANDRE FIORANELLI, CLAUDIA GURGEL MARQUES*, 319

CAPÍTULO 45. Tratamento endovascular das lesões traumáticas dos grandes vasos abdominais – *BOULANGER MIOTO NETTO*, 323

CAPÍTULO 46. Tratamento endovascular do AAA roto: estado atual – *RONALD JOSÉ RIBEIRO FIDELIS, ANDRÉ BRITO QUEIROZ*, 329

CAPÍTULO 47. Traumatismos vasculares das extremidades: papel das técnicas endovasculares – *GUILHERME VIEIRA MEIRELLES*, 335

CAPÍTULO 48. Tratamento da dissecção aguda da aorta: análise crítica baseada em evidências – *ALEXANDRE MAIERÁ ANACLETO, MARCIA MARIA MORALES*, 341

EDITORIAL. Tratamento endovascular do trauma – *RICARDO AUN*, 351

PARTE VIII. TEMAS DIVERSOS

CAPÍTULO 49. Avaliação do risco cardíaco e biomarcadores em cirurgia arterial – *DANIELLE MENOSI GUALANDRO, BRUNO CARAMELLI*, 355

CAPÍTULO 50. Medidas para redução do risco cardiovascular em cirurgia arterial – *DANIELA CALDERARO, DANIELLE MENOSI GUALANDRO, BRUNO CARAMELLI*, 359

CAPÍTULO 51. Tratamento não cirúrgico da hiperidrose – *DAFNE BRAGA DIAMANTE LEIDERMAN, NELSON WOLOSKER*, 363

CAPÍTULO 52. Atualização do tratamento tópico das úlceras microangiopáticas de origem diabética – *GUILHERME YAZBEK*, 367

CAPÍTULO 53. Acessos vasculares para quimioterapia: o que há de novo? – *FÁBIO RODRIGUES FERREIRA DO ESPÍRITO SANTO*, 377

CAPÍTULO 54. Acessos vasculares – *ANTONIO EDUARDO ZERATI, GLAUCO FERNANDES SAES*, 381

CAPÍTULO 55. Tratamento trombolítico por cateter na oclusão arterial aguda dos membros inferiores – *CARLOS CLEMENTINO DOS SANTOS PEIXOTO, DANIEL AUTRAN BURLIER DRUMMOND, LEONARDO STAMBOWSKY, ANDRÉA DE LIMA PEIXOTO, SALIM ABDON GEHÄ*, 385

ÍNDICE, 395

Prefácio

Inovação! Nas quatro décadas em que me dedico ao estudo e ao tratamento das doenças vasculares, esta é sem dúvida a diretriz mais importante da especialidade. As inovações nesse curto lapso de tempo foram fundamentais para que possamos almejar nosso objetivo – tratar os portadores de patologias vasculares de uma forma efetiva, com baixo risco e resultados duradouros. O discernimento para abraçar as inovações que se apresentam como avanços efetivos muitas vezes é difícil: os balões de angioplastia, rejeitados por muitos quando introduzidos, hoje se constituem em uma das mais importantes ferramentas de nossa especialidade. Outros foram abandonados... Nos primórdios de nossa especialidade, nos anos 1950, além do conhecimento médico e do tirocínio clínico – insubstituíveis até hoje –, os cirurgiões dispunham de muito pouco para confirmar seus diagnósticos e planejar a terapêutica. Além da angiografia, os demais métodos auxiliares eram pouco precisos e de baixa reprodutibilidade. Oscilometria, termografia, pletismografias e outros métodos pouco contribuíam a nosso conhecimento, e dependíamos sobretudo do uso dos cinco sentidos para o diagnóstico. É quase impossível acreditar, hoje, que se operava um aneurisma aórtico sem nenhum estudo de imagem além de uma simples radiografia! Mas era assim...

À introdução do uso de Doppler de ondas contínuas e do ultrassom modo B na década de 1970, seguiram-se o eco-Doppler, fundindo a imagem estática com o fluxo sanguíneo, a tomografia computadorizada e a ressonância magnética, na década seguinte. Este século nos trouxe métodos de imagem inimagináveis anteriormente: angiotomografia com vários tipos de reconstruções, angiorressonância e estudos não invasivos com eco-Doppler. Podemos tornar visíveis de forma não invasiva até artérias de médio calibre! A angiografia diagnóstica praticamente desapareceu do cenário, ficando restrita aos procedimentos terapêuticos, o mesmo que outros métodos já citados. Há trinta anos inovávamos tendo em nossa pasta um aparelho de Doppler de ondas contínuas. Atualmente, muitos especialistas carregam consigo um pequeno eco-Doppler portátil!

A terapêutica deu vários passos revolucionários nesse período. Desde a introdução da endarterectomia, dos longos enxertos venosos, seguidos pela revolução trazida pelo uso das próteses vasculares, a cirurgia vascular encontrou seu caminho lógico com o tratamento endovascular: o uso das hidrovias naturais do ser humano! Poder tratar diferentes territórios por acessos remotos, até percutâneos, é uma revolução. Quando achávamos que havíamos atingido o estado de arte no tratamento aberto de aneurismas e da doença arterial obstrutiva, surge esta técnica que revirou nossos conceitos... Pacientes de risco elevado, com patologias vasculares complexas, podem ser abordados com sucesso com a terapêutica endovascular. Além de uma marcante redução da morbimortalidade imediata, os resultados de médio e longo prazos têm se mostrado progressivamente melhores. A velocidade com que as técnicas evoluem tornam premente a disseminação de seu conhecimento.

Muitos estudos clínicos têm avaliado os resultados das diferentes modalidades terapêuticas e permitem que o profissional atuante possa basear suas condutas em dados concretos, visando oferecer o melhor tratamento ao paciente.

Nesse contexto, é muito pertinente a iniciativa de Calógero Presti, Erasmo Simão, Ivan Casella e Marcelo Matielo, editando *Conceitos atuais na doença vascular periférica*. Com 55 capítulos organizados em oito partes, este livro aborda de maneira objetiva os mais discutidos temas de nossa especialidade, fornecendo informações atualizadas sobre o estado da arte no diagnóstico e no tratamento das patologias vasculares, sempre com a palavra de quem já tem experiência com o tema específico. Embora seja uma obra da Regional São Paulo da Sociedade Brasileira de Angiologia e Cirurgia Vascular, especialistas de todo o país contribuem para o sucesso certo do empreendimento. A escolha dos autores baseou-se em sua ampla experiência nas áreas enfocadas e em diretrizes científicas recentes e confiáveis, baseadas em evidências. Cada parte conclui com uma análise crítica sobre o presente e o futuro do assunto tratado.

Finalmente, a presente obra não tem o objetivo de ser mais um tratado geral sobre patologias vasculares, mas uma referência sobre os últimos avanços em nossa área e, por isso, é especialmente bem-vinda!

ARNO VON RISTOW
Membro da Academia Nacional de Medicina
Professor coordenador de Cirurgia Vascular da PUC-Rio

Agradecimentos

Conceitos atuais na doença vascular periférica é parte do projeto de Educação Continuada da Sociedade Brasileira de Angiologia e de Cirurgia Vascular (SBACV) – Regional São Paulo, e agradecemos a seu Presidente, Dr. Marcelo Fernando Matielo, todo o empenho na organização desta obra para a comunidade vascular brasileira.

Não poderíamos deixar de citar o profissionalismo e a dedicação de toda a equipe do Senac São Paulo; do Diretor Regional, Luiz Francisco de A. Salgado, que acolheu o projeto e colocou à disposição colaboradores exemplares do ramo editorial: Jeane Passos de Souza, *Publisher*; Luís Américo Tousi Botelho, Coordenador Editorial; Vanessa Rodrigues, Editora; e Antonio Carlos de Angelis, Coordenador de Diagramação, que com grande competência permitiram a conclusão deste livro com excelente qualidade e em tempo para seu lançamento no 42º Congresso Brasileiro de Angiologia e Cirurgia Vascular da SBACV, de 9 a 13 de outubro de 2017, em Natal, Rio Grande do Norte.

Somos gratos à SBACV – Nacional, nas pessoas do Presidente, Dr. Ivanésio Merlo, e do Dr. Gutemberg do Amaral Gurgel, Diretor de Publicações da SBACV e Presidente do Congresso Brasileiro de Angiologia e Cirurgia Vascular, por terem acolhido a ideia e permitido seu lançamento em Natal.

Destacamos a parceria ímpar da Farmoquímica, FQM, e de seu vice-presidente, Dr. José Olimpio Mattos Junior, e da Tecnomarketing Serviços Empresariais, na pessoa da Diretora, Marcia Castelo Branco, que sempre apoiam de maneira ética os empreendimentos educacionais médicos junto à SBACV e, em especial, a produção desta publicação.

A presente obra é fruto do trabalho de mais de 100 autores conceituados – profissionais renomados e idealistas que valorizam este livro e que colaboraram para sua conclusão em tempo recorde.

CALÓGERO PRESTI

Colaboradores

- ***ADAMASTOR HUMBERTO PEREIRA***
  Mestre e doutor em Cirurgia. Professor titular de Cirurgia Vascular da Universidade Federal do Rio Grande do Sul (UFRGS). Chefe do Serviço de Cirurgia Vascular do Hospital de Clínicas de Porto Alegre.

- ***ADENAUER MARINHO DE OLIVEIRA GÓES JUNIOR***
  Mestre e doutor pela Escola Paulista de Medicina da Universidade Federal de São Paulo (EPM/Unifesp). Preceptor da residência de Cirurgia do Trauma do Hospital Metropolitano de Urgência e Emergência (HMUE), Ananindeua. Professor das faculdades de Medicina da Universidade Federal do Pará (UFPA) e do Centro Universitário do Estado do Pará (Cesupa).

- ***ALBERTO VESCOVI***
  Professor assistente da Pontifícia Universidade Católica do Rio de Janeiro (PUC-Rio). Diretor do Centervasc, Rio de Janeiro. Cirurgião vascular do Centro Endovascular do Rio de Janeiro (CEVRJ).

- ***ALEXANDRE ARAUJO PEREIRA***
  Cirurgião vascular do Hospital de Clínicas de Porto Alegre e do Hospital Moinhos de Vento. Research fellow da Mayo Clinic (Rochester, MN, Estados Unidos). Coordenador do Ambulatório de Doenças Arteriais do Hospital Moinhos de Vento.

- ***ALEXANDRE FIORANELLI***
  Mestre e doutor pela Faculdade de Ciências Médicas da Santa Casa de São Paulo (FCMSC-SP). Professor da FCMSC-SP. Coordenador do curso de Cirurgia Endovascular do Hospital Israelita Albert Einstein, São Paulo.

- ***ALEXANDRE MAIERÁ ANACLETO***
  Chefe do Serviço na Invase – Cirurgia Vascular e Endovascular, São José do Rio Preto.

- ***ANA CAROLINA DE OLIVEIRA CALIXTRO***
  Médica assistente do Hospital do Servidor Público Estadual de São Paulo. Assistente do Serviço de Cirurgia Vascular Periférica do Hospital Heliópolis, São Paulo.

- ***ANA PAULA MAIA PIRES***
  Médica assistente do Serviço de Cirurgia Vascular Periférica do Hospital do Servidor Público Estadual de São Paulo.

- ***ANDRÉ BRITO QUEIROZ***
  Doutor em Cirurgia pela Universidade de São Paulo (USP). Preceptor do Programa de Residência Médica em Cirurgia Vascular e Endovascular do Complexo Hospitalar Universitário Professor Edgard Santos (Complexo HUPES), da Universidade Federal da Bahia (UFBA), Salvador. Supervisor do Programa de Residência Médica em Cirurgia Vascular do Hospital Ana Nery (Sesab/ UFBA), Salvador.

- ***ANDRÉ ECHAIME VALLENTSITS ESTENSSORO***
  Doutor em Cirurgia pela FMUSP. Cirurgião do Serviço de Cirurgia Vascular e Endovascular do Hospital das Clínicas da Faculdade de Medicina da Universidade de São Paulo (HCFMUSP). Cirurgião vascular e endovascular do Hospital Sírio-Libanês, São Paulo.

- ***ANDRÉA DE LIMA PEIXOTO***
  Anestesiologista do Hospital Maternidade Fernando Magalhães, Rio de Janeiro. Anestesiologista da STMI Serviços Médicos, Rio de Janeiro.

- ***ANTONIO CARLOS PASSOS MARTINS***
  Cirurgião vascular e endovascular. Cirurgião vascular do Hospital Sírio-Libanês, São Paulo.

- ***ANTONIO EDUARDO ZERATI***
  Professor livre-docente da FMUSP. Cirurgião vascular e endovascular.

- ***ARMANDO DE CARVALHO LOBATO***
  Doutor em Cirurgia Vascular e Endovascular pela FMUSP. Coordenador de curso de pós-graduação na Real e Benemérita Associação Portuguesa de Beneficência, São Paulo. Coordenador do curso de especialização em Cirurgia Endovascular na SBAVC.

- ***ARNO VON RISTOW***
  Cirurgião vascular. Membro da Academia Nacional de Medicina. Professor coordenador de Cirurgia Vascular da PUC-Rio.

- ***AUGUSTO CÉSAR SILVA DE CARVALHO SOBRINHO***
  Cirurgião vascular do Hospital Sírio-Libanês, São Paulo.

- ***BERNARDO DE VASCONCELLOS MASSIÈRE***
  Professor associado do curso de pós-graduação em Cirurgia Vascular e Endovascular da PUC-Rio. Diretor administrativo do Centervasc, Rio de Janeiro. Cirurgião do CEVRJ, Rio de Janeiro.

- ***BONNO VAN BELLEN***
  Professor livre-docente em Moléstias Vasculares Periféricas pela Universidade Estadual de Campinas (Unicamp). Chefe do Serviço de Cirurgia Vascular Integrada do Hospital Beneficência Portuguesa, São Paulo.

- ***BOULANGER MIOTO NETTO***
  Médico assistente do Pronto-socorro de Cirurgia Vascular do HCFMUSP.

- ***BRUNO CARAMELLI***
  Professor livre-docente da disciplina de Cardiologia da FMUSP.

- ***CALÓGERO PRESTI***
  Professor assistente doutor da disciplina de Cirurgia Vascular e Endovascular do HCFMUSP. Professor colaborador da FMUSP.

- ***CARLOS CLEMENTINO DOS SANTOS PEIXOTO***
  Professor associado em Cirurgia Vascular e Endovascular da PUC-Rio. Professor convidado do Departamento de Pós-Graduação em Angiologia da Universidade do Estado do Rio de Janeiro (UERJ). Cirurgião vascular do Hospital Pró-cardíaco, Rio de Janeiro.

- ***CARLOS EDUARDO BACCIN***
  Médico assistente do Setor de Neurointervenção do Hospital Israelita Albert Einstein, São Paulo.

- ***CELSO RICARDO BREGALDA NEVES***
  Doutor em Cirurgia pela FMUSP. Médico da Divisão de Cirurgia Vascular e Endovascular do HCFMUSP.

- ***CHRISTIANO STCHELKUNOFF PECEGO***
  Preceptor da residência médica em Cirurgia Vascular no Hospital do Servidor Público Estadual de São Paulo. Médico do Serviço de Cirurgia Vascular do Hospital do Servidor Público Estadual de São Paulo.

- ***CID JOSÉ SITRÂNGULO JR.***
  Médico assistente do HCFMUSP – disciplina de Cirurgia Vascular e Endovascular.

- ***CLAUDIA GURGEL MARQUES***
  Especialista em cirurgia vascular.

- ***CLAUDIO DE MELO JACQUES***
  Cirurgião vascular. Chefe do Serviço de Cirurgia Vascular e Endovascular do Hospital Central de Vitória.

- ***DAFNE BRAGA DIAMANTE LEIDERMAN***
  Fellow de pesquisa do Departamento de Cirurgia Vascular e Endovascular do Hospital Israelita Albert Einstein, São Paulo.

- ***DANIEL AUTRAN BURLIER DRUMMOND***
  Médico associado da STMI, Rio de Janeiro.

- ***DANIEL LEAL***
  Professor instrutor do curso de pós-graduação em Cirurgia Vascular e Endovascular da PUC-Rio. Cirurgião vascular do Centervasc, Rio de Janeiro. Cirurgião vascular do CEVRJ, Rio de Janeiro.

- ***DANIELA CALDERARO***
  Médica assistente da Unidade Clínica de Medicina Interdisciplinar em Cardiologia do Instituto do Coração (InCor), do HCFMUSP.

- ***DANIELLE MENOSI GUALANDRO***
  Doutora em Ciências pela FMUSP. Professora colaboradora do Departamento de Cardiopneumologia da FMUSP. Médica assistente da Unidade Clínica de Medicina Interdisciplinar em Cardiologia do InCor, do HCFMUSP.

- ***DIEGO FERREIRA***
  Cirurgião vascular do grupo SITE – Serviço Integrado de Técnicas Endovasculares, Rio de Janeiro.

- ***EDSON T. NAKAMURA***
  Cirurgião vascular e endovascular. Ecografista vascular. Preceptor da residência médica em Cirurgia Vascular e Endovascular do Hospital do Servidor Público Estadual de São Paulo. Coordenador do Setor de Angiorradiologia e Cirurgia Endovascular do Hospital do Servidor Público Estadual de São Paulo.

- ***EDUARDO ANACLETO DE CARVALHO***
  Cirurgião vascular do Hospital Universitário Onofre Lopes, Natal. Radiologista intervencionista da Maternidade Escola Januário Cicco, Natal. Médico assistente do Serviço de Cirurgia Vascular do Hospital do Coração, Natal.

- ***EDUARDO RODRIGUES***
  Cirurgião vascular do grupo SITE – Serviço Integrado de Técnicas Endovasculares, Rio de Janeiro.

- ***EDWALDO EDNER JOVILIANO***
  Professor livre-docente junto ao Departamento de Cirurgia e Anatomia da Faculdade de Medicina de Ribeirão Preto da Universidade de São Paulo (FMRP-USP). Chefe do Serviço de Cirurgia Vascular e Endovascular do Hospital das Clínicas da FMRP-USP.

- ***ELBIO ANTONIO D'AMICO***
  Professor livre-docente da FMUSP.

- ***ERASMO SIMÃO DA SILVA***
  Professor livre-docente da disciplina de Cirurgia Vascular e Endovascular da FMUSP.

- ***ÉRICA PATRICIO NARDINO***
  Coordenadora médica do curso de residência médica em área de atuação em Ecografia Vascular com Doppler Colorido na Faculdade de Medicina do ABC. Professora colaboradora da disciplina de Cirurgia Vascular da Faculdade de Medicina do ABC.

- ***FÁBIO RODRIGUES FERREIRA DO ESPÍRITO SANTO***
  Médico assistente do Serviço de Cirurgia Vascular e Endovascular do HCFMUSP. Médico chefe de equipe de Cirurgia Vascular do Hospital São Camilo Pompeia, São Paulo.

- ***FAUSTO MIRANDA JR.***
  Professor afiliado, professor titular de Cirurgia Vascular da EPM/Unifesp.

- ***FELIPE MACHADO DOS SANTOS***
  Especialista em Cirurgia Vascular. Especialista em Radiologia Intervencionista e Cirurgia Endovascular.

- ***FELIPE NASSER***
  Coordenador de Radiologia Vascular Intervencionista do Hospital Israelita Albert Einstein, São Paulo. Médico assistente do Departamento de Cirurgia Vascular e Endovascular do Hospital Santa Marcelina, São Paulo. Professor titular de Cirurgia Minimamente Invasiva da Faculdade de Medicina de Itajubá.

- ***FRANCISCO REIS BASTOS***
  Cirurgião vascular. Titular da Academia Mineira de Medicina.

- ***GABRIEL VIARENGO***
  Médico residente em Cirurgia Vascular no Hospital e Maternidade Celso Pierro (HMCP) da PUC-Campinas.

- ***GISELA TINONE***
  Doutora em Neurologia pela FMUSP. Médica assistente do Grupo de Doenças Cerebrovasculares do HCFMUSP.

- ***GIULIANO DE ALMEIDA SANDRI***
  Especialista em Cirurgia Vascular e Endovascular e em Radiologia.

- ***GLAUCO FERNANDES SAES***
  Doutor pela FMUSP. Cirurgião vascular.

- ***GUILHERME BICALHO***
  Cirurgião vascular do SITE Endovascular, Rio de Janeiro.

- ***GUILHERME VIEIRA MEIRELLES***
  Mestre em Cirurgia pela Unicamp. Médico assistente da disciplina do Trauma – Unicamp.

- ***GUILHERME YAZBEK***
  Doutor pela FMUSP. Médico sênior do Departamento de Cirurgia Vascular e Endovascular do A.C.Camargo Cancer Center, São Paulo. Médico colaborador da Associação Nacional de Assistência ao Diabético (Anad).

- ***GUTEMBERG DO AMARAL GURGEL***
  Professor da Universidade Potiguar, Natal. Chefe do Serviço de Cirurgia Vascular do Hospital do Coração, Natal. Diretor do Hospital AngioVascular, Natal.

- ***IGOR CALIXTO NOVAIS DIAS***
  Médico assistente do Departamento de Cirurgia Vascular e Endovascular do Hospital Santa Marcelina, São Paulo.

- ***INEZ OHASHI TORRES***
  Doutoranda pela FMUSP.
  Cirurgiã vascular.
  Médica assistente do Pronto-socorro Vascular do HCFMUSP.

- ***IVAN BENADUCE CASELLA***
  Doutor em Ciências pela FMUSP. Professor colaborador da disciplina de Cirurgia Vascular e Endovascular da FMUSP. Cirurgião vascular do HCFMUSP.

- ***JOÃO LUIZ SANDRI***
  Professor de Cirurgia Vascular da Escola Superior de Ciências da Santa Casa de Misericórdia de Vitória (Emescam).

- ***JORGE AGLE KALIL***
  Chefe do Serviço de Cirurgia Vascular e Endovascular do Hospital São Luiz Rede D'or – Unidades Itaim e Jabaquara, São Paulo. Membro titular do Centro de Tratamento de Veias do Hospital Sírio-Libanês, São Paulo.

- ***JOSÉ AUGUSTO TAVARES MONTEIRO***
  Médico assistente do Serviço de Cirurgia Vascular do HCFMUSP.
  Médico chefe da Divisão de Clínica Cirúrgica do Hospital da Polícia Militar do Estado de São Paulo.
  Doutor em Ciências (Clínica Cirúrgica) pela FMUSP.

- ***JOSÉ LUIZ ORLANDO***
  Cirurgião vascular.
  Doutorado pela FMUSP.
  Médico assistente do Setor de Anomalias Vasculares do A.C.Camargo Cancer Center, São Paulo.

- ***JULIO CÉSAR SAUCEDO MARIÑO***
  Doutor em Clínica Cirúrgica pela FMUSP. Cirurgião vascular do Hospital Sírio-Libanês, São Paulo.

- ***LEONARDO STAMBOWSKY***
  Cirurgião vascular e endovascular.
  Médico associado da STMI,
  Rio de Janeiro.

- ***LUIZ MARCELO AIELLO VIARENGO***
  Doutor em Cirurgia pela Unicamp. Professor colaborador do Núcleo de Pesquisa e Ensino de Fototerapia nas Ciências da Saúde (NuPen), São Carlos.

- ***MARCELO CALIL BURIHAN***
  Professor responsável pela disciplina de Anatomia Descritiva e Topográfica da Faculdade de Medicina da Universidade de Santo Amaro (Unisa) e da Faculdade de Medicina Santa Marcelina (FASM), São Paulo. Coordenador do Módulo de Morfologia da FASM, São Paulo. Professor da residência médica de Cirurgia Vascular do Hospital Santa Marcelina, São Paulo.

- *MARCELO CURY*
  Cirurgião vascular.
  Doutorando pela Unifesp.

- *MARCELO FERNANDO MATIELO*
  Doutor em Ciências pela FMUSP.
  Chefe de Enfermaria e Preceptor de Residência em Cirurgia Vascular e Endovascular do Hospital do Servidor Público Estadual de São Paulo.

- *MARCELO FERREIRA*
  Cirurgião vascular do SITE Endovascular, Rio de Janeiro.

- *MARCELO KALIL DI SANTO*
  Médico assistente do Serviço de Cirurgia Vascular e Endovascular do Hospital São Luiz Rede D'or – Unidade Itaim, São Paulo. Médico coordenador de equipe em Urgências Vasculares do Hospital São Luiz Rede D'or – Unidade Jabaquara, São Paulo.

- *MARCELO PASSOS TEIVELIS*
  Cirurgião vascular do Corpo Clínico do Hospital Israelita Albert Einstein, São Paulo.

- *MARCELO RODRIGO DE SOUZA MORAES*
  Especialista em Angiologia e em Cirurgia Vascular. Assistente da disciplina de Cirurgia vascular e endovascular da EPM/Unifesp.

- *MARCIA MARIA MORALES*
  Doutorado em Ciências Médicas pela USP.

- *MARCOS ROBERTO GODOY*
  Cirurgião vascular e preceptor de Residência Médica em Cirurgia Vascular e Endovascular do Hospital do Servidor Público Estadual de São Paulo. Coordenador do Setor de Ecografia Vascular do Serviço de Cirurgia Vascular e Endovascular do Hospital do Servidor Público Estadual de São Paulo.

- *MARCUS VINÍCIUS MARTINS CURY*
  Doutorado pela Universidade de São Paulo. Médico preceptor do Serviço de Cirurgia Vascular e Endovascular do Hospital do Servidor Público Estadual de São Paulo.

- *MARÍLIA WELLICHAN MANCINI VÁSQUEZ*
  Mestre e doutora em Física – Grupo de Óptica – Laboratório de Física Atômica e Molecular – Instituto de Física de São Carlos (IFSC/USP). Pós-doutorado – Departamento de Materiais – Laboratório de Microscopia de Força Atômica/Laboratório de Cerâmicas Eletrônicas da Universidade Federal de São Carlos (UFSCar). Pós-doutorado – Laboratório Nacional de Luz Síncrotron (LNLS), Campinas.

- *MAURÍCIO SERRA RIBEIRO*
  Divisão de Cirurgia Vascular e Endovascular do Hospital das Clínicas da FMRP-USP.

- *NELIO ARTUR DE PAULA BRANDÃO*
  Cirurgião vascular do Hospital Central de Vitória.

- *NELSON DE LUCCIA*
  Cirurgião vascular. Professor titular da disciplina de Cirurgia Vascular e Endovascular do Departamento de Cirurgia da FMUSP.
  Diretor técnico da disciplina de Cirurgia Vascular e Endovascular do HCFMUSP.

- *NELSON WOLOSKER*
  Professor livre-docente da FMUSP. Professor da Faculdade de Medicina do Hospital Israelita Albert Einstein, São Paulo. Vice-presidente do Hospital Israelita Albert Einstein, São Paulo.

- ***NICOLE INFORSATO***
  Residência de Cirurgia Geral e Cirurgia Vascular e Endovascular pelo HCMUSP. Médica preceptora do Departamento de Cirurgia Vascular e Endovascular do HCFMUSP no ano de 2016.

- ***PAULA RISTOW***
  Ph.D., professora adjunta de Biologia Celular e Molecular do Instituto de Biologia da Universidade Federal da Bahia (UFBA), Salvador. Coordenadora do Programa de Pós-graduação em Microbiologia da UFBA. Coordenadora do Laboratório de Bacteriologia e Saúde do Instituto de Biologia da UFBA.

- ***PEDRO PABLO KOMLÓS***
  Angiologista e cirurgião vascular. Professor convidado da Faculdade de Medicina da Universidade Federal de Ciências da Saúde de Porto Alegre. Vice-presidente para a América Latina da União Internacional de Angiologia (UIA).

- ***PEDRO PUECH-LEÃO***
  Professor titular de Cirurgia Vascular e Endovascular da FMUSP.

- ***PIETRO DE ALMEIDA SANDRI***
  Cirurgião vascular do Hospital Central de Vitória.

- ***RAFAEL DE ATHAYDE SOARES***
  Mestre em Ciências da Saúde pelo Instituto de Assistência Médica ao Servidor Público Estadual de São Paulo (IAMSPE). Cirurgião vascular do Hospital do Servidor Público Estadual de São Paulo.

- ***RICARDO AUN***
  Professor livre-docente pela FMUSP.

- ***RINA MARIA PEREIRA PORTA***
  Doutora em Ciências pela FMUSP. Médica cirurgiã vascular do HCFMUSP.

- ***ROBERTO SACILOTTO***
  Doutorado pela USP. Diretor do Serviço de Cirurgia Vascular e Endovascular do Hospital do Servidor Público Estadual de São Paulo.

- ***ROBSON BARBOSA DE MIRANDA***
  Angiologista, cirurgião e ecografista vascular. Clínica Fluxo de Cirurgia Vascular. Responsável pelo Setor de Ecografia Vascular do Hospital Estadual Mario Covas, Santo André.

- ***RODRIGO CUNHA***
  Cirurgião vascular do SITE Endovascular, Rio de Janeiro.

- ***RODRIGO KIKUCHI***
  Cirurgião vascular. Residência médica em Cirurgia Geral pela FMUSP. Residência médica em Angiologia e Cirurgia Vascular pela FMUSP.

- ***ROGÉRIO DUQUE DE ALMEIDA***
  Especialista em Cirurgia Vascular. Médico cirurgião e ecografista vascular do Hospital do Servidor Público Estadual de São Paulo.

- ***RONALD JOSÉ RIBEIRO FIDELIS***
  Doutor em Cirurgia pela USP. Supervisor do Programa de Residência Médica em Angiorradiologia e Cirurgia Endovascular do Hospital Ana Nery (Sesab/UFBA), Salvador. Preceptor do Programa de Residência Médica em Cirurgia Vascular e Endovascular do Complexo Hospitalar Universitário Professor Edgard Santos (Complexo HUPES), da Universidade Federal da Bahia (UFBA), Salvador. Chefe do Serviço de Emergências Vasculares do Hospital Geral do Estado da Bahia.

- ***SALIM ABDON GEHÄ***
  Cirurgião vascular. Professor efetivo da Universidade Federal do Pará (UFPA).

- ***SÉRGIO ROBERTO TIOSSI***
  Cirurgião vascular.
  Preceptor do Serviço de Cirurgia Vascular e Endovascular do Hospital do Servidor Estadual de São Paulo. Coordenador do Ambulatório de Insuficiência Venosa Crônica do Hospital do Servidor Estadual de São Paulo.

- ***SIDNEI JOSÉ GALEGO***
  Professor livre-docente da Faculdade de Medicina do ABC. Mestre em Cirurgia Experimental e Técnica Operatória pela EPM/Unifesp. Doutorado em Cirurgia Vascular pela EPM/Unifesp.

- ***THAIS CARNEIRO LIMA***
  Residência em Radiologia e Diagnóstico por Imagem no Hospital Sírio-Libanês, São Paulo. Fellow de Radiologia Torácica e Abdominal pelo Hospital Sírio-Libanês, São Paulo.

- ***THIAGO DIEB RISTUM VIEIRA***
  Doutor em Radiologia pela FMUSP de São Paulo. Médico assistente responsável pelos exames de imagem vascular do Instituto de Radiologia do HCFMUSP. Médico radiologista do Centro de Diagnóstico por Imagem do Hospital Sírio-Libanês.

- ***VINICIUS BERTOLDI***
  Especialista em cirurgia vascular e endovascular.

- ***VINICIUS LOPES ADAMI***
  Especialista em cirurgia vascular.

- ***WALTER CAMPOS JUNIOR***
  Doutor pela FMUSP. Coordenador do Ambulatório de Doenças Venosas do HCFMUSP.

PARTE I.
DOENÇA CAROTÍDEA

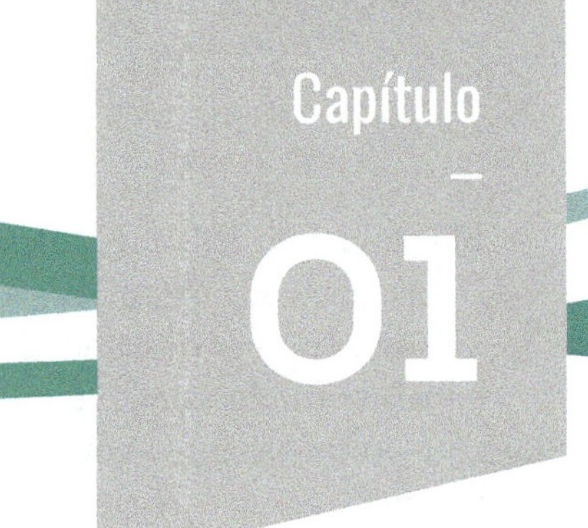

Estudos randomizados: endarterectomia *versus* angioplastia – estado atual

ERASMO SIMÃO DA SILVA

A estenose aterosclerótica da bifurcação da artéria carótida comum é um achado frequente, com prevalência de até 3%[1] na população geral, com aumento importante dependendo da faixa etária (quanto maior, mais frequente) e também do tipo de amostra da população analisada (pacientes com sintomas neurológicos, alto risco de aterosclerose, como portadores de insuficiência coronariana, doença arterial periférica dos membros inferiores têm prevalência maior).[2]

Em virtude do potencial deste achado de causar um evento neurológico isquêmico e de ser um marcador de aterosclerose sistêmica com alto risco de óbito cardiovascular, esta foi uma das afecções mais estudadas na área da medicina, em especial na área da neurologia e da cirurgia vascular.[3,4]

Quando se estabeleceu a percepção, baseada em estudos prospectivos, randomizados e multicêntricos com pacientes sem sintomas neurológicos e sintomáticos, de que a cirurgia na bifurcação carotídea, endarterectomia, era benéfica na prevenção primária e secundária dos eventos neurológicos isquêmicos associados à estenose carotídea em relação à terapia clínica,[5-8] dois fatores, não contemplados nesses estudos, tiveram grande impacto na análise de risco destes indivíduos. Primeiro, a melhora da terapia médica, conhecida com Best Medical Therapy (BMT), a partir da década de 2000, reduziu a incidência de eventos neurológicos tanto na população geral como na população com estenose carotídea.[9-11] Segundo, a introdução da angioplastia, seguida da angioplastia com stent e da angioplastia com stent e com dispositivo de proteção cerebral para tratamento da estenose aterosclerótica carotídea. Inicialmente séries de casos,[12] registros associados a empresas fabricantes de materiais endovasculares[13] mostravam resultados semelhantes ou melhores que os das endarterectomias.

Em razão de dados conflitantes, os estudos randomizados comparando angioplastia e endarterectomia começaram a aparecer no final da década de 1990, mas trouxe dúvidas e mais polêmica a intervenção na bifurcação carotídea. Os motivos dessas controvérsias foram seleção de pacientes, graus de estenoses incluídas diferentes, estudos com pacientes sintomáticos e assintomáticos em conjunto, desfechos diferentes (incluindo não somente óbito e acidente vascular cerebral periprocedimento, mas também infarto do miocárdio, desfechos compostos em 30 dias e além dos 30 dias até 1 ano), interrupção de estudos (em razão do excesso de eventos ou por limitação de randomização), amostras pequenas, curva de aprendizado muito diferente para os procedimentos, defasagem temporal relacionada ao avanço das técnicas e materiais e endovasculares, bem como avanço na anestesia e na técnica da endarterectomia, e por fim desconfiança de que os resultados de estudos bem conduzidos com vigilância maior (avaliação obrigatória por neurologista no pós-operatório) e seleção de cirurgiões e intervencionistas endovasculares poderiam ter baixa validade externa (na vida real).

O quadro 1.1 apresenta os estudos randomizados mais importantes, organizados por ordem cronológica da publicação científica.

Os dados apresentados no quadro 1.1 mostram a variabilidade da taxa de desfechos entre os diferentes

Quadro 1.1 – Estudos randomizados comparando angioplastia com e sem stent com endarterectomia.

Nome do estudo/autor	Ano	Stent	Proteção cerebral	Avaliação neurológica independente	Sintomático Assintomático	AVC em 30 dias %		Óbito em 30 dias %		IAM em 30 dias %		AVC/Óbito/ IAM em 30 dias %	
						CAS	CEA	CAS	CEA	CAS	CEA	CAS	CEA
Leicester[14] (trial interrompido)	1998	Não	Não	Sim	Sintomáticos	71,0	0						
Wallstent[15]	2001	Wallstent	Não	Sim	Sintomáticos	12,1	3,6						
Lexington[16]	2001	Wallstent	Não	Sim	Sintomáticos	0	0		3,0		3,0		3,0
CAVATAS[17]	2001	Em 26%: Wallstent, Streker, Palmaz	Não	Sim	90% sintomáticos	8,0	8,0	3,0	2,0	0	1,0	10,0	10,0
SAPPHIRE[18] (interrompido pela dificuldade de randomizar)	2004	Smart Precise	Sim	Sim	28% sintomáticos	3,6	3,1	1,2	2,5	2,4	6,1	4,8	9,8
EVA-3S[19] (interrompido pelas complicações CAS)	2006	Múltiplos	Sim	Sim	Sintomáticos	8,8	2,7	0,8	1,2	0,4	0,8	11,7	6,1
SPACE[20]	2006	Acculink	Sim	Sim	Sintomáticos	7,51	6,16	0,67	0,87			7,68	6,51
ICSS[21]	2010	Vários	Sim	Sim	Sintomáticos	7,0	3,3	1,3	0,5			7,4	4,0
CREST[22]	2011	Acculink	Sim	Sim	Sintomáticos	5,5	3,2			1,0	2,3	3,5	3,6
CREST[22]	2011	Acculink	Sim	Sim	Assintomáticos	2,5	1,4			1,2	2,2	6,7	5,5
ACST-2[23]	2013	Vários	Sim	Sim	Assintomáticos							1,0	1,0
ACT I[24] (trial interrompido por randomização lenta)	2016	Xact	Sim	Sim	Assintomáticos	2,8	1,4	0,1	0,3	0,5	0,9	3,3	2,6

Fonte: o autor.

estudos. Para uma análise honesta destes dados, é fundamental não incluir os estudos em que nas angioplastias não foram usados stents e/ou dispositivos de proteção cerebral.[14-17] É possível notar, ainda assim, a partir dos estudos randomizados, com técnicas mais modernas,[18-24] a variabilidade nos resultados com os dois procedimentos que, como já comentado, têm metodologias, seleção de pacientes, curvas de aprendizado e outros fatores diferentes que complicam as comparações. Dos quatro estudos interrompidos, em dois (Leicester[14] e EVA-3S[19]) os motivos foram resultados ruins com a angioplastia. No de Leicester,[14] não se usava stent nem dispositivo de proteção. No EVA-3S, esses itens já estavam incorporados. Os outros estudos interrompidos, SAPPHIRE[18] e ACSI,[24] mostram outra dificuldade dos estudos randomizados: problemas para incluir pacientes (baixa taxa de inclusão), levando à antecipação de resultados com baixo poder estatístico. Lembramos que os eventos neurológicos nos pacientes em tratamento clínico, endarterectomia e angioplastia stent são infrequentes, demandando grande número de indivíduos estudados para conclusões definitivas.

As revisões sistemáticas da literatura e metanálises encontram aqui uma dificuldade originada pela heterogeneidade de dados e mistura de pacientes submetidos a tratamento sem todos os recursos tecnológicos (stent e proteção cerebral). Mesmo assim, a tendência desta análise conjunta mostra que a angioplastia stent é alternativa à endarterectomia, porém com ressalvas do tipo: depende da idade, da anatomia, do risco cirúrgico do paciente e da experiência do operador.[25]

A maior prova de que os estudos randomizados até o presente ainda não conferiram uma ideia definitiva do tratamento da doença carotídea aterosclerótica é o lançamento de três novos estudos: SPACE-2,[26] ECST-2[27] e CREST-2.[28] Tanto o SPACE-2 como o CREST-2 foram desenhados com três braços, tratamento clínico, endovascular e endarterectomia, em pacientes assintomáticos. O ECST-2 possui o mesmo desenho anterior (três braços), porém para dois grupos: sintomáticos e assintomáticos. Infelizmente, o estudo SPACE-2 foi interrompido em decorrência da lentidão na randomização. Em 2016, com a análise dos dados disponíveis, foi possível a comparação apenas entre o tratamento endovascular (AVC/óbito em 30 dias = 2,54%) e a endarterectomia (AVC/óbito 30 dias = 1,97%).

Ainda, como mostra o quadro 1.1, os dados de alguns estudos – e destes três mencionados anteriormente – precisam ser concluídos para maior esclarecimento do tratamento intervencionista na estenose carotídea.

Enquanto isso, dados de estudos controlados, prospectivos e não randomizados, como o CaRESS,[29] em que a escolha da intervenção ficou a cargo do médico e do paciente na seleção da intervenção (segundo vários critérios de risco, anatomia, etc.), os resultados dos dois procedimentos foram semelhantes (AVC/óbito em 30 dias = 3,6% para cirurgia e 2,1% para angioplastia stent). Esses dados, a seleção adequada de pacientes e a evolução dos procedimentos ao longo do tempo (aprimoramento da técnica endovascular e cirúrgica)[30] podem indicar a melhor terapia intervencionista nesta afecção.

Referências

1. Weerd M, Greving JP, Hedblad B, Lorenz MW, Mathiesen EB, O'Leary DH, Rosvall M, Sitzer M, Buskens E, Bots ML. Prevalence of asymptomatic carotid artery stenosis in the general population. An individual participant data meta-analysis. Stroke 2010;41:1294-1297.
2. Hartog AG, Achterberg S, Moll FL, Kapelle LJ, Visseren FLJ, Graaf Y, Algra A, Borst GJ, on behalf of the SMART Group. Asymptomatic carotid artery stenosis and the risk of ischemic stroke according to subtype in patients with clinical manifest arterial disease. Stroke 2013;44:1002-1007.
3. Aichner FT, Topakian R, Alberts MJ, Bhatt DL, Haring HP, Hill MD, Montalescot G, Goto S, Touzé E, Mas JL, Steg PG, Rother J, for the REACH Registry Investigators. High cardiovascular event rates in patients with asymptomatic carotid stenosis: the REACH registry. Eur J Neurol 2009;16:902-908.
4. Giannoukas AD, Chabok M, Nicolaides A. Screening for asymptomatic carotid plaques with ultrasound. Eur J Vasc Endovasc Surg 2016;52:309-312.
5. Executive committee for the Asymptomatic Carotid Atherosclerosis Study. Endarterectomy for asymptomatic carotid artery stenosis. JAMA 1995;273:1421-1428.
6. MRC Asymptomatic Carotid Surgery Trial (ACST) Collaborative Group. Prevention of disabling and fatal strokes by successful carotid endarterectomy in patients without recent neurological symptoms: randomized controlled trial. Lancet 2004;363:1491-1502.
7. European Carotid Surgery Trialists' Collaborative Group. Randomiset trial of endarterectomy for recently symptomatic carotid stenosis: final results of the MRC European Carotid Surgery Trial (ECST). Lancet 1998;351:1379-1387.
8. Barnett HJM, Taylor DW, Eliasziw M, Fox AJ, Gary G, Haynes RB, Rankin RN, Clagett GP, Hachinski VC, Sackett DL, Thorpe KE, Meldrum HE. For the North American Symptomatic

Carotid Endarterectomy Trial Collaborators. Benefit of CEA in patients with symptomatic moderate or severe stenosis. N Engl J Med 1998;339:1415-1425.

9. Vagen-Lonne A, Wilsgaard T, Johnsen SH, Lochen ML, Njolstad I, Mathiesen EB. Declining incidence of ischemic stroke. What is the impact of changing risk factors? The Tromso Study 1995 to 2012. Stroke 2017;48:544-550.

10. Spence DJ, Coates V, Li H, Tamayo A, Muñoz C, Hackan DG, DiCicco M, DesRoches J, Bogiatzi C, Klein J, Madrenas J, Hegele RA. Effects of intensive medical therapy on microemboli and cardiovascular risk in asymptomatic carotid stenosis. Arch Neurol 2010;67:180-186.

11. Marquardt L, Geraghty OC, Mehta Z, Rothwell PM. Low risk of ipsilateral stroke in patients with asymptomatic carotid stenosis on best medical treatment. A prospective, population-based study. Stroke 2010;41:e11-e17.

12. Wholey MH, Wholey M, Mathias K, et al. Global experience in cervical carotid artery stent placement. Catheter Cardiovasc Interv 2000;50:160-167.

13. Gray WA, Hopkins N, Yadav S, Davis T, Wholey M, Atkinson R, Cremonesi A, Fairman R, Walker G, Verta P, Popma J, Virmani R, Cohen DJ, for the ARCHeR Trial Colaborators. Protected carotid stenting in high-surgical-risk patients: The ARCHeR results. J Vasc Surg 2006;44:258-69.

14. Naylor AR, Bolia A, Abbot RJ, Smith J, Lennard N, Lloyd AJ, London NJM, Bell PRF. Randomized study of carotid angioplasty and stenting versus carotid endarterectomy: A stopped trial. J Vasc Surg 1998;28:326-334.

15. Albers MJ. Results of a multicenter prospective randomized trial of carotid stent vs. endarterectomy (abstract). Stroke 2001:32:325.

16. Brooks WH, McClure RR, Jones MR, Coleman TC, Breathitt L. Carotid angioplasty and stenting versus carotid endarterectomy: Randomized trial in a Community Hospital. J Am Coll Cardiol 2001;38:1589-1595.

17. CAVATAS investigators. Endovascular versus surgical treatment in patients with carotid stenosis in the Carotid and Vertebral Transluminal Angioplasty Study (CAVATAS): a randomized trial. Lancet 2001;357:1729-1737.

18. Yadav JS, Wholey MH, Kuntz RE, Fayad P, Katzen BT, Mishkel GJ, Bajwa TK, Whitlow P, Strickman NE, Jaff MR, Popma JJ, Snead DB, Cutlip DE, Firth BG, Ouriel K, for the Stenting and Angioplasty with Protection in Patients at High Risk for Endarterectomy Investigators. N Engl J Med 2004;351:1493-1501.

19. Mas JL, Arquizan C, Calvet D, Viguier A, Albucher JF, Piquet P, Garnier P, Viader F, Giroud M, Hosseini H, Hinzelin G, Favrole P, Hénon H, Neau JP, Ducrocq X, Padovani R, Milandre L, Rouant F, Wolff V, Saudeau D, Mahagne MH, Sablot D, Amarenco P, Larrue V, Beyssen B, Leys D, Moulin T, Lièvre M, Chatellier G, on behalf of the EVA-3S Investigators. Stroke 2014;45:2750-2756.

20. Eckstein H, Ringleb P, Allenberg J, Berger J, Fraedrich G, Hacke S, Fiehler J, Zemer H, Jansen O. Results of the stent-protected angioplasty versus carotid endarterectomy (SPACE) study to treat symptomatic stenosis at 2 years: a multinational, prospective, randomized trial. Lancet Neurol 2008;7:885-892.

21. Bonati LH, Dobson J, Featherstone RL, Ederle J, vander Worp HB, de Borst GJ, Mali WPTM, Beard JD, Cleveland T, Engelter ST, Lyrer PA, Ford GA, Dorman PJ, Brown MM, for the International Carotid Stenting Study investigators. Long-term outcomes after stenting versus endarterectomy for treatment of symptomatic carotid stenosis: the International Carotid Stenting Study (ICSS) randomized trial. Lancet 2015;385:529-538.

22. Brott TG, Howard G, Roubin GS, Mescchia JF, Mackey A, Brooks W, Moore WS, Hill MD, Mantese VA, Clark WM, Timaran CH, Heck D, Leimgruber PP, Sheffet AJ, Howard VJ, Chaturvedi S, Lal BK, Voeks JH, Hobson II RW, for CREST Investigators. Long-term results of stenting versus endarterectomy for carotid-artery stenosis. N Engl J Surg 2016;374:1021-1031.

23. ACST-2 Collaborative Group. Status update and interim results from the asymptomatic carotid surgery trial-2 (ACST-2). Eur J Vasc Endovasc Surgery 2013;46:510-518.

24. Rosenfield K, Matsumara JS, Chaturvedi S, Riles T, Ansel GM, Metzger DC, Wechsler L, Jaff MR, Gray W, for the ACT I Investigators. Randomized trial of stent versus surgery for asymptomatic carotid stenosis. N Engl J Med 2016;374:1011-1020.

25. Gahremanpour A, Perin EC, Silva G. Carotid artery stenting versus endarterectomy. A Systematic Review. Tex Heart Inst J 2012;39:478-487.

26. Reiff T, Stingele R, Eckstein HH, Fraedrich G, Jansen O, Mudra H, Mansmann U, Haccke W, Ringleb P, for the SPACE-2 Study Group. Stent-protected angioplasty in asymptomatic carotid artery stenosis vs endarterectomy: SPACE2 – Three-arm randomized-controlled clinical trial. Intern J Stroke 2009;4:294-299.

27. Featherstone RL, Brown MM. The second European Carotid Surgery Trial. Endovasc Today 2012;October:75-77.

28. Mott M, Koroshetz W, Wright CB. CREST-2: Identifying the Best Method of Stroke Prevention for Carotid Artery Stenosis. National Institute of Neurological Disorders and Stroke Organizational Update. Stroke 2017;48:1-2.

29. CaRESS Steering Committee. Carotid revascularization using endarterectomy or stenting systems (CaRESS) phase I clinical trial: 1 – year results. J Vasc Surg 2005;42:213-219.

30. Howard G, Hopkins LN, Moore WS, Katzen BT, Chakhtoura E, Morrish WF, Fergusson RD, Hye RJ, Shawl FA, Harrigan MR, Voeks JH, Howard VJ, Lal BK, Meschia JF, Brott TG. Temporal changes in perprocedural events in the carotid revascularization endarterectomy versus stenting trial. Stroke 2015;46:2183-2189.

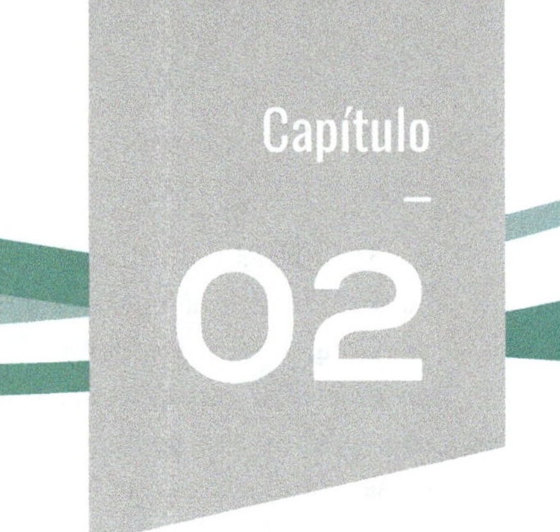

Tratamento clínico na estenose carotídea: quando indicar

GISELA TINONE

Os acidentes vasculares cerebrais (AVCs) continuam sendo uma das três principais causas de morte no mundo. No Brasil, representam a segunda causa. De acordo com o Ministério da Saúde, a cada 5 minutos 1 brasileiro morre em decorrência do AVC, contabilizando mais de 100 mil mortes por ano.[1] Infelizmente, entre os sobreviventes, cerca de um terço dos pacientes permanece com incapacidade importante, ficando dependente de cuidados de terceiros. O AVC representa a principal causa de incapacidade física no Brasil.[2] Portanto, além de melhorar o atendimento na fase aguda do AVC, é fundamental a instituição de medidas para prevenção primária e secundária dessa patologia. O controle dos fatores de risco é muito importante para diminuir sua incidência.

Os AVCs isquêmicos (AVCIs) representam mais de 80% de todos os AVCs. As etiologias principais são: aterotrombótica, cardioembólica e lacunar.[3]

Entre as causas aterotrombóticas, devemos citar a ateromatose carotídea, que seria responsável por cerca de 16% de todos os AVCIs.[4] A placa de ateroma geralmente se forma na região proximal da artéria carótida interna (bulbo carotídeo) ou na artéria carótida comum e pode causar a isquemia cerebral por mecanismo hemodinâmico ou por embolia arterio-arterial.

O tratamento da estenose carotídea sintomática inclui medidas clínicas, como uso de antiagregantes plaquetários e controle da hipertensão arterial sistêmica (HAS), da dislipidemia (DLP), do diabetes mellitus e mudança de hábitos de vida. Dependendo do grau de estenose, podem ser indicados tratamento cirúrgico ou angioplastia carotídea. Segundo os estudos NASCET[5] e ECST,[6] pacientes com estenose carotídea sintomática entre 70%-99% se beneficiariam da endarterectomia, pois o risco anual de AVCI nesses pacientes seria de 10%-15%, mesmo recebendo tratamento clínico.[5] Outros estudos, como o CREST[7] e o SAPPHIRE,[8] mostraram que a angioplastia carotídea também seria uma opção terapêutica nesses casos.

Uma metanálise demonstrou prevalência de estenose arterial carotídea assintomática (que nunca causou AVC ou um paciente que teve AVC há mais de 6 meses) moderada entre 0,2%-7,5% em homens e 0%-5% em mulheres e de estenose carotídea crítica (> 70%) assintomática entre 0,1%-3,1% em homens e 0%-0,9% em mulheres. O grau de estenose aumenta conforme a idade e foi discretamente maior em homens.[9]

A presença de estenose carotídea em decorrência de uma placa de ateroma representa fator de risco para AVC isquêmico.[10,11] As estatísticas variam. Nos estudos de Tong et al.[10] e no de Bock et al.[11] foram descritos que pacientes com estenose carotídea assintomática poderiam apresentar um risco anual de AVCI de 2% e 6,2%, respectivamente. Entretanto, a instituição de medidas clínicas mais rigorosas (melhor tratamento clínico) parece ter diminuído a incidência dos AVCIs nesses pacientes. Na metanálise de Raman et al., o risco anual de AVCI ipsilateral a uma estenose carotídea > 60%, após o ano 2000, diminuiu para 1,13%.[12]

Ainda existem controvérsias sobre o melhor manejo das estenoses carotídeas assintomáticas: pacientes com estenose crítica deveriam ser submetidos a endarterectomia ou angioplastia, assim como os pacientes com estenose sintomática, ou deveriam ser tratados conservadoramente com tratamento clínico? Estudos como Veterans Affairs Cooperative Trial,[13] ACAS[14] e ACST[15] mostraram uma discreta redução no risco de AVCI em pacientes com estenose carotídea assintomática tratados com endarterectomia. Estudos multicêntricos como o CREST-2[16,17] estão sendo realizados para esclarecer essa dúvida.

Pacientes com estenose carotídea assintomática (mesmo aqueles com estenose < 50%) apresentam maior risco de infarto do miocárdio. O estudo Tromsø[18] avaliou um coorte de 248 pacientes com estenose carotídea > 35%. Comparativamente ao grupo-controle, esses indivíduos apresentaram risco de morte 3,5 vezes maior, sendo a principal causa a cardiovascular (80% no grupo com estenose carotídea e 43% no grupo sem estenose).

Por esse motivo, as diretrizes da American Heart Association (AHA) e da American Stroke Association (ASA)[19] sugerem a realização de exames subsidiários não invasivos para pesquisar a presença de estenose carotídea em pacientes com sopro carotídeo ou múltiplos fatores de risco vasculares. Por outro lado, a usPsTf[20] não recomenda essa prática em pacientes assintomáticos.

Infelizmente, até o momento não existem critérios diagnósticos e clínicos para definir quais pacientes com estenose carotídea assintomática têm maior risco de apresentar um AVCI.

Portanto, independentemente do grau de estenose carotídea sintomática ou mesmo em pacientes com estenose assintomática, todos os pacientes devem receber o "melhor tratamento clínico", que inclui o uso de antiagregantes plaquetários e o controle dos fatores de risco.[21]

- Antiagregantes plaquetários: aspirina ou clopidogrel para profilaxia secundária de estenose carotídea sintomática.

Na metanálise realizada pelo grupo Antithrombotic Trialists Collaboration,[22] foram incluídos 135.000 pacientes. Observou-se que o uso de aspirina reduziu em 25% o risco de infarto do miocárdio, AVC e morte por doença vascular em pacientes de alto risco cardiovascular (que já haviam apresentado infarto agudo do miocárdio, AVCI, angina, doença arterial periférica e diabetes mellitus). A aspirina foi o antiagregante plaquetário mais utilizado, na dose de 75 mg/dia-150 mg/dia. O clopidogrel, a ticlopidina e a associação da aspirina e dipiridamol também foram utilizados e mostraram ser igualmente eficientes.

Embora não existam estudos com nível de evidência A para o uso de profilaxia primária para AVC em pacientes com estenose carotídea assintomática, recomenda-se o tratamento com aspirina nesses pacientes.[21]

- **Controle agressivo da dislipidemia:[23]**
  - LDL ≥ 100: introdução de estatinas em pacientes que apresentaram AVCI ou episódio isquêmico transitório associado ou não a outra doença vascular – classe I, nível de evidência B;
  - LDL < 100: introdução de estatinas em pacientes que apresentaram AVCI ou episódio isquêmico transitório associado ou não a outra doença vascular – classe I, nível de evidência C.

Destacamos aqui o estudo SPARCL.[24] Nesse estudo, foram incluídos 1.007 pacientes com estenose carotídea em média de 51%. No grupo tratado, o LDL diminuiu de 132 mg/dl para 70 mg/dl, e no grupo placebo diminuiu de 133 mg/dl para 130 mg/dl. O grupo tratado com atorvastatina apresentou uma diminuição do risco de AVC de 33% e de 43% de risco de eventos coronarianos. Portanto, também se preconiza o uso de estatina em pacientes com estenose carotídea assintomática (classe I, nível de evidência B).

- Controle da HAS: a conduta deve ser individualizada, mas, segundo as diretrizes da AHA,[23] preconizam-se níveis de PA sistólica < 140 e PA diastólica < 90 tanto para pacientes com estenose carotídea assintomática (classe I, nível de evidência A) como com estenose sintomática não diabéticos (classe IIa, nível de evidência B) e PA sistólica < 130 e PA diastólica < 90 para diabéticos e pacientes com infarto lacunar (classe IIb, nível de evidência B). O tratamento deve incluir dieta hipossódica e medicações anti-hipertensivas. O controle rigoroso da HAS diminuiu o risco de IAM e AVC tanto na prevenção primária como na secundária.[25]
- Controle do diabetes mellitus: com medicações, perda de peso e alimentação (classe II, nível de evidência A). A monitorização deve ser feita com glicemia de jejum e hemoglobina glicada.
- Mudança de hábitos de vida: evitar o sedentarismo (atividade física diária de 30 minutos) e cessar o tabagismo e o etilismo.[26]
- Combate à obesidade: recomenda-se IMC < 25.[26]

Mesmo pacientes que foram submetidos a tratamento cirúrgico ou angioplastia carotídea necessitam manter o tratamento clínico para evitar reestenose arterial.

Conclusões (segundo diretrizes da AHA/ASA)[27]

Todos os pacientes com estenose carotídea sintomáticos ou assintomáticos devem receber o "melhor tratamento clínico", que pode incluir:

- antiagregantes plaquetários, como aspirina e estatina;
- tratamento rigoroso dos fatores de risco cardiovascular (HAS, DLP, diabetes mellitus) e mudança de hábitos de vida: praticar atividade física, cessar tabagismo, perder peso.

1. Para pacientes com episódio isquêmico transitório ou AVCI nos últimos 6 meses em decorrência de estenose carotídea crítica (70%-99%), recomenda-se a endarterectomia se o risco perioperatório (morte ou AVC) for < 6% (classe I, nível de evidência A). A angioplastia carotídea pode ser uma opção terapêutica nesses casos.
2. Se a estenose carotídea sintomática for < 50%, recomenda-se o tratamento clínico conservador, com controle rigoroso dos fatores de risco e uso de antiagregante plaquetário e estatina. O tratamento cirúrgico (endarterectomia) ou a angioplastia carotídea não serão recomendados (classe III, nível de evidência A).
3. No caso de estenose carotídea assintomática, o tratamento com endarterectomia ou a angioplastia podem ser, eventualmente, indicados em casos selecionados: estenose carotídea > 70%, dependendo das comorbidades, idade e expectativa de vida do paciente > 5 anos (classe I, nível de evidência C), e somente se o risco perioperatório for < 3% (classe IIa, nível de evidência A).

Dados como presença de infartos cerebrais silenciosos e características da placa de ateroma, bem como a detecção de embolizações assintomáticas, não fazem parte das diretrizes da AHA/ASA, mas acreditamos serem importantes na decisão diagnóstica.

Referências

1. Ministério da Saúde. [homepage na Internet]. DATASUS. Informações de Saúde. Estatísticas Vitais. Disponível em http:// tabnet.datasus.gov.br.
2. www.brasil.gov.br. Acidente vascular cerebral. Portal Brasil.
3. Petty GW, Brown RD Jr, Whisnant JP et al. Ischemic stroke subtypes: a population-based study of functional outcome, survival and recurrence. Stroke 2000:31, 1062-68.
4. Prabhakaran S, Rundek T, Ramas R et al. Carotid Plaque surface irregularity predicts ischemic stroke. The Northern Manhattan Study. Stroke 2006, 37(11): 2696-2701.
5. Barnett HJM, Taylor DW, Haynes RD et al. North American Symptomatic Carotid Endarterectomy Trial Collaborators. Beneficial effect of carotid endarterectmoy in symptomatic patients with high-grade carotid stenosis. N Engl J Med 1991, 15;325(7):445-53.
6. European Carotid Surgery Trial (ECST). Randomised trial of endarterectomy for recently symptomatic carotid stenosis final results of the MRC European Carotid Surgery trial (ECST). Lancet 1998;351:1379-87

7. Brott TG, Hobson RW, Howard G et al. The CREST Investigators. Stenting versus Endarterectomy for treatment of Carotid-Artery Stenosis. N Engl J Med 2010, 363:11-23.

8. Gurm HS, Yadav JS, FAyad P et al. The SAPPHIRE Investigators. Long-Term Results of Carotid Stenting versus Endarterectomy in High-Risk Patients. N Engl J Med 2008;358:1572-1579.

9. de Weerd M, Greving JP, Hedblad B, Lorenz MW, et al. Prevalence of asymptomatic carotid artery stenosis in the general population an individual participant data meta-analysis. Stroke 2010;41:1294-7.

10. Tong Y & Royle J. Outcome of patients with symptomless carotid bruits: a prospective study. Cardiovascular Surg 1996 Apr;4(2):174-80.

11. Bock RW, Gray-Weale AC, Mock PA et al. The natural history of asymptomatic carotid artery disease. J. Vasc Surg 1993, 17(1):160-9.

12. Raman G, Moorthy D, Hadar N et al. Management strategies for asymptomatic carotid stenosis: a systematic review and meta-analysis. Ann Intern Med 2013, 7;158 (9):676-85.

13. Hobson RW 2nd, Weiss DG, Fields WS et al. Efficacy of carotid endarterectomy for asymptomatic carotid stenosis. TheVeterans Affairs Cooperative Study Group. N Engl J Med 1993;328:221-7.

14. Walker MD, Marler JR, Goldstein M, Grady PA, et al. Executive Committee for the Asymptomatic Carotid Atherosclerosis Study. Endarterectomy for asymptomatic carotid artery stenosis. JAMA 1995;273:1421-8.

15. Halliday A, Harrison M, Hayter E et al. Asymptomatic Carotid Surgery trial (ACST) Collaborative Group. 10-year stroke prevention after successful carotid endarterectomy for asymptomatic stenosis (ACST-1): a multicenter randomized trial. Lancet 2010, 376(9746):1074-84.

16. Lal BK, Meschia F and Brott TG. Crest-2: guiding treatments for asymptomatic carotid Disease. Endovascular today 2013.

17. CREST-2: Identifying the Best Method of Stroke Prevention for Carotid Artery Stenosis: National Institute of Neurological Disorders and Stroke Organizational Update. Mott M, Koroshetz W, Wrigth CB. Stroke http://stroke.ahajournals.org DOI: 10.1161/STROKEAHA.117.016051

18. Mathiesen EB, Joakimsen O, Bønaa KH. Prevalence of and risk factors associated with carotid artery stenosis: the Tromso study. Cerebrovasc Dis 2001;12(1):44-51.

19. Brott TG, Halperin JL, Abbara S, Bacharach JM, et al. ASA/ACCF/AHA/AANN/AANS/ACR/ASNR/CNS/SAIP/SCAI/SIR/SNIS/ SVM/SVS guideline on the management of patients with extracranial carotid and vertebral artery disease: executive summary. Stroke 2011;e464-540.

20. https://www.uspreventiveservicestaskforce.org/Page/Document/RecommendationStatementFinal/carotid-artery.

21. Chaturvedi S & Sacco RL. How recent data have impacted the treatment of internal carotid artery stenosis. J Am Coll Cardiol 2015;65:1134-43.

22. Antithrombotic Trialists' Collaboration. Collaborative meta-analysis of randomised trials of antiplatelet therapy for prevention of death, myocardial infarction, and stroke in high risk patients. Br Med J 2002;317:1067-9.

23. Kernan WN, Ovbiagele B, Black H et al. Guidelines for the Prevention of Stroke in Patients With Stroke and Transient Ischemic Attack. Stroke 2014;45:2160-2236.

24. Sillesen H, Amarenco P, Hennerici MG et al. Atorvastatin reduces the risk of cardiovascular events in patients with carotid atherosclerosis: a secondary analysis of the Stroke Prevention by Aggressive Reduction in Cholesterol Levels (SPARCL) trial. Stroke. 2008 Dec;39(12):3297-302. doi: 10.1161/STROKEAHA.108.516450. Epub 2008 Oct 9.

25. Neal B, MacMahon s, Chapman N, Cutler J, Fagard R, Whelton P et al. Effects of aCe inhibitors, calcium antagonists, and other blood pressure-lowering drugs: results of prospectively designed overviews of randomised trials. Lancet 2000;356:1955-64.

26. Chiuve SE, Rexroode KM, Spiegelman D et al. Primary prevention of stroke by healthy lifestyle. Circulation 2008;118:947-54.

27. Brott TA, Halperin JL, Abbara J et al. 2011 ASA/ACCF/AHA/AANN/AANS/ACR/ASNR/CNS/SAIP/SCAI/SIR/SNIS/SVM/SVS Guideline on the Management of Patients With Extracranial Carotid and Vertebral Artery Disease. Circulation 2011;124:e54-e130.

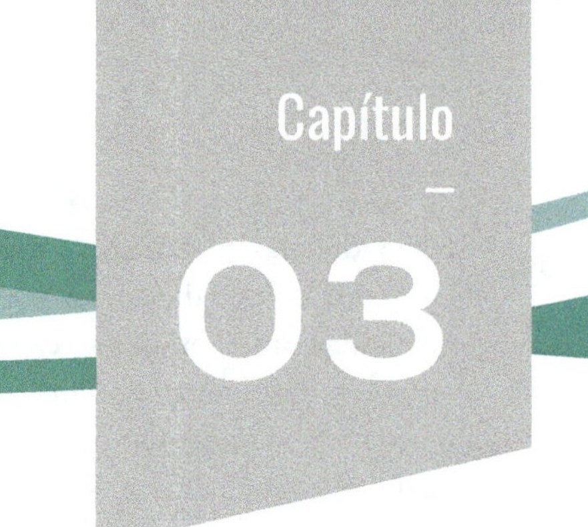

Perspectivas atuais e futuras dos dispositivos de proteção cerebral na angioplastia carotídea

SIDNEI JOSÉ GALEGO

Introdução

Riscos de embolização após uma angioplastia são preocupações que datam das primeiras tentativas de Dotter & Judkins[1] e Grützing & Hopff,[2] que intuitivamente se preocupavam com o que aconteceria com o material da placa após a desinflução do balão de angioplastia, com a possível liberação de fragmentos da fratura da placa aterosclerótica.

Okhi et al.[3] já citavam que a embolização cerebral é considerada o grande problema da angioplastia carotídea. Independentemente do sistema utilizado, há, em geral, um processo de microembolização durante esse procedimento.

MacDonald,[4] em artigo de revisão sobre a proteção cerebral em angioplastia carotídea e seus diferentes métodos, que podem ser avaliados por Doppler transcraniano ou ressonância nuclear magnética, cita que as diferentes filosofias para proteção cerebral podem ser divididas em três mecanismos: o bloqueio (proximal ou distal) da circulação cerebral de modo temporário, a filtragem do sangue durante a angioplastia e a inversão de fluxo durante o procedimento.

A oclusão do balão, segundo essa autora, reduz a microembolização, pois pode capturar partículas menores que 60 µ. Os filtros possuem capacidade de porosidade média de 140 µ, e MacDonald[4] cita, ainda, que a inversão de fluxo cerebral poderia ser a primeira maneira efetiva para eliminar o fenômeno de microembolização durante a angioplastia carotídea.

Há evidências, por meio de utilização de Doppler transcraniano, de que durante a angioplastia carotídea várias partículas são liberadas ao cérebro.

As consequências clínicas dessas embolizações permanecem incertas, porém podem levar à alteração de função cognitiva a longo prazo, conforme relatou MacDonald em seu artigo de revisão.[4]

Wholey et al.[5] demonstraram queda do índice de AVC de 5,29% para 2,23% dos casos não protegidos em relação aos casos com algum tipo de proteção cerebral.

Parodi[6] cita que as consequências desses eventos e eventos de microembolização ainda não são bem compreendidas. Menciona que, com o uso de ressonância nuclear magnética por difusão, os filtros de proteção cerebral mostraram que mesmo em cerca de 22% dos casos houve algum grau de embolização.

Schönholz[7] apresentou trabalho demonstrando por intermédio de Doppler transcraniano o índice de microembolizações por meio de programa computacional que permite a contagem de HITS ("High Intensity Transient Signals"). Há um número menor de HITS no momento da pré-dilatação e colocação de stent quando se usa proteção cerebral em angioplastia carotídea com a utilização de dispositivos que promovem fluxo reverso cerebral (294 em casos com proteção com filtro e 6 com utilização de fluxo reverso). Isso ocorre de maneira semelhante nos momentos de colocação da bainha e na retirada da bainha de trabalho (102 HITS nos casos de filtro e 73 nos casos de inversão de fluxo). Vários autores[8-10] também demonstraram diminuição de HITS com o uso de algum tipo de proteção cerebral.

Portanto, determinados eventos adversos, como a microembolização, podem não ser detectados clinicamente e apenas por meios específicos de monitorização, independentemente da tática operatória empregada para o tratamento da doença aterosclerótica carotídea. Esses eventos microembólicos e suas consequências não são ainda completamente entendidos.[11-13]

Em artigo de revisão sobre dispositivos de proteção cerebral, são citadas preocupações com as embolizações e suas consequências, como o AVC e suas devastadoras sequelas, e com as alterações cerebrais secundárias às microembolizações que vêm sendo estudadas mais recentemente.[14]

Sistemas de proteção: tipos

Os sistemas de proteção cerebral podem ser divididos em três tipos quanto à forma de funcionamento, com vantagens e desvantagens para cada tipo e até mesmo pequenas variações técnicas dentro de cada um. É importante conhecê-los para que se possa fazer a melhor escolha de proteção diante dos achados clínicos e morfológicos da placa de ateroma de cada paciente.

DISPOSITIVOS DE PRESERVAÇÃO DE FLUXO

O objetivo principal destes dispositivos é a preservação do fluxo sanguíneo cerebral durante todo o procedimento endovascular. São os dispositivos mais comumente utilizados, tendo sua eficácia comprovada em diversos estudos clínicos e pela facilidade de manuseio.

As vantagens desses dispositivos é que permitem que o cirurgião possa realizar todo o procedimento com baixo risco de intolerância do paciente, que poderia ocorrer com a interrupção de fluxo cerebral ou mesmo com sua inversão, o que permitiria levar à suspensão abrupta do procedimento.[15] A desvantagem principal desse método é a ausência de proteção no momento de cruzar a lesão estenótica, o que pode causar embolização cerebral.

Outra desvantagem do filtro é que, de modo geral, este dispositivo possui um largo perfil, com risco de embolização ao passar pela lesão de artéria carótida interna, dificuldade em cruzar lesões suboclusivas e de fixar-se em artérias tortuosas. Ainda pode permitir a passagem de pequenas partículas, dependendo da porosidade do filtro, o que poderia estar associado a alterações de função cognitiva, como discutido anteriormente.

Todos os filtros possuem desenho similar, com pequenas modificações, de acordo com o fabricante. São montados em fios-guia de 0,014 polegadas com ponta "floppy" ou com pontas moldáveis. São construídos com membranas de poliuretano e atreladas a uma liga de níquel titânio. Passam pela lesão aterosclerótica dentro de uma bainha, com perfis variáveis. Estando acima da lesão, a bainha é retraída e o filtro é aberto.

Os filtros mais modernos permitem que a cesta se movimente sobre o fio-guia, o que minimiza a lesão dentro da carótida interna proximal.

O filtro aprovado atualmente pelo Food and Drug Administration (FDA) é o Accunet®, da empresa Abbott, que foi utilizado no estudo CREST ("Carotid Revascularization Endarterectomy versus Stent"). Possui porosidade de 115 μ e tem perfil de passagem pela lesão de cerca de 3,5 F, o que pode acomodar proteção em artérias carótidas internas de 3,5 mm-7 mm.

Outro filtro utilizado em nosso meio é o ANGIOGUARD XP®, da Cordis Corporation, o qual possui porosidade de 100 μ, com perfil de 3,2 F, e acomoda-se em vasos de 3 mm-7,5 mm (figura 3.1).

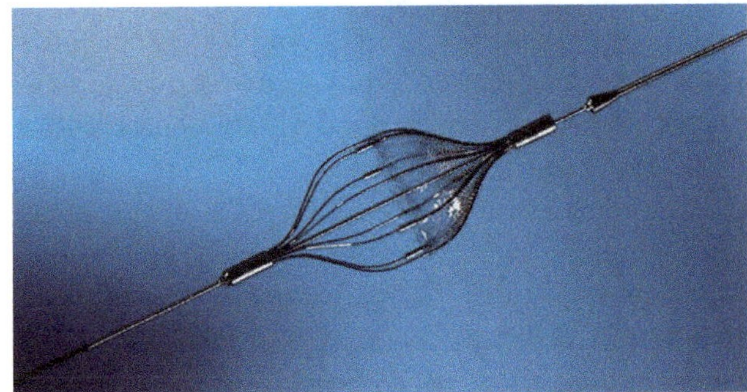

Figura 3.1 – Filtro de proteção ANGIOGUARD®, Cordis Corporation.
Fonte: divulgação.

Outros exemplos são o filtro EZ®, da Boston, que possui uma alça de nitinol em que é apoiada a membrana de poliuretano, com perfil 3,2 F, porosidade de 110 μ, acomodando-se em vasos de 3,5 mm-5,5 mm. Tal filtro está aprovado pelo FDA também para angioplastia coronariana (figura 3.2).

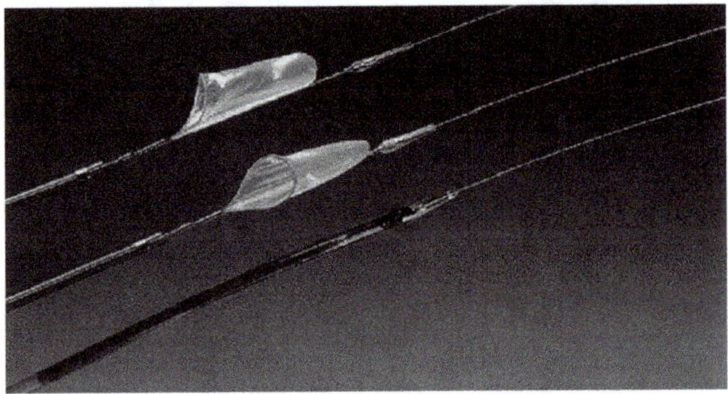

Figura 3.2 – Filtro EZ®, da Boston, aberto e recoberto pela bainha de entrega.
Fonte: divulgação.

O Emboshield®, da companhia Abbott, possui característica que permite ultrapassar a lesão somente com fio 0,014, e posteriormente passa-se o filtro. Este desenho permite que o filtro "flutue livremente" sobre o fio de entrega.

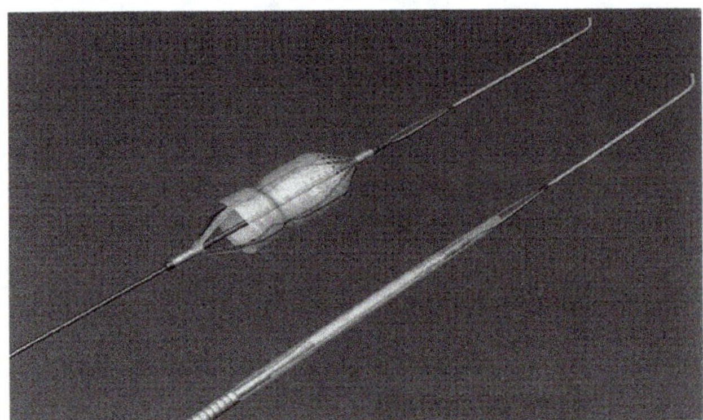

Figura 3.3 – Emboshield® aberto e colocado na bainha.
Fonte: divulgação.

Outro filtro semelhante no que diz respeito à entrega é o filtro Spider Ev3-medtronic®, que utiliza dois fios, sendo que o primeiro ultrapassa a lesão e o segundo leva o dispositivo propriamente dito. Sua malha é recoberta com heparina (figura 3.4).

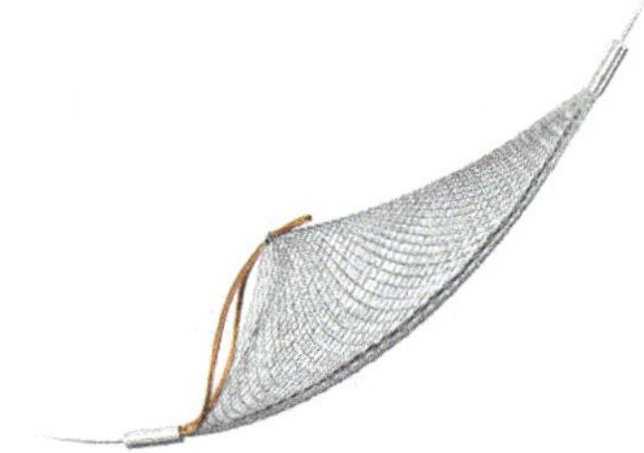

Figura 3.4 – Filtro Spider aberto.
Fonte: divulgação.

Tais dispositivos, entretanto, possuem alguns detalhes que podem levar a menor eficácia na proteção cerebral, por exemplo, sua movimentação no sentido crânio-podal ou mesmo de maneira oblíqua. Os dispositivos idealizados mais recentemente possuem fio-guia independente do dispositivo, o que, por certo, diminui o risco de movimentação longitudinal.

Outro fator importante desses filtros é a capacidade de capturar o material liberado durante a angioplastia, ou seja, micropartículas que não ocluíssem as arteríolas, proporcionando a interrupção de fluxo nos vasos nutridores do encéfalo.

Estudos experimentais demonstraram que partículas menores que 50 μ não passariam ao sistema venoso. Porém, filtros com baixa porosidade impedem o fluxo sanguíneo por causa de sua viscosidade. Atualmente, a maioria dos filtros possui porosidade maior que 100 μ. No entanto, alguns estudos demonstraram que partículas menores que 70 μ podem causar déficit das funções cognitivas.[16-18]

Os dispositivos de proteção com princípio de filtração, ao ultrapassarem a lesão, possuem o risco de desprender partículas da parede arterial e levar à embolização. Há relatos de que isso ocorra em até 12% de casos.[3]

Mesmo com a utilização desses dispositivos, numerosos estudos clínicos demonstram algum índice de acidente vascular cerebral, como 3,8% no estudo SAPPHIRE, de Yadav et al.,[19] com o uso de filtro ANGIOGUARD, e 5,3% no estudo ARCHeR,[20] com o uso de filtro ACCULINK, e, mais recentemente, o maior estudo multicêntrico realizado: o CREST,[21] com o uso de filtro Abbott, que demonstrou índice de 5,5% de AVC em 30 dias.

Novos dispositivos vêm sendo desenvolvidos e até mesmo utilizados recentemente, como o dispositivo PALADIN (figura 3.5), que é um filtro integrado ao balão de angioplastia com porosidade menor em sua membrana (40 µ). Pois sabe-se que no momento pós-dilatação da placa aterosclerótica pode haver novos episódios microembólicos. Portanto, tal sistema de proteção ocasiona uma proteção adicional aos fenômenos embólicos associados à angioplastia carotídea.

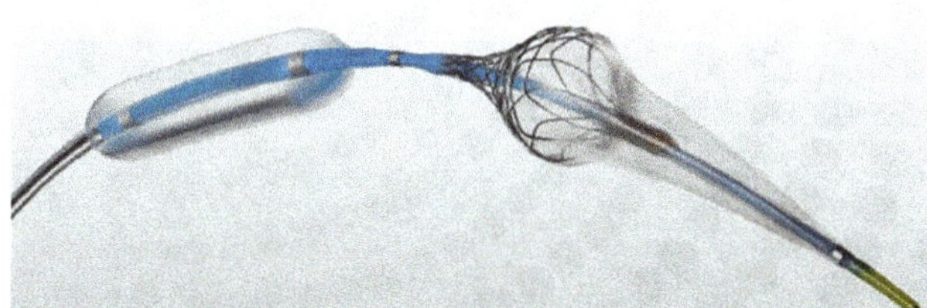

Figura 3.5 – Filtro PALADIN – sistema associado balão de angioplastia e filtro. *Fonte*: divulgação.

Esses dispositivos, portanto, devem ser considerados com reservas para indivíduos que possuem placas ateromatosas complexas, com alto risco de embolização pela sua passagem na área de estenose.

PROBLEMAS E ARMADILHAS COM O FILTRO

Oclusão

A oclusão de filtros de proteção geralmente está associada a anticoagulação inadequada ou a lesões complexas, que podem liberar grande quantidade de material embólico. Para evitar tal problema, é essencial que o paciente esteja em regime de antiagregação plaquetária, bem como que a terapia anticoagulante durante o procedimento esteja correta.[14]

Há dispositivos para a evacuação do filtro caso ocorra a obstrução deste (Pronto V3® Extraction Catheter, Vascular Solutions, Minneapolis). Pode-se, eventualmente, progredir a bainha com balão insuflado até o filtro e, então, aspirar seu conteúdo.

Deve-se, também, antes da retirada do filtro, confirmar o fluxo sanguíneo, pois filtros repletos de partículas que diminuem o fluxo sanguíneo podem, no momento de sua captura, liberar grande quantidade de partículas ao cérebro.[14]

Aprisionamento do filtro

O aprisionamento do filtro pode ser uma complicação desastrosa, principalmente quando fica preso no limite superior do stent, podendo ser necessária sua extração por meio cirúrgico, o que é especialmente nocivo em pacientes que, muitas vezes, apresentam contraindicação à cirurgia aberta.[22]

Uma manobra para a retirada do filtro na ocasião de aprisionamento é utilizar um balão de angioplastia acoplado à bainha introdutora, avançando-se acima do stent, de modo a deslocá-lo cranialmente para posterior retirada do dispositivo.

Perda de integridade do filtro

Esta é uma complicação rara, sendo citada no momento de retirada do filtro, quando há grande quantidade de material embólico junto ao dispositivo. Vale lembrar que, se após a angioplastia nenhum fluxo for detectado durante a angiografia pós-operatória, deve-se fazer a aspiração do filtro para retirar a grande carga de material embólico e evitar, assim, a fissura da membrana do filtro.[23]

Separação do filtro com sistema de entrega

Com os fios de nitinol e técnicas modernas de solda entre o filtro e o fio, são raros os casos de separação do sistema. Porém, para diagnosticar tal raridade, deve-se ter em mente o cuidado de realizar radioscopia ao término do procedimento, para a verificação de que o sistema permanece intacto. Caso isso ocorra, pode-se tentar a retirada com laços ou até mesmo com cirurgia (figura 3.6).

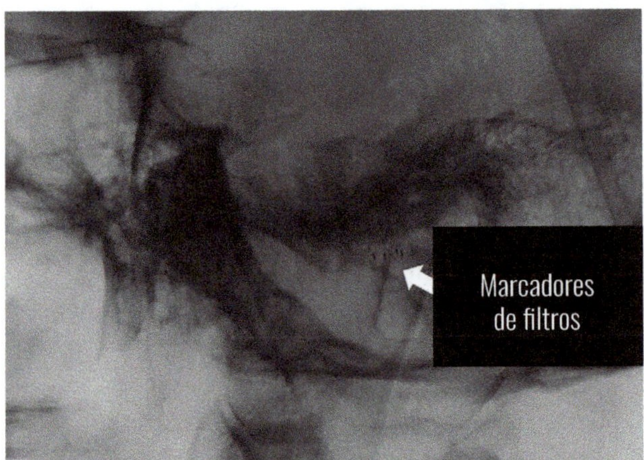

Figura 3.6 – Filtro solto do fio-guia.
Fonte: Campbell JE, Bates MC, Elmore M, 2007.

Sistema de oclusão distal

Nesse método, durante o procedimento, a porção do fio-guia é acoplada ao sistema de insuflação distalmente, que teoricamente permite, de modo eficiente, uma captura de partículas menores que 100 μ.

O grande problema desse método de proteção é a intolerância ao baixo fluxo cerebral que este promove, podendo levar o paciente a tornar-se sintomático, justamente durante o procedimento, o que pode, obviamente, levar a complicações técnicas da angioplastia. É importante citar que o tempo médio de insuflação do balão deve-se dar em torno de 8 minutos.[14]

Outro detalhe técnico desse dispositivo é que ao redor dele formam-se zonas chamadas "áreas de risco de embolização", e para que se evite embolização ao final do procedimento deve-se aspirar essa região com cateter (figura 3.7).

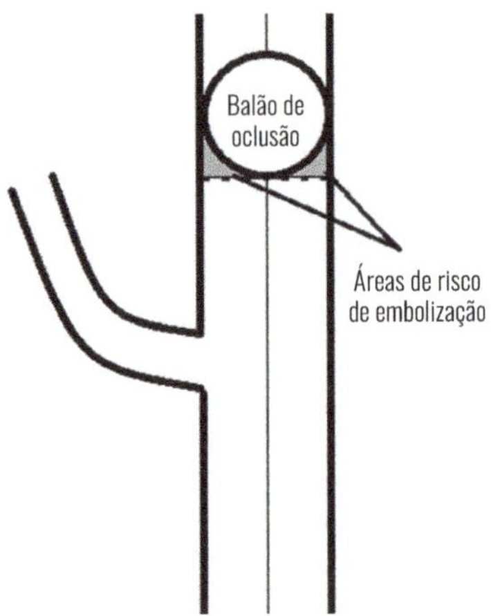

Figura 3.7 – Diagrama de sistema de oclusão distal.
Fonte: Campbell JE, Bates MC, Elmore M, 2007.

PROBLEMAS COM SISTEMAS DE OCLUSÃO DISTAL

Intolerância à oclusão

A intolerância pode ser evitada com o prévio estudo da circulação intracraniana, com a verificação de perviedade do polígono de Willis. Outro dado importante é a diminuição de tempo de oclusão, devendo-se evitar mais que 10 minutos. Para que isso ocorra, é mandatório todo o preparo de material anteriormente à insuflação do balão de oclusão distal.

Zonas de risco de embolização próximas ao balão

Como se pode observar na figura 3.6, deve-se ter o cuidado de fazer uma aspiração antes da retirada ou desinsuflação do balão, no sentido de retirar partículas eventuais que possam se acumular na região de vértice do balão. Isso ocorre principalmente em vasos de pequenos diâmetros, que aumentam o ângulo do vértice do balão.

Desinsuflação prematura

No início, os primeiros balões sofriam desinsuflação durante o procedimento, porém atualmente isso é raro. É importante a verificação de seu diâmetro durante todo o procedimento.

Erro no cálculo do tamanho do vaso

O vaso distal (carótida interna) pode ser, ocasionalmente, muito largo para o acoplamento perfeito do balão. O que se pode fazer é hiperinsulflar o balão de complacência várias vezes, mas em geral isso deve ser evitado.

Sistemas de proteção proximal

Parodi[6] começou a trabalhar nos primeiros sistemas de proteção proximal por causa de suas observações de Doppler transcraniano e da evolução clínica de pacientes que se submetiam à endarterectomia tradicional. Na ocasião, idealizou um sistema de oclusão carotídea e de drenagem de sangue pelo sistema de oclusão. Quando apresentou tal dispositivo ao grupo de Bates,[14] este sugeriu uma comunicação arteriovenosa no sentido de minimizar a perda de sangue (2002), o que atualmente é o GORE flow reversal system® (figura 3.8).

O conceito do sistema de inversão de fluxo se dá pelos mesmos princípios utilizados durante a endarterectomia carotídea. Na presença de circulação intracraniana pérvia com polígono de Willis, a oclusão proximal da artéria carótida comum e externa promove uma inversão de fluxo na artéria carótida interna.

Esse sistema é constituído por cateter-guia 10 F com um balão oclusor na extremidade, que interrompe o fluxo proximal da artéria carótida comum do lado a ser tratado. Possui um balão oclusor conectado de modo axial a este cateter-guia, que é posicionado na artéria carótida externa. O lúmen central é conectado a um filtro, que, por sua vez, está conectado à veia femoral por meio de uma bainha introdutora 7 F. Uma vez inflados os balões e realizada a conexão com a veia femoral, o fluxo reverso é iniciado e o procedimento pode ser realizado.

A grande e óbvia vantagem desse sistema é que não há necessidade de ultrapassar a lesão sem antes ser estabelecido algum tipo de proteção cerebral. Outra vantagem é que nesse sistema pode-se utilizar outro sistema de proteção adicional. Essa técnica foi citada por Parodi[6] e chamada "seat belt and air bag techinique".

Um sistema similar foi desenvolvido por Cremonesi et al.,[22] na mesma época, com dois balões, porém sem a utilização de uma fístula arteriovenosa (Mo.Ma.Ultra Proximal Cerebral Protection Device®, Invatec, Inc.).

Ambos os sistemas têm resultados similares e possuem a vantagem teórica de reduzir o risco de microembolização, em especial de partículas menores que 100 μ, que são, justamente, os problemas encontrados com os dispositivos de manutenção de fluxo sanguíneo durante a angioplastia carotídea, como citam Bates & Campbell[14] em seu artigo de revisão.

Schmidt et al.[24] estudaram, por meio de Doppler transcraniano, a detecção de sinais de microembolização, comparando filtros de proteção cerebral com o sistema de oclusão e aspiração Mo.Ma. Observaram um número significativamente menor de sinais de microembolização pelo sistema Mo.Ma. em relação aos filtros utilizados. Os filtros apresentaram em média, nessa série, no momento da insuflação do balão, cerca de 196 eventos contra 57 no sistema de proteção proximal estudado.

Como citado anteriormente na introdução deste capítulo, nos sistemas de proteção proximal, em particular no sistema de inversão de fluxo, há menor número de HITS, e esses microêmbolos estariam relacionados a alterações de funções cognitivas a longo prazo.[12]

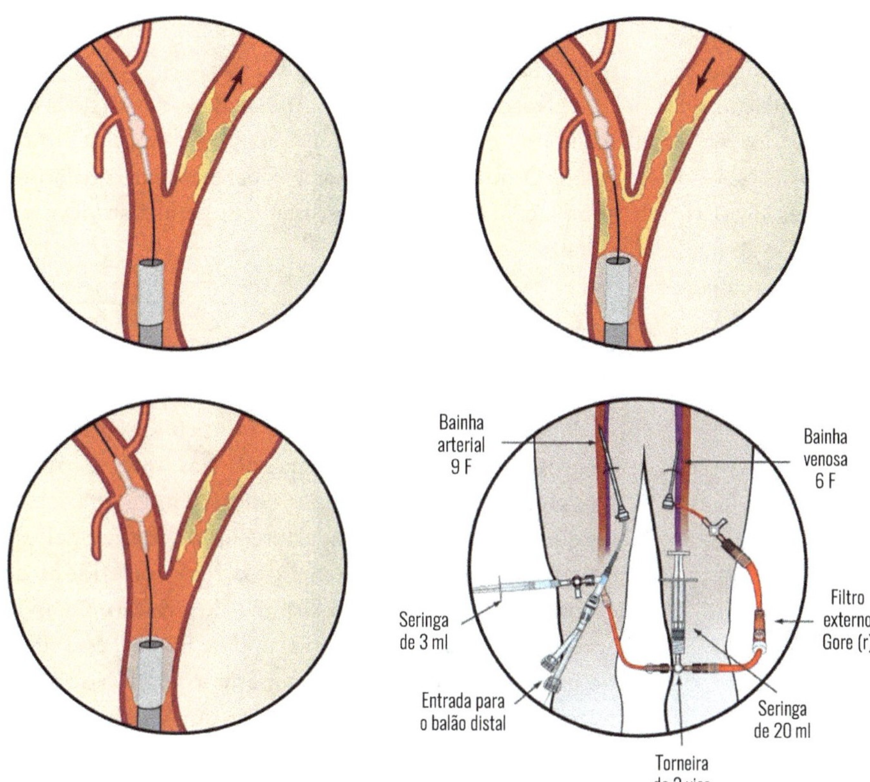

Figura 3.8 – Diagrama mostrando de forma esquemática o sistema GORE de inversão de fluxo.

Fonte: cortesia de WL Gore & Associates, Inc.

Vários estudos demonstraram bons resultados com a utilização do dispositivo de inversão de fluxo. Whilow et al.[25] publicaram um estudo multicêntrico com 75 pacientes, sem qualquer AVC ou óbito, e relataram que somente 5% desses pacientes apresentaram ataque isquêmico transitório.

O estudo multicêntrico mais recente é o EMPiRE, publicado por Clair et al.[26] Trata-se de um estudo prospectivo, que envolveu 245 pacientes, no qual foram estudados eventos adversos maiores nos primeiros 30 dias após a angioplastia. Houve 4,5% de eventos adversos maiores no período estudado (AVC, óbito ou infarto agudo do miocárdio) e intolerância ao fluxo reverso em 2,4% dos pacientes. Ressaltaram os autores que no subgrupo de indivíduos octogenários houve um índice de AVC de 2,6%.

Em nosso meio realizamos em nosso grupo um estudo retrospectivo em 2 anos, com a utilização desse dispositivo de fluxo reverso, com resultados aceitáveis quanto à morbidade com eventos adversos maiores e rápida melhora do tempo de inversão de fluxo após os primeiros casos.[27]

Outro novo sistema que utiliza a inversão de fluxo sanguíneo cerebral e FAV é o Enroute (figura 3.9), que promove a inversão do fluxo com fístula arteriovenosa, com controle de fluxo pelo operador. Esse sistema faz a abordagem diretamente na artéria carótida comum, por meio de pequena incisão de pele. Tal manobra evitaria eventual embolização na manipulação do arco aórtico. Os resultados desse sistema foram apresentados no estudo Roadster, sendo bastante aceitáveis e reportados apenas 1,3% de acidentes vasculares cerebrais em 30 dias.[28]

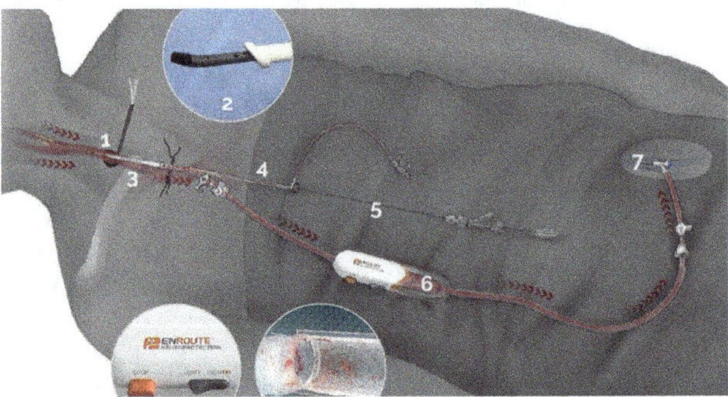

Figura 3.9 – Desenho esquemático com o sistema Enroute.
Fonte: cortesia Silk-Road Medical Incorporation.

COMPLICAÇÕES DESSES SISTEMAS

Intolerância à inversão de fluxo

O fluxo reverso e a interrupção de fluxo distal têm taxas de intolerância à inversão de fluxo muito semelhantes, em torno de 10%. Porém, nesses sistemas, há a possibilidade de retorno ao fluxo normal, de modo imediato, bastando apenas a desinsuflação do sistema de proteção.

Maior risco de complicação com os acessos vasculares

Esses dispositivos necessitam de uma bainha introdutora de maior diâmetro (9 F ou 10 F) e ainda, no caso do sistema de fluxo reverso, de uma bainha contralateral em veias femorais. Devem-se, portanto, avaliar os pacientes com quadro de ateromatose avançada no sistema aortoilíaco. Em novos sistemas, há ainda a necessidade de dissecção de artéria comum, com riscos inerentes a procedimentos cirúrgicos, como infecções de feridas operatórias, por exemplo.

Efeito de "vácuo" carotídeo com ativação do fluxo reverso

Há a recomendação do fabricante de realizar o refluxo ativo sempre que houver necessidade de fazer alguma manobra sobre a placa aterosclerótica. Isso pode ocasionar um verdadeiro vácuo, como se pode observar, na figura 3.10, com a constrição de um stent autoexpansivo (WallStent).

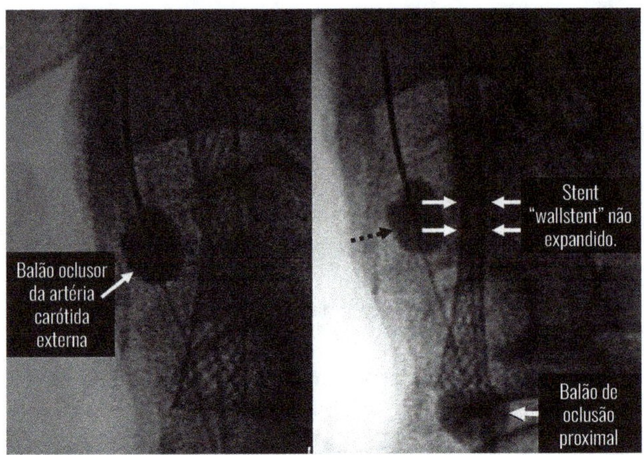

Figura 3.10 – Efeito de vácuo durante aspiração ativa no sistema de fluxo reverso.
Fonte: Campbell JE, Bates MC, Elmore M, 2007.

Considerações finais

- A utilização de algum sistema de proteção cerebral é mandatória na angioplastia coronariana.
- Há, basicamente, três tipos de proteção cerebral: oclusão, filtros de proteção e sistemas de inversão de fluxo.
- Não se sabe ao certo ainda o papel da microembolização cerebral a médio prazo, entretanto há fortes indícios de que tais eventos estariam relacionados a diminuição de função cognitiva.
- Novos dispositivos estão sendo utilizados com bom resultado no sentido de diminuir o risco de microembolização cerebral.

Referências

1. Dotter CT, Judkins MP. Transluminaltreatment of arteriosclerotic obstruction. Descriptionof a new technic and a preliminary report of its application. Circulation 1964;30:654-70.
2. Barton M, Grüntzig J, Husmann M, Rösch J. Balloon Angioplasty – The Legacy of Andreas Grüntzig, M.D. (1939-1985). Front Cardiovasc Med 2014;1:15.
3. Ohki T, Veith FJ, Grenell S, Lipsitz EC, Gargiulo N, McKay J et al. Initial experience with cerebral protection devices to prevent embolization during carotid artery stenting. J Vasc Surg 2002;36(6):1175-85.
4. Fanelli F, Bezzi M, Boatta E, Passariello R. Techniques in cerebral protection. Eur J Radiol 2006;60(1):26-36.
5. Wholey MH, Wholey M, Bergeron P, Diethrich EB, Henry M, Laborde JC et al. Current global status of carotid artery stent placement. Cathet Cardiovasc Diagn 1998;44(1):1-6.
6. Parodi J. Commentary on "flow reversal for cerebral protection in carotid artery stenting: a review". Perspect Vasc Surg Endovasc Ther 2008;20(3):291-2.
7. Tedesco MM, Lee JT, Dalman RL, Lane B, Loh C, Haukoos JS et al. Postprocedural microembolic events following carotid surgery and carotid angioplasty and stenting. J Vasc Surg 2007;46(2):244-50.
8. Vermeer SE, Hollander M, van Dijk EJ, Hofman A, Koudstaal PJ, Breteler MM et al. Silent brain infarcts and white matter lesions increase stroke risk in the general population: the Rotterdam Scan Study. Stroke 2003;34(5):1126-9.
9. Henry M, Polydorou A, Henry I, Hugel M. Carotid angioplasty under cerebral protection with the PercuSurge GuardWire System. Catheter Cardiovasc Interv 2004;61(3):293-305.
10. Gupta N, Corriere MA, Dodson TF, Chaikof EL, Beaulieu RJ, Reeves JG et al. The incidence of microemboli to the brain is less with endarterectomy than with percutaneous revascularization with distal filters or flow reversal. J Vasc Surg 2011;53(2):316-22.
11. Gaunt ME, Naylor AR, Bell PR. Preventing strokes associated with carotid endarterectomy: detection of embolisation by transcranial Doppler monitoring. Eur J Vasc Endovasc Surg 1997;14(1):1-3.
12. Purandare N, Voshaar RC, Morris J, Byrne JE, Wren J, Heller RF et al. Asymptomatic spontaneous cerebral emboli predict cognitive and functional decline in dementia. Biol Psychiatry 2007;62(4):339-44.
13. Casey K, Hitchner E, Lane B, Zhou W. Contralateral microemboli following carotid artery stenting in patients with a contralateral internal carotid artery occlusion. J Vasc Surg 2013;58(3):794-7.
14. Campbell JE, Bates MC, Elmore M. Endovascular rescue of a fused monorail balloon and cerebral protection device. J Endovasc Ther 2007;14(4):600-4.
15. Eskandari MK. Cerebral embolic protection. Semin Vasc Surg 2005;18(2):95-100.
16. Coggia M, Goëau-Brissonnière O, Duval JL, Leschi JP, Letort M, Nagel MD. Embolic risk of the different stages of carotid bifurcation balloon angioplasty: an experimental study. J Vasc Surg 2000;31(3):550-7.
17. Moody AR, Murphy RE, Morgan PS, Martel AL, Delay GS, Allder S et al. Characterization of complicated carotid plaque with magnetic resonance direct thrombus imaging in patients with cerebral ischemia. Circulation 2003;107(24):3047-52.
18. Rapp JH, Hollenbeck K, Pan XM. An experimental model of lacunar infarction: embolization of microthrombi. J Vasc Surg 2008;48(1):196-200.
19. Rajagopal V, Yadav JS. Management of carotid artery disease in the high-risk patient with emphasis on the SAPPHIRE study. Curr Cardiol Rep 2007;9(1):20-4.
20. Gray WA, Hopkins LN, Yadav S, Davis T, Wholey M, Atkinson R et al. Protected carotid stenting in high-surgical-risk patients: the ARCHeR results. J Vasc Surg 2006;44(2):258-68.
21. Brott TG, Hobson RW, Howard G, Roubin GS, Clark WM, Brooks W et al. Stenting versus endarterectomy for treatment of carotid-artery stenosis. N Engl J Med 2010;363(1):11-23.
22. Ansel GM, Hopkins LN, Jaff MR, Rubino P, Bacharach JM, Scheinert D et al. Safety and effectiveness of the INVATEC MO.MA proximal cerebral protection device during carotid artery stenting: results from the ARMOUR pivotal trial. Catheter Cardiovasc Interv 2010;76(1):1-8.
23. Nguyen TN, Zaidat OO, Gupta R, Nogueira RG, Tariq N, Kalia JS et al. Balloon angioplasty for intracranial atherosclerotic disease: periprocedural risks and short-term outcomes in a multicenter study. Stroke 2011;42(1):107-11.

24. Schmidt A, Diederich KW, Scheinert S, Bräunlich S, Olenburger T, Biamino G et al. Effect of two different neuroprotection systems on microembolization during carotid artery stenting. J Am Coll Cardiol 2004;44(10):1966-9.

25. Criado E, Doblas M, Fontcuberta J, Orgaz A, Flores A, Lopez P et al. Carotid angioplasty with internal carotid artery flow reversal is well tolerated in the awake patient. J Vasc Surg 2004;40(1):92-7.

26. Clair DG, Hopkins LN, Mehta M, Kasirajan K, Schermerhorn M, Schönholz C et al. Neuroprotection during carotid artery stenting using the GORE flow reversal system: 30-day outcomes in the EMPiRE Clinical Study. Catheter Cardiovasc Interv 2011;77(3):420-9.

27. Galego SJ, Colli DC, Donatelli R, Cardoso MAP, Bueno AN, Lobato AC, Corrêa JA, Goldman A. Initial experience with a reversal-of-flow cerebral protection device in carotid angioplasty. J Vasc Br 2013 Mar;12(1):16-24.

28. Results of the ROADSTER multicenter trial of transcarotid stenting with dynamic flow reversalChristopher J. Kwolek, Michael R. Jaff, J. Ignacio Leal, L. Nelson Hopkins, Rasesh M. Shah, Todd M. Hanover, Sumaira Macdonald, Richard P. Cambria, and others. Journal of Vascular Surgery, Vol. 62, Issue 5, p1227–1234.e1.

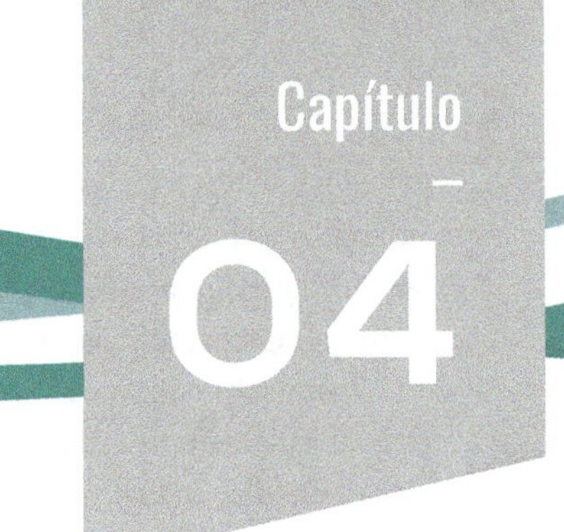

Monitoração cerebral durante a endarterectomia carotídea

MARCIA MARIA MORALES

A cirurgia da bifurcação carotídea, com mais de 50 anos de história, tornou-se um dos procedimentos mais comumente realizados na cirurgia vascular.[1,2] Foram necessários, ao longo dos últimos anos, estudos multicêntricos, bem conduzidos, para comprovar o benefício desse procedimento em pacientes selecionados, sintomáticos ou assintomáticos.[3,4] No entanto, a endarterectomia carotídea apresenta risco operatório que deve variar de 0,5%-3% em centros terciários especializados, com volume de pacientes por cirurgião adequado.[5]

Vários fatores técnicos foram analisados no que se refere à influência nos resultados da endarterectomia carotídea, e o que se verificou foi que o uso de remendo para o fechamento da arteriotomia longitudinal está associado à diminuição de acidente vascular encefálico (AVE) e restenose.[6] Já a técnica adotada (convencional ou eversão) e o tipo de anestesia (locorregional ou geral) não são relevantes. Porém, quando adotamos a anestesia geral, perdemos a análise do nível de consciência, da fala e dos movimentos de extremidades, que, quando inalterados, refletem a integridade da perfusão cerebral durante o tempo de pinçamento. Embora 80%-85% dos pacientes sejam tolerantes ao pinçamento carotídeo sem consequências deletérias, a outra parcela poderá sofrer os efeitos da falência hemodinâmica por ineficácia da rede colateral cerebral.

O pinçamento da carótida durante a endarterectomia deflagra diferentes mecanismos compensatórios anatômicos e funcionais. O mecanismo compensatório anatômico se faz pelo círculo colateral cervical, pelo polígono de Willis, pelo sistema vertebrobasilar e pelas artérias leptomeníngeas. A conexão mais importante entre os sistemas arteriais carotídeos direito e esquerdo e entre o círculo carotídeo e o círculo vertebral se faz por meio do círculo de Willis, da artéria basilar e da artéria comunicante posterior. Na porção extracraniana, o principal círculo colateral vem da carótida externa. Ela irriga a face, o pescoço, o couro cabeludo e a meninge. Os principais ramos da carótida externa que se anastomosam com a carótida interna e com o sistema vertebrobasilar são as artérias faríngea ascendente, facial, occiptal, maxilar interna e temporal. Dada essa variedade de conexões e o fato de somente 50% da população possuir uma configuração tipicamente normal do polígono de Willis, a resposta cerebral ao pinçamento é extremamente variável.[7]

Outros mecanismos compensatórios ativados durante o pinçamento são a autorregulação cerebral e o aumento da extração de oxigênio. Na década de 1970, Sundt, Sharbrough e Michenfelder realizaram um trabalho pioneiro de monitorização cerebral durante o pinçamento temporário, acessando simultaneamente o fluxo cerebral absoluto utilizando xenônio e as alterações eletroencefalográficas causadas pelo pinçamento. Com isso, eles introduziram o conceito de fluxo cerebral crítico definido quando os sinais apareciam no eletroencefalograma (EEG), correspondendo a um fluxo menor que 10 ml/100g/min-18 ml/100g/min em pacientes anestesiados.[8]

Diante dessas informações, a necessidade de monitoração cerebral durante o tempo de pinçamento na endarterectomia carotídea ficou evidente. Porém, apesar de anos após a introdução do conceito de monitorização, ainda não se estabeleceu o método ideal para fazê-la. Há grande variedade de técnicas antigas e modernas com essa finalidade. Elas são classificadas em monitores de atividade cerebral, de perfusão cerebral e de saturação de oxigênio e têm o objetivo de identificar quais os pacientes se beneficiariam do uso de um shunt temporário durante a endarterectomia carotídea.

O melhor parâmetro a ser utilizado é o **exame neurológico com o paciente acordado sob anestesia locorregional**. Faz-se uma avaliação contínua, durante o pinçamento, da capacidade do paciente em responder a questões simples e da força motora do membro contralateral ao lado que está sendo operado. Agitação, desorientação ou alteração de força motora indicam isquemia cerebral e necessidade de colocação de shunt temporário. Algumas desvantagens são relevantes, especialmente a falta de colaboração do paciente, por ansiedade, que ainda podem ser agravadas com a instalação de déficit neurológico, convulsão, crise de pânico durante o pinçamento, dificultando a proteção da via aérea e a instalação do shunt temporário. Ainda nos casos em que se prevê alguma dificuldade técnica, como bifurcação alta, pescoço irradiado ou reoperação, a anestesia locorregional deve ser evitada.

A **medida de pressão de refluxo** foi o primeiro método utilizado com o intuito de predizer a isquemia intraoperatória causada pelo pinçamento. Foi inicialmente descrito em 1966 por Michal e colaboradores[9] e constitui-se em pinçar a carótida comum proximal e a carótida externa e puncionar com agulha a carótida a fim de medir a pressão na artéria carótida interna que expressaria a circulação colateral. Na década de 1970, várias séries com número significativo de pacientes reportavam a utilidade da medida da pressão de refluxo. Hays e colaboradores demonstraram, em estudo de 297 pacientes, uma taxa de 50% de eventos neurológicos nos que apresentaram pressão de refluxo inferior a 50 mmHg que não receberam shunt contra 10% de eventos nos que receberam.[10] Porém, com o aparecimento de outros métodos de monitorização cerebral, os trabalhos comparativos apresentavam correlação decepcionante da medida de pressão de refluxo com outros métodos, como o EEG e o Doppler transcraniano (DTC). O real valor da pressão de refluxo que se relacionaria com a isquemia cerebral é muito controverso. A pressão de coto inferior a 35 mmHg se correlaciona com a modificação no EEG em 34% dos pacientes, e somente 25% dos pacientes com pressão de coto inferior a 25 mmHg apresentam alterações no EEG.[11] Pacientes estudados durante a endarterectomia com anestesia locorregional toleram o pinçamento com pressões dentro de uma faixa extremamente ampla de 20 mmHg-90 mmHg.[12] A medida de pressão de refluxo tem as desvantagens de não ser um método de monitorização contínua, de não detectar a embolia perioperatória e de acarretar um risco adicional de complicação embólica em decorrência da punção da carótida.

O **eletroencefalograma** é atualmente o método mais difundido de monitorização de isquemia intraoperatória. Ele pode ser realizado usando 8, 12, 16 ou 20 canais, sendo a configuração de 16 a padrão. É recomendável que se faça um registro antes de anestesiar o paciente, para a detecção de alterações decorrentes dos anestésicos, do aumento da pressão e da hipotermia, e um outro registro após a indução anestésica. O pinçamento pode levar a dois tipos de alterações no traçado, que são classificadas em leves, moderadas e graves, sendo graves aquelas em que há um decréscimo de 50% na amplitude de onda com distribuição generalizada ou lateralizada. Essas alterações indicam que o anestesista deve aumentar a pressão arterial de forma controlada e o cirurgião deve inserir um shunt temporário.[13] Na maioria dos casos, essas alterações aparecem segundos ou um minuto após o pinçamento. O EEG parece ter uma boa correlação com a redução do fluxo cerebral. As modificações graves de EEG estão descritas quando o fluxo sanguíneo se reduz a 18 ml/100g/min, modificações menores de 18 ml/100g/min-23 ml/100g/min e nenhuma alteração com fluxo superior a 23 ml/100g/min. As vantagens apresentadas pelo método residem no fato de que o EEG acessa diretamente, e de forma não invasiva e contínua, a função do tecido cerebral que depende não somente do fluxo cerebral, mas também do metabolismo do tecido. No entanto, ele tem limitações, como a inabilidade de monitorar estruturas subcorticais, a dificuldade de interpretação e a sensibilidade limitada.[14]

Uma metanálise de 4.664 medidas em 29 estudos avaliando as várias formas de detectar isquemia cerebral durante a endarterectomia sob anestesia locorregional e as comparando com o exame neurológico do paciente acordado concluiu que a melhor forma de predizer isquemia cerebral é a combinação de medida de pressão de refluxo e EEG.[15]

Outras técnicas de monitoração podem ser utilizadas de acordo com a experiência e a preferência do cirurgião.

O **Doppler transcraniano** monitoriza continuamente, durante a cirurgia, as variações de velocidade média na artéria cerebral média homolateral à carótida operada. Há três critérios aceitos para determinação de isquemia cerebral que necessite de shunt: velocidade média em artéria cerebral média inferior a 30 cm/s; razão de velocidade entre carótida pinçada e não pinçada inferior a 0,6; redução superior a 50% na velocidade média de artéria cerebral durante o pinçamento.[16]

A monitorização pelo DTC apresenta algumas limitações técnicas, como a dificuldade do examinador em manter a sonda em posição durante todo o ato operatório, a ausência de janela temporal adequada em 10%-15% dos pacientes e a interferência no exame gerada pela manipulação cirúrgica. Esse método não apresenta sensibilidade e especificidade confiáveis para detectar isquemia cerebral, já que as alterações de velocidade de fluxo podem refletir mudanças no diâmetro do vaso e não alterações de fluxo. O DTC tem a vantagem de detectar microembolias em tempo real, o que pode guiar o cirurgião a manipular a carótida de forma mais cautelosa.

Potencial evocado somatossensorial (PESS) é outra técnica de monitorização da função cerebral que permite o estudo da latência e da amplitude de resposta cortical ao estímulo de um nervo sensitivo, como o nervo mediano ou o nervo tibial. A princípio, a monitorização era somente efetuada no hemisfério a ser operado, porém esta se constituía em limitação importante do método, pois este não era capaz de detectar alterações hemodinâmicas contralaterais. Hoje, a estimulação é feita simultaneamente em dois troncos sensitivos e a análise separadamente dos dois territórios. É essencial que se faça um registro antecedendo a indução anestésica, já que a maioria dos agentes utilizados produz uma redução dose-dependente no potencial evocado. Durante o pinçamento, na vigência de evento isquêmico, pode-se detectar alongamento do pico de latência, que se manifesta nos primeiros cinco minutos, representando uma redução de fluxo cerebral abaixo de 15 ml/100g/min. Esse método apresenta desvantagens semelhantes às do EEG em relação à influência anestésica, à interpretação do traçado e à determinação da sua acurácia. Na prática, o PESS raramente é utilizado durante a endarterectomia carotídea por causa de sua baixa sensibilidade em predizer déficits neurológicos perioperatórios.[17]

A **medida de fluxo cerebral por meio de injeção de xenônio-133** permite identificar reduções críticas de fluxo cerebral. É um método muito útil para estudos de fisiologia, porém seu uso clínico requer aparelhagem cara e complexa, aumento do tempo cirúrgico, podendo também induzir um aumento da incidência do uso de shunt em até 30%-40%.

Na **saturação de oxigênio no sangue em veia jugular** utiliza-se um cateter de fibra ótica em veia jugular, que emite raios infravermelhos a fim de medir de forma contínua a saturação de oxigênio em veia jugular. Na presença de hematócrito estável, essa saturação é um reflexo do metabolismo cerebral. Nas situações em que a saturação de oxigênio torna-se menor que 50%, está indicado o implante de shunt. Esse método é um indicador de fluxo cerebral total, e a drenagem do cérebro é feita em 90% pela veia jugular direita. Assim, ele não é capaz de identificar uma redução regional de fluxo. As variações de posicionamento do cateter podem influenciar na curva. Existe uma variabilidade grande em indivíduos normais das taxas de saturação de oxigênio na veia jugular (50%-75%). Não há evidências de que esse método traga benefício ao ser utilizado durante a endarterectomia.[18]

A **espectroscopia por raios infravermelhos** utiliza emissores de raios infravermelhos colados sobre a/na região frontal. O tecido cerebral sobreposto apresenta três linhas de absorvimento aos raios infravermelhos: desoxi-hemoglobina, hemoglobina oxigenada e citocromo oxidase. A citocromo oxidase é o elo final do metabolismo de oxigênio cerebral e por isso um indicador precoce de isquemia tissular. A dificuldade do método consiste no fato de que as concentrações de citocromo oxidase no tecido cerebral são muito baixas e isso exige um algoritmo complexo para diferenciá-la da desoxi- e oxi-hemoglobinas. Muitas variáveis afetam a oxidação da citocromo oxidase, como pH, potencial de membranas, concentração de ADP. Sua sensibilidade é limitada, bem como seu uso clínico.

Conclusões

Desde que a endarterectomia carotídea foi descrita, numerosos esforços são feitos com o objetivo de reduzir o risco operatório. A isquemia de pinçamento é um fator relevante na morbidade e na mortalidade operatórias. Não há um método ideal para a identificação pré-operatória dos pacientes suscetíveis à isquemia de pinçamento sob anestesia geral. A associação de medida de pressão de refluxo com EEG apresentou melhor efetividade em identificar isquemia de pinçamento e predizer a necessidade de shunt nesses pacientes.

Referências

1. Alpers BJ, B. R. (1959). Anatomical studies of the circle of Willis in normal brains. Arch Neurol Psychiat, 81, pp. 409-18.
2. Krul JM, V. G. (1989). Site and pathogenesis of infarcts associated with carotid endarterectomy. Stroke, 20, pp. 324-28.
3. Collaborators, North American Symptomatic Carotid Endarterectomy Trial (1991). Beneficial effect of carotid endarterectomy in symptomatic patients with high-grade carotid stenosis. N Engl J Med, 325(7), p. 445.
4. European Carotid Surgery Trialists' Collaborative Group (1991). MRC European Carotid Surgery Trial: interim results for symptomatic patients with severe (70-99%) or with mild (0-29%) carotid stenosis. Lancet, 337(8752), p. 1235.
5. O'Neill L, L. D. (2000). Surgeon characteristics associated with mortality and morbidity following carotid endarterectomy. Neurology, 55(6), p. 773.
6. Rerkasem K, R. P. (2009). Patch angioplasty versus primary closure for carotid endarterectomy. Cochrane Database Syst Rev.
7. Carrea R., M. M. (1955). Surgical treatment of spontaneous thrombosis of the internal carotid artery in the neck: carotid carotideal anastomosis. Acta Neurol Latin Am, 1, pp. 71-78.
8. Sundt TM, S. F. (1974). Cerebral blood flow measurements and eletroencephalograms during carotid endarterectomy. J Neurosurg, 41, pp. 310-15.
9. Michal VV, H. J. (1966). Zeitweilig shunts in der vasskularen chirurgie. Thoraxchirurgie, 14, p. 35.
10. Hays RJ, L. S. (1972). Intraoperative measurement of carotid back pressure as a guide to operative management for carotid endarterectomy. Surgery, 72, pp. 953-60.
11. Chery KJ, H. J. (1991). Stump, back pressure, the contralateral carotid artery and electroencephalographic changes. Am J Surg., 162, pp. 185-91.
12. Hobson RW, W. C. (1974). Carotid artery back pressure and endarterectomy under regional anesthesia. Arch Surg, 109, pp. 682-86.
13. Kearse LA Jr, M. D.-B. (1993). Computer-derived density spectral array in detection of mild analog electroencephalographic ischemic pattern changes during carotid endarterectomy. J Neurosurg, 78, pp. 884-90.
14. Lam AM, M. P. (1991). Monitoring electrophysiologic function during carotid endarterectomy: a comparison of somatosensory evoked potentials and conventional electroencephalogram. Anesthesiology, 75, pp. 15-21.
15. Guay J, K. S. (2013). Cerebral monitors versus regional anesthesia to detect cerebral ischemia in patients undergoing carotid endarterectomy: a meta-analysis. Can J Anaesth, 60(3), pp. 266-79.
16. Naylor A, B. J. (1998). Extracranial carotid disease. In: Beard and Gaines, eds. Vascular and endovascular surgery. London: WB Saunders, pp. 317-350.
17. Wöber C, Z. J. (1998). Monitoring of median nerve somatosensory evoked potentials in carotid surgery. J Clin Neurophysiol, 15(5), pp. 429-38.
18. Moritz S, K. P. (jan. de 2008). The accuracy of jugular bulb venous monitoring in detecting cerebral ischemia in awake patients undergoing carotid endarterectomy. J Neurosurg Anesthesiol, 20(1), pp. 8-14.

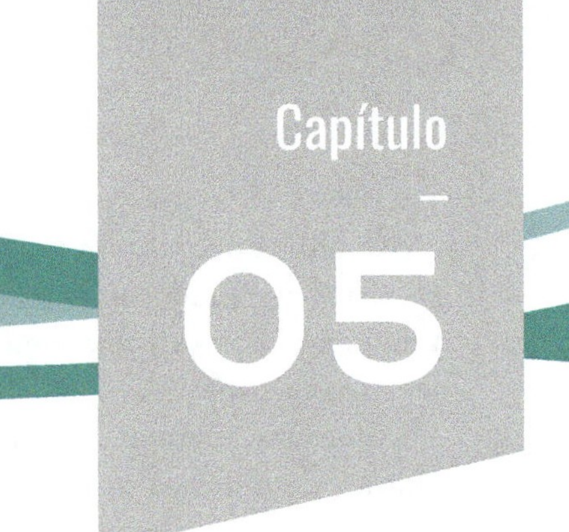

Técnicas endovasculares no tratamento dos aneurismas da artéria carótida cervical: quais e quando usar?

FELIPE NASSER
IGOR CALIXTO NOVAIS DIAS
CARLOS EDUARDO BACCIN

Introdução

A primeira cirurgia bem-sucedida para correção de um aneurisma cervical é atribuída a Sir Astley Cooper,[1] em 1808, por intermédio da ligadura da artéria carótida comum; já a terapia endovascular foi introduzida pela primeira vez apenas no início de 1990.[2]

A definição de aneurisma mais aceita é a de uma artéria com diâmetro aumentado em pelo menos 50%, quando comparado ao diâmetro normal,[2] porém o bulbo carotídeo pode ser até 40% maior que a artéria carótida interna. Para evitar divergências, De Jong et al.[3] propuseram que o aneurisma de carótida cervical fosse definido como uma dilatação > 200% do diâmetro da artéria carótida interna (ACI) ou > 150% do diâmetro da artéria carótida comum (ACC).

Esses aneurismas são muito raros em comparação aos aneurismas intracranianos de carótida e suas ramificações, representando apenas 1%-1,5% dos procedimentos realizados para doença cerebrovascular nos principais centros de referência,[2,1] e sua incidência é inferior a 1% entre todas as doenças do território carotídeo,[2] não havendo hoje um *guideline* que defina a melhor técnica para os diferentes casos.

Na última década, em reflexo às evoluções tecnológicas, a técnica endovascular se tornou uma alternativa minimamente invasiva e confiável para o tratamento desses aneurismas.

A localização e a anatomia dos aneurismas nos ajudam a presumir sua provável causa. A etiologia mais frequente, a degenerativa, refere-se a 40% dos casos,[1,4] ocorre com mais frequência na bifurcação carotídea ou na origem da artéria carótida interna e é, na maioria das vezes, fusiforme (figura 5.1). A displasia arterial fibromuscular, que pode levar à dissecção e à formação de falsos aneurismas, é mais comumente encontrada no terço médio da carótida interna.[5]

A história do paciente também é essencial, e uma causa cada vez mais frequente está relacionada ao pseudoaneurisma pós-endarterectomia da artéria carótida. Esses casos estão relacionados principalmente a falhas na linha de sutura ou a infecção, e seu diagnóstico ocorre em média 82 meses após a cirurgia, sendo mais comum depois do uso de patch.[6] Após trauma penetrante e lesões iatrogênicas, encontramos pseudoaneurismas que normalmente acometem a artéria carótida comum, e as lesões cervicais contusas associadas a dissecções afetam, em geral, o segmento distal da artéria carótida interna, próximo da base do crânio.[1]

Clínica

Eventos neurológicos hemisféricos podem acontecer como sintoma inicial, chegando a ocorrer em até 43% dos casos.[7] Esses sintomas são causados principalmente por eventos embólicos, mas podem ser causados, ainda, por redução de fluxo pela compressão da artéria carótida interna. A compressão de estruturas adjacentes pode também levar a surdez, estridores respiratórios, disfonia, disfagia, dispneia, disfunção de nervos cranianos e síndrome de Horner.

Hemorragia e ruptura são eventos raros, com maior incidência em pacientes que sofreram radioterapia intensa ou foram submetidos a grandes cirurgias por tumores de cabeça e pescoço.[2]

Diagnóstico

ULTRASSONOGRAFIA + DOPPLER

Exame inicial de escolha, útil no diagnóstico diferencial, traz informações importantes, como contornos e dimensões do aneurisma, presença de trombo e comportamento hemodinâmico local, porém tem limitação no diagnóstico de aneurismas mais distais da ACI, além de ser examinador dependente.

ANGIORRESSONÂNCIA

Tem como vantagem distinguir trombos antigos dos mais recentes. É útil em casos de dissecção associada e fornece informações mais apuradas sobre a circulação colateral cerebral e sobre o polígono de Willis.

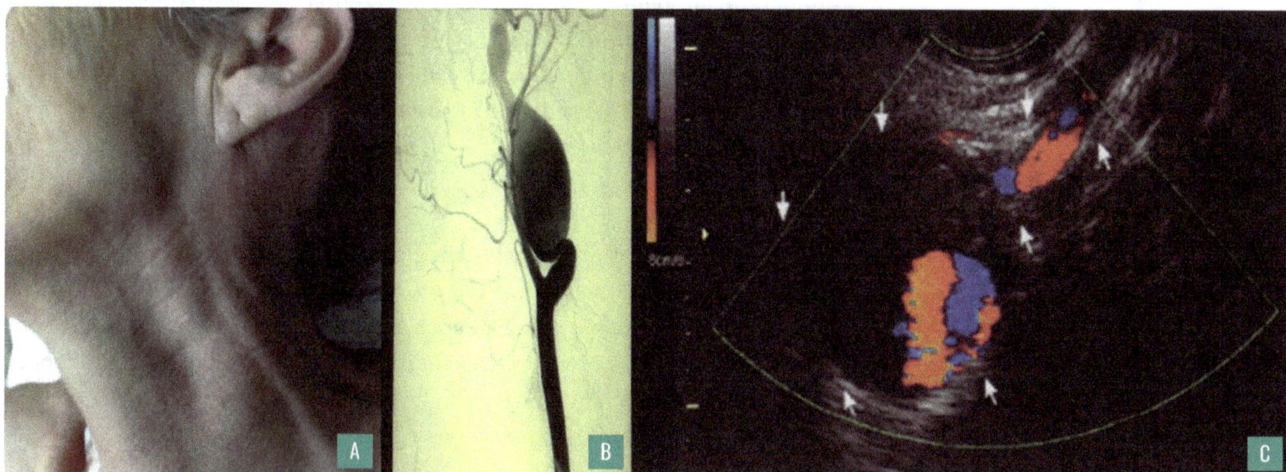

Figura 5.1 – (A) Imagem demonstrando paciente com massa pulsátil em região cervical, com (B) angiografia digital e (C) ultrassonografia com Doppler colorido.
Fonte: os autores.

ANGIOTOMOGRAFIA

Atualmente o principal exame, a angiotomografia, permite não apenas o diagnóstico como também oferta uma boa análise anatômica das tortuosidades e localização do aneurisma, fatores preponderantes para programar o tratamento endovascular.

A angiografia diagnóstica por cateter fica reservada para o momento da intervenção endovascular.

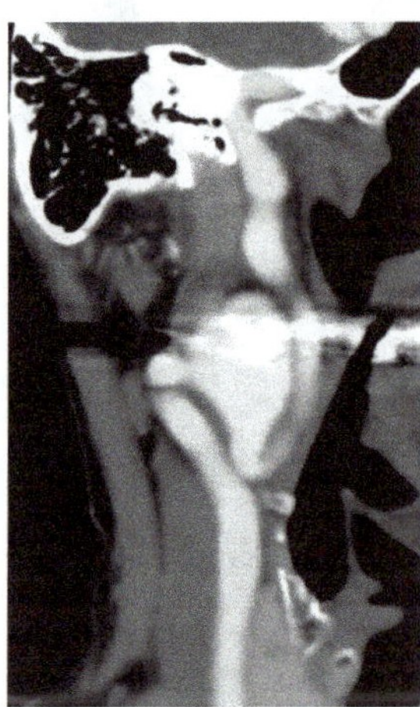

Figura 5.2 – Angiotomografia evidenciando aneurisma da artéria carótida interna associado a uma acentuada tortuosidade.

Fonte: os autores.

Tratamento

Por se tratar de uma doença rara, não há na literatura grande experiência clínica, e o tratamento conservador dos aneurismas de artéria carótida não seria justificável pelo risco de eventos neurológicos adversos ou mesmo de sua ruptura.

Portanto, o tratamento visa evitar esses eventos, e a melhor maneira de atingir esse objetivo é pela exclusão do aneurisma da circulação, associada à restauração do fluxo anterógrado.

A escolha da terapia vai depender do local, do tamanho, da causa do aneurisma e das condições gerais de cada indivíduo. O tratamento cirúrgico aberto sempre será uma opção técnica para o paciente com aneurisma da ACC, tendo como principais indicações os casos de aneurismas infectados e na impossibilidade técnica de tratamento endovascular.

TESTE ANGIOGRÁFICO COM BALÃO – OCLUSÃO DA CARÓTIDA INTERNA

Alguns pacientes com aneurismas da carótida interna cervical ou intracraniana podem ser tratados com oclusão dessas artérias por implante de balão ou espirais destacáveis.

Existem diversas maneiras de realizar um teste de oclusão da carótida, sendo preferido, em nosso serviço, o teste de oclusão angiográfico, realizado por meio de punção femoral bilateral para acesso da artéria carótida interna a ser testada e da carótida interna contralateral (ou vertebral) ao mesmo tempo. Na carótida a ser testada, posiciona-se um balão para oclusão temporária desta, sendo posicionado na carótida interna contralateral e, posteriormente, na artéria vertebral dominante um cateter diagnóstico para injeção do contraste e teste da funcionalidade do polígono de Willis. Os tempos venosos dos hemisférios são registrados em imagens angiográficas, com subtração digital, para observar se há retardo, ou não, na circulação do lado testado comparado ao contralateral. Um retardo no tempo venoso do hemisfério testado em relação ao contralateral menor que 2 segundos indica que existe baixo risco para oclusão da carótida-alvo do tratamento.[8]

TÉCNICA ENDOVASCULAR

As técnicas endovasculares são variadas e dependem da localização e da anatomia de cada aneurisma. Não há dados na literatura que permitam uma comparação estatisticamente significativa entre os tipos de terapia, ficando a individualização da estratégia a ser seguida, baseada nos recursos disponíveis, no conhecimento técnico da equipe e na anatomia de cada lesão.

Os relatos mais comuns envolvem o uso de stents autoexpansíveis associados à inserção de molas nos aneurismas saculares e o uso de stents revestidos em aneurismas fusiformes. Porém, o tratamento com agentes embólicos líquidos, como Onyx® (Covidien),[9] stents moduladores de fluxo, técnica de double bare metal stenting[10] e oclusão da carótida com espirais ou balões destacáveis,[11] já foi relatado ou aventado como opção terapêutica.[9,10,2,11]

A contraindicação da terapia endovascular encontra-se nos casos de risco de infecção associados aos aneurismas, na anatomia não favorável ao procedimento e na presença de trombo de aspecto instável.[10]

Como escolher o tratamento?

Localização e anatomia são os principais fatores. Aneurismas de ACI distais, principalmente volumosos, com exposição cirúrgica difícil e morbidade significativa, têm na terapia endovascular clara vantagem. Já artérias muito tortuosas apresentam navegabilidade ruim e dificuldade na inserção e no posicionamento adequado dos dispositivos endovasculares, podendo se tornar uma contraindicação relativa ao tratamento endovascular.

TÉCNICAS

Embolização por espirais trans stent[2]

Essa técnica é utilizada para aneurismas saculares. Como regra geral, caso o colo do aneurisma sacular tenha diâmetro superior à metade do diâmetro da saculação do aneurisma, o risco de migração das molas passa a ser elevado e deve-se usar um stent para assegurar o bom posicionamento das molas.

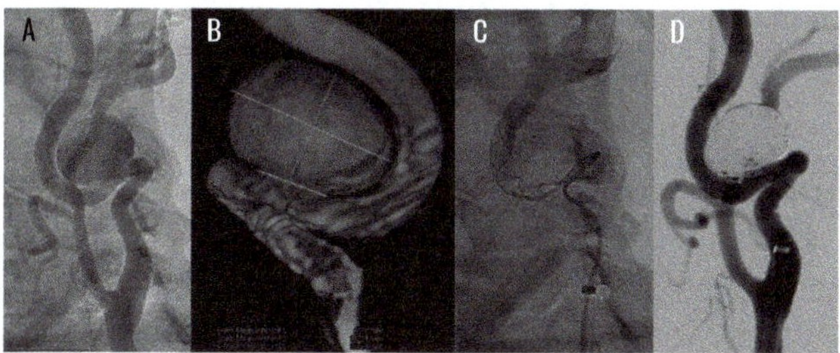

Figura 5.3 – Aneurisma carótida interna esquerda cervical. (A) Angiografia digital seletiva da carótida comum esquerda demonstra um aneurisma sacular. (B) Reconstrução tridimensional da angiografia digital rotacional por cateter após injeção na carótida interna esquerda com as medidas realizadas no aneurisma (2 e 3) e seu colo (1). (C) Procedimento endovascular mostrando o stent autoexpansível do tipo Leo Plus implantado, microcateter no interior do aneurisma para implante das espirais e microcateter Vasco para liberação de outro stent telescopado ao previamente implantado. (D) Angiografia digital seletiva na carótida interna esquerda com subtração digital demonstra perviedade dos stents implantados e oclusão do aneurisma, havendo opacificação de pequeno colo residual que evoluiu para trombose no controle angiográfico tardio.

Fonte: os autores.

Embolização apenas com molas ou Onyx® (Covidien)

Podem ser usadas apenas molas de liberação controlada em casos de colo longo e estreito, dando preferência para o uso de molas tridimensionais associadas para melhor compactação. No caso do Onyx®, poderia ser utilizado como anteparo um cateter balão hipercomplacente sobre o colo enquanto se libera o polímero, permitindo uma liberação segura.

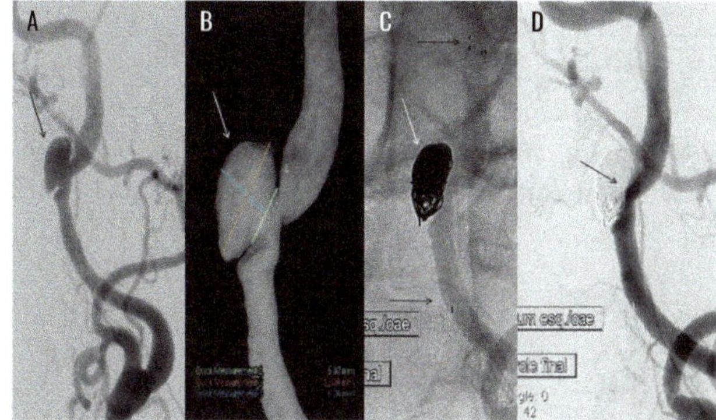

Figura 5.4 – Pseudoaneurisma na carótida interna esquerda cervical adjacente à base do crânio, secundário à dissecção arterial. (A) Angiografia digital seletiva na carótida comum esquerda demonstrando o pseudoaneurisma (seta preta). (B) Imagens tridimensionais da angiografia seletiva rotacional da carótida interna esquerda mostrando as medidas (1 – colo, 2 – diâmetro paralelo ao colo e 3 – altura) do pseudoaneurisma (seta branca). (C) e (D) Controle angiográfico final na carótida interna esquerda sem subtração digital. (C) mostra espirais destacáveis no interior do pseudoaneurisma (seta branca) e stent do tipo Solitaire (seta preta nas extremidades distal e proximal do stent). (D) Série angiográfica com subtração digital mostra a oclusão completa do pseudoaneurisma (seta preta).

Fonte: os autores.

Double bare metal stenting[10,4]

Autores de relatos que se utilizaram dessa técnica[10,4] advogam como vantagem maior facilidade para navegar o material, maior flexibilidade desses stents para se acomodarem nas artérias tortuosas em relação aos stents revestidos, maior facilidade técnica para execução dos procedimentos em comparação ao uso de molas ou agentes líquidos,[4] além da falta de stents moduladores de fluxo intracranianos com diâmetros compatíveis para o aneurisma de artéria carótida cervical (AACC).

A utilização dessa técnica demonstrou redução inicial do fluxo dentro do aneurisma no pós-operatório imediato e ausência de fluxo no saco em até 17 dias.[4]

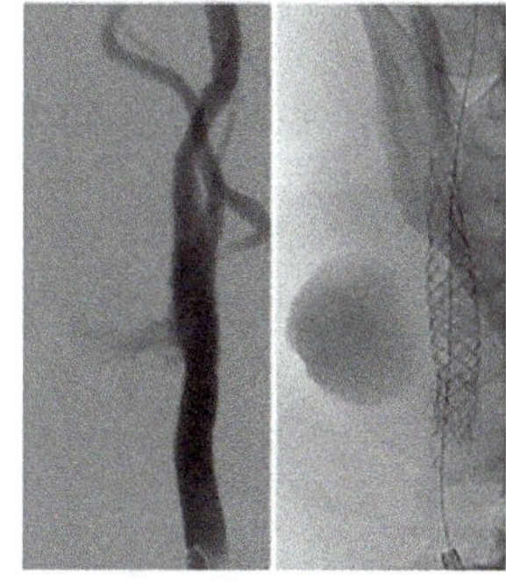

Figura 5.5 – Essa técnica se baseia na inserção de dois stents não revestidos, autoexpansíveis, em aneurismas saculares. Seu objetivo é levar a uma modulação de fluxo, associado a uma proteção contra embolização do material no interior do saco aneurismático.

Fonte: os autores.

Exclusão com stent revestido

É utilizada para aneurismas fusiformes, aneurismas saculares com colo largo e grandes aneurismas, com efeito de massa como um dos sintomas.[9] Necessita de anatomia favorável, sem grandes tortuosidades e com colo distal e proximal para selagem do aneurisma, sendo mais indicada em casos que acometam apenas a ACI ou a ACC;[11-13] porém, mesmo em casos com grande tortuosidade, já foi relatado o tratamento com diferentes técnicas,[14] incluindo cirurgias híbridas,[15,16] com a dissecção da artéria carótida junto a sua bifurcação, e manipulação cirúrgica associada à punção em uma área menos tortuosa, vencendo obstáculos mais proximais que impediriam o tratamento endovascular clássico.[15]

Utilização de mecanismo de proteção cerebral

Apesar de não existir consenso na literatura, sua utilização daria maior segurança ao procedimento, pois serve como fator protetor contra migração de trombos ou agentes embolizantes, além de servir como guia para a navegação do stent.

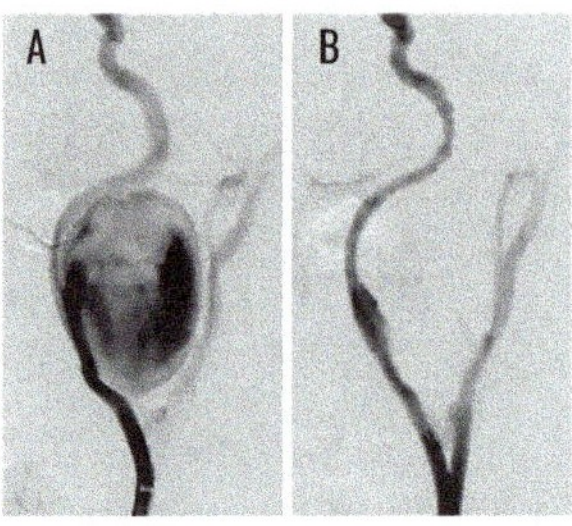

Figura 5.6 – Arteriografia (A) pré- e (B) pós-tratamento de uma artéria carótida comum com stent revestido.
Fonte: os autores.

Resultados do tratamento

A maioria das séries não relata complicações neurológicas e refere melhora do efeito de massa inicial, com ausência de sintomas durante o acompanhamento.

A única complicação importante relatada foi um caso de endoleak, que teve necessidade de complementação do tratamento com a inserção de um novo stent.[17] Nos demais casos, a conduta foi expectante, com resolução espontânea entre 1-3 semanas,[17,10] e um caso de deslocamento, em que foi necessário reparo cirúrgico.[17]

No entanto, complicações referentes à terapêutica endovascular são variadas, podendo ocorrer dissecção, oclusão da artéria-alvo, embolização, endoleak, deslocamento do stent, estenose e oclusão intra-stent.[18,11]

SEGUIMENTO

Não há consenso em relação à forma de controle. Na maioria dos casos, foi realizado US-Doppler antes da alta e seriado com 1, 3, 6, 12 meses,[1,19,13] e todos os casos tinham uma tomografia de controle realizada em no máximo 6 meses.[2,1,17]

Nos casos em que houve presença de vazamento com acompanhamento expectante, foi realizada tomografia ou arteriografia após 1 mês.[17,1]

TRATAMENTO MEDICAMENTOSO

Hoje se preconiza anticoagulação com varfarina de 2-12 semanas após a ligadura ou oclusão endovascular da ACI.

No caso de colocação de stents, preconiza-se o uso de clopidogrel 5 dias antes do tratamento (75 mg/dia) ou dose de ataque (de 300 mg) seguida de tratamento com dupla agregação por 6 semanas e AAS para o resto da vida.[17,20,4,2,1]

Conclusão

O objetivo da técnica endovascular é reconstruir a circulação cerebral ao mesmo tempo em que se evitam os desafios e as comorbidades associadas à cirurgia aberta.

Por esse motivo, associado à evolução técnica e dos materiais, nos últimos anos, houve migração para o tratamento endovascular, chegando a 70% dos casos, segundo Zhou et al.[1]

Cabe à equipe cirúrgica a análise individual de cada caso, para assim tomar a melhor conduta para o paciente.

Referências

1. Wei Zhou, MD, Peter H. Lin, MD, Ruth L. Bush, MD, Eric Peden, MD, Marlon A. Guerrero, MD, Thomas Terramani, MD, Dieter F. Lubbe, MD, Liz Nguyen, MD, and Alan B. Lumsden, MD, Houston, Texas. Carotid artery aneurysm: Evolution of management over two decades. J Vasc Surg 2006;43:493-6.
2. Rutherford. Cirurgia vascular, aneurisma de artéria carótida. Marvin D. Atkins, Ruth L. Bush, editors. 8 ed. Rio de Janeiro: Elselvier, 2014. p. 1583-1597.
3. De Jong KP et al. Extracranial carotid artery aneurysms. Eur J Vasc Surg 1989;3:557-562.
4. Christoph Kabbasch, Christopher Bangard, Thomas Liebig, Payman Majd, Anastasios Mpotsaris, Andrea Faymonville. The Dual Layer Casper Micromesh Stent: Taking Advantage of Flow-Diverting Capabilities for the Treatment of Extracranial Aneurysms and Pseudoaneurysms. Cardiovasc Intervent Radiol 2015, Springer Science + Business Media. New York and the Cardiovascular and Interventional Radiological Society of Europe (CIRSE).
5. Padayachy V et al. Carotid artery aneurysms in patients with human immunodeficiency virus. J Vasc Surg 2012;55:331-337.
6. Srivasta S, EAgleton M, O Hara P, Kashyap V, Sarac T, Clair D. Surgical repair of carotid Artery Aneurisma; A 10 year, Sigle Center Experience. Ann Vasc Surg 2010;24:100-105.
7. El-Sabrout R et al. Extracranial carotid artery aneurysms: Texas Heart Institute experience. J Vasc Surg 2000;31:702-712.
8. Abud DG, Spelle L, Piotin M, Mounayer C, Vanzin JR, Moret J. Venous phase timing during balloon test occlusion as a criterion for permanent internal carotid artery sacrifice. AJNR Am J Neuroradiol. 2005 Nov-Dec;26(10):2602-9.a
9. Isil Saatci, H. Saruhan Cekirge, M. Halil Ozturk, Anil Arat, Fikret Ergungor, Zeki Sekerci, Engin Senveli, Uygur Er, Sami Turkoglu, Osman E. Ozcan, and Tuncalp Ozgen. Treatment of Internal Carotid Artery Aneurysms with a Covered Stent: Experience in 24 Patients with Mid-Term Follow-up Results. AJNR Am J Neuroradiol 2004, 25:1742-749.
10. Daniel K. Han, MD, Rami O. Tadros, MD, Christine Chung, MD, Aman Patel, MD, Michael L. Marin, MD, and Peter L. Faries, MD. Endovascular Treatment of 2 Synchronous Extracranial Carotid Artery Aneurysms Using Stent-Assisted Coil Embolization and Double Bare-Metal Stenting. Vascular and Endovascular Surgery 2016, 50(2):102-106.
11. Alexandre Faraco de Oliveira, Daissuke Kajita, Rafael Gomes de Almeida Garzon, Crescêncio Alberto Pereira Centola, Carla Aparecida Faccio Bosnardo, Miguel Francischelli Neto. Endovascular treatment of internal carotid pseudoaneurysm in a child. J Vasc Br 2006;5(1):67-70.
12. Ruth L. Bush, MD; Peter H. Lin, MD; Thomas F. Dodson, MD; Jacques E. Dion, MD; and Alan B. Lumsden, MD Departments of Surgery and Neuroradiology, Emory University School of Medicine, Atlanta, Georgia, USA. Endoluminal Stent Placement and Coil Embolization for the Management of Carotid Artery Pseudoaneurysms. J Endovasc Ther 2001;8:53-61.
13. Rafik El-Sabrout, MD, FRCS(G), and Denton A. Cooley, MD, Houston, Texas. Extracranial carotid artery aneurysms: Texas Heart Institute experience. J Vasc Surg 2000;31:702-12.
14. Lissa Peeling, David Fiorella. Balloon-assisted guide catheter positioning to overcome extreme cervical carotid tortuosity: technique and case experience. J NeuroIntervent Surg 2014;6:129-133.
15. Jianjin Wu, Yi Chen, Lefeng Qu, Yuan He, Kangkang Zhi, Jun Bai, Sili Zou, Yongfa Wu. Using PTFE covered stent-artery anastomosis in a new hybrid operation for giant juxta-skull internal carotid aneurysm with tortuous internal carotid artery. International Journal of Cardiology 185 (2015):25-28.
16. Gianluigi Nigro, MD, Emanuele Gatta, MD, Gabriele Pagliariccio, MD, Carlo Grilli, MD, and Luciano Carbonari, MD, Ancona, Italy. Use of the Gore Hybrid Vascular Graft in a challenging high-lying extracranial carotid artery aneurysm. J Vasc Surg 2014;59:817-20.
17. Shusuke Yamamoto, MD, Naoki Akioka, MD, Daina Kashiwazaki, MD, PhD, Masaki Koh, MD, Naoya Kuwayama, MD, PhD, and Satoshi Kuroda, MD, PhD. Surgical and Endovascular Treatments of Extracranial Carotid Artery Aneurysms – Report of Six Cases, Journal of Stroke and Cerebrovascular Diseases 2017.03.009.
18. Ludvig Hafner, Marcelo José de Almeida, José Bitu Moreno, Sílvio Antonio Bertachi Uvo, Amauri Porto Nunes, Róvelton Utida, Patrícia Uchôa, Marília Frejuelo. Aneurysm of the internal carotid artery. J Vasc Bras 2013 Mar; 12(1):40-44.
19. Marcio Ricardo Taveira Garcia, Maria Cristina Chammas, Ângela Hissae Motoyama Caiado, Adriana Gonçalves Juliano, Claudia da Costa Leite, Giovanni Guido Cerri. Aneurisma da artéria carótida interna extracraniana: relato de caso. Radiol Bras 2004;37(4):295-297.
20. Pedro Garrido, Luís Mendes Pedro, Luís Silvestre, Ruy Fernandes e Fernandes, Gonçalo Sousa e José Fernandes e Fernandes. Falso aneurisma micótico carotídeo – o que fazer? Angiol Cir Vasc 2016;12(1):26-30.

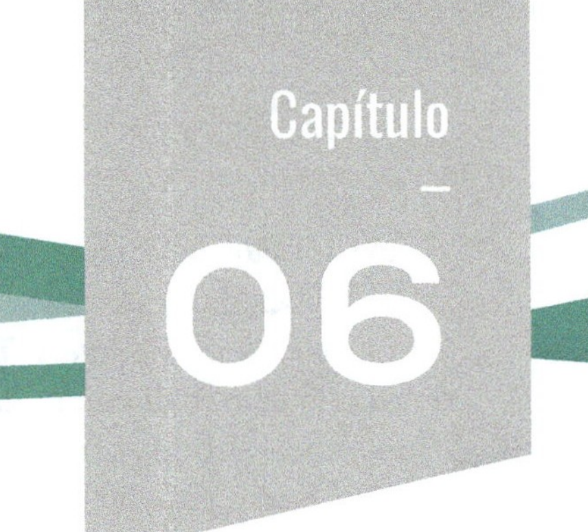

Diagnóstico, indicação e técnicas no tratamento endovascular na suboclusão carotídea

CELSO RICARDO BREGALDA NEVES

Definição de suboclusão carotídea

Na estenose carotídea convencional, há aumento da velocidade do fluxo sanguíneo no local da placa aterosclerótica que mantém o volume e a pressão distal. A partir de determinado grau de estenose crítica, não há mais compensação por esse mecanismo, com fluxo sanguíneo após a placa insuficiente para manter a pressão, resultando em colapso da luz e redução do diâmetro arterial. Tal condição é denominada suboclusão de carótida.[1]

A redução do diâmetro pode ser discreta, fazendo com que a carótida interna apresente aparência próxima à normal, podendo inclusive ser interpretada como normal ao exame angiográfico se não houver atenção a esse achado mais sutil.

O grau de estenose foi calculado por exame angiográfico, no NASCET (North American Symptomatic Carotid Endarterectomy Trial), como a razão entre o diâmetro no ponto de maior estenose sobre o diâmetro da carótida interna distal, no local em que as paredes da artéria são paralelas.[2]

Essa fórmula subestima o grau de estenose em pacientes com suboclusão em virtude da redução do diâmetro distal da carótida interna. Por isso, no NASCET, esse grupo foi definido arbitrariamente como portador de estenose de 95%-99%, sendo a suboclusão identificada na presença de retardo do fluxo de contraste pela carótida interna e por redução de diâmetro desta em comparação com a carótida externa ipsilateral e interna contralateral.[2-4]

No intuito de caracterizar de forma mais objetiva a suboclusão carotídea, pesquisadores do ECST (European Carotid Surgery Trial) realizaram medidas da relação entre o diâmetro da carótida interna sobre o diâmetro da carótida comum (ACI/ACC) em pacientes normais e com estenose carotídea.[5] Definiram como limite inferior de normalidade (dois desvios-padrão abaixo da média) uma relação ACI/ACC de 0,42.[5]

Logo, suboclusão da carótida interna ocorre quando a estenose no bulbo está associada à redução do diâmetro distal em comparação com a carótida externa ipsilateral, em comparação com a carótida interna contralateral, ou, mais objetivamente, por uma relação ACI/ACC < 0,42 (figura 6.1).

A redução do diâmetro distal pode ser mais excessiva e fazer com que, ao exame angiográfico, a carótida apresente fluxo sanguíneo filiforme[6] (figura 6.2). Em 1970, Lippman et al.[7] descreveram pela primeira vez essa fina linha de contraste fluindo pela carótida interna como sinal fino (slim sign). Posteriormente, outros autores denominaram essa aparência como sinal do barbante (string sign).[8] É importante compreender que a lesão aterosclerótica, nesses casos, usualmente, não se estende além do habitual, ou seja, por poucos centímetros na carótida interna.[9]

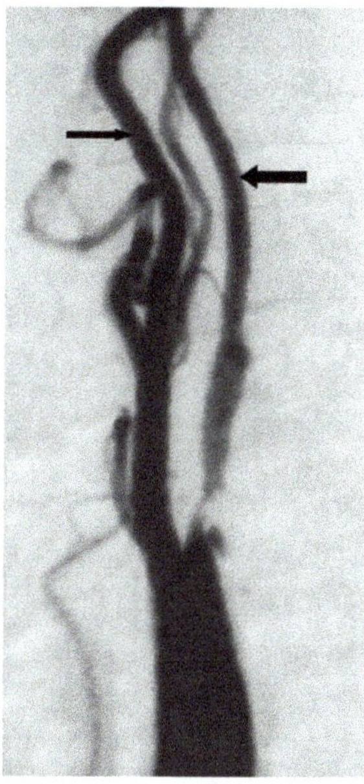

Figura 6.1 – Suboclusão de carótida interna. Seta espessa: carótida interna; seta fina: carótida externa.
Fonte: o autor.

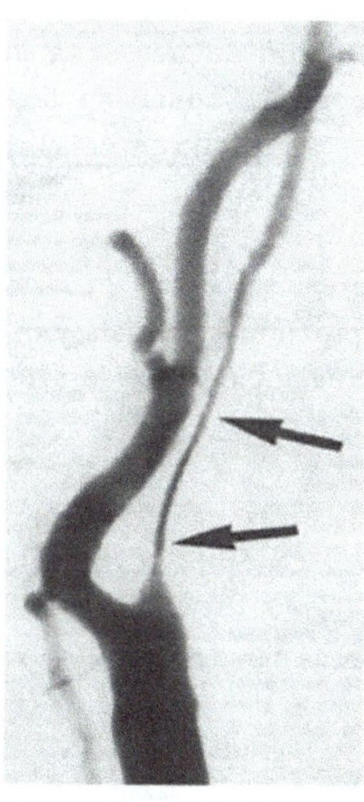

Figura 6.2 – Suboclusão de carótida interna com fluxo sanguíneo filiforme. Setas: fluxo filiforme na carótida interna.
Fonte: o autor.

Prevalência de suboclusão carotídea

A prevalência da suboclusão carotídea é estimada em aproximadamente 0,5%-10% de todos os casos submetidos à endarterectomia carotídea ou recrutados em estudos prospectivos.[10]

O achado de suboclusão carotídea com sinal do barbante é ainda mais raro, o que é fator determinante para a existência de poucos estudos sobre tal condição, com número limitado de pacientes. De modo geral, estudos clínicos e registros de angioplastia carotídea mencionam justamente o sinal do barbante como um de seus critérios de não inclusão,[11-13] em virtude da possibilidade de haver trombo na extensão da carótida subocluída, que é associado a risco elevado de embolização distal e subsequente complicação neurológica.[11]

Mecanismos de desenvolvimento de sintomas na suboclusão carotídea

Ataques isquêmicos transitórios são possíveis de acontecer mesmo com a carótida interna ocluída ou subocluída. Para tal ocorrência, existem duas explicações: embolia via ramos colaterais e hipoperfusão cerebral.

Placas ulceradas na bifurcação carotídea podem liberar êmbolos para ramos da carótida externa, que podem passar por vias colaterais para a artéria oftálmica, eventualmente, chegando até a artéria cerebral média.[14,15] O porquê de a embolia causar ataque isquêmico transitório (AIT) em alguns indivíduos e acidente vascular cerebral (AVC) em outros é motivo de algumas considerações. Variáveis como grau de colateralização vascular, tamanho do êmbolo, natureza da composição histopatológica do material, localização final do coágulo, grau de redução de fluxo sanguíneo cerebral e tempo de isquemia podem ser as causas do amplo espectro de sinais clínicos.

O fluxo sanguíneo no território cerebral distal à suboclusão carotídea é suscetível a alterações na pressão arterial sistêmica, pois essa região pode encontrar-se com vasodilatação máxima e, portanto, sem capacidade autorregulatória em eventuais quedas de pressão sistêmica. Nesses casos, existe relação linear entre pressão arterial e perfusão cerebral,[16] sendo que quedas abruptas de pressão podem gerar AITs ou síncopes, mesmo na ausência de ateroembolismo.

Placas ateroscleróticas podem apresentar complicações como lesão endotelial ou hemorragia subendotelial, aumentando, assim, rapidamente seu tamanho, com consequente oclusão aguda da carótida interna. Ocorre, então, AVC pela redução abrupta e prolongada de fluxo sanguíneo cerebral, associado à progressão da coluna de trombo secundário.

Em alguns pacientes, porém, a coluna de trombos durante a oclusão progride até imediatamente antes da emergência do primeiro ramo, a artéria oftálmica, e permanece estável nessa topografia, sendo, nesses casos, improvável que ocorram manifestações clínicas. Provavelmente, essa seja a sequência de eventos que ocorra nos pacientes com oclusão assintomática de carótida interna.

Diagnóstico da suboclusão carotídea

Suboclusão carotídea com sinal do barbante pode ser incorretamente classificada como oclusão completa por meio de exame não invasivo, como a ultrassonografia (US) Doppler convencional, e até por estudo angiográfico realizado inadequadamente.[17,18]

Na US-Doppler, o fluxo sanguíneo distal à estenose pode ser tão pequeno que não é detectado, além de, geralmente, haver placa calcificada no bulbo, o que dificulta a visualização. Assim, esse exame tem índice de falso-positivos de 7%-30% na identificação de pacientes com oclusão carotídea.[19,20]

O fluxo reverso na artéria oftálmica, identificado por US-Doppler, não prevê consistentemente estenose crítica ou suboclusão da carótida interna.[21] Reynolds et al.[22] reportaram sensibilidade de apenas 55% desse fluxo reverso indicar estenose crítica da carótida interna ipsilateral. Além disso, o fluxo reverso na artéria oftálmica pode estar presente mesmo em pacientes sem estenose ou oclusão da carótida interna.[23]

A angiotomografia computadorizada é excelente método diagnóstico para avaliação de oclusão e suboclusão carotídea, com sensibilidade e especificidade de até 100% quando comparada à angiografia convencional.[24-26] Evidencia vantagens em relação a essa última porque medidas precisas são realizadas em vários ângulos e por não haver risco de ocorrência de AVC durante o exame.[25] Assim, a angiotomografia é o exame padrão-ouro atual para diagnóstico de suboclusão carotídea.[17]

São escassos os estudos de ressonância magnética (RM) para diagnóstico de suboclusão carotídea. O estudo convencional tem por desvantagem superestimar a morfologia e o grau de estenose da placa aterosclerótica.[27] A RM *time of flight* tem aplicação limitada em virtude de o sinal gerado pelo fluxo sanguíneo lentificado estar abaixo do limiar de visualização, portanto não pode ser utilizada com segurança para identificar suboclusão.[20] A RM com técnica angiográfica, com uso do meio de contraste quelato de gadolínio, não é isenta de reações adversas, pois este pode causar fibrose nefrogênica sistêmica em pacientes com insuficiência renal, uma grave complicação que pode levar à fibrose cutânea generalizada e ao óbito.[28]

Estudos com utilização de contraste de microbolhas, recurso que amplia o arsenal terapêutico da ultrassonografia, mostram sensibilidade e especificidade de até 100%, em comparação à angiografia convencional, na diferenciação entre oclusão e suboclusão carotídea.[29,30]

Tratamento da suboclusão carotídea

PACIENTES ASSINTOMÁTICOS

Estudos de doença carotídea, o ACAS[31] e ACST,[32] com grande número de pacientes, não identificaram suboclusões em seus subgrupos. Ao contrário dos estudos em pacientes sintomáticos, não evidenciam benefício progressivamente maior da intervenção cirúrgica, conforme aumenta o grau de estenose, na faixa de 60%-99%,[33] e mostram baixo risco de eventos neurológicos, em longo prazo, em sujeitos submetidos a tratamento clínico.[31,32]

O pequeno benefício, em longo prazo, da endarterectomia em pacientes assintomáticos, o risco cirúrgico muito baixo nesses estudos, não reprodutíveis na rotina clínica habitual, e a evolução da terapia medicamentosa fazem com que a generalização de seus resultados para a prática diária seja questionável. Muitos autores colocam em dúvida a indicação de tratamento operatório, quer seja endarterectomia, quer seja angioplastia, a esses pacientes. Argumentam em favor da melhor terapia médica, para qualquer grau de estenose.[34-38]

Estudos mais recentes, já com o advento da melhor terapia médica (Best Medical Therapy ou BMT), evidenciam o baixo risco de eventos neurológicos, com o tratamento clínico, em pacientes assintomáticos.

No SMART ("Second Manifestations of Arterial Disease"), o risco anual de AVC ipsilateral foi de 0,27% em pacientes assintomáticos com estenose carotídea na faixa de 50%-99%.[39] Marquardt et al.[38] relataram risco anual de AVC ipsilateral de 0,34%, em pacientes assintomáticos submetidos à melhor terapia médica, na mesma faixa de estenose carotídea.

O risco de desenvolvimento de eventos neurológicos é muito baixo em pacientes assintomáticos, mesmo que ocorra progressão da suboclusão carotídea para oclusão completa.[40]

Yang et al.[40] analisaram dados de 3.681 pacientes com doença carotídea, submetidos a rastreamento anual com US-Doppler, em centros de prevenção de AVC no Canadá. Foram individuados 316 assintomáticos que evoluíram para oclusão carotídea durante o seguimento. Somente 1 paciente (0,3%) apresentou AVC no momento da oclusão e apenas 3 pacientes (0,9%) apresentaram evento ipsilateral durante o seguimento.

Hirt[41] analisou a evolução dos 1.469 pacientes tratados clinicamente no estudo ACST, com seguimento médio de 5 anos. Desses, 94 evoluíram para oclusão carotídea durante o acompanhamento, sendo que 82 permaneceram assintomáticos, 11 desenvolveram sintomas ipsilaterais diversos, como AIT e amaurose fugaz, e somente 1 paciente apresentou AVC em decorrência da oclusão carotídea.

Especificamente com relação ao tratamento da suboclusão carotídea com sinal do barbante assintomática, não existem diretrizes bem estabelecidas. Os dados disponíveis sobre essa condição são escassos, pois não há estudos nos quais os pacientes tenham sido tratados exclusivamente por medicamentos, com controle de fatores de risco. Prognóstico e história natural da suboclusão carotídea assintomática são desconhecidos.[42]

Deve-se, portanto, conhecer a evolução em longo prazo da suboclusão carotídea com sinal do barbante assintomática, em pacientes submetidos à melhor terapia médica, antes de avaliar possível benefício da intervenção operatória.

Estudos multicêntricos em andamento, como o CREST-2 ("Carotid Revascularization and Medical Management for Asymptomatic Carotid Stenosis Trial"), não mostrarão novidades pertinentes ao tratamento da suboclusão carotídea em pacientes assintomáticos, haja vista que, entre seus critérios de não inclusão, se encontra, justamente, este sinal angiográfico.[43]

Em estudo realizado no Hospital das Clínicas da Faculdade de Medicina da USP (HCFMUSP), 22 pacientes assintomáticos com suboclusão de carótida com sinal do barbante foram submetidos a tratamento clínico exclusivo e não revelaram quaisquer eventos neurológicos ou necessidade de intervenção da carótida subocluída durante o seguimento de 63,9 ± 23,6 meses.

Em 3 pacientes, ocorreu oclusão assintomática da carótida previamente subocluída durante o seguimento. Quatro pacientes morreram por causas não relacionadas à doença cerebrovascular. Dessa forma, esses pacientes previamente assintomáticos tiveram sobrevida livre de eventos neurológicos de 81,8% em 60 meses.

PACIENTES SINTOMÁTICOS

No tocante aos pacientes sintomáticos, estudos relatam bons resultados do tratamento operatório na suboclusão carotídea, com maior risco de eventos neurológicos em pacientes tratados clinicamente.[18,44-46]

O principal viés nos estudos de suboclusão carotídea sintomática é a análise em conjunto das apresentações com e sem sinal do barbante. Como estas possuem diferenças em relação à história natural, e mesmo quanto à técnica operatória ideal, o manejo ideal para esses pacientes permanece controverso.[11]

História natural

No NASCET, pacientes com suboclusão sem sinal do barbante apresentaram risco de AVC ipsilateral, em 1 ano, de 18,3% com tratamento clínico exclusivo e de 9,1% quando submetidos à endarterectomia. Já nos pacientes com suboclusão com sinal do barbante, o risco de AVC ipsilateral, em 1 ano, foi de 11,1% com o tratamento clínico e de 6,7%, nos submetidos à endarterectomia,[45] evidenciando a diferença no tocante à evolução entre essas duas apresentações.

Escolha do tipo de tratamento intervencionista

Pacientes com suboclusão carotídea possuem placas ateroscleróticas com menor núcleo lipídico, menor número de macrófagos e fibrose mais extensa, sendo caracterizadas por meio de dois tipos patológicos principais: oclusão por trombose com posterior recanalização ou estenose severa com densa fibrose,[47] condições desfavoráveis para realização de endarterectomia.

Outras características locais, como extensão da placa até porções mais distais, diâmetro arterial muito reduzido e, ocasionalmente, ausência de refluxo pela carótida interna, tornam discutível o papel da endarterectomia como padrão-ouro no tratamento da suboclusão carotídea. De fato, a taxa de ligaduras da carótida interna quando se realiza endarterectomia, na presença de suboclusão, pelas razões citadas, é bastante alta.

Greiner et al.[48] intervieram cirurgicamente em 53 pacientes com suboclusão de carótida interna sintomáticos, tendo realizado 40 endarterectomias e 13 ligaduras (24,5% do total de operações). Os autores não descreveram a evolução clínica desses pacientes.

Ascher et al.[49] trataram 12 pacientes com suboclusão carotídea, sintomáticos e assintomáticos sem diferenciação, e conseguiram realizar endarterectomia em 8 pacientes, sendo que os outros 4 foram submetidos à ligadura (33,3% do total de operações). Todos os 12 pacientes permaneceram assintomáticos no acompanhamento de, em média, 8 meses. O curto período de acompanhamento e a inclusão de pacientes assintomáticos tornam difícil a interpretação dos resultados nessa casuística.

Do mesmo modo que no estudo de Greiner et al.[48], as ligaduras no estudo de Ascher et al.[49] foram decorrentes do diâmetro muito reduzido da carótida interna, da dificuldade, no intraoperatório, de obter refluxo distal adequado e de conseguir leito arterial regular após a endarterectomia, visto que a placa aterosclerótica poderia estender-se até a base do crânio.

A despeito de não haver nenhum ensaio randomizado comparativo entre técnicas de tratamento da suboclusão carotídea, alguns estudos asseveram que para esses pacientes a endarterectomia e a angioplastia com stent assinalam taxas semelhantes de eventos perioperatórios, porém com maior risco de eventos neurológicos durante o seguimento nos pacientes submetidos à endarterectomia.[6]

Todas essas particularidades desencorajam a maioria dos cirurgiões a realizar endarterectomia na carótida interna na presença de suboclusão, considerando ainda que essa apresentação seja um dos critérios de não inclusão em grande parte dos estudos multicêntricos de doença carotídea.[6]

A natureza minimamente invasiva e a habilidade de tratar lesões que representam desafios para a operação aberta convencional são vantagens do tratamento endovascular.[50] As diretrizes de tratamento para pacientes sintomáticos, com alto risco para endarterectomia, indicam que o tratamento de escolha deve ser angioplastia.[51-54] Além disso, do mesmo modo que nos pacientes nos quais se realiza endarterectomia, a angioplastia bem-sucedida da suboclusão carotídea aumenta significativamente o fluxo sanguíneo cerebral e melhora a reatividade cerebrovascular.[55]

A despeito da tendência favorável ao tratamento endovascular, pouco se sabe sobre segurança, eficácia e aspectos técnicos da intervenção percutânea.[56] Devem-se avaliar durabilidade e resultados em longo prazo da angioplastia com implante de stent em pacientes sintomáticos, visto que não há conhecimento sobre a evolução desse tipo de tratamento em acompanhamento prolongado.[6,57]

Técnica de intervenção

A suboclusão sem sinal do barbante assemelha-se à estenose carotídea convencional e, frequentemente, essa diminuição parcial do diâmetro passa despercebida tanto em estudos clínicos quanto na prática médica.[42] Esse subtipo pode ser tratado com a técnica padrão de angioplastia ou endarterectomia.

Já a intervenção na carótida subocluída com sinal do barbante requer cuidados especiais[58] e apresenta maior grau de dificuldade técnica.[6] Assim, pacientes com fluxo filiforme podem ser considerados de alto risco para endarterectomia, não por motivos clínicos, mas anatômicos.

Em estudo realizado no HCFMUSP, utilizamos a seguinte técnica para tratamento da suboclusão carotídea com sinal do barbante.[58]

Após punção da artéria femoral, administrava-se heparina não fracionada em bolus na dose de 70 unidades internacionais/Kg de peso corpóreo, mantendo tempo de coagulação ativada entre 250 seg-300 seg.

Procedia-se com colocação de bainha introdutora 6 Fr na carótida comum, e a carótida interna era acessada com cateter diagnóstico vertebral 5 Fr. Um fio-guia hidrofílico de 0,035 polegadas ultrapassava a suboclusão carotídea, seguido pelo cateter diagnóstico até o nível do sifão carotídeo. O fio-guia era retirado, e a posição do cateter na luz do vaso era confirmada pela injeção de 1 ml de contraste iodado.

Assim que confirmada a ponta do cateter na luz verdadeira da carótida interna distal, o dispositivo de proteção embólica distal Interceptor (Medtronic, Minneapolis, Minnesota) era passado através do cateter

5 Fr e aberto na luz da carótida. Esse filtro distal era constituído de malha entrelaçada de liga de níquel e titânio (nitinol) em forma de cesto, com poros de 100 µm. Possuía perfil baixo (2,9 Fr), logo podia navegar internamente ao cateter 5 Fr. Somente após a abertura do filtro o cateter era retirado.

Atropina na dose de 0,5 mg-1 mg era administrada por via endovenosa antes da pré-dilatação em pacientes com frequência cardíaca < 60 batimentos por minuto. Executava-se, então, a pré-dilatação da carótida interna com balão de 3 mm, utilizando o fio do dispositivo de proteção como guia, e uma segunda angiografia era realizada. A extensão da lesão aterosclerótica primária era avaliada, sendo que comumente envolvia os primeiros 3 cm a 4 cm da carótida interna, e um stent autoexpansível de nitinol Precise (Cordis, Warren, New Jersey) era implantado. Em seguida, realizava-se pós-dilatação com balão de 5 mm.

Após angiografia de controle, um segundo stent era implantado distalmente, se necessário. O procedimento era considerado como bem-sucedido quando ocorria fluxo sanguíneo rápido, com esvaziamento de contraste pelo sistema arterial cerebral, não importando o diâmetro imediato obtido na carótida interna.

Em seguida, o dispositivo de proteção embólica era retirado, utilizando bainha própria, assim como a bainha introdutora 6 Fr. Seguia-se com reversão da heparina com protamina e compressão do local de punção.

Resultados em pacientes sintomáticos

Em estudo realizado no HCFMUSP, a taxa de sucesso da angioplastia com implante de stent, em grupo composto de 24 pacientes, foi de 79,1%, com somente 1 AVC menor perioperatório, com resolução dos sintomas em 3 meses. Não ocorreram complicações como infarto agudo do miocárdio ou morte, em até 30 dias. Também não ocorreram sangramento, pseudoaneurisma ou hiperperfusão cerebral.

A taxa de sobrevida cumulativa para os 19 procedimentos com sucesso foi de 89,4%, em 60 meses, com sobrevida livre de eventos neurológicos de 84,2%, no mesmo período.

Em 5 pacientes, não foi possível ultrapassar toda a extensão da carótida subocluída, com interrupção do procedimento, sem quaisquer complicações imediatas. A análise comparativa de características clínicas entre os pacientes sintomáticos, com e sem sucesso no implante de stent, não evidenciou diferenças significativas que pudessem justificar a impossibilidade de transpor a carótida subocluída, sendo esta atribuída a características anatômicas. Todos estes permaneceram com a carótida pérvia, após a tentativa de intervenção, mantendo o sinal do barbante, e apresentaram novos eventos neurológicos durante o acompanhamento de 60 meses.

Portanto, esses indivíduos sintomáticos nos quais não se obteve sucesso no implante de stent na carótida subocluída revelaram sobrevida cumulativa de 40%, em 60 meses, com sobrevida livre de eventos neurológicos de 0%, no mesmo período.

Oclusão por trombose, com posterior recanalização, é mais frequente na suboclusão com sinal do barbante em comparação a graus menos severos de estenose.[47] Assim, pode-se explicar a razão da dificuldade de ultrapassar toda extensão da carótida e do menor grau de sucesso da angioplastia em alguns pacientes com fluxo filiforme na carótida, pois, provavelmente, são oclusões por trombose que recanalizaram posteriormente.[47]

A ausência de recesso na porção inicial da carótida interna, que permite o apoio da bainha introdutora e facilita a passagem do fio-guia pela carótida afilada, é um fator anatômico que também pode explicar o insucesso no implante de stent em alguns casos.[58]

As angiotomografias realizadas no pós-operatório evidenciaram a resolução da estenose crítica nos pacientes tratados com sucesso, com retorno da relação de diâmetro ACI/ACC para valores > 0,42. Portanto, nesses casos, o quadro de suboclusão foi resolvido e todas as carótidas tratadas com sucesso evoluíram para diâmetros iguais ou semelhantes aos de artérias normais (figura 6.3).

Retorno da carótida ao diâmetro normal

A maioria dos casos de suboclusão com sinal do barbante decorre de colapso arterial verdadeiro, com redução do diâmetro externo da carótida. A despeito do aspecto angiográfico, com colapso da luz, a carótida interna distal à estenose frequentemente não é afetada e é revascularizada com sucesso assim que a estenose proximal é resolvida.[59]

Estudos prévios de pacientes com suboclusão carotídea com sinal do barbante, tratados por endarterectomia, já evidenciavam que, assim que resolvida a estenose crítica proximal, a carótida distal se dilatava naturalmente, retornando ao seu diâmetro normal.[18,60] Estudos mais recentes de angioplastia com implante de stent confirmam esse achado. O fluxo sanguíneo na

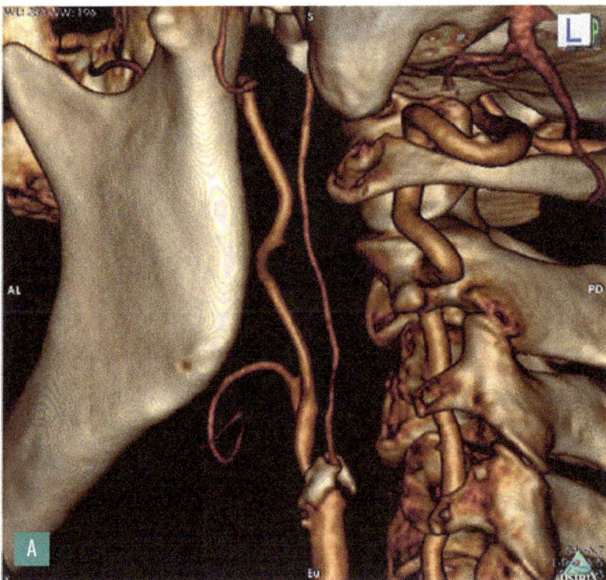

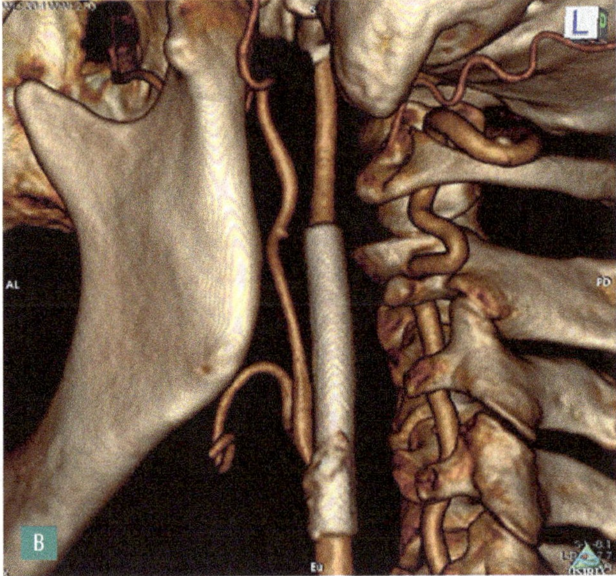

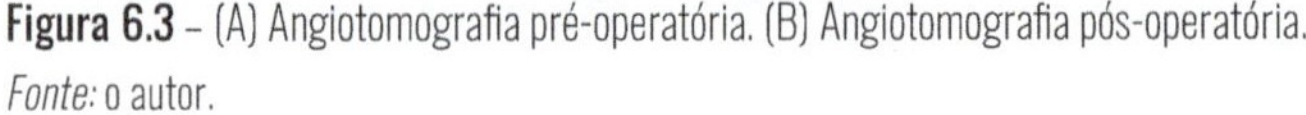

Figura 6.3 – (A) Angiotomografia pré-operatória. (B) Angiotomografia pós-operatória.
Fonte: o autor.

carótida interna subocluída aumenta de maneira significativa após a intervenção, fazendo com que recupere seu diâmetro normal imediatamente ou ao longo de poucas semanas.[55]

Dispositivo de proteção embólica

Na suboclusão carotídea, a escolha do tipo de dispositivo de proteção embólica, ou mesmo sua utilização sistemática, é motivo de debate. Não há consenso em decorrência da ausência de grandes estudos randomizados, sendo que a decisão é usualmente guiada pela preferência do cirurgião.

A maioria dos dispositivos utilizados nos estudos de suboclusão carotídea são os filtros distais. Com esses tipos de dispositivo, há necessidade de passagem pela lesão estenótica antes da sua abertura, são muito rígidos para artérias tortuosas e podem obstruir-se com partículas liberadas durante a angioplastia. No entanto, preservam o fluxo anterógrado e permitem angiografias a qualquer momento durante o procedimento, com baixo risco de intolerância em relação à isquemia cerebral quando comparados aos dispositivos de oclusão.[61]

A abertura completa do filtro na carótida interna distal permite verificar a integridade da luz arterial e auxilia na escolha do diâmetro do stent a ser utilizado.[62] Deve-se levar em consideração que pode ser difícil a escolha correta do diâmetro do filtro em virtude da redução do diâmetro da carótida.[11]

Em média, os filtros possuem poros de 100 μm, como o filtro utilizado no presente estudo, e dados de vários estudos mostram que mais de 60% dos êmbolos desprendidos durante a angioplastia podem ter menos de 60 μm, portanto microembolização pode ocorrer mesmo com a utilização de qualquer um dos filtros disponíveis atualmente.[61] Esse risco é inerente ao dispositivo, já que os poros são necessários para permitir o fluxo sanguíneo.

Iyer et al.,[63] em estudo multicêntrico retrospectivo, avaliaram 3.160 angioplastias carotídeas, com utilização de 9 tipos de filtros distais, além de dispositivos de oclusão proximal e distal. Não houve diferença no risco de eventos perioperatórios no tocante à utilização de quaisquer modelos de dispositivos.

Ruiz-Salmerón et al.[64] submeteram pacientes com suboclusões e com estenoses carotídeas menos severas à RM de crânio após angioplastia. Confirmaram que tanto o filtro distal quanto o balão de oclusão proximal fornecem proteção relativa para embolização, evidenciando quanto a escolha desses ainda é tópico controverso.[65]

Síndrome de hiperperfusão

A síndrome de hiperperfusão é classicamente descrita como déficit neurológico que ocorre dias após o procedimento, acompanhada por hipertensão severa e precedida por cefaleia intensa. Na verdade, envolve um espectro de apresentações clínicas, variando desde cefaleia unilateral, convulsões, déficits neurológicos focais até hemorragia intracerebral.

O mecanismo exato de desenvolvimento dessa síndrome é desconhecido. Aparentemente, está relacionado ao aumento regional do fluxo sanguíneo cerebral, secundário à perda da autorregulação cerebral.[66] Henderson et al.[67] relataram que o risco de síndrome de hiperperfusão, após endarterectomia ou angioplastia com stent, tende a ser elevado em pacientes com comprometimento hemodinâmico severo. Assim, pacientes tratados por suboclusão carotídea estão entre aqueles com maior risco de desenvolvimento dessa síndrome.

O estudo de Choi et al.[68] confirma esse achado, pois a síndrome de hiperperfusão foi a causa mais comum e séria de eventos adversos. Entre 48 pacientes tratados por suboclusão carotídea, 4 desenvolveram hiperperfusão. Esses 4 pacientes apresentaram algum grau de sangramento intracerebral, sendo que 2 deles evoluíram com AVC menor, 1 com AVC maior e outro evoluiu para o óbito.

O controle clínico minucioso perioperatório parece diminuir o desenvolvimento dessa complicação. Tendo por base essa premissa, Ascher et al.[49] trataram por endarterectomia 8 pacientes com suboclusão e não observaram casos de hiperperfusão. Terada et al.[46] trataram 20 pacientes com suboclusão carotídea, na maioria sintomáticos, e também não constataram eventos. Concluíram que o risco de desenvolver essa síndrome, nos pacientes com suboclusão carotídea, não é mais alto em comparação a graus menos severos de estenose carotídea.

Reestenose e oclusão pós-intervenção

A ocorrência de nova estenose ou oclusão, após endarterectomia carotídea ou angioplastia com implante de stent, varia de 5%-20%, dependendo de qual critério utilizado para definição de reestenose e de qual é a duração do seguimento.[69]

A reestenose que ocorre nos primeiros 36 meses de seguimento frequentemente é decorrente de hiperplasia miointimal e não é associada a eventos neurológicos.[70-72] Como reestenose assintomática usualmente apresenta evolução benigna e há propensão para novas recorrências, a conduta, para tais pacientes, é, de maneira geral, expectante.

Já as estenoses recorrentes documentadas após seguimento prolongado sugerem a possibilidade de nova lesão aterosclerótica. Portanto, na ausência de estudos histopatológicos, a partir de 36 meses após a intervenção, pressupõe-se que a causa da reestenose seja nova placa aterosclerótica.[72,73]

Koutsoumpelis et al.[6] analisaram pacientes com suboclusão carotídea, tratados por angioplastia, e encontraram taxa de reestenose e oclusão de 5,3%, num tempo de seguimento médio de 23,1 ± 13,5 meses, porém com casuística que somava pacientes com e sem sinal do barbante e que agregava pacientes sintomáticos e assintomáticos, sem diferenciação. Nesse grupo de pacientes, a taxa de reestenose foi semelhante àquela obtida com pacientes tratados por estenose sem suboclusão.[6]

Em estudo realizado no HCFMUSP, encontramos taxa de perviedade cumulativa do stent de 89,4%, em 60 meses, para pacientes com suboclusão carotídea com sinal do barbante submetidos à angioplastia com sucesso.

Referências

1. Fox AJ, Eliasziw M, Rothwell PM, Schmidt MH, Warlow CP, Barnett HJ. Identification, prognosis, and management of patients with carotid artery near occlusion. AJNR Am J Neuroradiol 2005;26(8):2086-2094.
2. Beneficial effect of carotid endarterectomy in symptomatic patients with high-grade carotid stenosis. N Engl J Med 1991;325(7):445-453.
3. Morgenstern LB, Fox AJ, Sharpe BL, Eliasziw M, Barnett HJ, Grotta JC. The risks and benefits of carotid endarterectomy in patients with near occlusion of the carotid artery. North American Symptomatic Carotid Endarterectomy Trial (NASCET) Group. Neurology 1997;48(4):911-915.
4. Fox AJ. How to measure carotid stenosis. Radiology 1993;186(2):316-318.
5. Rothwell PM, Warlow CP. Low risk of ischemic stroke in patients with reduced internal carotid artery lumen diameter distal to severe symptomatic carotid stenosis: cerebral protection due to low poststenotic flow? On behalf of the European Carotid Surgery Trialists' Collaborative Group. Stroke 2000;31(3):622-630.
6. Koutsoumpelis A, Kouvelos G, Peroulis M, Tzilalis V, Matsagkas M. Surgical and endovascular intervention on internal carotid artery near occlusion. Int Angiol 2015;34(2):172-181.
7. Lippman HH, Sundt TM, Jr., Holman CB. The poststenotic carotid slim sign: spurious internal carotid hypolasia. Mayo Clin Proc 1970;45(11):762-767.
8. Mehigan JT, Olcott C. The carotid "string" sign. Differential diagnosis and management. Am J Surg 1980;140(1):137-143.

9. Bazan HA. Carotid String sign is not necessarily a functional occlusion: admit, anticoagulate, and revascularize urgently. Catheterization and Cardiovascular Interventions 2010;75(7):1110.

10. Giannoukas AD, Labropoulos N, Smith FC, Venables GS, Beard JD. Management of the near total internal carotid artery occlusion. Eur J Vasc Endovasc Surg 2005;29(3):250-255.

11. Nikas DN, Ghany MA, Stabile E et al. Carotid artery stenting with proximal cerebral protection for patients with angiographic appearance of string sign. JACC Cardiovasc Interv 2010;3(3):298-304.

12. Brott TG, Hobson RW, 2nd, Howard G et al. Stenting versus endarterectomy for treatment of carotid-artery stenosis. N Engl J Med 2010;363(1):11-23.

13. Bonati LH, Dobson J, Featherstone RL et al. Long-term outcomes after stenting versus endarterectomy for treatment of symptomatic carotid stenosis: the International Carotid Stenting Study (ICSS) randomised trial. Lancet 2015;385(9967):529-538.

14. Connolly JE, Stemmer EA. Endarterectomy of the external carotid artery. Its importance in the surgical management of extracranial cerebrovascular occlusive disease. Arch Surg 1973;106(6):799-802.

15. Hertzer NR. External carotid endarterectomy. Surg Gynecol Obstet 1981;153(2):186-190.

16. Krupski WC. Management of extracranial cerebrovascular disease. In: Rutherford RB, ed. Vascular Surgery. 6th ed.: Elsevier Saunders; 2005:1879-1896.

17. Johansson E, Fox AJ. Carotid near-occlusion: A comprehensive review, Part 1-Definition, Terminology, and Diagnosis. AJNR Am J Neuroradiol 2016;37(1):2-10.

18. Ringelstein EB, Berg-Dammer E, Zeumer H. The so-called atheromatous pseudoocclusion of the internal carotid artery. A diagnostic and therapeutical challenge. Neuroradiology 1983;25(3):147-155.

19. Kirsch JD, Wagner LR, James EM et al. Carotid artery occlusion: positive predictive value of duplex sonography compared with arteriography. J Vasc Surg 1994;19(4):642-649.

20. Fürst G, Saleh A, Wenserski F, et al. Reliability and validity of noninvasive imaging of internal carotid artery pseudo-occlusion. Stroke 1999;30(7):1444-1449.

21. Fredericks RK, Thomas TD, Lefkowitz DS, Troost BT. Implications of the angiographic string sign in carotid atherosclerosis. Stroke 1990;21(3):476-479.

22. Reynolds PS, Greenberg JP, Lien LM, Meads DC, Myers LG, Tegeler CH. Ophthalmic artery flow direction on color flow duplex imaging is highly specific for severe carotid stenosis. J Neuroimaging 2002;12(1):5-8.

23. Souma N, Tasaka Y, Nakauchi K, Kubota Y, Amano Y, Sogabe T. A case of reversed ophthalmic artery flow without occlusion of the internal carotid artery. Jpn J Ophthalmol 2000;44(5):572.

24. Leclerc X, Godefroy O, Lucas C et al. Internal carotid arterial stenosis: CT angiography with volume rendering. Radiology 1999;210(3):673-682.

25. Chen CJ, Lee TH, Hsu HL et al. Multi-Slice CT angiography in diagnosing total versus near occlusions of the internal carotid artery: comparison with catheter angiography. Stroke 2004;35(1):83-85.

26. Bartlett ES, Walters TD, Symons SP, Fox AJ. Diagnosing carotid stenosis near-occlusion by using CT angiography. AJNR Am J Neuroradiol 2006;27(3):632-637.

27. Lovrencic-Huzjan A, Rundek T, Katsnelson M. Recommendations for management of patients with carotid stenosis. Stroke Res Treat 2012;2012:175869.

28. Marckmann P, Skov L, Rossen K et al. Nephrogenic systemic fibrosis: suspected causative role of gadodiamide used for contrast-enhanced magnetic resonance imaging. J Am Soc Nephrol 2006;17(9):2359-2362.

29. Ferrer JM, Samso JJ, Serrando JR, Valenzuela VF, Montoya SB, Docampo MM. Use of ultrasound contrast in the diagnosis of carotid artery occlusion. J Vasc Surg 2000;31(4):736-741.

30. Ohm C, Bendick PJ, Monash J et al. Diagnosis of total internal carotid occlusions with duplex ultrasound and ultrasound contrast. Vasc Endovascular Surg 2005;39(3):237-243.

31. Endarterectomy for asymptomatic carotid artery stenosis. Executive Committee for the Asymptomatic Carotid Atherosclerosis Study. Jama 1995;273(18):1421-1428.

32. Halliday A, Mansfield A, Marro J et al. Prevention of disabling and fatal strokes by successful carotid endarterectomy in patients without recent neurological symptoms: randomised controlled trial. Lancet 2004;363(9420):1491-1502.

33. Rothwell PM, Goldstein LB. Carotid endarterectomy for asymptomatic carotid stenosis: asymptomatic carotid surgery trial. Stroke 2004;35(10):2425-2427.

34. Abbott AL, Bladin CF, Levi CR, Chambers BR. What should we do with asymptomatic carotid stenosis? Int J Stroke 2007;2(1):27-39.

35. Abbott A. Asymptomatic carotid artery stenosis: it's time to stop operating. Nature Clinical Practice Neurology 2008;4(1):4-5.

36. Abbott AL. Medical (nonsurgical) intervention alone is now best for prevention of stroke associated with asymptomatic severe carotid stenosis: results of a systematic review and analysis. Stroke 2009;40(10):e573-583.

37. Naylor AR, Gaines PA, Rothwell PM. Who benefits most from intervention for asymptomatic carotid stenosis: patients or professionals? Eur J Vasc Endovasc Surg 2009;37(6):625-632.

38. Marquardt L, Geraghty OC, Mehta Z, Rothwell PM. Low risk of ipsilateral stroke in patients with asymptomatic carotid stenosis on best medical treatment: a prospective, population-based study. Stroke 2010;41(1):e11-17.

39. den Hartog AG, Achterberg S, Moll FL et al. Asymptomatic carotid artery stenosis and the risk of ischemic stroke according

to subtype in patients with clinical manifest arterial disease. Stroke 2013;44(4):1002-1007.

40. Yang C, Bogiatzi C, Spence JD. Risk of stroke at the time of carotid occlusion. JAMA Neurol 2015;72(11):1261-1267.

41. Hirt LS. Progression rate and ipsilateral neurological events in asymptomatic carotid stenosis. Stroke 2014;45(3):702-706.

42. Johansson E, Fox AJ. Carotid near-occlusion: A comprehensive review, Part 2-Prognosis and treatment, pathophysiology, confusions, and areas for improvement. AJNR Am J Neuroradiol 2016;37(2):200-204.

43. Carotid Revascularization and Medical Management for Asymptomatic Carotid Stenosis Trial - Tabular View - ClinicalTrials.gov 2016; https://clinicaltrials.gov/ct2/show/record/NCT02089217.

44. O'Leary DH, Mattle H, Potter JE. Atheromatous pseudo-occlusion of the internal carotid artery. Stroke 1989;20(9):1168-1173.

45. Naylor AR, Rothwell PM, Bell PR. Overview of the principal results and secondary analyses from the European and North American randomised trials of endarterectomy for symptomatic carotid stenosis. Eur J Vasc Endovasc Surg 2003;26(2):115-129.

46. Terada T, Tsuura M, Matsumoto H et al. Endovascular treatment for pseudo-occlusion of the internal carotid artery. Neurosurgery 2006;59(2):301-309; discussion 301-309.

47. Hirata Y, Sakata N, Inoue T, Yasumori K, Yasaka M, Okada Y. Histopathological features with angiographic correlates of internal carotid artery pseudo-occlusion: impact of plaque compositions Clinical article. Journal of Neurosurgery 2011;115(2):350-358.

48. Greiner C, Wassmann H, Palkovic S, Gauss C. Revascularization procedures in internal carotid artery pseudo-occlusion. Acta Neurochir (Wien) 2004;146(3):237-243; discussion 243.

49. Ascher E, Markevich N, Hingorani A, Kallakuri S. Pseudo-occlusions of the internal carotid artery: a rationale for treatment on the basis of a modified carotid duplex scan protocol. J Vasc Surg 2002;35(2):340-345.

50. Nedeltchev K, Pattynama PM, Biaminoo G et al. Standardized definitions and clinical endpoints in carotid artery and supra-aortic trunk revascularization trials. Catheter Cardiovasc Interv 2010;76(3):333-344.

51. Brott TG, Halperin JL, Abbara S et al. 2011 ASA/ACCF/AHA/AANN/AANS/ACR/ASNR/CNS/SAIP/SCAI/SIR/SNIS/SVM/SVS guideline on the management of patients with extracranial carotid and vertebral artery disease. A report of the American College of Cardiology Foundation/American Heart Association Task Force on Practice Guidelines, and the American Stroke Association, American Association of Neuroscience Nurses, American Association of Neurological Surgeons, American College of Radiology, American Society of Neuroradiology, Congress of Neurological Surgeons, Society of Atherosclerosis Imaging and Prevention, Society for Cardiovascular Angiography and Interventions, Society of Interventional Radiology, Society of NeuroInterventional Surgery, Society for Vascular Medicine, and Society for Vascular Surgery. Circulation 2011;124(4):e54-130.

52. Ricotta JJ, Aburahma A, Ascher E, Eskandari M, Faries P, Lal BK. Updated Society for Vascular Surgery guidelines for management of extracranial carotid disease. J Vasc Surg 2011;54(3):e1-31.

53. Tendera M, Aboyans V, Bartelink ML et al. ESC Guidelines on the diagnosis and treatment of peripheral artery diseases: Document covering atherosclerotic disease of extracranial carotid and vertebral, mesenteric, renal, upper and lower extremity arteries: the Task Force on the Diagnosis and Treatment of Peripheral Artery Diseases of the European Society of Cardiology (ESC). Eur Heart J 2011;32(22):2851-2906.

54. Bladin C, Chambers B, Crimmins D et al. Guidelines for patient selection and performance of carotid artery stenting. Intern Med J 2011;41(4):344-347.

55. Oka F, Ishihara H, Kato S et al. Cerebral hemodynamic benefits after carotid artery stenting in patients with near occlusion. J Vasc Surg 2013;58(6):1512-1517.

56. Barker CM, Gomez J, Grotta JC, Smalling RW. Feasibility of carotid artery stenting in patients with angiographic string sign. Catheter Cardiovasc Interv 2010;75(7):1104-1109.

57. Johansson E, Ohman K, Wester P. Symptomatic carotid near-occlusion with full collapse might cause a very high risk of stroke. J Intern Med 2015;277(5):615-623.

58. Puech-Leão P, Neves CR, da Silva ES, Ventura C, Tachibana A, Cevasco FK. Angioplasty and stent placement in symptomatic internal carotid occlusion. J Vasc Interv Radiol 2010;21(4):465-469.

59. Pappas JN. The angiographic string sign. Radiology 2002;222(1):237-238.

60. Archie JP. Carotid endarterectomy when the distal internal carotid artery is small or poorly visualized. J Vasc Surg 1994;19(1):23-30; discussion 30-21.

61. Mousa AY, Campbell JE, Aburahma AF, Bates MC. Current update of cerebral embolic protection devices. J Vasc Surg 2012;56(5):1429-1437.

62. Kashyap VS, Clair DG. Carotid string sign. J Vasc Surg 2006;43(2):401.

63. Iyer V, de Donato G, Deloose K et al. The type of embolic protection does not influence the outcome in carotid artery stenting. J Vasc Surg 2007;46(2):251-256.

64. Ruiz-Salmerón RJ, Gamero MA, Carrascosa C et al. Carotid artery stenting: clinical and procedural implications for near-occlusion stenosis. Neurologia 2013;28(9):535-542.

65. Cequier A, Carrascosa C, Diez-Tejedor E et al. Comments on the ESC Guidelines on the Diagnosis and Treatment of Peripheral Artery Diseases. A Report of the Task Force of the Clinical Practice Guidelines Committee of the Spanish Society of Cardiology. Revista Espanola de Cardiologia 2012;65(2):119-124.

66. Lieb M, Shah U, Hines GL. Cerebral hyperperfusion syndrome after carotid intervention: A review. Cardiology in Review 2012;20(2):84-89.

67. Henderson RD, Phan TG, Piepgras DG, Wijdicks EFM. Mechanisms of intracerebral hemorrhage after carotid endarterectomy. Journal of Neurosurgery 2001;95(6):964-969.

68. Choi BS, Park JW, Shin JE et al. Outcome evaluation of carotid stenting in high-risk patients with symptomatic carotid near occlusion. Interv Neuroradiol 2010;16(3):309-316.

69. Lal BK, Beach KW, Roubin GS et al. Restenosis after carotid artery stenting and endarterectomy: a secondary analysis of CREST, a randomised controlled trial. Lancet Neurol 2012;11(9):755-763.

70. Degroote RD, Lynch TG, Jamil Z, Hobson RW. Carotid restenosis: long-term noninvasive follow-up after carotid endarterectomy. Stroke 1987;18(6):1031-1036.

71. Healy DA, Zierler E, Nicholls SC et al. Long-term follow--up and clinical outcome of carotid restenosis. J Vasc Surg 1989;10(6):662-669.

72. Lal BK, Hobson RW, 2nd, Goldstein J et al. In-stent recurrent stenosis after carotid artery stenting: life table analysis and clinical relevance. J Vasc Surg 2003;38(6):1162-1168; discussion 1169.

73. Treiman GS, Jenkins JM, Edwards WH, Barlow W, Martin RS, Mulherin JL. The evolving surgical management of recurrent carotid stenosis. J Vasc Surg 1992;16(3):354-363.

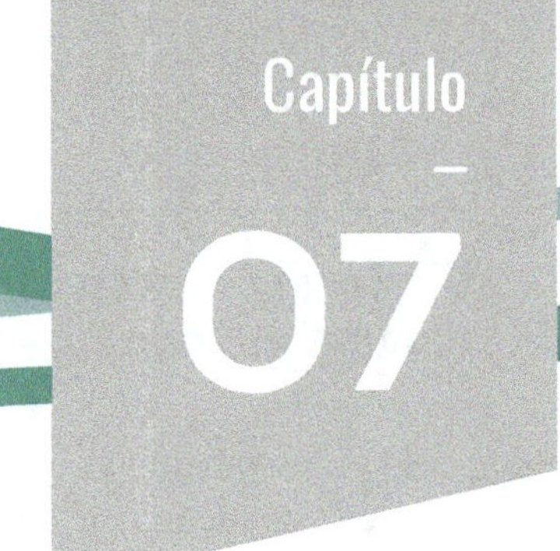

Critérios atuais de reestenose de stents carotídeos ao Doppler

ANA PAULA MAIA PIRES
ANA CAROLINA DE OLIVEIRA CALIXTRO

Introdução

A angioplastia de carótida com colocação de stent para o tratamento da doença aterosclerótica carotídea (ACS) é hoje uma alternativa à endarterectomia de carótida (ECA) a ser considerada, principalmente em pacientes de alto risco cirúrgico, em decorrência de comorbidades clínicas, incluindo doenças cardiopulmonares severas, idade avançada, características anatômicas desfavoráveis, como bifurcação carotídea alta, estenoses pós-radiação, pescoço hostil, reestenose pós-endarterectomia e oclusão de carótida contralateral.[1-3]

Diante da realidade de que o tratamento endovascular já está estabelecido, vê-se a necessidade de encontrarmos a melhor maneira de acompanharmos esses pacientes, procurando ter boa sensibilidade e especificidade, ser o menos invasivo possível e buscando um tratamento de baixo custo. Os relatos de taxas de reestenose intra-stent variam entre 1%-50%, dependendo da variação dos testes diagnósticos, dos critérios de interpretação e do tempo de seguimento dos pacientes.[4]

A reestenose intra-stent (RIS) não é incomum e é causada, primariamente, por hiperplasia miointimal; entretanto, as reestenoses severas são, de certa forma, raras, e a evolução da reestenose ainda é incerta.

Vigilância dos stents carotídeos: como e quando fazer

O ultrassom duplex é um exame de baixo risco e custo, capaz de identificar e visibilizar o segmento carotídeo, determinando a presença de fluxo e a característica de placas.[5] Além disso, permite a visibilização de patch de dacron e stent, possibilitando avaliar deformidades, fraturas, migração, espessamento e progressão de doença intra-stent (figuras 7.1 e 7.2).

A mesma técnica aplicada no pré-operatório é utilizada na vigilância; entretanto, vê-se a necessidade de validar os critérios diagnósticos de velocidade intra-stents por causa das alterações de complacência do vaso, decorrente da presença do stent.[6,7]

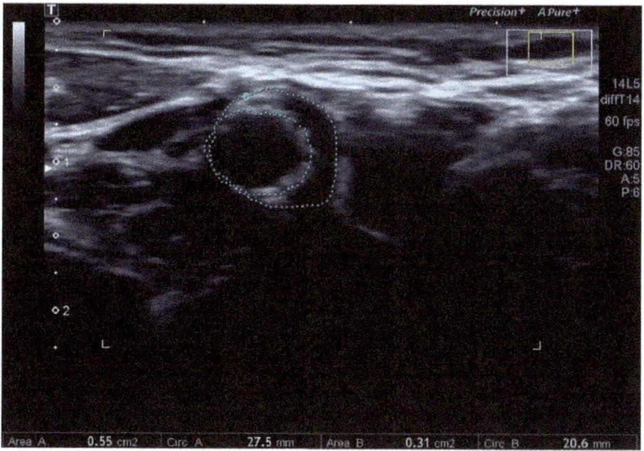

Figura 7.1 – Imagem transversal. No modo B, identificamos a parede carotídea e o stent em sua luz impactando a placa hipoecoica.

Fonte: as autoras.

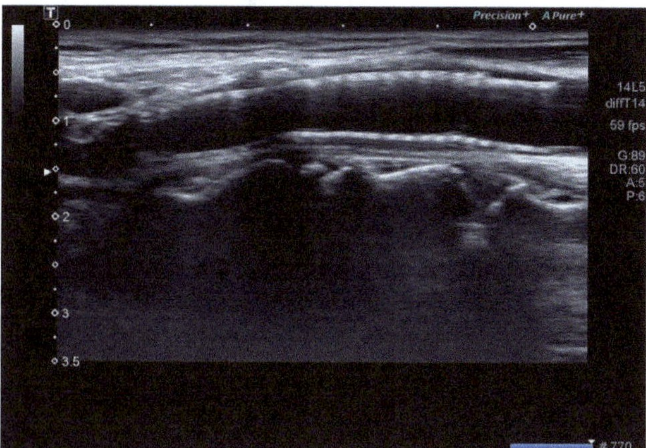

Figura 7.2 – Imagem longitudinal: modo B visibilizando stent carotídeo.

Fonte: as autoras.

São avaliadas as velocidades de pico sistólico (VPS), a velocidade diastólica final (VDF), o índice ACI/ACC, os segmentos pré, intra e pós-stent, sendo, na maioria dos protocolos, realizados exames de vigilância no pós-operatório imediato (até 3 dias), 30 dias, 3 meses, 6 meses e 1 ano após o procedimento.[4,8,6,7]

Critérios para avaliação da estenose carotídea intra-stent

O ultrassom duplex tem sido o exame padrão para monitorizar pacientes submetidos à endarterectomia carotídea, já com critérios de velocidade estabelecidos e validados cientificamente.

Os critérios utilizados para reestenose de carótida pós-endarterectomia mostraram-se insatisfatórios para avaliar e classificar as estenoses intra-stent, por causa da alteração das propriedades biomecânicas que modificam a complacência da artéria, levando ao aumento da velocidade do fluxo normal.[9]

Estudos como CABANA ("Catheter Ablation Versus Anti-arrhythmic Drug Therapy for Atrial Fibrillation Trial") e SAPPHIRE ("Stenting and Angioplasty With Protection In Patients at High Risk for Endarterectomy"), patrocinados pelas empresas fabricantes dos stents, vêm demostrando a necessidade de vigilância e determinação de critérios de velocidade específicos para pacientes submetidos ao tratamento da doença carotídea com implante de stent.[8]

Os critérios utilizados para comparação com artérias nativas foram os da Universidade de Washington, em que são classificadas as estenoses em: 0%-19% VPS < 130 cm/s; 20%-49% VPS 130-189 cm/s; 50%-79% VPS 190-249 cm/s VDF < 120 cm/s e maior que 80% VPS > + 250 cm/s VDF > 120 cm/s e razão > 3,2[9] (quadro 7.1).

Lal et al. compararam ultrassom duplex com angiografia, avaliando velocidades pré-stent nos segmentos proximal médio e distal do stent e na carótida interna pós-stent, e puderam determinar que estenoses menores que 20% (consideradas normais) apresentam VPS < 150 cm/s; estenoses entre 21%-49% apresentam VPS entre 151 cm/s-219 cm/s e relação VPS intra-stent/VPS carótida comum < 2,7; estenoses entre 50%-79% apresentaram VPS de 220-339 cm/s e relação VPS intra-stent/VPS carótida comum > 2,7; já estenoses > 80% apresentam VPS > 340 cm/s e VIT/VCC > 4,15.[10,7,9] (quadro 7.1 e figuras 7.3 e 7.4).

Armstrong et al. também compararam ultrassom duplex com angiografia e tiveram alta sensibilidade e especificidade para as estenoses maiores que 75%, utilizando os seguintes critérios: estenose < 50% VPS < 150 cm/s com razão menor que 2; 50%-75% VPS > 150 cm/s e razão > 2 e VDF < 125 cm/s; estenose > 75% VPS > 300cm/s e razão maior que 4 com VDF > 125 cm/s.[4]

AbuRahma conduziu um estudo prospectivo, no qual utilizou os seguintes critérios: estenose entre 30%-49% VPS entre 154-223 cm/s, > 50% VPS 224-334 cm/s e estenose > 80% VPS > 325 cm/s, obtendo sensibilidade de 99% e especificidade de 90% nas estenoses maiores que 50%, e sensibilidade de 100% e especificidade de 88% nas maiores que 80%[6] (quadro 7.1 e figuras 7.3 e 7.4).

Zhoul et al. identificaram sensibilidade de 94% para estenoses maiores que 80% utilizando VPS > 300 cm/s e VDF > 90; entretanto, em seu trabalho, discutiram-se as diferentes complacências secundárias ao tipo de stent utilizado e suas implicações hemodinâmicas basais, e ainda sugeriu-se reintervenção em todos os pacientes com estenose crítica.[11,12]

Conclusão

O ultrassom duplex mostra-se um componente essencial na vigilância pós-implante de stent carotídeo; contudo, ainda não há consenso das velocidades que definem as estenoses e principalmente que determinem conduta de reintervenção. Vários novos critérios vêm sendo publicados, e novos estudos nos ajudarão a definir os parâmetros de velocidade ideais para definirmos a reestenose intra-stent.

Exames de ultrassom duplex com utilização de contraste microbolhas têm-se mostrado um método promissor para avaliação angiográfica. Aguardamos estudo para sua validação como método diagnóstico de escolha na avaliação da estenose carotídea e vigilância pós-operatória.

Quadro 7.1 – Critérios mais utilizados atualmente para classificação de reestenose intra-stent.

Critérios de estenose	< 50%	> 50%	> 80%
Lal et al.[7]	VPS > 150 cm/s ACI/ACC > 2,1	VPS > 220 cm/s ACI/ACC > 2,7	VPS > 340 cm/s ACI/ACC > 4,1
AbuRahma[6]	VPS < 224 cm/s ACI/ACC > 2,1	VPS 224 cm/s-334 cm/s VDF > 88cm/s ACI/ACC > 3,4	VPS > 325 VDF > 119cm/s ACI/ACC > 4,5

Fonte: as autoras.

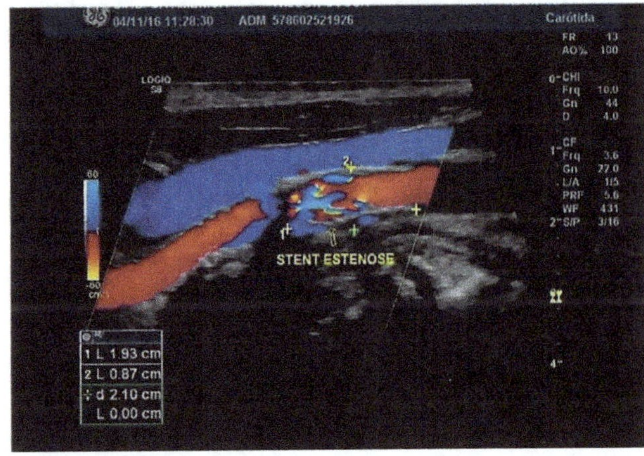

Figura 7.3 – Imagem transversal em color Doppler visibilizando estenose intra-stent e promovendo importante "Aliasing".

Fonte: as autoras.

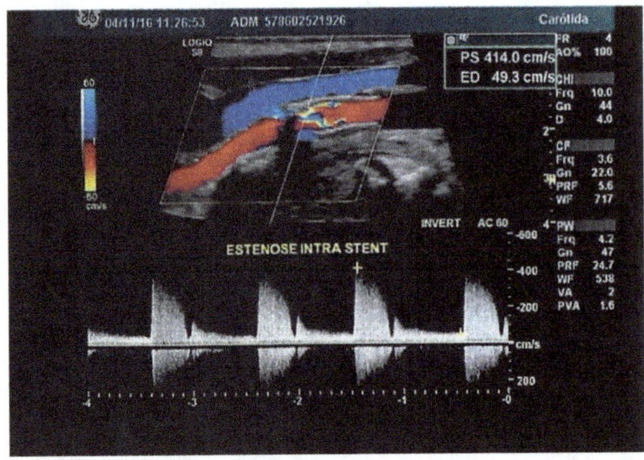

Figura 7.4 – Avaliação espectral documentando aumento de velocidade intra-stent, promovendo estenose > 80% pelos critérios mais aceitos.

Fonte: as autoras.

Referências

1. Hobson RW, Goldstein JE, Lee BC, Padberg FT Jr, Hanna AK et al. Carotid restenosis: operative and endovascular management. J Vasc Surg 1999; 29:228-35.
2. New G, Robin GS, Iyer SS, Vitck JJ, Wholey MH, Dietrich EB et al. Safety, efficacy and durability of carotid artery stenting for restenosis following carotid endarterectomy: a multicenter study. J Endovasc Ther 2000; 7:345-52.
3. Veith FJ, Amor M, Ohki T, Beebe HG, Bell PR, Bolia A et al. Current status of carotid bifurcation angioplasty and stenting based on a consensus of opinion leaders. J Vasc Surg 2001; 33 suppl 2:511-6.
4. Armstrong PA, Bandyk DF, Johnson BL, Shames ML, Zwiebel BR, Balk MR. Duplex scan surveillance after carotid angioplasty and stenting: a rational definition of stent stenosis. J Vasc Surg 2007; 46:460-6.
5. Lal BK, Hobson RW 2nd, Tofighi B, Kapadia I, Cuadra S, Jamil Z. Duplex ultrasound velocity criteria for the stented carotid artery. J Vasc Surg 2008; 47(1):63-73.
6. AbuRahma AF, Abu-Halimah S, Bensenhaver J et al. Optimal carotid duplex velocity of criteria for defining the severity of carotid in stent restenosis. J Vasc Surg 2008; 48(3):589-594.
7. Lal BK, Kaperonis S, Cuadra I, Kapadia I, Robson RW 2nd. Patterns of in stent restenosis after carotid artery stenting: Classification and implications for long term outcome. J Vasc Surg 2007; 47(5):833-840.
8. Hopkins LN, White CJ, Foster MT, Powell PJ, Zemil G, Diaz-Cartelli J. Carotid artery stenting and patients outcomes: the CABANA Surveillance study. Catheterization and Cardiovascular Intervention 2014; 84:997-1004.
9. Byrnes KR, Ross CB. The current roll of carotid duplex ultrasonography in the management of carotid atherosclerosis: Foundations and advances. Int. Journal of Vascular Medicine 2012, article ID 187872.
10. Brajesh KL, Hobson RW, Goldstein J, Chakhtoura EY, Duran WN. Carotid artery stenting: Is there a need to revise ultrasound velocity criteria? J Vasc Surg 2004; 39:58-66.
11. Zhou W, Lin PH, Bush RL, Peden EK, Guerrero MA, Kougias P et al. Management of in stent restenosis after carotid artery stenting in high risk patients. J Vasc Surg 2006; 43:305-12.
12. Zhou W, Felkai DD, Evans M, McCoy A, Lin PH, Kougias P, El Sayed HF, Lumsden AB. Ultrasound criteria for severe in stent restenosis following carotid stenting. J Vasc Surg 2008; 47:74-80.

PARTE I

EDITORIAL
O estado da arte no tratamento da doença aterosclerótica carotídea

ERASMO SIMÃO DA SILVA

São três as opções ao tratamento da doença aterosclerótica carotídea:

- tratamento clínico, conhecido como Best Medical Therapy (BMT);
- endarterectomia carotídea (CEA); e
- angioplastia stent com dispositivo de proteção cerebral (CAS).

É fácil perceber na atividade clínica e na pesquisa científica como essas intervenções geram intenso debate e controvérsia.

A prevalência da estenose carotídea aumenta com a idade e em amostras de população com doença cardiovascular, como insuficiência coronariana e doença arterial periférica de membros inferiores. Um fato inquestionável quando detectada a afecção por meio de um sopro cervical ou método de imagem, em geral Mapeamento Doppler, é o risco de óbito cardiovascular, em especial óbito por insuficiência coronariana. Esses pacientes detectados e seguidos ao longo do tempo têm chances maiores de desenvolver infarto do miocárdio (IAM) que um evento neurológico – acidente vascular cerebral isquêmico (AVCI), ou acidente isquêmico transitório (AIT) ou amaurose fugaz (AF).

Eis algumas questões polêmicas sobre a estenose aterosclerótica carotídea.

- Qual é a real participação da estenose carotídea nos eventos neurológicos isquêmicos dos grandes vasos?
- A incidência de AVC está diminuindo na população geral, mas também na população com aterosclerose de carótida?

- O tratamento clínico BMT pode limitar a progressão da placa de ateroma e diminuir a incidência de AVC?
- A BMT é aplicável na prática clínica habitual ou somente nos trials?
- Os estudos randomizados comparando CEA × BMT foram plenamente conclusivos a favor da redução de AVC com a CEA nos pacientes assintomáticos e sintomáticos?
- A angioplastia stent é superior ou não inferior à BMT ou à CEA na prevenção primária e secundária do AVC?
- Como selecionar o paciente para obter mais benefícios com a intervenção?
- A CAS continua em evolução tecnológica? E a CEA também evolui?
- Como definir paciente de alto risco?
- Como detectar e valorizar a placa de ateroma instável?

É difícil responder a essas questões com grande certeza, apesar da afecção ser uma das mais estudadas na área de cirurgia vascular, neurologia e cardiologia. Os eventos neurológicos isquêmicos são determinantes de 70% dos AVCs, e entre eles os mais frequentes são os lacunares (de doença de pequenos vasos intracerebrais), os cardioembólicos, os de grandes vasos (incluindo amplo território, que começa na aorta ascendente, passando pelo arco da aorta, pelas carótidas comuns, pelas artérias vertebrais e pelos segmentos da carótida interna extra e intracraniana) e os indeterminados. A origem de eventos neurológicos a partir da bifurcação da artéria carótida comum (bulbo carotídeo) é variável, chegando a taxas de 6%-20%. Na análise de eventos nos pacientes tratados clinicamente ou com CAS ou CEA, esses dados são importantes, pois o paciente tratado pode ter seu evento de outra etiologia, já que a grande maioria tem os fatores de risco que contribuem para diferentes etiologias apresentadas – hipertensão arterial (HAS), insuficiência coronariana (ICO), diabetes, dislipidemia, tabagismo, obesidade, sedentarismo, fibrilação atrial, etc.

Com o melhor controle pressórico e a cessação do tabagismo, a incidência de AVC tem diminuído (apesar do avanço nas taxas de diabetes e obesidade). Já está também documentado que mesmo em pacientes com estenose carotídea a BMT diminuiu a incidência de AVC. Esse fato cria um desafio para as intervenções nos pacientes assintomáticos, pois os benefícios sempre foram limítrofes e baseados em taxas mais altas de AVC com terapias clínicas menos incisivas.

Exames de imagem (mapeamento Doppler, ressonância magnética e angiotomografia) demonstram estabilidade da placa de ateroma ou até regressão com uso intenso de estatinas e controle dos fatores de risco para aterosclerose. A BMT não envolve apenas o uso de antiagregantes plaquetários e de estatinas, mas sua utilização em doses elevadas associadas a outros componentes que diminuem os níveis de colesterol e triglicérides (ezetimibe, fibratos, ácido nicotínico). Associação de drogas hipotensoras com componentes de proteção endotelial, como inibidores das enzimas de conversão da angiotensina ou inibidores da angiotensina, e tratamento precoce da intolerância à glicose antes das manifestações mais graves da diabetes já instalada, tratamento da obesidade e cessação imediata do tabagismo são medidas que devem ser instituídas e seguidas. Atividade física regular também compõe o tratamento clínico, portanto as medidas envolvem mudança de hábitos de vida e intensa necessidade de assistência médica regular e permanente. Esses aspectos da BMT levam a dúvidas na introdução e aplicabilidade prática, que envolve custos ao sistema de saúde e aderência por parte dos pacientes.

Os grandes estudos comparando a terapia clínica com a CEA (ACAS e ACST) foram feitos em uma época em que as estatinas não estavam introduzidas plenamente na prática clínica, portanto fora do conceito de BMT que reduziu a taxa de AVC em pacientes com estenose carotídea. Esse fato gerou dúvidas a respeito da margem de benefício da CEA ao longo do tempo; além disso, fora dos estudos randomizados e controlados, a taxa de AVC após CEA são maiores, limitando ainda mais esses resultados. Para os pacientes sintomáticos, como o risco de recorrência é grande, o resultado das intervenções é melhor que o da BMT, desde que possam ser operados o mais precoce possível em relação ao evento neurológico para retirar o maior proveito na redução da taxa de AVC.

No que se refere à comparação dos resultados da CEA *versus* CAS, a polêmica é aumentada por vários estudos (registros associados à indústria), séries de casos e estudos randomizados comparativos. De modo geral, quando as comparações são feitas utilizando-se a melhor tecnologia endovascular, com equipes bem treinadas e com uma seleção adequada de pacientes (por exemplo, removendo pacientes com mais de 80 anos do tratamento endovascular), a CAS não se mostrou inferior à CEA. É possível ver nas evidências maiores taxas de AVC com a CAS e maiores taxas de IAM com a CEA que interferem nos desfechos em até 30 dias de AVC/IAM/óbito. Porém, não são todos os estudos que chegaram a essas conclusões. Isso decorre da heterogeneidade destes: seleção de pacientes, graus de estenoses diferentes, fatores de risco, idade máxima, experiência nos procedimentos, tipos de desfecho considerados são variáveis de difícil comparação entre estudos.

Novos trials estão em desenvolvimento com três braços de análise: BMT, CAS e CEA. Isso é fundamental, pois com a melhoria do tratamento clínico é imperativo que os resultados também melhorem muito, com avanços tecnológicos na área da CAS e também da CEA, que geralmente envolvem anestesia geral e cada vez têm mais controle de variáveis que podem resultar em desfecho adverso.

A controvérsia indica um caminho de difícil consenso nessa área, portanto a seleção de pacientes de risco de eventos cardiovasculares e de pacientes de maior risco de desenvolver AVC (placas instáveis) torna-se importante. Imagens que caracterizem as placas de ateroma como estáveis ou instáveis, ou ainda mistas, e de pacientes com padrão de circulação cerebral de risco e a detecção de infartos encefálicos assintomáticos e/ou baixa reserva funcional a insultos menores são armas relevantes, que geralmente não são contempladas em grandes estudos, em decorrência dos custos, e podem ser ferramentas importantes na prática clínica.

Concluindo: neste momento, apesar de evidências científicas de qualidade, os resultados das terapias foram diferentes entre os estudos. Permanecem ainda resultados a serem publicados de mais trials. Enquanto não são apresentados, a seleção de pacientes para as três modalidades de tratamento parece ser a melhor conduta.

PARTE II.
ANEURISMAS DA AORTA ABDOMINAL, DE ILÍACAS E VISCERAIS

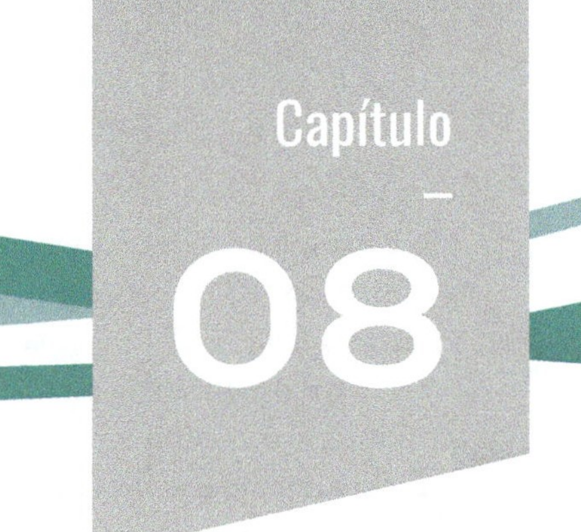

Tratamento cirúrgico *versus* endovascular no aneurisma da aorta abdominal: estudos comparativos

FAUSTO MIRANDA JR.

O tratamento cirúrgico eletivo do aneurisma da aorta abdominal (AAA) foi proposto para evitar sua rotura e elevada mortalidade dela decorrente. A reparação cirúrgica se mostrou duradoura no tempo, sendo empregada há mais de 50 anos e com baixa incidência de falha do enxerto. Os poucos relatos sobre complicações decorrentes do emprego da prótese no tratamento cirúrgico são da ordem de 0,3% ao ano.[1,2] Os pacientes são idosos com comorbidades, apresentam elevada porcentagem de complicações e mortalidade não desprezível, além de prolongado tempo de recuperação.

Como alternativa ao tratamento cirúrgico adveio o tratamento endovascular,[3] com a proposta de ser uma opção menos traumática e para pacientes de alto risco cirúrgico; contudo, desde o início essa alternativa ficou sujeita a muita controvérsia,[4,5] sendo uma delas o uso clínico de endopróteses sem estudo randomizado prévio.

Porém, com o desenho das endopróteses adequando-se melhor à anatomia do paciente, o tratamento passou a ser uma alternativa procurada pelo próprio paciente. Atualmente, diante de um portador de aneurisma da aorta abdominal, cabe a seguinte pergunta: qual tratamento deve ser empregado para aquele determinado paciente? Cirúrgico? Endovascular? Conservador? A resposta nos será dada pelo exame clínico e laboratorial do paciente, e dependendo das comorbidades associadas será feita uma escolha, que deverá ser bem explicada ao paciente e ao familiar quanto às vantagens e desvantagens.

O objetivo deste texto é trazer para discussão vários trabalhos que compararam o tratamento cirúrgico com o endovascular, que apresentaram um método aceitável de estudo.

Uma metanálise realizada no período de 1991-2000 envolvendo 1.318 procedimentos está sumarizada no quadro 8.1.[6]

Houve significância estatística a favor do tratamento endovascular quanto a menor perda de sangue durante o procedimento e menor período de internação hospitalar e de terapia intensiva, bem como em relação a complicações sistêmicas perioperatórias.

Em 2004, foram publicados dois estudos aleatórios (randomizados) relatando o resultado da mortalidade precoce ocorrida em pacientes submetidos ao tratamento cirúrgico ou ao endovascular, demonstrando menor mortalidade para o grupo tratado por via endovascular.[7,8] O estudo inglês denominado EVAR (EndoVascular Aneurysm Repair) trial 1, que arrolou grande número de pacientes, e o estudo holandês, DREAM (Dutch Randomised Endovascular Aneurysm Management), com menor número, chegaram ao mesmo resultado (quadro 8.2).

Dois trabalhos observacionais incluindo mais de 10.000 pacientes mostraram que a taxa de mortalidade cirúrgica permaneceu estável ao longo dos anos enquanto a mortalidade decorrente do procedimento endovascular diminuiu de 3,1% para 1%[9] e de 3,8% para 1,3%.[10] Sabemos que estudos populacionais de tratamento podem apresentar vieses por diferença entre os grupos. É de conhecimento de todos que a operação eletiva não é oferecida a pacientes de alto risco cirúrgico, e, por sua vez, o tratamento endovascular é indicado a pacientes com anatomia adequada do colo proximal do aneurisma. O desfecho do trabalho poderia ser alterado por esses vieses, de onde decorre a necessidade de trabalhos aleatórios.

A sequência do estudo DREAM após 2 anos mostrou que a sobrevida dos dois grupos foi a mesma, e a menor mortalidade observada no grupo endovascular, relacionada ao procedimento, foi atribuída aos eventos precoces já descritos anteriormente. Quanto ao número de reintervenções, nos primeiros 9 meses de randomização, este foi quase três vezes maior no procedimento endovascular (razão de risco = 2,9; intervalo de confiança de 95%, variando de 1,1 a 6,2; P = 0,03). Assim, concluíram os autores que a vantagem do tratamento endovascular é limitada ao primeiro ano, sendo recomendadas medidas de controle dos fatores de risco cardiovascular presentes.[11]

O estudo inglês EVAR 1 fez um seguimento médio de 3,3 anos, e o resultado da mortalidade relacionada ao procedimento e às complicações pós-operatórias tardias

Quadro 8.2 – Dois estudos randomizados demonstrando menor mortalidade precoce ocorrida com o tratamento endovascular do AAA.

ENDOVASCULAR *VERSUS* OPERAÇÃO – Estudo aleatório		
	Mortalidade precoce (Greenhalgh RM e cols., 2004)	Mortalidade precoce (Prinssen M e cols., 2004)
Endovascular	1,7%	1,2%
Cirúrgico	4,7%	3,8%

Fonte: adaptado de Greenhalgh RM e cols., 2004; Prinssen M e cols., 2004.

Quadro 8.1 – Estudo de metanálise comparando o tratamento cirúrgico com o endovascular do AAA.

ENDOVASCULAR *VERSUS* OPERAÇÃO – Revisão sistemática 1991-2000						
	9 estudos com 1.318 procedimentos	Perda de sangue (P = 0,003)	Internação	Mortalidade precoce (P = 0,03)	Complicações (local/vascular) (P = 0,46)	Complicações sistêmicas (P < 0,001)
Endovascular	687	456 ml	0,5 dia de UTI (P = 0,02) 3,9 dias de hospitalização (P = 0,04)	0,03	0,16	0,17
Cirúrgico	631	1.202 ml	2,2 dias de UTI 10,3 dias de hospitalização	0,04	0,12	0,44

Fonte: adaptado de Adriaensen M e cols., 2002.

está resumido no quadro 8.3. Chama a atenção que as complicações pós-operatórias presentes no procedimento endovascular são expressivamente maiores em decorrência do número de reintervenções necessárias.[12]

Nesse estudo, a qualidade de vida após um ano mostrou ser igual nos dois grupos, ao passo que o custo hospitalar foi muito maior no procedimento endovascular. Em conclusão, ficou demonstrado que não havia vantagem do tratamento endovascular no que se refere à qualidade de vida e à mortalidade geral; o tratamento endovascular é mais caro, necessita de maior número de reintervenções e de controles seriados (tomografia, radiografia simples do abdome ou ultrassom vascular), porém apresenta sobrevida relacionada ao procedimento 3% maior.

Um braço do estudo EVAR 1 denominado EVAR 2 focalizou a comparação entre o tratamento endovascular e o tratamento clínico, sendo este entendido como tratamento dos fatores de risco presentes em cada paciente. Estes, por sua vez, eram pacientes de alto risco para o tratamento cirúrgico convencional do aneurisma da aorta abdominal. No quadro 8.4, é observado que a mortalidade precoce, global, e a relacionada ao aneurisma não foram diferentes nesse estudo.[13]

A qualidade de vida avaliada nesses pacientes não mostrou diferença entre os grupos. O custo do tratamento mostrou-se maior no endovascular. Nesse estudo, ocorreram intercorrências que estão descritas no quadro 8.5.

Essas intercorrências, segundo os relatores, não interferiram no resultado do estudo (critério de intenção de tratamento), porém é de convir que, entre os 20 óbitos anotados, 9 foram decorrentes de rotura antes do tratamento endovascular. E no outro grupo de não intervenção 20% dos pacientes foram operados com a ocorrência de somente um óbito em indivíduos tidos como de alto risco cirúrgico. Para quem não é especialista em estatística, como a maioria dos médicos, fica difícil compreender a não interferência no resultado dessas intercorrências. As conclusões do estudo foram que a mortalidade nos dois grupos tratados foi maior que o apresentado no EVAR 1; o tratamento endovascular não apresentou melhora da sobrevida dos pacientes, além de necessitar de maior número de intervenções e ser de maior custo; no portador de muitas comorbidades o melhor é priorizar o tratamento destas que empregar o tratamento endovascular.

Essa temática foi revista em metanálise, que chegou às conclusões apresentadas a seguir.[14]

Quadro 8.3 – Mortalidade relacionada ao procedimento e às complicações pós-operatórias observadas no estudo EVAR 1.

ENDOVASCULAR *VERSUS* OPERAÇÃO **EVAR 1** **1.082 pacientes – 94% alocados – 34 centros** **Mortalidade global: 28% (P = 0,46)**		
	Mortalidade relacionada ao AAA (P = 0,04)	Complicações pós-operatórias (P < 0,0001)
Endovascular	4%	41%
Cirúrgico	7%	9%

Fonte: adaptado de Greenhalgh RM e cols., 2005.

Quadro 8.4 – Mortalidade observada no estudo EVAR 2 que compara o tratamento endovascular do AAA com o tratamento clínico dos fatores de risco associados.

EVAR *VERSUS* SEM INTERVENÇÃO **EVAR 2** **338 pacientes com mais comorbidades** **Mortalidade global: 64% (P = 0,25)** **Mortalidade relacionada ao AAA: não significante**	
	Mortalidade precoce
EVAR	9%
Sem intervenção	9% ao ano

Fonte: adaptado de Greenhalgh RM e cols., 2005.

Quadro 8.5 – No estudo EVAR 2, no grupo endovascular, ocorreram 9 roturas em pacientes que aguardavam o procedimento. No grupo não intervenção, 20% dos pacientes foram operados com somente 1 óbito.

EVAR *VERSUS* SEM INTERVENÇÃO **EVAR 2 – Intercorrências**	
EVAR	9 roturas durante 57 dias após randomização (entre 20 óbitos)
Sem intervenção	20% de pacientes reparados (somente 1 óbito)

Fonte: adaptado de Greenhalgh RM e cols., 2005.

No período pós-operatório precoce, a mortalidade é menor no grupo EVAR. Foram considerados os estudos ACE (Anevrysme de l'aorte abdominale, Chirurgie versus Endoprothese),[15] DREAM,[16] EVAR 1[17] e OVER (Open Versus Endovascular Repair)[18] (figura 8.1).

Não há diferença na mortalidade global dos pacientes entre o tratamento EVAR e a operação aberta até 4 anos e após esse período, considerando a análise de intenção de tratamento.

A mortalidade tardia (após 4 anos) relacionada ao aneurisma da aorta abdominal não apresentou diferença estatística entre EVAR e operação aberta considerando os estudos DREAM,[16] EVAR 1[17] e OVER[18] (figura 8.2).

As reintervenções, tanto no período intermediário quanto no tardio (após 4 anos), foram menores na operação aberta quando comparadas ao EVAR. Deve-se pontuar que esse maior número de reintervenções no EVAR se deu por via endovascular (figura 8.3).

Nas complicações pós-operatórias, a ocorrência de infarto do miocárdio, acidente vascular leve ou fatal e complicações renais não apresentaram diferença entre EVAR e operação aberta. Porém, as complicações respiratórias foram mais frequentes nos pacientes submetidos à operação aberta (figura 8.4).

Quanto ao estudo EVAR 2[13,19] – comparação entre paciente de alto risco para operação e tratamento

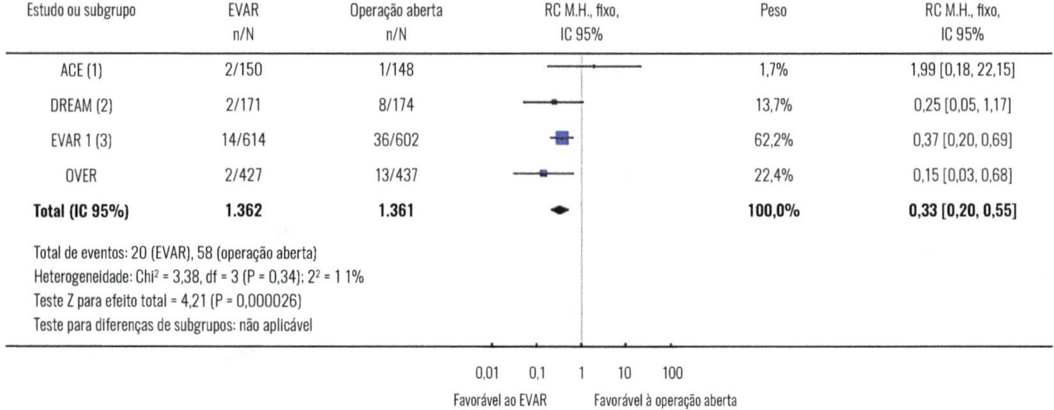

RC M.H., fixo, IC 95%: razão de chance pelo método de Mantel Haenszel, efeito fixo, intervalo de confiança de 95%

(1) Paciente no grupo reparo cirúrgico aberto (OSR) não foi operado
(2) 2 no grupo EVAR e 4 no OSR não foram operados
(3) De 626 pacientes em cada grupo, 12 no EVAR morreram antes do reparo e 19 no OSR morreram antes da operação e 5 recusaram a operação

Figura 8.1 – Mortalidade ocorrida no período perioperatório precoce. Comparação entre EVAR e operação aberta.
Fonte: adaptada de Paravastu SCV e cols., 2014.

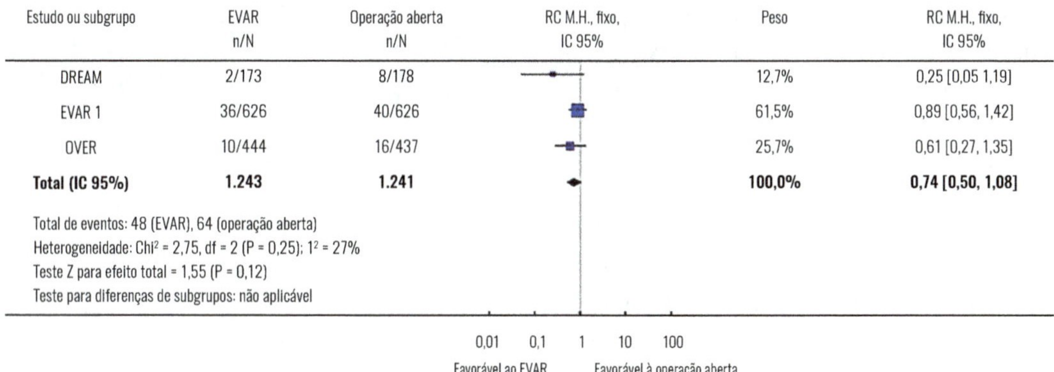

RC M.H., fixo, IC 95%: razão de chance pelo método de Mantel Haenszel, efeito fixo, intervalo de confiança de 95%

Figura 8.2 – Mortalidade tardia relacionada ao AAA.
Fonte: adaptada de Paravastu SCV e cols., 2014.

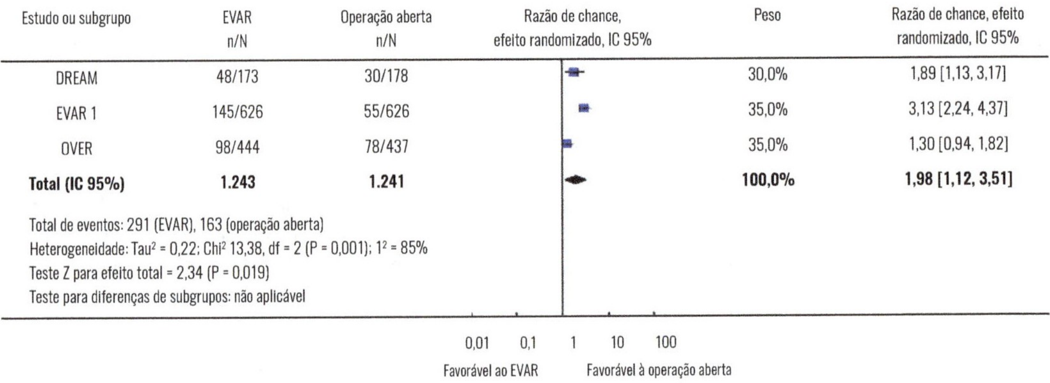

Figura 8.3 – Reintervenções comparadas entre EVAR e operação aberta. Período tardio.
Fonte: adaptada de Paravastu SCV e cols., 2014.

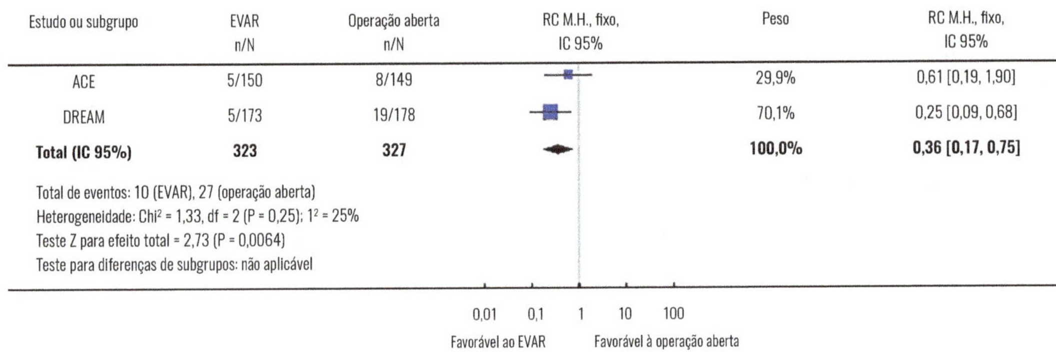

RC M.H., fixo, IC 95%: razão de chance pelo método de Mantel Haenszel, efeito fixo, intervalo de confiança de 95%

Figura 8.4 – Complicações respiratórias comparadas entre EVAR e operação aberta. Período tardio.
Fonte: adaptada de Paravastu SCV e cols., 2014.

somente dos fatores de risco –, a seleção desses pacientes nos dias de hoje difere muito da seleção realizada na época do estudo. Como já foi salientado, havia considerável retardo para intervenção, e muitos pacientes do grupo conservador foram operados, o que não permitiu uma diferenciação entre o conservador e o grupo EVAR. Considerando as recomendações do National Institute for Health and Clinical Excellence (NICE),[20] o estudo deve ser considerado como não definitivo.[14]

Com esta revisão, acreditamos disponibilizar dados que contribuirão para a melhor conduta terapêutica no paciente com aneurisma da aorta abdominal. Cabe ao médico utilizar o bom senso, avaliar muito bem o pré-operatório de cada caso e em consenso com o paciente e o familiar indicar o melhor tratamento que se aplica para aquele indivíduo. Não existe receita de bolo; cada paciente tem que ser avaliado no conjunto, pois duas tomografias iguais podem ser de dois pacientes totalmente diferentes do ponto de vista clínico.

Referências

1. Hallet Jr JW, Marshall DM, Petterson TM et al. Graft-related complications after abdominal aortic aneurysm repair: reassurance from a 36-year population-based experience. J Vasc Surg 1997;25:277-86.
2. Johnston KW, Canadian Society for Vascular Surgery Aneurysm Study Group. Nonruptured abdominal aortic aneurysm: six-year follow-up results from the multicenter prospective Canadian aneurysm study. J Vasc Surg 1994;20:163-70.
3. Parodi JC, Palmaz JC, Barone HD. Transfemoral intraluminal graft implantation for abdominal aortic aneurysm. Ann Vasc Surg 1991;5:491.
4. Collin J, Murie JA. Endovascular treatment of abdominal aortic aneurysms: a failed experiment. Br J Surg 2001;88:1281-2.
5. Cronenwett JL, Seeger JM. Withdrawal of article by the FDA after objection from Medtronic. J Vasc Surg 2004;40:209-10.

6. Adriaensen M, Bosch JL, Halpern EF, Hunink M, Gazelle GS. Elective endovascular versus open surgical repair of abdominal aortic aneurysms: systematic review of short-term results. Radiology 2002;224:739-47.

7. Greenhalgh RM, EVAR trial participants. Comparison of endovascular aneurysm repair with open repair in patients with abdominal aortic aneurysm (Evar trial 1), 30-day operative mortality results: randomised controlled trial. Lancet 2004;364:843-48.

8. Prinssen M, Verhoeven ELG, Buth J et al. A randomized trial comparing conventional and endovascular repair of abdominal aortic aneurysms (Dream). N Engl J Med 2004;351:1607-18.

9. Anderson PL, Arons RR, Moskowitz AJ et al. A state experience with endovascular abdominal aortic aneurysm repair: rapid diffusion with excellent early results. J Vasc Surg 2004;39:10-9.

10. Lee WA, Carter JW, Upchurch G, Seeger JM, Huber TS. Perioperative outcomes after open endovascular repair of intact abdominal aortic aneurysms in the United States during 2001. J Vasc Surg 2004;39:491-6.

11. Blankensteijn JD, de Jong SECA, Prinssen M et al. Two-year outcomes after conventional or endovascular repair of abdominal aortic aneurysms. N Engl J Med 2005;352:2398-405.

12. Greenhalgh RM, EVAR trial participants. Endovascular aneurysm repair versus open repair in patients with abdominal aortic aneurysm (EVAR trial 1): randomised controlled trial. Lancet 2005;365:2179-89.

13. Greenhalgh RM, EVAR-2 trial participants. Endovascular aneurysm repair and outcome in patients unfit for open repair of abdominal aortic aneurysm (EVAR trial 2): randomised controlled trial. Lancet 2005;365:2187-92.

14. Paravastu SCV, Jayarajasingam R, Cottam R, Palfreyman SJ, Michaels JA, Thomas SM. Endovascular repair of abdominal aortic aneurysm. Cochrane Database of Systematic Reviews 2014, Issue 1. Art. No.: CD004178. DOI: 10.1002/14651858.CD004178.pub2.

15. Becquemin JP. The ACE trial: a randomized comparison of open versus endovascular repair in good risk patients with abdominal aortic aneurysm. Journal of Vascular Surgery 2009;50(1):222-4.

16. De Bruin JL, Baas AF, Buth J, Prinssen M, Verhoeven EL, Cuypers PW et al. Long-term outcome of open or endovascular repair of abdominal aortic aneurysm. New England Journal of Medicine 2010;362(20):1881-9.

17. United Kingdom EVAR Trial Investigators. Endovascular versus open repair of abdominal aortic aneurysm. New England Journal of Medicine 2010;362(20):1863-71.

18. Lederle FA, Freischlag JA, Kyriakides TC, Padberg FT Jr, Matsumura JS, Kohler TR et al. Outcomes following endovascular vs open repair of abdominal aortic aneurysm: a randomized trial. JAMA 2009;302(14):1535-42.

19. United Kingdom EVAR Trial Investigators, Greenhalgh RM, Brown LC, Powell JT, Thompson SG, Epstein D. Endovascular repair of aortic aneurysm in patients physically ineligible for open repair. New England Journal of Medicine 2010;362(20):1872-80.

20. National Institute for Health and Clinical Excellence. Endovascular stent-grafts for the treatment of abdominal aortic aneurysms. http://www.nice.org.uk.

Diagnóstico por imagem para planejamento do tratamento endovascular do aneurisma da aorta abdominal

ARNO VON RISTOW
BERNARDO DE VASCONCELLOS MASSIÈRE
ALBERTO VESCOVI
DANIEL LEAL

Histórico e conceitos

A cirurgia vascular é uma das mais novas especialidades médicas, tendo completado seu cinquentenário de existência no início deste milênio. A cirurgia endovascular atinge sua maioridade nesta década. A grande maioria dos métodos de tratamento endoluminal (TE) baseia-se no cateterismo vascular descrito por Seldinger em 1953.[1] A embolectomia por cateterismo, introduzida por Fogarty na década seguinte, abriu as portas da terapia endovascular aos cirurgiões vasculares.[2] No tocante ao tratamento dos aneurismas, a primeira aplicação clínica com um desses dispositivos foi realizada por Volodos, que, a partir de 1985, empregou endopróteses para o tratamento de doença aneurismática torácica.[3] Em 1988, Palmaz publicou os estudos com o uso de uma endoprótese metálica de sua invenção, expansível por balão, conhecida mundialmente como stent.[4] Esse invento permitiu a introdução do tratamento intraluminal do aneurisma aórtico abdominal (AAA) por Parodi, em 1989.[5] O tratamento endovascular do aneurisma aórtico abdominal (TE-AAA) é uma realidade hoje, em decorrência dos avanços do diagnóstico por imagem, dos sistemas de introdução endoluminal e do aperfeiçoamento dos stents revestidos. A endoprótese é introduzida por uma artéria remota e ancorada, obtendo selamento em segmentos não dilatados do vaso aneurismático, mantendo o fluxo arterial e prevenindo a ruptura. O conjunto do aplicador/endoprótese deve ter calibre pequeno o suficiente para poder ser introduzido pelas artérias periféricas, geralmente as femorais, e ter flexibilidade o bastante para navegar pelas tortuosidades das ilíacas e da própria aorta.[6-8]

O projeto inicial de Parodi permitia somente o tratamento de aneurismas com colos adequados nos segmentos proximal, infrarrenal e distal, este ao nível da bifurcação aórtica.[5] A ampliação do conceito de endopróteses com aplicação de stents autoexpansíveis por Miahle permitiu o desenvolvimento de endopróteses que possibilitaram o tratamento de anatomias cada vez mais complexas.[3,9]

A maioria das endopróteses em uso hoje tem estrutura metálica ao longo de sua estrutura. Essa característica é importante para evitar acotovelamentos e torções dentro do saco aneurismático. O calibre dos introdutores para implante foi progressivamente reduzido em seu diâmetro, com uma gama de dimensões e flexibilidade cada vez maior. Com esses e outros avanços, atualmente mais de 95% dos AAAs infrarrenais são passíveis de tratamento endovascular, segundo diferentes autores.[10-21]

Classificação dos AAAs com vistas ao tratamento endovascular e planejamento técnico de implante

Ao passo que qualquer AAA pode ser tratado nas mãos de um cirurgião experiente e competente pela técnica direta, convencional, para o TE-AAA pré-requisitos anatômicos ainda são indispensáveis. Dentro desse enfoque, os AAAs podem ser classificados como pertencentes a sete tipos (figura 9.1).[14-17] Os tipos D a G constituíam-se em contraindicação ao TE-AAA até recentemente.

O TE é aplicável a várias morfologias de AAA, algumas de forma simples.

- **Tipo A:** colo adequado, tanto no segmento infrarrenal como na aorta terminal, sendo possível o TE-AAA com endoprótese bifurcada, cônica, ou excepcionalmente por uma endoprótese aórtica (EPA) tubular (figura 9.1A).
- **Tipo B:** adequado colo infrarrenal e ilíacas de calibre normal, mas a bifurcação aórtica está dilatada. O TE-AAA pode ser realizado com uma endoprótese bifurcada (figura 9.1B).

Há outras situações, com anatomia mais complexa, mas factíveis, empregando-se criatividade e destreza.

- **Tipo C:** há adequado colo infrarrenal, porém uma ou ambas as ilíacas comuns estão aneurismáticas, de forma assimétrica, com a manutenção de uma bifurcação ilíaca normal (figura 9.1C). Embora seja recomendável a preservação de ambas as hipogástricas, quando há envolvimento da origem de uma só dessas artérias, pode-se realizar a tromboexclusão dessa artéria, com molas ou oclusores, estendendo-se o ramo desse lado até a ilíaca externa. Caso a preservação seja indicada, podem-se empregar uma endoprótese ramificada ilíaca, a técnica de sanduíche ou a técnica REHAP.[18-20] Outra alternativa é a revascularização direta de uma ilíaca interna, por acesso retroperitoneal.[21]
- **Tipo D:** nesse tipo, podem ser empregadas a segunda e a terceira opção expostas anteriormente (figura 9.1D). A revascularização direta bilateral também é possível.
- **Tipo E:** não há colo infrarrenal adequado. Se o aneurisma for verdadeiramente justarrenal, com colo de menos de 10 mm, pode ser implantada uma endoprótese fenestrada reta e, nesta, uma EPA complementar bifurcada ou cônica (figura 9.1E) ou empregar-se a técnica de snorkel ou de chaminé.[22]
- **Tipo F:** o problema é a excessiva tortuosidade das ilíacas comuns, uni ou bilateral. A ilíaca comum é retificada por fio-guia extrarrígido, estacionado no arco aórtico ou até em varal (femorobraquial), permitindo a ascensão do sistema. Endopróteses montadas sobre cateteres (Excluder®) são ideais para esses casos (figura 9.1F). O implante dos ramos de forma cruzada reduz a angulação entre a aorta e as ilíacas e é especialmente aplicável nos casos em que a bifurcação da aorta é ampla. Se a tortuosidade for intransponível em uma das ilíacas, pode-se empregar uma endoprótese cônica flexível no lado menos curvo e ocluir a ilíaca mais tortuosa com um oclusor, seguida de ponte cruzada. Tortuosidades, mesmo extremas das ilíacas externas, podem ser retificadas por acesso retroperitoneal inguinal, alcançando-se sem problemas a bifurcação das ilíacas. Os segmentos redundantes poderão ser ressecados, e os cotos, anastomosados, ou toda a ilíaca externa devolvida ao seu leito original após implante da EPA (figura 9.1F).
- **Tipo G:** tortuosidade do colo proximal além de 60°. Trata-se de casos desafiantes, em que o TE-AAA só é indicado se uma cirurgia direta for proibitiva, mas

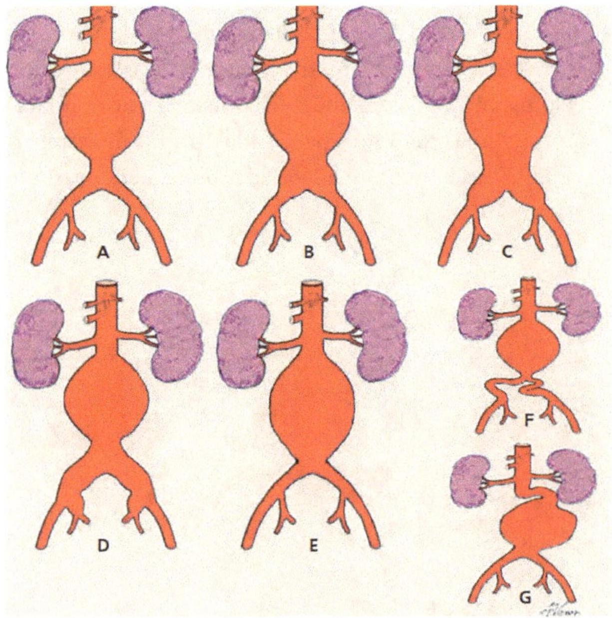

Figura 9.1 – Os sete tipos básicos de AAA (ver texto para detalhes).
Fonte: Alberto Vescovi.

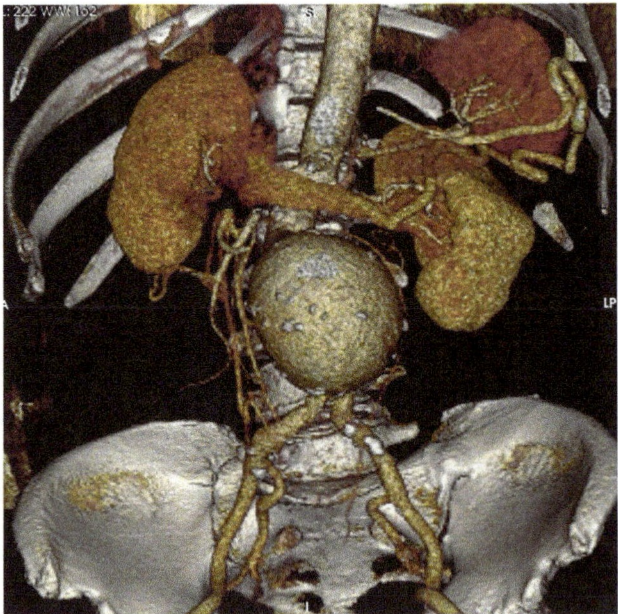

Figura 9.2 – ATC-md: reconstrução tridimensional de AAA.
Fonte: os autores.

ainda assim passíveis de correção. A endoprótese Aorfix®, de fixação infrarrenal, permite o tratamento de colos angulados até 90°. O uso de EPA flexível e de liberação controlada, com ancoramento suprarrenal ativo (Apolo®, Endurant®, por exemplo) , ou mesmo infrarrenal, como a Anconda, permite o tratamento de casos selecionados. Devem-se ter disponíveis stents de tamanhos diversos, para implante dentro da EPA, a fim de corrigir acotovelamentos eventuais (figura 9.1G).

Além dessas configurações básicas, devemos lembrar que combinações de tipos diferentes podem ocorrer em um mesmo paciente.

Seleção de pacientes para o tratamento endoluminal por intermédio dos médotos de diagnóstico por imagem

Para o sucesso de qualquer procedimento endovascular é imprescindível que os pacientes sejam selecionados adequadamente, com base no diagnóstico por imagem que reflita com precisão a situação anatômica individual. No tratamento endovascular do AAA, essa avaliação é crítica. Os fundamentos da seleção foram publicados por vários autores e por nós previamente.[23-28]

A **ecografia vascular com Doppler**, exame de inestimável valor para o diagnóstico dos AAAs, tem pouco valor no planejamento do TE-AAA. Temos utilizado o eco-Doppler em cores sobretudo para avaliar as artérias ilíacas em relação ao seu calibre e à presença de lesões obstrutivas.

A ressonância e a angiorressonância magnéticas têm sido empregadas em substituição à tomografia.[29,30] Embora haja trabalhos que afirmem que as mensurações da ARM sejam acuradas, em nossa experiência, o método evidencia o fluxo, e não exatamente a parede vascular, e em geral fornece medidas inferiores à realidade anatômica. Seu uso exclusivo, portanto, ainda não é possível no momento. Se houver alergia grave ao iodo ou insuficiência renal não dialítica, seus achados podem servir de referência anatômica para estudo tomográfico sem contraste, permitindo o cálculo das dimensões da EPA.

O exame de imagem que permitiu o vertiginoso desenvolvimento do tratamento endovascular dos aneurismas foi a **tomografia computadorizada**. Desde a década de 1980, permite evidenciar as dimensões da aorta justarrenal, do aneurisma e das ilíacas.[25,26] A tomografia computadorizada helicoidal, com reconstrução tridimensional (3D), evidencia as estruturas vasculares, quantifica as calcificações e a localização dos trombos.[27-29] O método mais completo para o planejamento de uma EPA é a angiotomografia computadorizada obtida em tomógrafo com detectores múltiplos (multi-slice - ATC-md) (figura 9.2).[29]

Os estudos mais detalhados e completos hoje em dia são realizados em aparelhos a partir de 16 detectores, realizando cortes de menos de 1 mm! A maior desvantagem desse método, além de empregar radiação ionizante, é a necessidade de contraste iodado (CI). Vários sistemas de *software* têm sido empregados no planejamento do tratamento endovascular dos AAAs, com o Vítrea®, o TeraRecon® e, sobretudo, o OsiriX®. Os dois *softwares* mais populares e utilizados em larga escala são o OsiriX® Imaging Software, um programa aberto para uso pessoal por médicos, que possui também uma versão paga e provida de mais recursos,[31] e o sistema Aquarius INtuition® (TeraRecon, Inc.), um programa pago, sendo considerado por muitos o de escolha para o planejamento de endopróteses, pela facilidade de cálculo e precisão de resultados.

Artérias viscerais e renais, principais ou eventuais polares renais, anomalias venosas, perviedade da mesentérica inferior, assim como a avaliação de eventual doença obstrutiva associada, são avaliadas melhor pela ATC-md. Os dados brutos da TC axial devem ser analisados pelo cirurgião, pois ramos importamntes (polares renais, por exemplo) podem ser eliminados pelos técnicos que realizam as reconstruções tridimensionais e de projeção de intesidade máxima (MIP).

A angiografia, antes considerada indispensável pela maioria dos experts, hoje praticamente só é realizada no momento do implante da endoprótese e, ainda assim, muitas vezes, só em pequenos segmentos, no momento dos implantes.[18,28,29]

Os achados de anatomia normal e patológica, obtidos pelos exames de imagem, devem ser minuciosamente avaliados. Analisaremos a seguir os dados e as medidas importantes.

SEGMENTO PROXIMAL – COLO DO ANEURISMA

Conforme já afirmamos, o selamento deve ser obtido em segmento aórtico sadio. Nesse momento, vamos abordar o planejamento do TE-AAA infrarrenal. A existência de um colo proximal adequado ao implante é imprescindível para a realização do implante endovascular. Cinco são as características básicas do colo infrarrenal.

- **Forma:** o colo deve ter forma cilíndrica ou cônica invertida, com o diâmetro menor na parte inferior. Colos cônicos com diâmetro distal maior (dilatação de mais de 3 mm para cada 10 mm de comprimento) não ancoram adequadamente a endoprótese (figura 9.3).

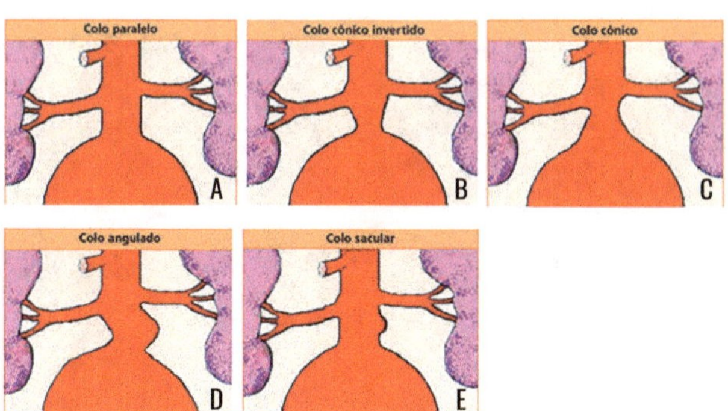

Figura 9.3 – Os cinco tipos básicos de colos de AAA infrarrenais. Os tipos A e B são os ideais para o TE-AAA. Os demais impõem desafios, detalhados no texto. *Fonte*: Alberto Vescovi.

- **Comprimento:** deve ser de no mínimo 15 mm para a maioria dos dispositivos, sendo 20 mm ou mais o ideal. No momento, já há endopróteses que necessitam somente de 10 mm (fixação ativa proximal) e outras para uso mesmo sem colo infrarrenal, com implante proximal ao nível das renais (EPAs fenestradas), ou ainda mais proximais (EPAs ramificadas). A técnica de endopróteses paralelas tem muitos adeptos, sobretudo em situações de emergência, em que não se dispõe de tempo para aguardar a confecção customizada de uma EPA.
- **Diâmetro:** perde cada vez mais a importância, uma vez que já são confeccionadas endopróteses com diâmetros de colo de mais de 30 mm. De forma geral, aortas com mais de 32 mm de diâmetro ao nível infrarrenal são alvo de degeneração aneurismática e não fornecerão ancoramento e selamento duradouro, devendo ser evitado implante ancorado nessas condições (figura 9.4).
- **Angulação:** em relação ao eixo maior da aorta, não deve exceder 60° para a maioria dos sistemas, por impedir o perfeito posicionamento do aplicador para o implante. Além disso, ocorreria acotovelamento da prótese. Certos sistemas aceitam até 75° e, acima disso, somente a Aorfix®, com até 90° (figura 9.5).

- **Trombos intraluminares:** a presença de trombo em mais de 25% da circunferência do colo impede um selamento hermético duradouro, podendo haver transmissão de pressão para o saco aneurismático (endotensão). O colo deve estar livre de trombos, que igualmente impedem uma adequada impactação da endoprótese nesse nível.

No estudo com ATC-md pode ser demonstrada a presença de artérias renais acessórias (polares). Somente devem ser considerados para o TE-AAA com oclusão de polares pacientes em que essas artérias sejam de pequeno calibre, irrigando áreas muito limitadas dos rins. Artérias polares calibrosas, evidenciadas à reconstrução tridimensional da ATC e/ou na angiografia, cuja perviedade deve ser mantida, constituem critério de contraindicação ao TE-AAA, sobretudo se há função renal limítrofe. O uso de uma endoprótese fenestrada pode ser avaliado. Uma exceção seria a existência de colo adequado distal às polares, o que é raro. Da mesma maneira, a evidência de uma artéria mesentérica inferior pérvia e calibrosa indica a minuciosa avaliação da mesentérica superior, eventualmente por intermédio de estudo angiográfico, para prever as consequências da sua obstrução sobre a circulação colônica. Sua exclusão tem sido efetuada sem maiores complicações, a não ser que participe da irrigação do território da mesentérica superior, por meio de uma arcada de Riolan.[32] Nesse caso, o TE-AAA está contraindicado.

SACO ANEURISMÁTICO E COMPRIMENTO DO AAA E ILÍACAS

O comprimento do aneurisma é determinado atualmente pela obtenção das medidas por intermédio da reconstrução anatômica da árvore arterial em três dimensões, pela ATC-md (figuras 9.4 e 9.5). Embora indispensável no planejamento do TE de aneurismas que envolvam os segmentos suprarrenais da aorta, o estudo da linha central de fluxo (center line), facultado pelos *softwares* atuais, muitas vezes é útil em anatomias infrarrenais tortuosas, tanto na aorta quanto nas ilíacas.

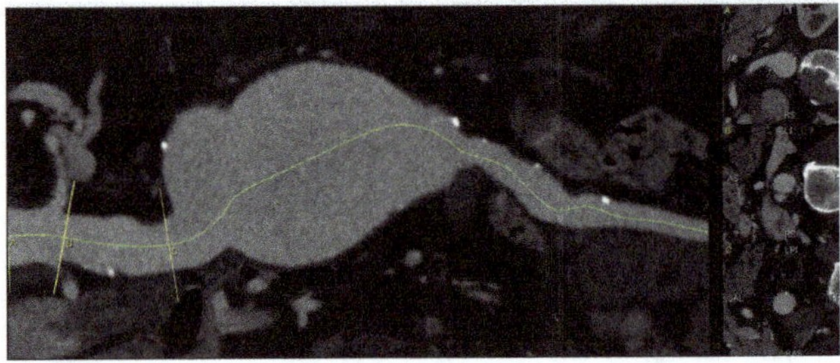

Figura 9.4 – Imagem em plano sagital obtida por angiotomografia computadorizada reconstruída com linha central de fluxo (verde). Linhas amarelas demonstram início e fim do colo do aneurisma. Imagens menores em plano axial com correção da angulação. Realiza-se a medida no local em que a EPA vai se acomodar, em geral no centro do lúmen do colo. (B) Colo proximal justarrenal; (C) colo proximal pré-aneurismático.

Fonte: os autores.

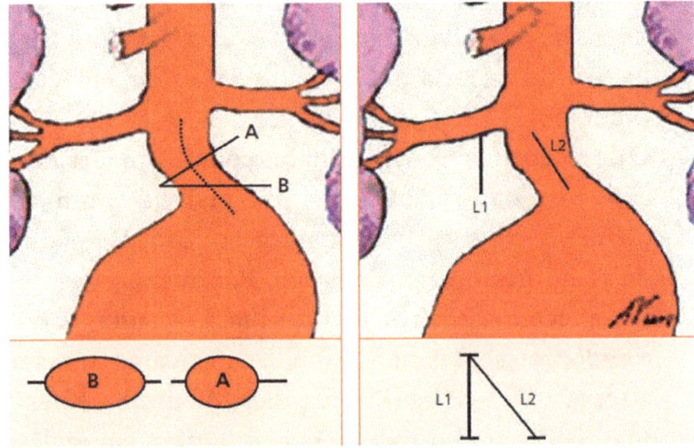

Figura 9.5 – Medidas da (A) angulação e do (B) comprimento de colos angulados de AAA. Essas aferições devem ser realizadas de preferência em reconstruções MIP (ver texto para detalhes).

Fonte: Alberto Vescovi.

SEGMENTO DISTAL – COLO AÓRTICO DISTAL E ARTÉRIAS ILÍACAS

O ancoramento distal também é crítico. Nesse nível, os seguintes critérios já detalhados anteriormente devem ser avaliados.

- **Colo aórtico distal:** o diâmetro deve ser adequado para acomodar ambos os ramos de uma EPA bifurcada. O implante de dois ramos em um colo distal estreito geralmente leva à trombose de um deles, sendo recomendável o emprego de EPA monoilíaca. A presença de calcificações circunferenciais, frequente nessa posição, impede uma adaptação de volume superior. A liberação sequencial de cada ramo da EPA aórtica, seguida de catererismo do ramo curto contralateral, permite seu emprego em aortas de bifurcação estreita. Stents autoexpansíveis adequados, a serem implantados dentro dos ramos ilíacos, devem ser provisionados para uso eventual, visando aumentar a força radial ao nível do estreitamento.

- **Tortuosidade:** a tortuosidade da ilíaca externa é de menor importância. Pode ser acessada em toda sua extensão por via inguinal e retificada, permitindo a passagem do sistema, pela manobra de pull-down, proposta por Parodi.[33] As possibilidades de abordagem e retificação da ilíaca comum já foram descritas anteriormente (figura 9.1F).
- **Angulação:** ângulos superiores a 90° entre a aorta e a ilíaca comum, ao nível desta ou ao nível de sua bifurcação, dificultam a introdução e o selamento hermético da maioria dos sistemas atuais de TE-AAA (figura 9.1F).
- **Dilatação:** a presença de ilíacas comuns aneurismáticas em toda a sua extensão, com mais de 21 mm de diâmetro, constitui contraindicação para o implante do ramo nesse vaso. Em 2000, Puech-Leão descreveu a técnica de cerclagem das ilíacas comuns sobre a endoprótese, selando assim, hermeticamente, essa artéria.[34] Vários fabricantes disponibilizam extensões ilíacas em boca de sino, bell-bottom em inglês, permitindo o tratamento de ilíacas até esse tamanho, ou até mais calibrosas (em nossa opinião, ilíacas de mais de 21 mm de diâmetro degeneram-se com o passar do tempo, em muitos casos). Há endopróteses ramificadas para uso nas ilíacas, e a técnica sanduíde é mais uma opção nesse cenário.[19,35] Outra alternativa é excluir por embolização a ilíaca interna desse lado, ancorando-se o ramo na ilíaca externa (AAA Tipo C, citada anteriormente).[36] Caso ambas sejam aneurismáticas, aplica-se a tática descrita para o AAA Tipo D.
- **Calcificação:** a presença de intensa calcificação nas ilíacas dificulta a introdução dos sistemas, sobretudo quando associada à tortuosidade, podendo torná-la impossível. O teor de cálcio deve ser avaliado comparando as imagens sem contraste às contrastadas da TCH. A ascensão de um dilatador de calibre idêntico ao do sistema da EPA pelas ilíacas calcificadas evita a contaminação desnecessária da dispendiosa endoprótese.
- **Calibre:** as ilíacas devem ter calibre adequado para a introdução dos sistemas de TE-AAA. Assim, o calibre das ilíacas comuns e, sobretudo, o das externas deve ser adequado à introdução do sistema escolhido. Sua avaliação faz parte do estudo tomográfico pré-planejamento. Existem atualmente sistemas de endopróteses de baixo perfil, como a Incraft® e a Ovation®, ambas com perfis de 14F, que se adaptam com vantagem nessas situações.

As medidas mais importantes para o planejamento do TE-AAA estão detalhadas na figura 9.6.

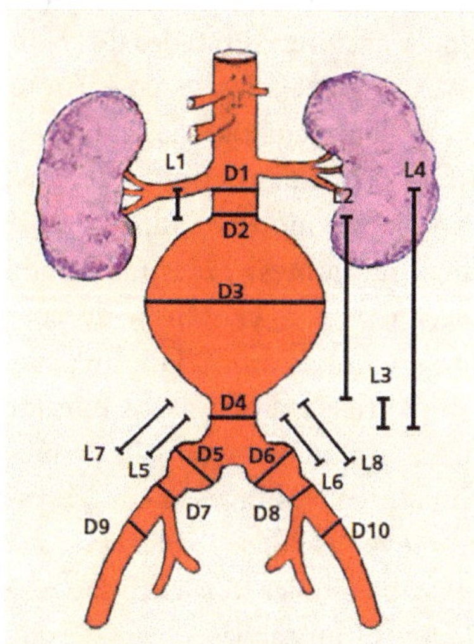

Figura 9.6 – As medidas do AAA para o planejamento do TE-AAA: L1 – comprimento do colo do aneurisma, desde o ponto mais distal do óstio renal até o início da dilatação aneurismática; L2 – comprimento do início do AAA até o início do colo distal (se existente); L3 – comprimento do colo distal, se existente; L4 – distância da artéria renal de implantação mais distal até a bifurcação aórtica; D1 – diâmetro do colo do aneurisma, imediatamente distal à renal mais distal; D2 – diâmetro do colo do aneurisma, imediatamente proximal ao aneurisma; D3 – maior diâmetro do aneurisma aórtico; D4 – menor diâmetro da bifurcação aórtica; L5 e L6 – comprimento de segmentos dilatados das artérias ilíacas comuns; L7 e L8 – comprimento total das ilíacas comuns; D5 e D6 – maior diâmetro das ilíacas comuns; D7 e D8 – menor diâmetro das ilíacas comuns; D9 e D10 – diâmetro das artérias ilíacas externas.

Fonte: Alberto Vescovi.

Cálculo das dimensões das endopróteses para o TE-AAA – planejamento técnico do implante

Cada endoprótese possui características específicas, que variam conforme seu desenho e sua estrutura, e devem ser consideradas ao planejar a intervenção. De forma ideal, o planejamento e o emprego de determinado dispositivo devem respeitar os fundamentos básicos do TE-AAA, a saber:

- promover selamento hermético entre a endoprótese e os seguimentos arteriais proximal e distal ao(s) aneurismas(s);
- o tecido da EP não deve ocluir nem as artérias renais nem as ilíacas internas, que devem permanecer pérvias.

As principais características e os fatores mais importantes a serem considerados no cálculo das EPAs serão assinalados a seguir. Primeiro, os diâmetros das artérias femorais comuns e ilíacas devem ser avaliados, pois devem ser compatíveis com o sistema introdutor das endopróteses. Além disso, tortuosidades e angulações das ilíacas também devem ser consideradas. Embora ângulos de até 90° nas ilíacas externas sejam passíveis de serem ultrapassados, angulações maiores que 60° nas ilíacas comuns são um entrave à progressão da maioria dos dispositivos atuais, sobretudo na presença de cálcio parietal circunferencial. O próximo fator a ser considerado é o colo proximal do aneurisma, que deve apresentar formato e dimensões adequados. O colo ideal deve possuir pelo menos 15 mm de paredes paralelas longitudinalmente, sem trombo ou cálcio na parede, e entre 20 mm-32 mm de diâmetro. Além disso, pode ser cônico invertido (isto é, de menor circunferência distalmente). Para as endopróteses com fixação infrarrenal ou transrenal passiva, como Alfa®, Anaconda®, Aorfix®, Braile®, E-Vita®, Excluder®, Hercules® e Incaft®, Power Link® e Treovance®, as recomendações dos fabricantes consideram como adequado um colo proximal de pelo menos 15 mm. As EPAs com fixação ativa proximal (Apolo®, Endurant®, Ovation® e Zenith®) podem ser utilizadas com sucesso em colos de mais de 10 mm. A angulação do colo não deve ser superior a 60°, o que acarreta acotovelamento do corpo da EPA. Pelo seu desenho sem Z-stents e sim com anéis a Anaconda® e a Aorfix® permitem angulações maiores. O sobredimensionamento da endoprótese deve ser de cerca de 20% do diâmetro do colo do aneurisma, para exercer adequada força radial de fixação. A presença de estenoses na luz do saco aneurismático sugere a necessidade de cateterização braquiofemoral para permitir dilatar o orifício do ramo curto e implantar o ramo contralateral.

Inicialmente, o comprimento do aneurisma deve ser medido desde a artéria renal mais distal até a bifurcação aórtica, e desta até as origens das ilíacas internas. Tortuosidades devem ser levadas em consideração na determinação do comprimento da EPA. Essas medidas são mais bem avaliadas na ATC-md, em diferentes ângulos de estudo, utilizando a linha central de fluxo (center line) (figura 9.4). O cálculo do comprimento do aneurisma é de extrema importância, pois o fundamento de manter a perviedade das artérias renais e de pelo menos uma das ilíacas internas é primordial! A maioria das endopróteses bi ou trimodulares tem corpos com pelo menos 80 mm de comprimento, o que faz com que só possam ser aplicadas em aneurismas cujo segmento infrarrenal tenha pelo menos esse comprimento (caso contrário, o ramo ilíaco curto não abrirá dentro do aneurisma, mas será aprisionado na ilíaca ipsilateral!). O implante de endoprótese tubular é muito raro nos dias de hoje, mesmo em pacientes com adequados colo proximal e distal antes da bifurcação aórtica. Há casos descritos de migração proximal da EPA tubular para dentro do saco aneurismático, com a subsequente formação de um endoleak Ib, que pode rapidamente evoluir para ruptura.

Atualmente, empregamos EPAs retas aortoaórticas apenas em casos de aortas de pequeno calibre (12 mm-14mm), em que somente um ramo da endoprótese pode ser acomodado na aorta. Em geral, é o caso de mulheres idosas, de pequena compleição física. Os critérios de mensuração do colo aórtico distal são os mesmos do proximal. Há raros casos de úlcera penetrante aórtica abdominal em que as endopróteses tubulares se adaptam bem.

Mesmo que os estudos de ATC-md nos dias atuais já venham com as mensurações – na maioria das vezes correta – da anatomia aórtica, a **precisão indispensável** dessas medições nos faz mensurar novamente as dimensões da aorta ao planejar o procedimento. **Recomendamos fortemente essa conduta.** O conjunto dessas medidas, lançadas em folha própria, permite a escolha de uma EPA adequada a cada paciente selecionado (figura 9.7).

Três métodos de diagnóstico por imagem – a angiografia, a tomografia computadorizada e a ressonância magnética – podem ser utilizados para o planejamento do TE-AAA. **A angiotomografia computadorizada com múltiplos detectores (ATC-md), com reconstruções tridimensionais e projeções de intensidade máxima (MIP), é o exame de maior valor para o planejamento da endoprótese.** A ATC-md permite medidas precisas da anatomia aórtica, e cortes de ao menos 3 mm são necessários para um adequado planejamento (de maneira ideal, menos de 1 mm!). O estudo

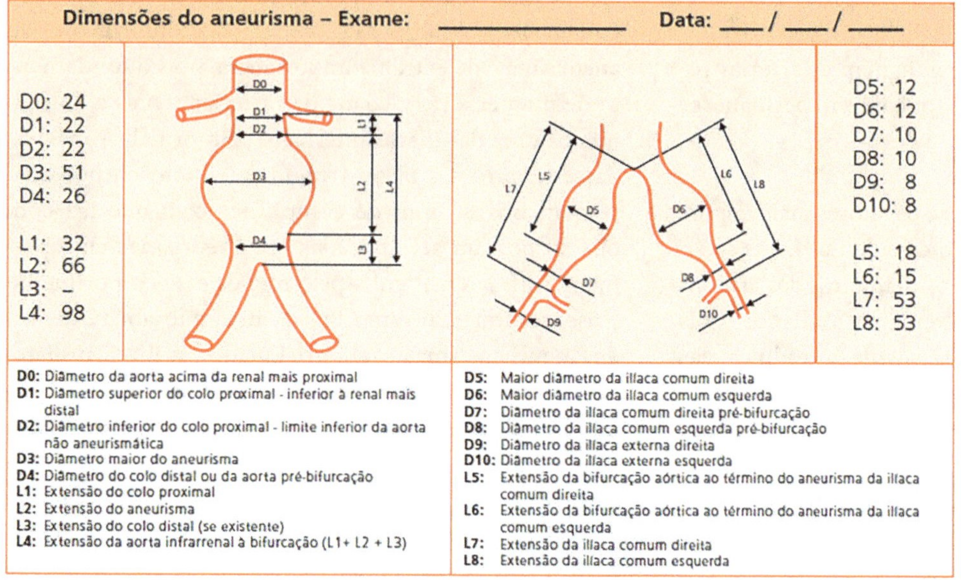

Figura 9.7 – Planilha com os pontos de medida do AAA para planejamento do TE.

Fonte: Alberto Vescovi.

deve estender-se da aorta torácica distal até as artérias femorais. A tomografia computadorizada sem contraste é útil na avaliação de calcificações e eventualmente como coadjuvante da angiorressonância magnética nos pacientes sem condições de utilização de contraste iodado.

Nas medidas do colo proximal, a TC contrastada é indispensável para as medições precisas do diâmetro e para a avalição de trombos e irregularidades parietais. Deve-se medir o diâmetro externo da parede e assinalar qualquer irregularidade, como placas e trombos; se o colo for angulado, deve-se medir o diâmetro menor da elipse; nos colos cilíndricos, é mais seguro utilizar o **maior diâmetro**.

Além disso, a TC contrastada é o principal exame utilizado nos novos *softwares* de visualização de imagens médicas. Essas verdadeiras *workstations* portáteis permitiram um avanço sem precedentes no detalhamento e na manipulação de imagens médicas, elevando o planejamento de casos complexos a um novo patamar. Ao se utilizar esses programas, por intermédio de recursos como criação da linha central de fluxo, projeção de máxima intensidade (MIP) e reconstruções tridimensionais, as mensurações de comprimentos e diâmetros tornam-se extremamente precisas, possibilitando, além de maior precisão no planejamento dos procedimentos, diversos avanços de *design* das EPAs e novas técnicas para casos complexos.

Regra básica: não tratar pacientes em que os trombos tenham mais que 2 mm de espessura ou representem mais que 25% da circunferência, **especialmente se o colo for curto!!!** Em resumo: é melhor sobre-estimar o diâmetro do colo que o subestimar!

Indicações, contraindicações e limitações do TE-AAA: critérios de inclusão e de exclusão

Conforme afirmamos anteriormente, os critérios de inclusão e exclusão para o tratamento endoluminal dos AAAs têm evoluído de maneira significativa. A seleção dos pacientes depende de critérios anatômicos e fisiológicos. Os critérios anatômicos relacionam-se à possibilidade de realizar a exclusão endovascular do aneurisma, e os fisiológicos dependem do estado cardiorrespiratório e renal do paciente, usualmente definido como risco cirúrgico, bem como da expectativa de vida.[30] O TE-AAA foi desenvolvido para pacientes de alto risco, em que uma cirurgia convencional era proibitiva.[5] Com o avanço da técnica, passou-se a indicar o tratamento endoluminal para aqueles que claramente poderiam suportar uma conversão para a cirurgia aberta, convencional, e que apresentavam adequada anatomia para o implante. Como pré-requisito fundamental, permanece a presença de uma anatomia favorável ao método.

PLANEJAMENTO

Artérias femorais de pequeno calibre – soluções

- Opção por sistema de menor perfil.
- Avaliar sempre as duas femorais. Elas podem ter calibres/lumens diferentes!
- Acesso à artéria ilíaca externa ou à ilíaca comum, com conduto de dacron.

Artérias ilíacas externas estenóticas – soluções

- Avaliar sempre as duas ilíacas. Elas podem ter calibres/lumens diferentes!
- Opção por sistema de menor perfil.
- Teste com dilatadores do mesmo calibre externo da bainha introdutora, antes de contaminar a EPA.
- Angioplastia sem stent; dilatações progressivas.
- *Se for necessário stent para tratar obstruções, implante só após o TE-AAA* (a presença de um stent imita uma calcificação circunferencial - dificulta ou impede a progressão dos sistemas, favorecendo dissecções e deformações do stent).
- Endarterectomia retrógrada sobre guia.
- Acesso retroperitoneal à ilíaca comum (aumenta a complexidade, o tempo operatório, a morbidade e o tempo de internação, mas resolve o acesso).
- Estabelecer um endoconduto, com implante de uma endoprótese Viabahn de calibre adequado ao sistema da endoprótese, e dilatar a ilíaca externa com balão de angioplastia, fraturando as placas, conforme propõe Matsumara.[35-37]
- Dissecções das ilíacas só devem ser tratadas após implante da EPA.

Artérias ilíacas com stents já implantados – soluções

- Teste com dilatadores antes de contaminar a EPA. Dilatar o stent até o maior diâmetro permitido pela ilíaca em questão.
- Evitar essa rota para o tronco principal.
- Avaliar a EPA cônica unilíaca e implantar o oclusor no lado do stent.
- Avaliar a técnica REHAP.

Artérias ilíacas tortuosas – soluções

- Introdução por bainha.
- Endoprótese flexível.
- Guias extrarrígidos.
- Avaliar o uso de guia adicional (buddy wire) ou guia femorobraquial.
- Fio-guia extrarrígido e/ou pull-down.[33]
- Bifurcação aortoilíaca com ângulo superior a 60° - avaliar o implante da EPA com "pernas cruzadas" (calcular uma perda de cerca de 20 mm no comprimento da EPA).
- Avaliar a EPA cônica monolíaca e implantar o tronco pelo lado menos tortuoso.

Colo proximal com trombo circunferencial – soluções

- Avaliar a EPA fenestrada.
- Avaliar a técnica snorkel (chaminé).

Colo proximal crítico (cônico, curto, angulado) – soluções

- Cateter-guia previamente posicionado na renal mais distal, pela femoral contralateral (duplamente cateterizada) ou pela braquial, permite implantar um stent em snorkel em caso de posicionamento inadequado da EPA.
- Avaliar o uso de EPA reposicionável (Excluder® C3 ou Anaconda® Reposicionável, por exemplo).
- Fixação suprarrenal ativa, com ganchos ou farpas.
- Dimensionamento adequado (até 25% de supradimensionamento).
- Liberação de endoprótese com fluxo aórtico zero, por oclusão aórtica proximal com balão.
- Respeitar os limites do material em uso, sobretudo referente à angulação.

Colo proximal angulado (> 60°) – soluções

- Avaliar a endoprótese Aorfix®.
- Avaliar a fixação proximal.
- Endoprótese flexível, com liberação controlada.
- Liberação e impactação do corpo principal com bloqueio do fluxo aórtico.
- Liberação parcial do corpo, cateterismo do ramo curto; impactação do corpo pelo ramo contralateral antes de liberar totalmente o corpo da EPA.
- Endoprótese cônica curta + extensão.

Colo proximal longo – soluções

- Liberação parcial do corpo e cateterismo do ramo curto, seguido de dilatação simultânea de ambos os ramos, respeitando a dimensão aórtica.
- EPA cônica aortomonoilíaca.

Ausência de colo proximal (tradicionalmente, a ausência de colo proximal adequado do aneurisma de aorta abdominal constitui contraindicação ao tratamento endovascular) – soluções

- Endoprótese fenestrada.[38-40]
- Técnica snorkel e variantes.

AAA envolvendo as artérias renais e viscerais – soluções

- Endoprótese ramificada.[40]
- Técnica snorkel e variantes.

Colo aórtico distal de pequeno calibre – soluções

- Endoprótese cônica, aortoaórtica ou aortomonoilíaca + oclusor.
- Se o colo distal acomodar uma EPA bifurcada e houver pouca calcificação, liberar parcialmente a endoprótese até abrir o ramo contralateral, cateterizar esse ramo e liberá-la totalmente. Após o implante do ramo contralateral, usar kissing balloons (respeitando o limite de dilatação da aorta) e, se necessário, implantar stents autoexpansíveis bilateralmente.

Aneurisma das artérias ilíacas comuns com envolvimento de sua bifurcação – soluções

- Endoprótese ramificada para a ilíaca interna.[19]
- Técnica sanduíche.[20]
- Técnica REHAP.[18]
- Transposição cirúrgica e reimplante de a. ilíaca interna.[33]
- Ponte a. ilíaca externa → a. ilíaca interna.
- Ramo com boca de sino (em ilíacas até 21 mm de diâmetro).
- Cerclagem da a. ilíaca comum.[34]
- Embolização de uma das hipogástricas.[36]
- Embolização de ambas as artérias ilíacas internas e extensão para as artérias ilíacas externas (última opção! Só empregamos se ambas as hipogástricas apresentarem aneurismas).[34]

Embolização programada de ilíaca interna – solução

- Molas devem ser colocadas somente no segmento proximal da ilíaca interna.[34]

Artérias ilíacas comuns estenóticas – solução

- Angioplastia sem implante de stent.

Artérias ilíacas externas e/ou comuns calcificadas – soluções

- Opção por sistema de menor perfil.
- Uso de dilatadores para testar as artérias antes de heparinizar. Evitar contaminar a EPA, caso haja risco desta não progredir pelas ilíacas.
- Angioplastia sem implante de stent.
- Guias extrarrígidos.
- Avaliar guia auxiliar.
- Avaliar guia braquiofemoral.
- Avaliar EPA cônica monoilíaca pelo ramo mais retilíneo.
- Estabelecer um endoconduto, com implante de uma endoprótese Viabahn de calibre adequado ao sistema da endoprótese, e dilatar a ilíaca externa com balão de angioplastia, fraturando as placas, conforme propõe Matsumara.[37]
- Implantar a EPA por meio de ramo de prótese de dacron anastomosado à ilíaca comum proximal, após "craqueamento" intencional das calcificações. Esse ramo será anastomosado à femoral comum ipsilateral; a ilíaca interna recebe fluxo retrógrado (Greenberg R, comunicação pessoal, 2006).

Obs.: há pacientes em que a calcificação "petrifica" as artérias, de tal forma que a progressão de uma EPA é impossível. É mais prudente reprogramar uma cirurgia direta, ou mesmo não tratar o aneurisma, se o risco for proibitivo.

Baseados em dados da literatura e em nossa experiência com mais de 1.000 TE-AAA, ressaltamos cinco recomendações fundamentais que devem sempre ser lembradas.

- **Recomendação I:** realize você mesmo suas medidas e seu projeto!
- **Recomendação II:** gaste seu tempo planejando para ganhar tempo operando!
- **Recomendação III:** conheça profundamente o material empregado.
- **Recomendação IV:** no início da experiência, evite casos de anatomia complexa.
- **Recomendação V:** acompanhe seus pacientes por toda a vida.

Sempre devemos ter em mente o que nos ensinou um dos pioneiros do TE-AAA:

O que pode dar errado?

Tudo, se você não conhecer a doença ou não souber o que está fazendo! E, mesmo sabendo, antecipe o inesperado e esteja preparado para surpresas e apto a tratar complicações.

M. Dake, 2002 cp

Referências

1. Seldinger S. Catheter replacement of the needle in percutaneous arteriography: a new technique. Acta Radiol 1953;39:368-76.
2. Fogarty T, Cranley J Krause R et al. A method for extraction of arterial emboli and thrombi. Surg Ginec Obst 1963;116:241-4.
3. Volodos NL, Shekhanin VE, Karpovich IP et al. Self-fixing synthetic blood vessel endoprosthetic. Vestnik Khirurgii Im I-I Grekova 1986;137:123-25.
4. Palmaz J, Richter GM, Noeldge G et al. Intraluminal stents in atherosclerotic iliac artery stenosis. Radiology 1988;168:727-31.
5. Parodi JC, Palmaz J, Barone H. Transfemoral intraluminal graft implantation for abdominal aortic aneurysm. Ann Vasc Surg 1991;5:491-499.
6. Chuter TAM, Green RM, Ouriel K et al. Transfemoral endovascular aortic graft placement. J Vasc Surg 1992;18:185-97.
7. Veith FJ, Marin ML. Impact of endovascular technology on practice of vascular surgery. J Vasc Surg 1996;172:100-4.
8. Ristow AV, Silveira PG. Tratamento do aneurisma da aorta abdominal pela técnica endovascular. In: Bonamigo TP, Ristow AV. (Eds.). Aneurismas. Rio de Janeiro: DiLivros, 2000. p. 97-111.
9. Miahle C, Amicabile C, Bequemin JP. Endovascular treatment of infrarenal abdominal aneurysms by Stentor system: Preliminary results of 79 cases. J Vasc Surg 1997;26:199-209.
10. Zarins CK, Crabtree T, Arko FR, Heikkinen MA, Bloch DA, Ouriel K. Endovascular repair of patients surveillance of small AAA. Eur J Vasc Endov Surg 2005;29:496-503.
11. Welborn III MB, Yau SY, Metral JG et al. Endovascular repair of small AAA - A paradigm shift? Vasc Endov Surg 2005;39:381-391.
12. Ouriel K, Srivasta SD, Sarac TP et al. Disparate outcome after endovascular treatment of small vs large AAA. J Vasc Surg 2003;37:1206-1212.
13. Greenberg RK, Claire D, Srivasta S et al. Should patients with challenging anatomy be ofered EVAR? J Vasc Surg 2003;38:990-996.
14. Chuter TAM. Anatomy of infrarenal aortic aneurysm. In: Chuter TAM, Donayre C, White RA. (Eds.). Endoluminal vascular prosthesis. Boston: Little Brown & Co., 1995.
15. Marzelle J, Miahle C, Parodi, White GH. Endoprothèses et anèvrismes. Traitement endoluminal des anèvrismes aortiques. Encyclop Méd Chir-Chir Vasculaire. Paris: Elsevier, 1996.
16. Dorros G, Parodi JC, Schonholz C et al. Evaluation of endovascular abdominal aortic repair: anatomical classification, procedural success, clinical assessment and data collection. J Endovasc Surg 1997;4:203-25.
17. Moritz JD, Rotermund S, Keating DP, Oesterman JW. Infrarenal abdominal aortic aneurysms: implications of CT evaluation of size and configuration for placement of endovascular aortic grafts. Radiology 1996:198:463-6.
18. Massière B, Ristow AV, Vescovi A, Pedron P, Fonseca LMB. Management of aortoiliac aneurysms by retrograde endovascular hypogastric artery preservation. Vascular 2013; 22:116-20.
19. Greenberg RK, West K, Pfaff K, Foster J, Skender D, Haulon S et al. Beyond the aortic bifurcation: branched endovascular grafts for thoracoabdominal and aortoiliac aneurysms. J Vasc Surg 2006;43:879-86.
20. Lobato AC. Sandwich technique for aortoiliac aneurysms extending to the internal iliac artery or isolated common/internal iliac artery aneurysms: a new endovascular approach to preserve pelvic circulation. J Endovasc Ther 2011;18:106-111.
21. Veith FJ. History, potential influence and facility requirements of transluminally placed endovascular grafts. In: Parodi JC, Veith JF, Marin ML. (Ed.). Endovascular grafting techniques. Baltimore: Williams & Wilkins, 1999.
22. Lee JT, Greenberg JI, Dalman RL. Early experience with the snorkel technique for juxtarenal aneurysms. J Vasc Surg 2012;55:935-46.
23. White G, Yu W. Imaging techniques and measurements. Baxter Healthcare Corp. 1997.
24. Ristow AV, Bonamigo TP, Dutra CF. Seleção de pacientes para o tratamento endovascular do aneurisma da aorta abdominal. In: Bonamigo TP, Ristow AV. (Eds.). Aneurismas. Rio de Janeiro: DiLivros, 2000. p. 112-119.
25. Gomes MN, Davros WJ, Keman RK. Preoperative assesment of abdominal aortic aneurysms: the value of helical and three-dimensional computed tomography. J Vasc Surg 1994:20:367-76.
26. Whitaker SC. Anatomical considerations for endovascular AAA repair. In: Katzen B. (Ed.). XI Intl Symp Endov Ther. Miami, 1999.
27. Armon MP, Hopkinson BR. Intraoperative imaging in endovascular aortic aneursm surgery. In: Hopkinson B et al. (Ed.). Endovascular surgery for aortic aneurysms. London: WB Saunders, 1997.
28. Broeders IAMJ, Balm R, Blankenstejn JD et al. Preoperative sizing of grafts for transfemoral EVAR: a prospective comparative

study of spyral CT angiography, arterial angiography and conventional CT imaging. J Endovasc Surg 1997;4-252-261.

29. Ristow Av (Ed.): Diagnóstico vascular por imagem. Rio de Janeiro: Revinter, 2008, 82 p.

30. Prince MR, Narasimham DL, Stanley JC et al. Gadolinium enhanced magnetic resonance angiography of abdominal aortic aneurysms. J Vasc Surg 1995;21:656-69.

31. Melissano G, Civilini E, Bertoglio L. Planning & Sizing della Patologia Aortica com OsiriX. Milano: Vita Salute, 2010, 172 pg.

32. Silva NB, Becker AB, Silva OB. Avaliação do risco operatório em cirurgia de aorta. In: Bonamigo TP, Ristow AV. Aneurismas. Rio de Janeiro: DiLivros, 2000. p. 67-78.

33. Parodi JC, Ferreira LM. Aneurismas da aorta abdominal – tratamento endovascular. In: Brito CJ. (Ed.). Cirurgia vascular. Rio de Janeiro: Revinter, 2002. p. 493-502.

34. Puech-Leão P. Banding of the common iliac artery: an expedient in endoluminal correction of aortoiliac aneurysms. J Vasc Surg Dec 2000;32(6):1232-1238.

35. Massière BV, Ristow Av, Cury JM. Gress MHT, Vescovi A, Marques MA. Internal iliac artery branch stent graft for aortoiliac aneurysms using the Apolo branched device. An Vas Surg 2010;24:417. E15-18.

36. Cynamon J, Probhaker P, Twersky T. Techniques for hypogastric artery embolization. Techn Vasc Interv Radiol 2001;4:236-242.

37. Peterson BG, Matsumara JS. Internal endoconduit: an innovative technique to address unfavorable ilias artery anatomy encountered during thoracic endovascular aortic repair. J Vasc Surg 2008;47:441-5.

38. Browne TF, Hartley DE. Fenestrated covered suprarenal aortic stent. Eur J Vasc Endovasc Surg 1999;18:445-449.

39. Ristow AV, Vescovi A, Pedron C, Gress MH, Massière BV, Cury JM et al. O tratamento de aneurisma de aorta justa-renal com endoprótese fenestrada reposicionável. Rev Angiol Cir Vasc RJ 2005;2:78-80.

40. Chuter TAM. An endovascular system for thoracoabdominal aortic aneurysm repair. J Endovasc Ther 2001;8:23-33.

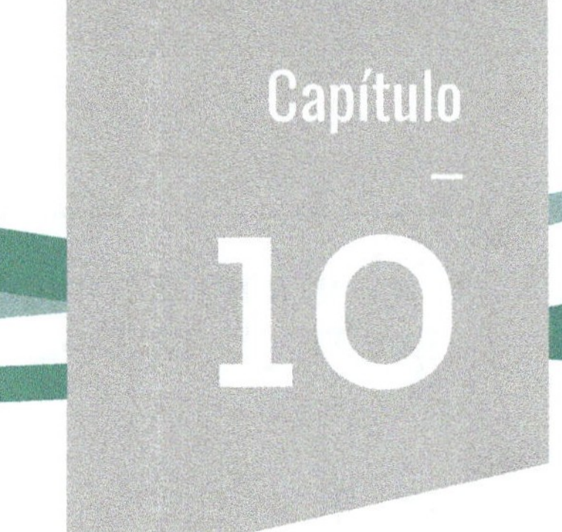

Treinamento técnico em cirurgia vascular

INEZ OHASHI TORRES
NELSON DE LUCCIA

Introdução

O surgimento da cirurgia endovascular revolucionou o cuidado do paciente com doenças vasculares; contudo, adquirir e manter competência no amplo espectro de procedimentos abertos e endovasculares tornou-se um desafio para cirurgiões em treinamento e para profissionais experientes,[1] pois a rapidez das inovações exige maior treinamento dos profissionais para se manterem atualizados.[2]

É de fundamental importância que o profissional busque aperfeiçoamento constante, pois existe uma relação entre a qualidade da educação do profissional de saúde e a saúde da população.[3,4] Nesse âmbito, as simulações podem ser uma ferramenta útil, pois possibilitam que o médico adquira habilidades complexas ou refine sua técnica operatória, em um ambiente controlado, sob orientação adequada, encurtando a curva de aprendizado e evitando a exposição do paciente a riscos desnecessários.[5] Apesar de não substituir a experiência com o paciente, os simuladores permitem uma experiência cirúrgica realista, com a possibilidade de avaliação objetiva de habilidades e performance.[6]

Existem vários cursos disponíveis no mercado que oferecem treinamento prático em simulador. É importante conhecer as características de cada tecnologia para escolher a opção que melhor atende à necessidade de cada profissional ou instituição.

Opções para o treinamento técnico em cirurgia vascular

MODELOS SINTÉTICOS

Os modelos sintéticos variam desde simuladores de baixa fidelidade a modelos pulsáteis sofisticados de alta fidelidade (figura 10.1).[7,8] Costumam ser portáteis e fáceis de utilizar. O custo desses modelos é em torno de R$ 20.000,00 a unidade. São equipamentos importados e estão comercialmente disponíveis em sites como www.elastrat.ch/models e www.sawbones.com.

Os modelos de baixa fidelidade são úteis para treinar habilidades específicas (como suturas, nós, dispositivos de fechamento vascular, punção guiada por ultrassom). Os modelos pulsáteis de alta fidelidade podem ser usados para treinar procedimentos complexos (liberação de uma endoprótese de aorta, endarterectomia e sutura de patch em carótida, etc.).

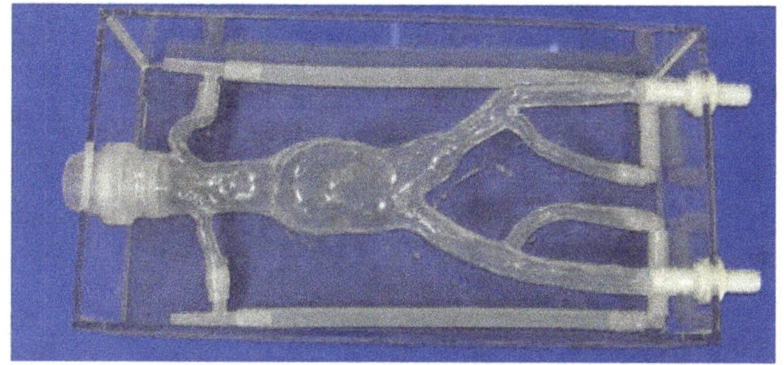

Figura 10.1 – Modelo sintético em silicone da Elastrat.
Fonte: divulgação.

MODELOS ANIMAIS

Modelos animais oferecem alto grau de realismo, com a possibilidade de indução artificial de estenoses e aneurismas.[9] Seu uso é limitado pelo custo, pela necessidade de instalações especiais, pelas limitações éticas e legais e pelas diferenças anatômicas entre animais e humanos. Apesar disso, os animais de médio e grande porte são uma opção de alta fidelidade para intervenções complexas.[7]

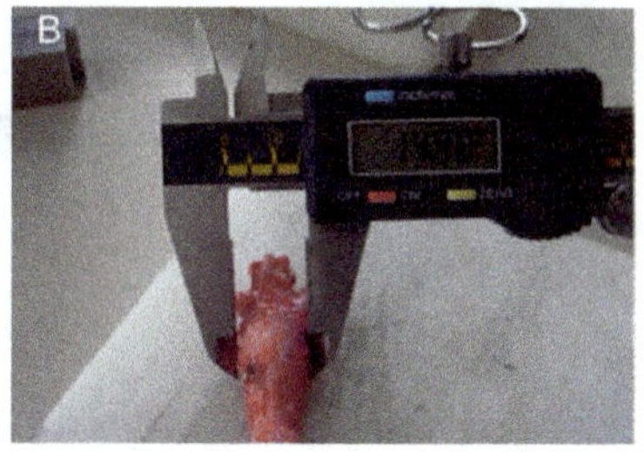

Figura 10.2 – Aneurisma induzido em modelo suíno.
Fonte: foto cedida pelo autor (Lederman et al., 2014).[9]

CADÁVERES

O uso de cadáver está cada vez mais restrito, porém é um modelo que oferece condições realistas para treinamento técnico e teste de materiais. É possível estabelecer fluxo pulsátil na árvore arterial para treinamento com fluxo anterógrado.[10]

As dificuldades para esse tipo de treinamento são o alto custo, a burocracia e os embargos legais. As vantagens são a possibilidade de realizar o procedimento completo, incluindo punção ou dissecção arterial e teste de dispositivos de fechamento, e o uso do espécime para outros experimentos envolvendo biomecânica ou dinâmica de fluidos.

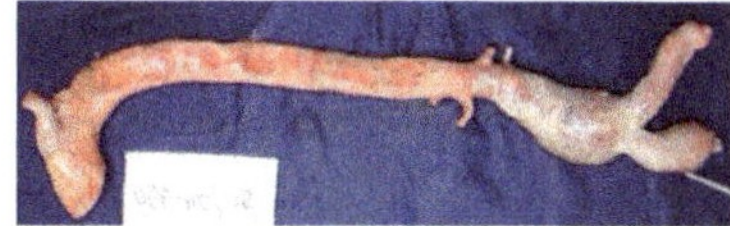

Figura 10.3 – Aorta obtida em necropsia.
Fonte: foto cedida pelo prof. Erasmo Simão da Silva. Projeto de pesquisa em andamento no HCFMUSP.

SIMULADORES DE REALIDADE VIRTUAL

Os simuladores de realidade virtual usam uma imagem tridimensional gerada em computador, que permite interação com os materiais de cirurgia endovascular por intermédio de uma plataforma de retorno tátil.[11]

Os desenvolvimentos recentes em computação permitem que as imagens de fluoroscopia das simulações tenham alto grau de fidelidade.[7] É possível fazer treinamento paciente-específico acrescentando ao simulador os dados da tomografia do paciente pela aquisição de um *software* próprio.[12]

Esses simuladores são de grande durabilidade, podem ser utilizados inúmeras vezes e conseguem analisar informações sobre a performance do cirurgião durante o treino, além de poderem ser uma ferramenta de avaliação curricular.[7]

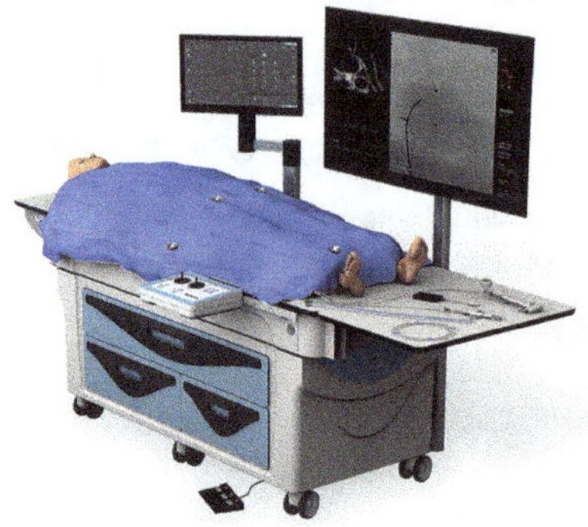

Figura 10.4 - Simulador virtual ANGIO Mentor™, da Simbionix.
Fonte: divulgação.

As desvantagens dos simuladores de realidade virtual são que os aparelhos são caros (aproximadamente R$ 800.000,00, além de custo adicional de R$ 60.000,00 em licença anual), o dispositivo está sujeito a falhas técnicas e necessita de calibração e manutenção regulares.

IMPRESSÃO 3D

A impressão tridimensional corresponde a uma tecnologia emergente capaz de produzir modelos físicos com base em representações tridimensionais produzidas em computador.[13,14]

Essa tecnologia permite a construção de simuladores em materiais flexíveis para o treinamento de cirurgiões, conforme demonstrado na figura 10.5.[15]

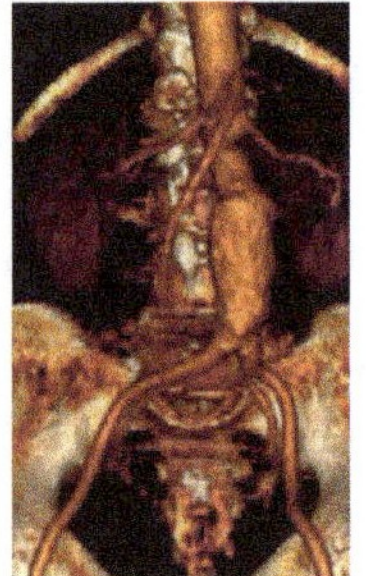

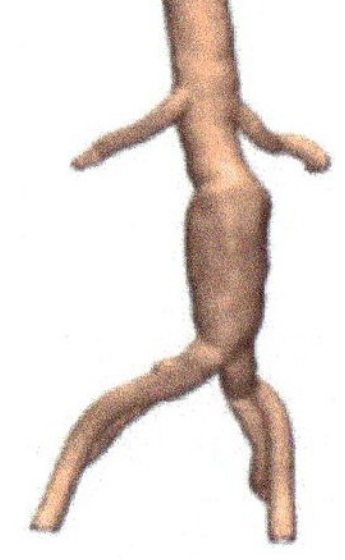

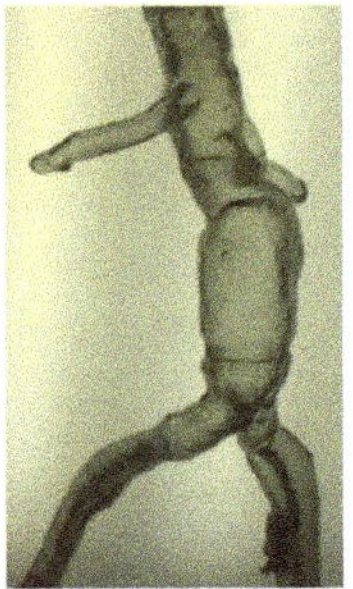

Figura 10.5 - Produção de simulador paciente-específico para treinamento na correção endovascular do aneurisma da aorta.
Fonte: projeto de doutorado de Inez Ohashi Torres desenvolvido no HCFMUSP; orientador: prof. Nelson De Luccia.

É possível incorporar características reais do paciente no simulador, permitindo ao cirurgião fazer um treinamento específico para determinado caso, podendo avaliar com maior precisão qualquer tipo de variação anatômica e planejar o procedimento com mais detalhes.[7] Além disso, a impressão 3D permite visualizar e compreender em três dimensões o comportamento dos guias, cateteres e endoprótese em diversas posições anatômicas, ajudando na interpretação das imagens em duas dimensões visualizadas durante as cirurgias endovasculares.

O custo das impressoras 3D tem caído, e vários serviços desse tipo de impressão estão disponíveis na internet, permitindo o uso da tecnologia a um custo aceitável, utilizando serviços de impressão 3D disponíveis em sites como www.shapeways.com e www.imaterialise.com.[16]

No Brasil, algumas empresas oferecem esse tipo de serviço, mas os custos ainda são muito elevados. O projeto de pesquisa em desenvolvimento no HCFMUSP visa produzir esses modelos a um custo compatível com o uso rotineiro nas instituições de ensino e pelos cirurgiões que queiram se aperfeiçoar.

Referências

1. Eidt JF, Mills J, Rhodes RS et al. Comparison of surgical operative experience of trainees and practicing vascular surgeons: A report from the Vascular Surgery Board of the American Board of Surgery. Journal of Vascular Surgery 2011;53(4):1130-1140.
2. Kim AH, Kendrick DE, Moorehead PA et al. Endovascular aneurysm repair simulation can lead to decreased fluoroscopy time and accurately delineate the proximal seal zone. Journal of Vascular Surgery 2016;64(1):251-258.
3. Frenk J, Chen L, Bhutta ZA et al. Health professionals for a new century: transforming education to strengthen health systems in an interdependent world. Lancet 2010;376(9756):1923-1958.
4. Burdick W, Amaral E, Campos H, Norcini J. A model for linkage between health professions education and health: FAIMER international faculty development initiatives. Medical Teacher 2011;33(8):632-637.
5. Dawson DL, Meyer J, Lee ES, Pevec WC. Training with simulation improves residents endovascular procedure skills. Journal of Vascular Surgery 2007;45(1):149-154.
6. Neequaye SK, Aggarwal R, Brightwell R, Van Herzeele I, Darzi A, Cheshire NJW. Identification of skills common to renal and iliac endovascular procedures performed on a virtual reality

simulator. European Journal of Vascular and Endovascular Surgery 2007;33(5):525-532.

7. Neequaye SK, Aggarwal R, Van Herzeele I, Darzi A, Cheshire NJ. Endovascular skills training and assessment. Journal of Vascular Surgery 2007;46(5):1055-1064.

8. Chong CK, How TV, Black RA, Shortland AP, Harris PL. Development of a simulator for endovascular repair of abdominal aortic aneurysms. Annals of Biomedical Engineering 1998;26(5):798-802.

9. Lederman A, Neto FTS, Ferreira R et al. Endovascular model of abdominal aortic aneurysm induction in swine. Vascular Medicine 2014;19(3):167-174.

10. Garrett HE. A human cadaveric circulation model. Journal of Vascular Surgery 2001;33(5):1128-1130.

11. Satava RM, Sherk HH. Virtual reality surgical simulator – The first steps. Clinical Orthopaedics and Related Research. 2006(442):2-4.

12. Desender LM, Van Herzeele I, Lachat ML et al. Patient-specific Rehearsal Before EVAR: Influence on Technical and Nontechnical Operative Performance. A Randomized Controlled Trial. Annals of Surgery 2016;264(5):703-709.

13. Starosolski ZA, Kan JH, Rosenfeld SD, Krishnamurthy R, Annapragada A. Application of 3-D printing (rapid prototyping) for creating physical models of pediatric orthopedic disorders. Pediatric Radiology 2014;44(2):216-221.

14. Petzold R, Zeilhofer HF, Kalender WA. Rapid prototyping technology in medicine – basics and applications. Computerized Medical Imaging and Graphics 1999;23(5):277-284.

15. Rengier F, Mehndiratta A, von Tengg-Kobligk H et al. 3D printing based on imaging data: review of medical applications. International Journal of Computer Assisted Radiology and Surgery 2010;5(4):335-341.

16. Itagaki MW. Using 3D printed models for planning and guidance during endovascular intervention: a technical advance. Diagnostic and Interventional Radiology 2015;21(4):338-341.

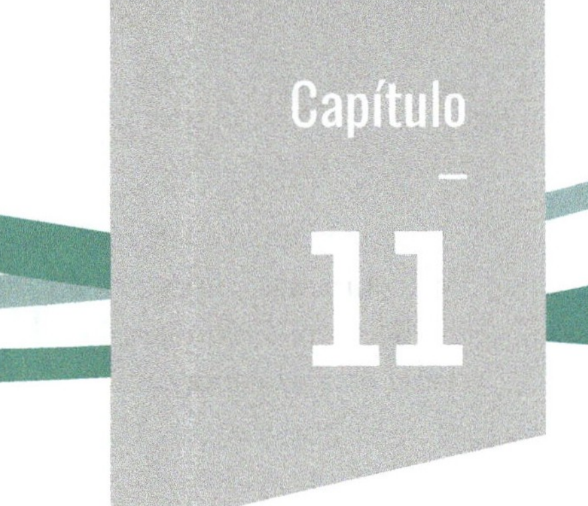

Aneurismas justa e pararrenais: estado atual do tratamento e tendências futuras

JOSÉ AUGUSTO TAVARES MONTEIRO

Introdução

A correção endovascular do aneurisma da aorta abdominal (AAA), o Endovascular Aneurysm Repair ou EVAR, vem se desenvolvendo continuamente desde sua introdução, em 1991, sendo que a maioria dos doentes com AAA é atualmente tratada por técnica endovascular,[1] a qual apresenta aceitação crescente como método de eleição para a correção de aneurismas,[2] uma vez que, de acordo com trabalhos randomizados prospectivos, apresenta, em curto prazo, menor mortalidade e mortalidade para a correção do AAA em relação à operação aberta (Open Aneurysm Repair ou OAR), igualando-se, porém, em longo prazo.[3,4]

Após sua concepção, o aprimoramento técnico, o desenvolvimento tecnológico dos materiais, a experiência das equipes cirúrgicas e as preferências dos pacientes estenderam as indicações desse tipo de reparo para doentes com aneurismas de anatomia mais desafiadora.[2] A despeito desses avanços, considera-se que 30%-40% dos pacientes com AAA não apresentam aneurismas com características anatômicas apropriadas para o EVAR, por meio de dispositivos convencionais disponíveis,[5,6] sendo as mais comuns das limitações para a aplicação do EVAR as características anatômicas do colo proximal, um dos elementos-chave para a evolução a longo termo.[2] O EVAR demanda uma zona de selamento proximal adequada entre a área de apoio da endoprótese utilizada e a artéria nativa. Apesar de as instruções de utilização dos dispositivos variarem em função do modelo do dispositivo endovascular usado, *guidelines* recentes estabelecem que os requisitos mínimos para a aplicação de endopróteses infrarrenais incluem colo de apoio proximal com extensão mínima de 10 mm, diâmetro do colo proximal de no máximo 32 mm e angulação do colo de até 60°-90°.[7]

Os primeiros relatos sobre o tratamento endovascular de aneurismas complexos da aorta (JAAA para aneurisma da aorta abdominal justarrenal/PRAAA para aneurisma da aorta abdominal pararrenal) foram publicados em 1999 por Faruqui[8] e Chuter 2001.[8] Embora em grande número, um dos aspectos que dificultam a comparação entre as séries é a falta de consenso sobre como classificar a extensão dos AAAs. Dependendo das definições, a proporção de JAAA varia de 2%-20%.[4] Alguns autores advogam que não há definição exata de JAAA, enquanto outros dizem que a definição dependeria de dados intraoperatórios.[4] De maneira geral, assim são considerados os aneurismas que se estendem até as artérias renais sem contudo envolvê-las; os suprarrenais envolveriam as artérias renais ou as artérias renais e viscerais; os toracoabdominais envolvem o segmento aórtico visceral. Desse modo, os termos justarrenal, pararrenal e suprarrenal sobrepõem-se, sendo aplicados para a descrição do reparo aberto dos AAAs, caracterizando sua extensão em função do local de colocação do clamp proximal em relação às artérias viscerais.[7] Buscando resolver essas situações, a Society for Vascular Surgery (SVS) propôs um sistema de classificação por intermédio do qual a aorta é dividida em zonas, de acordo com a área coberta pela endoprótese em relação às artérias viscerais.[7] O conceito de classificação de zonas de selamento na aorta não é novo. Ishimaru[7] classificou o arco aórtico em zonas em função do local de apoio de endopróteses torácicas em relação à emergência dos troncos supra-aórticos. Esse conceito foi ampliado por Criado,[7] incluindo a aorta visceral.

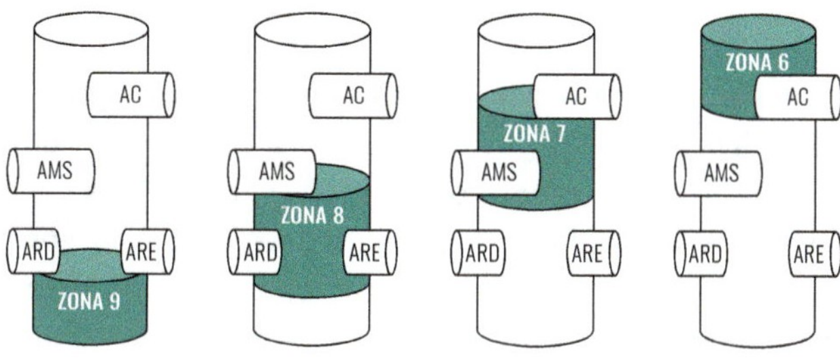

Figura 11.1 – Classificação endovascular proposta para o AAA baseada nas zonas de selamento proximal pela Society for Vascular Surgery.[9]
AC: artéria celíaca (tronco celíaco).
ARE: artéria renal esquerda.
ARD: artéria renal direita.
AMS: artéria mesentérica superior.
Fonte: Patel SD et al., 2015.

Nesse contexto, considera-se que cerca de 30% dos AAAs não sejam adequados para tratamento por intermédio dos dispositivos infrarrenais-padrão em função da anatomia complexa, incluindo colo infrarrenal curto ou comprometimento dos ramos viscerais.[1]

As endopróteses fenestradas são projetadas para manter a perfusão de ramos viscerais arteriais que emergem do aneurisma, em que o elemento crítico quando da liberação dessas é a oclusão do óstio do vaso-alvo. A cateterização seletiva desses óstios é capaz de reduzir os riscos de oclusão, porém pode levar à microembolização, resultando em eventos embólicos periféricos. Esses eventos, em associação ao contraste, contribuem seguramente para prejuízos pós-operatórios da função renal. Outro aspecto relevante reside no fato de o projeto e a confecção customizados dessas endopróteses fenestradas impossibilitarem sua utilização de forma aguda, uma vez que o tempo médio de manufatura é de seis semanas. Uma das alternativas descritas para essas situações são as modificações *off label* realizadas pelos próprios cirurgiões.[10] A técnica chaminé (CHEVAR) preencheria uma lacuna em situações nas quais essas tecnologias endovasculares mais avançadas não se encontram disponíveis.[5]

Se por um lado a operação aberta mostra-se uma opção eficaz e durável para a correção dos aneurismas JAAA, particularmente para doentes de baixo risco, em centros de excelência, a opção endovascular fenestrada (FEVAR),[5] ramificada (BEVAR),[5,2] híbrida (debranching),[5] ou configurações em snorkel ou chaminé (CHEVAR/SnEVAR),[2] emergem como eficazes e menos invasivas. Estas últimas permitem que a zona de selamento das endopróteses possa ser estendida a uma zona de apoio mais adequada e proximal, envolvendo vasos viscerais, permitindo, assim, abordagem de aneurismas justarrenais/transrenais;[7] no entanto, a cateterização dos ramos viscerais envolve maiores desafios e habilidades, associando-se a maiores mortalidade e morbidade em comparação com os procedimentos infrarrenais (EVAR).[11]

Assim sendo, a abordagem ótima para os AAAs suprarrenal ou justarrenal permanece controversa.[2]

Resultados/discussão

Tema de grande relevância, sua complexidade não se resume à escolha do procedimento cirúrgico adotado para a correção do AAA, mas também à análise da estruturação, aos resultados e às conclusões dos estudos publicados referentes ao assunto.

A princípio, quanto à estruturação dos estudos, estes, quase na totalidade, não são prospectivos, randomizados, dotados de um grupo-controle. Via de regra, trata-se de coortes retrospectivas, que refletem a experiência de determinado serviço ou grupo, na abordagem da afecção, por meio de certa técnica.[2,3,6,9,12] Os estudos prospectivos, identificados em menor número, seguem a mesma estruturação, ou seja, não têm grupo-controle.[1,6,13,8,14,15]

Os períodos em que transcorrem as análises vão de 1993[9] a 2015,[1] envolvendo, portanto, modificação significativa do conhecimento médico, dos conceitos de cuidados pré, intra e pós-operatórios aplicados aos doentes tratados e dos materiais e tecnologias utilizados.

Quanto ao número de doentes analisados em cada estudo, também há grande diversidade, com casuísticas variando de 28[2] a 1.256 pacientes.[16] Estudos com até uma centena ou menos de doentes analisados são a maioria.[2,3,6,13,14,16,12,17]

Adiciona-se a isso, como já citado, não haver necessariamente uma concordância na literatura quanto à definição dos aneurismas justarrenais, pararrenais e suprarrenais, em que as diferentes séries incluem em suas casuísticas aneurismas com características anatômicas diferentes. Alguns estudos analisaram exclusivamente aneurismas justarrenais primários;[6,12,16,17] outros, justarrenais primários, justa e pararrenais pós-correção aberta e justarrenais para correção de endoleaks tipo I;[2] outros, aneurismas justarrenais e infrarrenais de colo curto;[1,6] outros, ainda, aneurismas toracoabdominais e justarrenais;[8,9,14] outros comparam resultados de OAR para a correção de aneurismas justarrenais, suprarrenais, supra artéria mesentérica superior e supra tronco celíaco aos resultados do FEVAR para aneurismas justarrenais.[3]

Outro aspecto que não pode ser negligenciado são as características epidemiológicas das populações abordadas, que também se mostram diferentes entre si. A incidência de comorbidades importantes variou 6%-46% no caso de doença pulmonar obstrutiva crônica (DPOC),[2,17] 2%-79% no caso de doença arterial coronariana (DAC),[2,17] 5%-59% no caso de insuficiência cardíaca congestiva (ICC).[3] A categorização dos doentes de acordo com a American Society of Anestesiology (ASA) também evidenciou populações analisadas muito diferentes entre si, em que 100% dos doentes se classificavam como ASA III[2] em determinado estudo ao passo que, em outro, somente 47%, sendo os demais integrantes dessa população classificados como ASA I e II.[3]

Ainda não menos importante, quanto aos dispositivos endovasculares utilizados, os quais sabemos apresentarem características diversas de navegação, conformabilidade e fixação, estes não foram sempre os mesmos. Para o corpo do aneurisma propriamente dito, foram identificados dispositivos de modelo/marca Zenith/Cook, Endurant/Medtronic, Excluder/Gore, Anaconda/Vascutek, assim como para os ramos ou fenestras stents revestidos autoexpansíveis ou expansíveis a balão.[1,2,3,13,8,12,14,17]

Nas técnicas CHEVAR/FEVAR, a disponibilidade de diversas combinações, como endopróteses de aço ou nitinol, fixação suprarrenal ou infrarrenal, stents autoexpansíveis ou expansíveis a balão, amplia a possibilidade de meios para a realização destas.[14] Elementos que, entre outros, influenciam a escolha dos dispositivos envolvem a disponibilidade destes, a experiência pessoal, o diâmetro máximo da aorta, a tortuosidade dos vasos.[3] Por exemplo, dispositivos como a Zenith/Cook fenestrada não permitem o reposicionamento com a mesma liberdade da Anaconda/Vascutek; particularmente, a Zenith não é rotacionável como a Anaconda. A endoprótese Anaconda, por sua vez, é limitada a diâmetros de 34 mm.[3] Essa mistura de combinações, em contrapartida, associa-se a uma diferença significante de incidência de vazamentos coligados a goteiras ou dobraduras e obstruções, levando, por um lado, a relatos entusiasmados e, por outro, críticos e pessimistas.[11,9,14] Portanto, uma das principais limitações das experiências publicadas é a ausência do uso homogêneo e padronizado dos dispositivos endovasculares. A possibilidade de uso em múltiplas combinações facilita a utilização, porém leva a um número considerável de complicações secundárias e variabilidade dos resultados.

Apesar dos inúmeros avanços, quer de técnica, quer de materiais e insumos, a correção do JAAA é ainda um procedimento que pode se associar a inúmeras intercorrências de maior ou menor gravidade, algumas mais frequentes e significativas; nesse aspecto, os diferentes estudos parecem concordar no que diz respeito às mais significativas, porém diferindo frequentemente quanto à caracterização destas.

Definições inconsistentes de disfunção renal têm dificultado a comparação entre séries diferentes. Inicialmente, a creatinina sérica era utilizada como marcador de disfunção renal, porém é considerada um marcador impreciso, tendo em vista que uma série de outros fatores a influenciam, como aporte nutricional, idade, índice de massa corporal, medicações, sexo, raça, e ainda seus valores costumam se alterar somente quando pelo menos 50% da função renal é comprometida.[8] As definições de agravo renal pós-operatório vão desde elevações de níveis séricos de creatinina em 30%, em duas vezes, ou de ao menos 0,5 mg/dL,[6,9] ou superação de 2,0 mg/dL,[13,10] até queda da taxa de filtração glomerular em 25% ou 50%.[3,8,16,17] A interpretação de resultados torna-se ainda mais complexa quando verificamos a variabilidade de prevalência de disfunção renal no pré-operatório, de 0%-52%,[16] assim como a divergência de caracterização desta disfunção – creatinina sérica superior a 1,5 mg/dL,[6] ou creatinina sérica superior a 1,6 mg/dL,[9] ou taxa de filtração glomerular inferior a 60 ml/min.[8] A par dessas limitações, a incidência de disfunção renal pós-operatória observada para OAR varia de 6%-25%,[3,6,10,9,16,17] para CHEVAR é de 7%[2] e para FEVAR varia de 8,5%-30%.[1,3,13,8,10]

Em 2004, o Acute Dialysis Quality Initiative propôs um sistema de classificação multifatorial para lesões renais agudas (RIFLE), o qual permite uma uniformização de definição, identificando os diferentes estágios de doença renal, permitindo melhor interpretação e comparação de resultados. Nesse contexto, cerca de 0%-6%[3,6,10,9,16,17] dos doentes evoluem para diálise temporária no grupo OAR, 7% no grupo CHEVAR,[2,14] de 0%-5,9% no grupo FEVAR.[1,3,13,8,10,12] Destes, 0%-6% permanecem em diálise no grupo OAR,[3,6,10,9,16,17] de 0%-3,6% no grupo CHEVAR[2,14,17] e de 0%-2% no grupo FEVAR.[1,3,13,8,10,17]

A incidência de eventos cardiológicos observados, em geral caracterizados por arritmias cardíacas ou eventos isquêmicos, foi de 9%-14% no grupo OAR,[3,6,9] de 17,9% no grupo CHEVAR[2] e de 0%-6,7% no grupo FEVAR.[3,13]

As complicações pulmonares, por sua vez, foram identificadas em 11%-23% dos doentes no grupo OAR,[3,6,9] 12% no grupo CHEVAR[19] e 3,3%-6% no grupo FEVAR.[13,3,1] Outra situação relevante na operação do aneurisma da aorta são as complicações mesentéricas estimadas em 0%-2% no OAR,[3,6,9] 7% no grupo CHEVAR[20] e 3,3%-6% no grupo FEVAR.[3]

A mortalidade observada em 30 dias foi de 0%-6,4% no grupo OAR,[3,6,10,9,16,17] de 0,8%-7,9% no grupo CHEVAR[2,14,15,17] e de 1%-6,3% no grupo FEVAR.[1,3,8,10,12,15,17] A sobrevida estimada para 1 ano foi de 90,3%-94% para o grupo OAR,[3,6] de 82,8%-92,9% para o grupo CHEVAR[2,14] e 91,4%-100% no grupo FEVAR;[3,13,12] em 3 anos, observou-se sobrevida de 78,3%-88% para o grupo OAR,[6] de 71,8% para o grupo CHEVAR[15] e de 74%-84,4% para o grupo FEVAR;[1,13,12,15] em 5 anos, 64% para o grupo OAR,[6] 65% para o grupo CHEVAR[18] e 58,5% para o grupo FEVAR.[9]

No intraoperatório/pós-operatório imediato, os relatos de sucesso em relação ao selamento da câmara aneurismática são quantificados de 75%-100% para o grupo CHEVAR[2,14,17] e de 94%-100% para o grupo FEVAR;[3,17] em relação aos endoleaks em curto prazo, tipo I, são descritos de 0%-7,1% no grupo CHEVAR[2,14,17] e de 0%-11% no grupo FEVAR;[1,3,12,17] tipo II, de 0%-10,8% no grupo CHEVAR[2,14,17] e 0%-30% no grupo FEVAR;[1,3,13,12,17] tipo III, de 0%-3,6% no grupo CHEVAR[2,14,15,17] e de 0%-3,3% no grupo FEVAR.[1,3,13,17] Em longo prazo, via de regra 1 ano de pós-operatório, a prevalência observada para endoleak tipo I foi de 0%-1,6% para o grupo CHEVAR[2,14] e de 0% para o grupo FEVAR;[1,3,13,12] tipo II, 0% para o grupo CHEVAR[2,14] e de 6%-26% para o grupo FEVAR;[1,3,13] tipo III, de 0%-1,6% para o grupo CHEVAR[2,14] e 0% para o grupo FEVAR.[1,3,14,13]

São descritas migrações dos stents em 1,7% no grupo FEVAR.[1] A taxa de aneurismas que continuaram a apresentar expansão de seus diâmetros no pós-operatório foi de 0%-9,3% no grupo CHEVAR[2,14] e de 0%-8,3% no grupo FEVAR;[1,13] evoluíram para a ruptura no pós-operatório de 0%-1% no grupo CHEVAR[2,14] e de 0%-1,6% no grupo FEVAR.[1,13] Esses eventos não foram descritos para o grupo OAR.

Outra consideração relevante é a multiplicidade de técnicas utilizadas para garantir a perviedade de ramos renais e viscerais envolvidos na correção, seja por meio de OAR, CHEVAR ou FEVAR. No grupo OAR, há relatos de até 24% dos casos em que foram realizados procedimentos complementares em relação às renais, a saber, 10% de reimplantes isolados, 9% de endarterectomias do óstio e 5% de pontes.[9] Quanto aos procedimentos endovasculares, no grupo CHEVAR, observamos chaminés para as duas artérias renais em 28%-61%[2,14] dos casos e chaminés para até 4 dos ramos de 1,6%-21% dos casos operados;[2,14] no grupo FEVAR, observamos a confecção de 2 fenestrações em 54% e 4 fenestrações em 8% dos casos;[3] a perviedade das derivações, no POI, foi observada em 75%-100% dos casos do grupo OAR,[3,17] em 100% dos casos do grupo CHEVAR[2,14,17] e em 96%-100% do casos do grupo FEVAR;[1,3,13,8,10,17] em 1 ano, a perviedade observada foi, em média, de 85%[10] no grupo OAR, de 87%-98% no grupo CHEVAR[2,14,15,17] e de 92%-97% no grupo FEVAR.[1,10,15,17]

Sejam associados a correções de vazamentos, rupturas ou obstruções, a necessidade de procedimentos secundários que não no POI foi observada em 6,9% no grupo OAR, 11,9% no grupo CHEVAR e 15,3% no grupo FEVAR.

As médias de tempo de operação foram de 171-327 minutos para o grupo OAR,[3,6,9] 89-202 minutos para o grupo CHEVAR[2,17] e 180-319 minutos para o grupo FEVAR;[1,3,13,12,17] a média de tempo de radioscopia foi de 44-63 minutos para o grupo CHEVAR[2,14,17] e de 26-78 minutos para o grupo FEVAR.[1,3,12,17]

O tempo médio de internação em unidade de terapia intensiva no grupo OAR foi de 2-9 dias[6,9] e, nos grupos CHEVAR e FEVAR, em torno de 1 dia;[2,13] o tempo médio de estada hospitalar foi de 7-11 dias no grupo OAR,[3,6,9] em torno de 4 dias no grupo CHEVAR[2] e de 3,5-7 dias no grupo FEVAR.[1,3,13,17]

Na era endovascular, qualquer classificação justarrenal e categorização para estudos deve envolver localização, extensão, diâmetro e angulação do colo. Além disso, o número de óstios a serem incorporados no reparo, a presença de doença aterosclerótica, assim como doença nos vasos de acesso, podem influenciar os resultados, o que nem sempre é claramente explicitado. Por outro lado, via de regra, esses estudos impõem uma série de restrições quanto à anatomia dos aneurismas a serem tratados por via endovascular que nem sempre se ajustam à realidade.[13]

Aspectos econômicos dessas modalidades terapêuticas também devem ser contemplados. A modalidade mais frequente de CHEVAR (um bifurcado de aorta associado a uma chaminé) implica custos de cerca de US$ 16.879 e, associada a duas chaminés, US$ 19.554; uma endoprótese fenestrada associada a um stent recoberto tem custo de US$ 21.675 e de US$ 24.350 para dois stents; a endoprótese ramificada associada a stents é orçada aproximadamente em US$ 38.716 para dois stents e US$ 42.574 para três stents. Devemos nos atentar para o fato de que esses custos não contemplam a durabilidade e a necessidade de intervenções e internações posteriores,[5] que podem aumentar esses custos em até cinco vezes.[19] A título de ilustração, estudo realizado em instituição brasileira evidenciou que os custos da correção endovascular para o AAA infrarrenal são maiores ao serem comparados com a correção aberta.[20] Os estudos EVAR 1 ("EndoVascular Aneurysm Repair") e DREAM ("Dutch Randomised Endovascular Aneurysm Management") chegaram a conclusões semelhantes.[20]

Conclusões

Com o avanço e a disseminação das técnicas de correção endovasculares, um número progressivamente menor de AAA vem sendo corrigido de maneira aberta, criando um viés em que uma percentagem maior de AAAs corrigidos de maneira aberta envolve uma anatomia complexa, entre outros aspectos, comprometendo a emergência das artérias viscerais e, em particular, das artérias renais, com taxa de mortalidade em centros de grande experiência variando de 1,5%-7%.[6] Séries atuais sobre o OAR dos JAAAs reportam valores de 5%-8%;[9] séries da Mayo Clinic reportam resultados de 1,1%. A obtenção desses resultados fora de grandes centros pode ser mais improvável em função da menor experiência dos que tratam esse tipo de doença em menor frequência; além disso, à medida que um maior número de AAA é tratado por intermédio do EVAR, os cirurgiões vasculares em treinamento terão menor contato com a operação aberta,[9] ressaltando-se que é consenso que a complexidade e os riscos associados à correção do JAAA são maiores que os verificados para a correção do aneurisma infrarrenal, com grande foco na morbidade renal pós-operatória.

Em decorrência do JAAA, o clamp acima de uma ou duas das artérias renais se faz necessário. Se trombo extenso ou calcificação se encontrar presente na aorta pararrenal, o controle mais proximal pode se fazer necessário; dessa maneira, quanto mais alto o nível do clamp, maior o estresse cardíaco, renal e visceral. Agregada a qualquer reconstrução da aorta, a morbidade mais comumente associada, com efeito negativo sobre a evolução em longo prazo[9] e redução de sobrevida também em longo prazo, é a insuficiência renal,[6] sendo reportada mais frequentemente quando comparada ao reparo do AAA infrarrenal. A incidência reportada de complicações renais associadas à reconstrução da aorta, que carecem de clamp suprarrenal, varia de 3,1%-61%,[6] com 0%-3,8% necessitando de diálise permanente,[6] sendo a disfunção renal pregressa preditiva desse tipo de evolução.[6]

O primeiro relato especificamente voltado para tratamento cirúrgico aberto do JAAA é de Crawford, 1986,[6] com mortalidade de 7,9% e insuficiência renal dialítica em 8% dos pacientes. Outra série, da Universidade da Califórnia, em São Francisco,[6] relata mortalidade de 5,8% dos doentes, agravo renal em 28% e diálise permanente em 4,3%. Relato mais recente da Cleveland Clinic aponta 5,1% de mortalidade, agravo renal de 28% e diálise permanente em 5,8% dos pacientes.[6] Outro estudo da Mayo Clinic refere 2,5% de mortalidade, 22% de disfunção renal e 3,7% de diálise.[6] Uma metanálise comparando 21 estudos não randomizados para OAR, para JAAA, demonstrou mortalidade pós-operatória de 2,9%, incidência média de insuficiência renal aguda (IRA) de 18% e diálise de 3%.[3]

Nessas situações, a insuficiência renal associou-se a prolongado tempo de isquemia visceral, ao clamp supravisceral, à ligadura de veia renal esquerda, à derivação para artéria renal, ao tempo de operação, quando superior a 351 min (OR 3,5 P = 0,02), e ao tempo de isquemia renal, quando superior a 23 minutos (OR 4,5 P = 0,004), mas NÃO ao reimplante de artéria renal ou à endarterectomia da artéria renal, em que os doentes com função renal pré-operatória normal apresentaram melhor recuperação.[9]

Jongkind,[16] por intermédio de uma metanálise, fez considerações quanto à utilização ou não de técnicas de proteção de função renal quando do clampeamento suprarrenal; tais técnicas podem ser utilizadas rotineira ou seletivamente e de maneiras diversas. A administração isolada de manitol é a técnica utilizada com mais frequência, às vezes em combinação com furosemida ou dopamina. Outros autores utilizam-se do mesilato de fenoldopam e da metilprednisolona; e ainda há os que se utilizam da perfusão renal fria com cristaloide ou Ringer. Em nenhum dos estudos incorporados a essa metanálise houve comparação dos benefícios das medidas protetivas renais com um grupo-controle.[16]

Em relação ao clampeamento, a utilização do clamp supravisceral mostrou-se associar-se à maior mortalidade e aos riscos de disfunção renal perioperatória quando comparada exclusivamente ao clamp suprarrenal. Na ausência de doença aterosclerótica significativa ou trombo mural na aorta suprarrenal, o clamp suprarrenal deve ser opção ao clamp supravisceral, evitando a isquemia visceral e reduzindo o estresse cardíaco.[16]

No que diz respeito à abordagem transperitoneal ou retroperitoneal da aorta justarrenal, a primeira apresenta a vantagem de melhor exposição à artéria renal direita e à cavidade peritoneal; a segunda evita aderências e a interferência com a veia renal esquerda, podendo oferecer melhor exposição à aorta suprarrenal ou supravisceral. Nessa metanálise, não há superioridade dessa ou daquela abordagem, sinalizando que devam ser escolhidas individualmente em função de características como extensão do aneurisma, previsão do local de colocação do clamp, características anatômicas/corpóreas. Nesse contexto, o reparo aberto do JAAA não roto pode ser realizado com aceitável taxa de mortalidade, e, apesar da deterioração da função renal pós-operatória ser uma complicação comum, a ocorrência de hemodiálise é de cerca de 3,3%.[16]

À medida que a correção endovascular dos AAAs justarrenais/transrenais torna-se mais comum, mostra-se importante determinar se essa abordagem é melhor que a técnica aberta.[8] Uma publicação recente comparando a correção endovascular com a correção aberta de aneurismas da aorta abdominal complexos identificou mortalidade em 30 dias associada ao FEVAR de 2,4%, à correção aberta de 3,4% e ao CHEVAR de 5,3%.[8]

Os resultados a curto e médio prazos com os dispositivos fenestrados mostram-se bastante favoráveis, baseando-se na mortalidade em 30 dias, na incidência de endoleaks e na perviedade dos ramos viscerais. Introduzidos inicialmente em 1996 por Park, os dispositivos fenestrados apresentam mortalidade de cerca de 2,2% em 30 dias, propiciando uma zona de apoio mais proximal por intermédio de endopróteses fenestradas customizadas, similar à mortalidade apresentada pelo OAR (2,9%).[3] Por outro lado, Raux, em estudo retrospectivo, relata que o FEVAR associa-se a uma mortalidade e morbidade perioperatória em 30 dias maior que OAR para aneurismas complexos; o GLOBAL STAR, por sua vez, demonstrou que o sucesso primário para o FEVAR é de 99%, com mortalidade pós-operatória de 4,1% em 318 pacientes.[3]

Assim como o EVAR para os aneurismas infrarrenais, vigilância próxima mostra-se necessária não somente para monitorar a exclusão do aneurisma, a migração da endoprótese e os endoleaks como também para identificar a oclusão tardia de artérias renais e viscerais associadas à disfunção renal e à isquemia mesentérica sintomática. À medida que a segurança e a durabilidade das endopróteses fenestradas forem bem estabelecidas e a disponibilidade tornar-se maior, haverá tendência para maior utilização destes, particularmente entre pacientes bem informados, que demandem uma técnica menos invasiva, alternativa ao reparo aberto.

O desafio será a adequada seleção do paciente e se essas técnicas deverão ser aplicadas a pacientes com bom risco cirúrgico, candidatos ao OAR.

Os impedimentos para o uso de dispositivos fenestrados incluem os desafios de centros regionais de cirurgia vascular em realizar essa técnica com adequado treinamento e recursos. Imagens tomográficas apropriadas com resolução longitudinal suficiente são necessárias para as medidas anatômicas adequadas; adicionalmente, as configurações das artérias renais e outros vasos viscerais devem ser analisadas com cuidado para determinar o adequado alinhamento das fenestrações; a distância entre vasos próximos (< 5 mm longitudinal e < 45° radial) pode demandar fenestras adicionais; o comprimento da artéria renal principal deve ser longo o suficiente para permitir o posicionamento do stent renal com diâmetro uniforme dentro desta e o *flair* estendendo-se para o interior da aorta.

A presença da doença aneurismática proximal das artérias renais resulta em elevada incidência de prejuízo de função renal após o reparo aberto, atribuível à isquemia ou a êmbolos em função da dissecção proximal e do clampeamento suprarrenal. A correção endovascular evitaria essa situação, porém a manipulação periostial pode deslocar placas e trombos com subsequentes infartos renais. O risco desta manipulação é mais significativo nos doentes com estenose renal, e não se pode negligenciar, ainda, o potencial nefrotóxico dos agentes de contraste.

A estabilidade do componente proximal é fundamental para o sucesso em longo prazo dos dispositivos fenestrados, uma vez que até mesmo pequenos movimentos podem ser catastróficos para as artérias viscerais acomodadas nas fenestras. Os dispositivos fenestrados têm *design* modular e permitem um movimento relativo entre o componente proximal fenestrado e o distal bifurcado, de maneira que as forças que causam a migração não são diretamente transmitidas de um para o outro, permitindo ainda o ajuste independente de cada uma das alterações morfológicas.

O sucesso de curto prazo para o CHEVAR em JAAA faz deste o procedimento de escolha em alguns serviços (Stanford), em que a flexibilidade da técnica e a não necessidade de dispositivos customizados podem fazer dessa uma opção mais atrativa que a ramificada ou a fenestrada.[2] Dados atuais mostram resultados clínicos e radiológicos promissores sem diferenças significativas quando comparados ao FEVAR.[14]

O treinamento progressivo da equipe cirúrgica associado à abordagem simultânea por dois cirurgiões (acesso superior e inferior) reduz o tempo de operação, de cateterização e de oclusão de artérias renais, assim como permite melhor coordenação da liberação dos stents. Reitera-se, ainda, o melhor desempenho dos aparelhos de radioscopia fixos em comparação aos portáteis, em uma situação em que a liberação das endopróteses e o consequente selamento da câmara aneurismática são determinados em milímetros. Uma das complicações significativas é a ocorrência de acidente vascular encefálico (AVE), que segundo os achados de Coscac[2] identificou elevada proporção de doentes, nos quais foi necessário o acesso por intermédio da artéria subclávia direita, que evoluíram com AVE. Nesse contexto, situações de arco aórtico hostil são limitantes à aplicação dessa técnica.

Assim, sugere-se que a estratégia do snorkel seja limitada a dois ramos durante a correção dos JAAAs, em que a artéria renal de anatomia mais desafiadora ou de menor funcionalidade seja sacrificada em benefício da preservação da artéria mesentérica superior. Reduzindo-se o número de snorkel, reduziriam-se a complexidade e o número de acessos, com diminuição do tempo cirúrgico e de problemas potenciais. A alternativa a essas situações poderia ser o uso de fenestrações ou periscópios em procedimentos estagiados, utilizando-se a técnica sanduíche. Outro aspecto relevante, o tipo de endoprótese utilizada como snorkel, também pode influenciar o sucesso técnico. Os balões expansíveis seriam mais eficientes, uma vez que a liberação e a modelagem ocorreriam em uma única etapa. A tortuosidade excessiva pode demandar o uso de stent autoexpansível, sempre em associação ao stent expansível a balão, particularmente nas regiões em que ocorre sobreposição com a endoprótese da aorta.

Quando comparamos as três técnicas aplicadas com mais frequência na correção dos JAAAs, as complicações renais são uma das mais frequentemente associadas a esses tratamentos. Nordon descreve uma incidência de insuficiência renal transitória de 15% associada ao FEVAR, comparada a 20% do OAR. Em médio e longo prazos, a correção endovascular de aneurismas complexos está associada à instabilidade do ramo (oclusão de ramo, migração do dispositivo, modificações de dimensões do ramo, necessidade de intervenções secundárias, como definiu Mastracci), situação que contribuiria para a disfunção renal em longo prazo. Possivelmente, o tipo de stent utilizado influencia a patência em longo prazo.

Mohabbat[8] demonstrou elevada taxa de oclusão com stents descobertos, lembrando-se que os primeiros procedimentos eram realizados com stents não revestidos.

As angulações e os movimentos parecem influenciar a evolução das artérias renais. A artéria renal direita apresenta maiores curvaturas e está sujeita a maiores alterações em decorrência da maior mobilidade do rim direito, o que pode acarretar maior estresse ao stent nessa região. Georgakarakos analisou múltiplos valores de angulação entre o stent renal e a endoprótese da aorta, em que a estreita zona de transição entre o stent e a endoprótese da aorta apresenta os valores maiores de estresse, associando-se a dano endotelial, induzindo à atividade trombogênica local e ao comprometimento do lúmen. Esse estudo evidencia que ambas as artérias renais apresentam modificações da angulação em relação à aorta, com aumento para o FEVAR (21,34° ARD e 15,77° ARE) e redução para o CHEVAR (21,72° ARD e 3,71° ARE).[8] Portanto, endopróteses fenestradas tendem a horizontalizar o óstio da artéria renal abordada, ao passo que as endopróteses em chaminé, que transpõem a endoprótese da aorta em 5 mm-10 mm e posicionam-se helicoidal e obliquamente, mostram-se mais adequadas do ponto de vista hemodinâmico.[8,11]

Por outro lado, oclusões identificadas de forma mais precoce estariam mais frequentemente associadas a erros técnicos durante o planejamento ou o implante do stent que a fadiga estrutural ou a hiperplasia miointimal.[8] O estudo PROTAGORAS identificou que a maioria das oclusões precoces ocorre nos primeiros 2 meses pós-implante e da funcionalidade (vazão) destes. Esse fato reforça a necessidade da avaliação detalhista da morfologia dos stents renais e viscerais, ainda no intraoperatório, corrigindo-se eventuais problemas.[14] Não podemos nos esquecer de que outros eventos também contribuem para a disfunção renal precoce pós-procedimentos, entre eles o ateroembolismo e a nefrotoxicidade por contraste.

Outros aspectos a serem levados em consideração em relação à correção aberta dos JAAAs é a ocorrência de complicações cardiológicas. A ocorrência de IAM associou-se à alteração de creatinina pré-operatória, à idade superior a 78 anos (OR 2,3 P = 0,002), ao sexo masculino (OR 6,4 P = 0,009), ao diabetes (OR 8,2 P = 0,009) e ao IAM pregresso (OR 3,4 P = 0,047). Quanto às complicações pulmonares, associaram-se a idade avançada, derivação para a artéria renal, tempo isquêmico visceral, correção de aneurisma suprarrenal e ligadura de veia renal esquerda e IAM pregresso (OR 3,5 P = 0,04).

As principais causas de mortalidade identificadas no OAR foram isquemia visceral e hemorragia.[6,9,15,16] A isquemia visceral nem sempre estava associada ao tempo de pinçamento prolongado de artérias viscerais, evidenciando o papel da embolização, quer renal, quer visceral, durante a correção dos JAAAs,[9] fenômeno este não exclusivo das correções abertas. Quando disponível, a opção de reposicionamento da endoprótese no JAAA foi frequentemente utilizada (68%), manobra esta que pode predispor a ocorrência de fenômenos tromboembólicos.[1] A mortalidade dos OAR, em longo prazo, não diferiu da população geral, não havendo nenhum fator de risco específico para tal.[6] Porém, outros autores encontraram relação de mortalidade com idade avançada, doença arterial coronariana, posição de clamp e eventos coronarianos perioperatórios.[6,16]

Nas abordagens endovasculares, verificou-se elevado número de endoleaks tipo I, em um primeiro momento, que se resolveram de forma espontânea com o passar do tempo, possivelmente em função de melhor acomodação das próteses junto à parede da aorta, por alterações de temperatura que levaram à sua expansão e melhor aposição.[1] Particularmente, em relação aos endoleaks tipo I, tentativas devem ser feitas ainda no intraoperatório para a correção destes, por meio de reposicionamento ou rebalonamento da endoprótese. Não se advoga a pronta aceitação dos endoleaks; porém, se estes persistirem, poderão ser acompanhados de maneira padrão e, se necessário e apropriado, poderão ser reabordados posteriormente.[1] O planejamento do ato é considerado fundamental para o sucesso em longo prazo. É importante a preservação da zona de apoio proximal, de preferência superior a 20 mm de extensão, paredes paralelas e livres de trombos, com um mínimo de tortuosidade, independentemente do número de fenestras e ramos envolvidos. Para minimizar o risco de separação dos componentes, é importante ao menos 75 mm de sobreposição entre esses componentes.[8] A técnica de chaminé é factível em combinação com todos os dispositivos abdominais padrão. Endopróteses mais flexíveis, como a Endurant, atuam muito bem em combinação com stents recobertos expansíveis a balão. Esse tipo de abordagem também é possível em pacientes que requeiram tratamento de urgência, sendo a técnica relativamente fácil para aqueles com *expertise* em EVAR infrarrenal.[16] Por outro lado, o mecanismo de selamento ao redor do stent, as chamadas goteiras ao redor da chaminé, tem relação com o grau de conformação da endoprótese em torno da chaminé. Maior rigidez da parede da aorta pode tornar o endoleak tipo I mais provável, mas extensões de sobreposição mais longas diminuiriam esse risco. Contudo, a resistência ao fluxo é proporcional ao comprimento do stent. Quanto maior a extensão da goteira, maior a possibilidade de trombose espontânea.[16]

A literatura corrente nos fornece limitadas evidências sobre o papel de cada uma das técnicas no tratamento do JAAA. Ausência de uma classificação clara dos JAAAs, *bias*, inclusão de diferentes afecções, entre outras, evidenciam as limitações quando tentamos comparar a evolução do OAR com as demais técnicas endovasculares nesta afecção.[17] Devemos nos lembrar ainda de que os resultados apresentados nesta revisão foram obtidos em centros de correção de aneurismas em grande volume. Esses resultados podem não ser aplicáveis ou generalizados para outros centros ou circunstâncias. Por exemplo, o CHEVAR pode ser caracterizado como uma técnica simples, passível de ser realizada com stents off the shelf, porém há uma curva de aprendizado não desprezível para aperfeiçoar os resultados por meio dessa abordagem. Estudos revelam otimismo em relação às abordagens endovasculares para o JAAA, porém pacientes com bom risco anestésico cirúrgico podem ainda ser recomendados para o tratamento cirúrgico.[7] Esses resultados devem, no entanto, ser analisados com cautela, uma vez que são baseados, via de regra, em séries pequenas, com doentes altamente selecionados e pequeno seguimento, em particular quando comparados a outras técnicas. À medida que a segurança e a durabilidade das próteses fenestradas, ramificadas ou chaminés estabelecerem-se e a disponibilidade ampliar-se, particularmente nas situações em que pacientes bem informados e esclarecidos demandarem uma alterativa menos invasiva ao reparo aberto, o desafio permanecerá na apropriada seleção dos pacientes e se essas técnicas endovasculares poderão estender-se aos doentes com bom risco cirúrgico.[10] Uma comparação robusta do ponto de vista estatístico demanda a realização de estudos prospectivos randomizados com seguimentos por períodos maiores, envolvendo um maior número de doentes.[17]

Em conclusão, o OAR contemporâneo, na era do FEVAR, do CHEVAR e do BEVAR, é seguro, eficaz e durável, até mesmo em pacientes com outras comorbidades. O uso de técnicas híbridas ou de novos dispositivos endovasculares deverá ser diretamente comparado com os resultados dos OARs para JAAA, a fim de determinar a superioridade destas, antes de ser estabelecido o uso universal. Identificar os pacientes com a combinação desses fatores anatômicos e fisiológicos predispostos a complicações cardíacas, renais e pulmonares nos ajudará a definir o subgrupo de pacientes que se beneficiarão das tecnologias endovasculares.

Referências

1. Blankensteijn LL, Dijkstra ML, MD, Tielliu IFJ, Reijnen MPJ and Zeebregts CJ, on behalf of the Dutch Fenestrated Anaconda Research Group. Midterm results of the fenestrated Anaconda endograft for short-neck infrarenal and juxtarenal abdominal aortic aneurysm repair. J Vasc Surg 2017;65:303-10.
2. Lee JT, Greenberg JI and Dalman RL, Stanford, Calif. Early experience with the snorkel technique for juxtarenal aneurysms. J Vasc Surg 2012;55:935-46.
3. Shahverdyan R, Majd MP, Thul R, Braun N, Gawenda M, Brunkwall J. F-EVAR does not Impair Renal Function more than Open Surgery for Juxtarenal Aortic Aneurysms: Single Centre Results. Eur J Vasc Endovasc Surg (2015) 50, 432e441.
4. Amiot S, Haulon S, Becquemin JP ,Magnan PE , Lermusiaux P, Goueffic Y, E. Jean-Baptiste, Cochennec F, Favre JP. Fenestrated Endovascular Grafting: The French Multicentre Experience. Eur J Vasc Endovasc Surg (2010) 39, 537e544.
5. Bruen KJ, Feezor RJ, Daniels MJ, Beck AW, and Lee WA. Gainesville and Boca Raton, Fla. Endovascular chimney technique versus open repair of juxtarenal and suprarenal aneurysms. J Vasc Surg 2011;53:895-905.
6. Knott AW, Kalra M, Duncan AA, Reed NR, Bower TC, Hoskin TL, Oderich GS, and Gloviczki P. Rochester, Minn. Open repair of juxtarenal aortic aneurysms (JAA) remains a safe option in the era of fenestrated endografts. J Vasc Surg 2008;47:695-701.
7. Patel SD, Constantinou J, Simring D, Ramirez M, FRCS, Agu O, Hamilton H, and Ivancev K. London, United Kingdom. Results of complex aortic stent grafting of abdominal aortic aneurysms stratified according to the proximal landing zone using the Society for Vascular Surgery classification. J Vasc Surg 2015;62:319-25.
8. Martin-Gonzalez T, Pinçon C, Maurel B, Hertault A, Sobocinski J, Spear R, Le Roux M, Azzaoui R, Mastracci TM, Haulon S. Renal Outcomes Following Fenestrated and Branched Endografting. Eur J Vasc Endovasc Surg (2015) 50, 420e430.
9. West CA, Noel AA, Bower TC, Cherry KJ, Gloviczki P, Sullivan TM, Kalra M, Hoskin TL, and Harrington JR. Factors affecting outcomes of open surgical repair of pararenal aortic aneurysms: A 10-year experience. J Vasc Surg 2006;43:921-8.

10. Nordon IM, Hinchliffe RJ, Holt PJ, Loftus IM, Thompson MM. Modern Treatment of Juxtarenal Abdominal Aortic Aneurysms with Fenestrated Endografting and Open Repair – A Systematic Review. Eur J Vasc Endovasc Surg (2009) 38, 35e41.

11. Ducasse E, Caradu C, Elicagaray A, Bérard X, Midy D, Stecken L. Early Impact on Renal Parenchymal Vascularization of Chimney Grafts Versus Fenestrated Grafts. Eur J Vasc Endovasc Surg (2016) 51,647e655.

12. Verhoeven ELG, Vourliotakis G , Bos WTGJ, Tielliu IFJ, Zeebregts CJ, Prins TR, Bracale UM, van den Dungen JJAM. Fenestrated Stent Grafting for Short-necked and Juxtarenal Abdominal Aortic Aneurysm: An 8-Year Single-centre Experience. Eur J Vasc Endovasc Surg (2010) 39, 529e536.

13. Greenberg RK, Sternbergh III WC, Makaroun M, Ohki T, Chuter T, Bharadwaj P, and Saunders A, on behalf of the Fenestrated Investigators. Intermediate results of a United States multicenter trial of fenestrated endograft repair for juxtarenal abdominal aortic aneurysms. J Vasc Surg 2009;50:730-7.

14. Donas KP, Torsello GB, Piccoli G, Pitoulias GA, Torsello GF, Bisdas T, Austermann M, and Gasparini D, Münster, Germany; Udine, Italy; and Thessaloniki. The PROTAGORAS (PeRfOrmance of The EndurAnt abdominal stent-Graft in the treatment Of paraRenal pAthologieS by the chimney technique) study to evaluate the performance of the Endurant stent graft for patients with pararenal pathologic processes treated by the chimney/snorkel endovascular technique. J Vasc Surg 2016;63:1-7.

15. Banoo H, Cochennec F, Marzelle J, Becquemin JP. Comparison of fenestrated endovascular aneurysm repair and chimney graft techniques for pararenal aortic aneurysm. J Vasc Surg 2014;60:31-9.

16. Jongkind V, Yeung KK, Akkersdijk GJM, Heidsieck D, Reitsma JB, Tangelder GJ, and Willem Wisselink W. Juxtarenal aortic aneurysm repair. J Vasc Surg 2010;52:760-7.

17. Donas KP, Eisenack M, Panuccio G, Austermann M, Osada N, Torsello G. The role of open and endovascular treatment with fenestrated and chimney endografts for patients with juxtarenal aortic aneurysms. J Vasc Surg 2012; 56:285-90.

18. Scali ST, Feezor RJ, Chang CK, Waterman AL, Berceli SA, Huber TS, Beck AW. Critical analysis of results after chimney endovascular aortic aneurysm repair raises cause for concern. J Vasc Surg 2014; 60:865-75

19. Noll RE, Tonnessen BH, Mannava K, Money SR. Long term post placement cost after endovascular aneurysm repair. J Vasc Surg 2007; 46(1):9-15.

20. Teivelis MP, Malheiro DT, Hampe M, Dalio MB, Wolosker N. Endovascular repair of infrarenal abdominal aortic aneurysm results in higher hospital expenses than open surgical repair – evidence from a tertiary hospital in Brazil. Annals of Vasc Surg 2016;36:44-54.

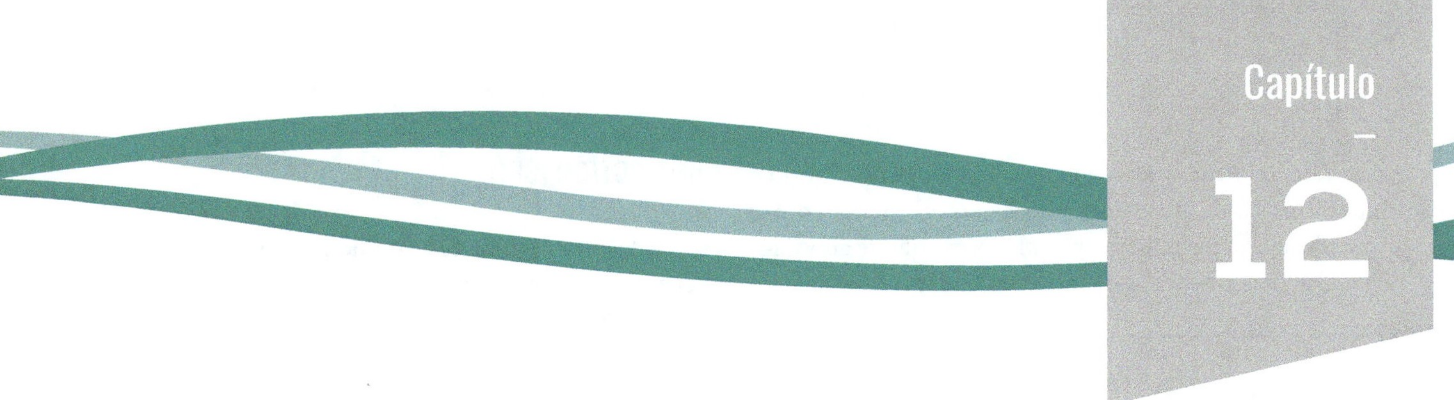

Aneurismas das artérias ilíacas: indicação e técnicas endovasculares

ARMANDO DE CARVALHO LOBATO
MARCELO CURY

O aneurisma isolado das artérias ilíacas (AAI) é uma afecção rara,[1,2] principalmente relacionado à doença aterosclerótica, podendo também estar relacionado a outras patologias, como infecções, traumas e doenças do colágeno.

Predominante no sexo masculino e em pacientes na faixa dos 70 anos,[3,4] sua incidência varia entre 0,03%[2]-0,1%,[5] conforme literatura, porém esse número se eleva quando comparado à bilateralidade – chegando a 50%, ou com a associação com aneurisma de aorta abdominal, podendo chegar a 40%.[6]

O AAI acomete principalmente as artérias ilíacas comuns (AIC), 70%-90%, seguido da artéria ilíaca interna (AII), 10%-30%, e raramente a artéria ilíaca externa.[7]

A maioria desses aneurismas possui apresentação clínica silenciosa, em decorrência de sua posição anatômica, e seu achado normalmente é acidental. Quando sintomáticos, estão relacionados a suas possíveis complicações, como compressão, trombose venosa profunda, rápido crescimento, embolização distal ou rotura. A rotura, segundo a literatura, ocorre entre 10%-70%[8,9] dos pacientes, com mortalidade podendo chegar a 90%.[10]

Embora seja considerada aneurismática uma ilíaca acima de 1,5 cm, seu tratamento cirúrgico está indicado com dimensões a partir de 3,5 cm.

O tratamento convencional, por cirurgia aberta, pode ser desafiador, com alta morbidade e mortalidade. O tratamento por via endovascular mudou radicalmente esse cenário, oferecendo uma opção com baixo risco, menos invasiva, com menor perda sanguínea, redução de tempo de internação e mortalidade inferior a 2%.[11-13]

Vale reforçar que o planejamento pré-operatório, com exames de imagem como angiotomografia computadorizada, permite melhor planejamento de abordagem, técnica e material a ser utilizado no procedimento.

Aneurismas da artéria ilíaca comum

Pacientes com acometimento exclusivo dos AICs são os com maior prevalência.

Seu tratamento pode ser realizado com stents revestidos, como Viahbahn®, ou com extensão ilíaca de uma endoprótese de aorta, dependendo de adequação, conforme colo proximal e distal.

O colo proximal é determinado pela distância do aneurisma relacionado à transição da aorta para o início da AIC. Não existe critério formal sobre qual é o comprimento ideal; sendo assim, normalmente consideramos que o ponto de fixação não pode ser aneurismático e deve ser livre de qualquer trombo mural. Na ausência de colo proximal, deve-se optar pelo tratamento endovascular padrão do aneurisma de aorta abdominal (EVAR), com prótese bifurcada.

O colo distal segue a mesma regra quanto à artéria não patológica, porém busca-se como limite de fixação a origem da artéria hipogástrica (AH).

Na ausência de colo distal, a preservação da artéria ilíaca interna (AII) é sempre recomendada, pois sua oclusão pode levar à isquemia pélvica (claudicação ou isquemia glútea, isquemia medular, disfunção sexual e isquemia de cólon).[14,15]

Para a preservação da AH, atualmente podem-se utilizar as técnicas regulamentadas a seguir.

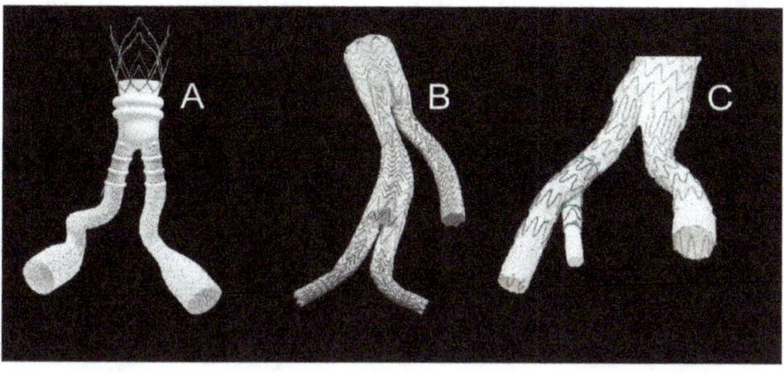

Figura 12.1 – Exemplos de técnicas de tratamento por via endovascular do AIC. (A) Endoprótese Trivascular Ovation com Bell-bottom; (B) Endoprótese ramificada de ilíaca GORE® Excluder; (C) Endoprótese ramificada de ilíaca COOK® Zenith.
Fonte: IFU das respectivas empresas.

BELL-BOTTOM (BBT)

A técnica de BBT consiste no implante de uma extensão de endoprótese, com dilatação distal, assumindo que a artéria aneurismática passa a atuar como colo. O diâmetro máximo da extensão encontrado no mercado é de 28 mm, com acomodação adequada para uma AIC de 25 mm (figura 12.1).

A vantagem desse método está na facilidade de acesso e uso da técnica, com boa taxa de sucesso (97%).[16,17] Como complicações mais comuns, encontram-se o endoleak tipo Ib precoce, assim como a migração da extensão, com presença de endoleak tardio.[18]

ENDOPRÓTESE RAMIFICADA DE ILÍACA (ERI)

O conceito da ERI é a presença da tunelização pré-constituída no ramo ilíaco da endoprótese.

Comercialmente disponível, temos a endoprótese Zenith, da COOK®, com ramificação reta, previamente estruturada, para a passagem de um stent revestido. A AH não pode ser aneurismática e deve ter um colo de pelo menos 10 mm. A conexão é relativamente pequena, com 14 mm, então para cumprir a área de overlap de 10 mm é recomendado o uso do stent revestido, balão expansível.

O sucesso técnico imediato, relatado na literatura, é de 85%-94%.[19,20]

Como complicações encontradas, 12% dos casos evoluíram com oclusão de AH e presença de endoleak tipos I e III em 1,6% dos casos.[21]

Outra ERI disponível é a Excluder Iliac Branch, da GORE®, ramo ilíaco com pré-tunelização, também servindo como ponte para implante de uma extensão para AH, com as mesmas características do corpo principal, com sucesso técnico de 93,5%, com patência de ramo de AH de 95% em até 6 meses.[22,23]

Do ponto de vista técnico, o uso de ERI exige treinamento adequado, além de apresentar dificuldade técnica em pacientes com tortuosidade de AIC e AH aneurismática. Assim, a seleção de pacientes deve ter como base os critérios a seguir, segundo as empresas (instructions for use ou IFU).

Quadro 12.1 – Recomendação das ERIs conforme características dos aneurismas das artérias ilíacas.

COOK® Zenith	AIC· extensão > 50 mm AIE· extensão > 20 mm; diâmetro entre 8 mm-11 mm AH· extensão > 10 mm; diâmetro entre 6 mm-9 mm
GORE® Excluder	Distância da artéria renal mais baixa até a bifurcação ilíaca > 165 mm Bifurcação ilíaca: diâmetro > 14 mm AIC: diâmetro > 17 mm AH: 10 mm; diâmetro entre 6 mm-14 mm

Fonte: IFU das respectivas empresas.

TÉCNICA DE SANDUÍCHE (TS)

Descrita por Lobato,[24] a TS consiste na inserção de endoprótese bifurcada (corpo principal) por meio de uma abordagem femoral ipsilateral e posicionada de tal modo que a extremidade distal do ramo ilíaco fique 1 cm acima da origem da artéria ilíaca interna. Posterior colocação de stent revestido autoexpansível (Viabahn GORE®) abrangendo 2 cm de artéria ilíaca interna normal, seguido pelo posicionamento de uma extensão do ramo ilíaco 1 cm abaixo da extremidade proximal do stent revestido, com sobreposição de 5 cm-6 cm entre a extensão ilíaca e o stent revestido autoexpansível. A extensão do ramo ilíaco é implantada em primeiro lugar, seguida de modelagem da endoprótese ilíaca, utilizando balão de látex; depois, é liberado o stent revestido autoexpansível. Essa técnica foi desenvolvida com o intuito de superar dificuldades anatômicas e restrições de dimensões dos atuais dispositivos, expandindo os limites da correção do aneurisma endovascular (EVAR) de forma segura, de fácil execução e com custo-benefício favorável (figura 12.2). Seu resultado técnico inicial descrito é de 100%, com patência primária de 93,8%.[25,26] Complicações incluem oclusão de AH e endoleak tipo III, decorrente da conexão entre stents paralelos (gutters). Como restrição anatômica ao uso da técnica, temos AH inferior a 4 mm em diâmetro ou com estenose severa do óstio da AH e runoff lentificado.

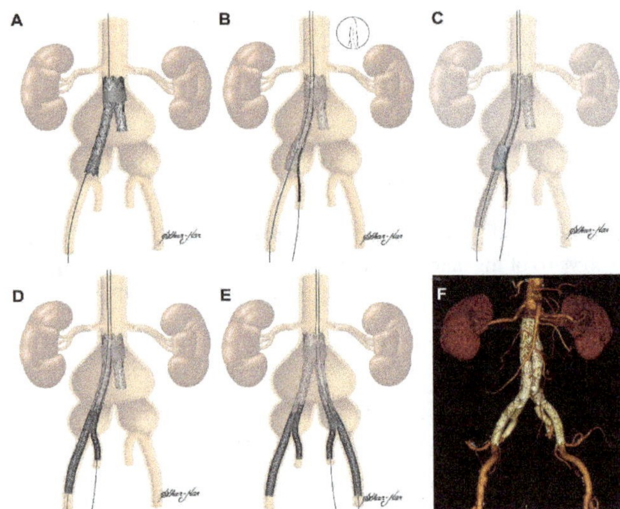

Figura 12.2 – (A) Liberação do corpo principal da endoprótese de aorta. (B) Cateterização de artéria ilíaca interna ipsilateral via acesso braquial e posicionamento de stent revestido autoexpansível, introduzido com pelo menos 1 cm de colo em artéria hipogástrica saudável e com no mínimo 5 cm de overlap em ramo ilíaco, seguido de posicionamento de extensão ilíaca, 1 cm abaixo de stent revestido. (C) Liberação de extensão ilíaca com balonamento para acomodação da mesma. (D) Liberação de stent revestido autoexpansível. (E) Aplicar mesma técnica em artéria contralateral. (F) Reconstrução 3D de técnica realizada.

Fonte: Lobato AC, Camacho-Lobato L., 2013.

MULTILAYER FLOW MODULATOR (MFM)

O MFM consiste em um stent de cobalto, não revestido, autoexpansível, com múltiplas camadas conectadas, permitindo modulação do fluxo sanguíneo, reduzindo a pressão no saco aneurismático e posterior formação de trombo local, mantendo o fluxo adequado para ramos. Trata-se de uma técnica inovadora, porém com poucos casos descritos na literatura e segmento limitado.

Na impossibilidade de manutenção da AH, opta-se por sua embolização, com molas ou plugs de Amplatzer e exclusão da AH.

Aneurismas da artéria ilíaca interna

O tratamento dos aneurismas exclusivos da AII é feito classicamente por embolização com molas ou plugs de Amplatzer, causando a oclusão da AH e suas complicações. Com o advento da TS, respeitando-se os critérios de exclusão, é possível a preservação de fluxo da AH e correção dos AIIs.

Referências

1. Wheelock F, Shaw, RS. Aneurysm of the abdominal aorta and iliac arteries. N Engl J Med 1956; 255:72-76.
2. Brunkwall J, Hauksson H, Bengtsson H et al. Solitary aneurysms of the iliac arterial system: an estimate of their frequency of occurrence. J Vasc Surg 1989;10:381.
3. Richardson JW, Greenfield LJ. Natural history and management of iliac aneurysms. J Vasc Surg 1988;8:165-71.
4. Santilli SM, Wernsing SE, Lee ES. Expansion rates and outcomes for iliac artery aneurysms. J Vasc Surg 2000;31:114.
5. Kanazawa S, Inada H, Murakami T, Tabuchi A, Ishida A, Tsunoda T. Management of isolated iliac artery aneurysms. J Cardiovasc Surg (Torino) 2000;41:513-4.
6. Murphy EH, Woo EY. Endovascular management of common and internal iliac artery aneurysms. Endovasc Today 2012; 03:76:81.
7. McCready RA, Pairolero PC, Gilmore JC et al. Isolated iliac artery aneurysms. Surgery 1983;93:688-693.
8. Bolin T, Lund K, Skau T. Isolated aneurysms of the iliac artery: what are the chances of rupture? Eur J Vasc Surg 1988;2:213-215.
9. Sacks N, Huddy S, Wegner T et al. Management of solitary iliac aneurysms. J Cardiovasc Surg 1992;33:679-683.
10. Brin B, Busuttil R. Isolated hypogastric artery aneurysms. Arch Surg 1982;117;1329-1333.
11. Pitoulias GA, Donas KP, Sculte S et al. Isolated iliac artery aneurysms: endovascular versus open elective repair. J Vasc Surg 2007;46:648-654.
12. Huang Y, Gloviczki P, Duncan AA et al. Common iliac artery aneurysm: expansion rate and results of open surgical and endovascular repair. J Vasc Surg 2008;47:1,203-1,210.
13. Boules TN, Selzer F, Stanziale SF et al. Endovascular management of isolated iliac artery aneurysms. J Vasc Surg 2006;44:29-37.
14. Rayt HS, Bown MJ, Lambert KV et al. Buttock claudication and erectile dysfunction after internal iliac artery embolization in patients prior to endovascular aortic aneurysm repair. Cardiovasc Interv Radiol 2008;31:728-734.
15. Karch LA, Hodgson KJ, Mattos MA et al. Adverse consequences of internal iliac artery occlusion during endovascular repair of abdominal aortic aneurysms. J Vasc Surg 2000;32:676-683.
16. Torsello G, Schönefeld E, Osada N et al. Endovascular treatment of common iliac artery aneurysms using the bell-bottom technique: long-term results. J Endovasc Ther 2010;17:504-509.
17. Naughton PA, Park MS, Kheirelseid EA et al. A comparative study of the bell-bottom technique vs hypogastric exclusion for the treatment of aneurysmal extension to the iliac bifurcation. J Vasc Surg 2012;55:956-962.
18. Alvarez Marcos F, Garcia de la Torre A, Alonso Perez M et al. Use of aortic extension cuffs for preserving hypogastric blood flow in endovascular aneurysm repair with aneurysmal involvement of common iliac arteries. Ann Vasc Surg 2013;27:139-145.
19. Karthikesalingam A, Hinchliffe RJ, Holt PJ et al. Endovascular aneurysm repair with preservation of the internal iliac artery using the iliac branch graft device. Eur J Vasc Endovasc Surg 2010;39:285-294.
20. Wong S, Greenberg RK, Brown CR et al. Endovascular repair of aortoiliac aneurysmal disease with the helical iliac bifurcation device and the bifurcated-bifurcated iliac bifurcation device. J Vasc Surg 2013;58:861-869.
21. Parlani G, Verzini F, De Rango P et al. Long-term results of iliac aneurysm repair with iliac branched endograft: a 5-year experience on 100 consecutive cases. Eur J Vasc Endovasc Surg 2012;43:287-292.
22. Schönhofer S, Mansour R, Ghotbi R. Initial results of the management of aortoiliac aneurysms with Gore Excluder Iliac Branched Endoprosthesis. J Cardiovasc Surg 2015;56:883-888.
23. Ferrer C, De Crescenzo F, Coscarella C et al. Early experience with the Excluder iliac branch endoprosthesis. J Cardiovasc Surg 2014;55:679-683.
24. Lobato AC. Sandwich technique for aortoiliac aneurysms extending to the internal iliac artery or isolatedcommon/internal iliac artery aneurysms: a new endovascular approach to preserve pelvic circulation. J Endovasc Ther 2011;18:106-111.
25. Lobato AC, Camacho-Lobato L. The sandwich technique to treat complex aortoiliac or isolated iliac aneurysms: results of midterm follow-up. J Vasc Surg 2013;57(2 suppl):26S-34S.
26. DeRubertis BG, Quinones-Baldrich WJ, Greenberg JI et al. Results of a double-barrel technique with commercially available devices for hypogastric preservation during aortoilac endovascular abdominal aortic aneurysm repair. J Vasc Surg 2012;56:1252-1259

Capítulo

13

Protocolo ideal no seguimento dos AAAs tratados por técnica endovascular: diagnóstico ultrassonográfico dos endoleaks

MARCOS ROBERTO GODOY
ROGÉRIO DUQUE DE ALMEIDA

Introdução

O reparo endovascular do aneurisma de aorta abdominal (Endovascular Repair ou EVAR) está em prática desde 1991.[1] Desde então, essa técnica mudou a forma de tratamento da doença, levando à redução significativa da morbimortalidade perioperatória, quando comparada ao reparo aberto.

Entretanto, os resultados podem estar comprometidos em decorrência da existência de endoleaks, definidos como a persistência de fluxo sanguíneo fora do lúmen da endoprótese, mas dentro do saco aneurismático,[2] uma complicação que ocorre em 4%-30% dos pacientes, com risco subsequente de expansão do saco aneurismático e ruptura.[3]

Com a crescente utilização do método, torna-se necessário o desenvolvimento de protocolos de vigilância para a detecção precoce das complicações.

A angiotomografia computadorizada (angio-TC) tem sido o método de escolha para a vigilância dos procedimentos, porém o ultrassom Doppler e, mais recentemente, a técnica CEUS (Contrast-Enhanced Ultrasound) têm sido cada vez mais utilizados.[4]

Vigilância pós-operatória do reparo endovascular de aneurisma aórtico

Pacientes submetidos à técnica EVAR necessitam de acompanhamento rotineiro e vitalício por métodos de imagem, pois as complicações podem ocorrer em qualquer momento.[5]

O objetivo primário da vigilância é identificar complicações que podem colocar o procedimento em risco, como tortuosidade (kinking) capaz de reduzir o fluxo, migração dos stents e existência de endoleaks, sendo esta última a complicação mais frequente. Após a realização do EVAR, recomenda-se a vigilância com angio-TC no primeiro mês e posteriormente a cada 6 meses, porém há evidências crescentes na literatura de que esse seguimento pode ser realizado seguramente com a técnica CEUS.[6]

O endoleak de baixo fluxo pode não ser detectado pela angio-TC; nesse caso, é muito importante avaliar a evolução em relação ao aumento do saco aneurismático, considerado como significativo quando > 5 mm em 6 meses.[6]

Até o momento, a angio-TC é o método padrão para a vigilância do EVAR, com ótima sensibilidade no diagnóstico das possíveis complicações.

Porém, por causa de fatores como exposição repetida a radiação ionizante, uso de agentes de contraste iodado com risco de desenvolvimento de insuficiência renal e alto custo envolvido, existem debates na literatura sobre a utilização de métodos de imagem alternativos[7] e não invasivos, como ultrassonografia com Doppler colorido (UDC) e a técnica CEUS.

AVALIAÇÃO ULTRASSONOGRÁFICA COM DOPPLER COLORIDO

A UDC tem sido cada vez mais utilizada para acompanhar os pacientes após o EVAR, por se tratar de técnica segura, com baixo custo, sem uso de contraste ou radiação e com boa sensibilidade para determinar o aumento do calibre do saco aneurismático, bem como a presença de tortuosidade e perviedade dos ramos da prótese e leito de escoamento. Entretanto, a sensibilidade para a detecção de endoleak varia entre 42,9%-97%, com especificidade variando entre 75%-98,4%.[8]

Aparentemente, a técnica com UDC apresenta boa sensibilidade apenas nos casos em que há maior amplitude de fluxo, e pode ser otimizada com o uso do modo de amplitude ou Power Doppler (figura 13.1).

Ashoke[9] et al. e Mirza[10] et al. realizaram uma metanálise que demonstrou baixa sensibilidade do método na detecção de endoleak (69% e 77%, respectivamente).

As limitações do método são principalmente causadas pela alta reflexão das ondas sonoras pelo componente metálico da endoprótese, pela presença de calcificações extensas, pela obesidade e pelos endoleaks de baixo fluxo.

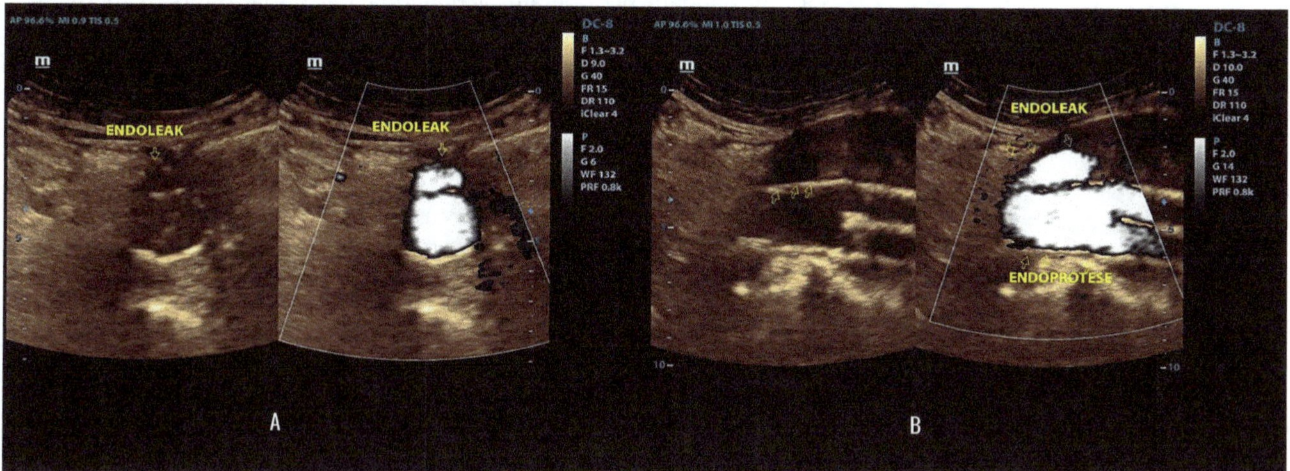

Figura 13.1 – Endoleak × Power Doppler: (A) corte transversal demonstra fluxo fora da endoprótese; (B) corte longitudinal confirma endoleak tipo I. Aparelho DC-8 (Mindray).

Fonte: os autores.

Protocolo de exame[11]

Recomenda-se ingestão de dieta leve no dia que antecede o exame, realizado preferencialmente pela manhã, bem como jejum de pelo menos 8 horas, com administração de antifisético 2 horas antes do exame, com o objetivo de diminuir a interposição gasosa e a distensão abdominal.

Utilizar transdutor convexo de baixa frequência (2,5 MHz-4 MHz), preset para exame da aorta ou abdômen com Doppler, com ajuste da frequência de repetição de pulso baixa e otimização do ganho de cor, a fim de permitir a detecção de fluxo de baixa velocidade para melhorar a sensibilidade no diagnóstico de endoleak.

Realizar varredura transversal de toda a endoprótese, complementada pela varredura longitudinal. O foco de investigação principal é o saco aneurismático. Medir o calibre total anteroposterior e transverso entre as paredes externas. Com o modo Cor e/ou Power Doppler, realizar a varredura em busca de qualquer fluxo fora da endoprótese, e, se este for detectado (portanto, um endoleak), um ponto considerado relevante é a confirmação do fluxo com análise espectral.

AVALIAÇÃO ULTRASSONOGRÁFICA COM A TÉCNICA CEUS

A técnica CEUS é uma modalidade inovadora e muito efetiva no diagnóstico dos endoleaks, que elimina os riscos do uso de contraste iodado (nefrotoxicidade e alergia) e exposição à radiação presentes na angio-TC, além da redução do custo. Utiliza-se um agente de contraste composto por microbolhas (1 µ-8 µ de diâmetro), que atuam como refletores intravasculares potentes do ultrassom, identificando com exatidão o fluxo sanguíneo dentro e fora da endoprótese, mesmo onde há baixo fluxo. O contraste utilizado não apresenta nefrotoxicidade, sendo eliminado pela via respiratória. O único produto atualmente disponível no Brasil é o Sonovue (Bracco, Milão).

As contraindicações do Sonovue são angina instável, síndrome coronariana aguda, insuficiência cardíaca grave, shunt cardíaco direito-esquerdo, doença pulmonar obstrutiva crônica e alergia ao contraste, com ocorrência rara (1:100.000 pacientes).[12] As desvantagens são o uso de um *software* específico e a necessidade de treinamento da técnica para a captação das imagens.

Comparada à UDC, a técnica CEUS otimiza a visibilização do fluxo no lúmen da aorta e seus principais ramos, apresentando boa correlação com a angio-TC.[13] Em 2006, Carrafiello et al. concluíram que a técnica CEUS é melhor que a angio-TC na detecção da origem do endoleak.[14] Muitos estudos demonstraram resultados incentivadores do seu uso como método de escolha na vigilância do EVAR.

Em 2009, Iezzi et al. obtiveram sensibilidade de 97,5% e especificidade de 81,8% comparando CEUS e angio-TC. Em 2010, uma metanálise de sete estudos comparando CEUS *versus* angio-TC, publicada por Mirza et al.,[15] calculou sensibilidade de 98% e especificidade de 88%. Ten Bosch et al.[16] concluíram que a técnica CEUS é melhor que a angio-TC na detecção de endoleaks, particularmente o tipo II (53% × 22%). A partir de 2011, a técnica CEUS foi a primeira modalidade de imagem recomendada para o seguimento dos endoleaks pela European Federation of Societies for Ultrasound in Medicine and Biology Guidelines.[17] Gurtler et al., em um estudo retrospectivo comparando CEUS e angio-TC no seguimento de 171 pacientes submetidos a EVAR, demonstraram com a técnica CEUS sensibilidade de 97% e especificidade de 93%.[18]

Protocolo de exame

O protocolo descrito a seguir segue as especificações para o uso do contraste Sonovue.[19]

Exame realizado preferencialmente com o paciente em jejum de 8 horas e uso de antifisético. Paciente em decúbito dorsal horizontal. A técnica utiliza índice mecânico baixo (0,12), zona focal abaixo do ponto de investigação para não destruir mais rapidamente as microbolhas (proporcionando maior tempo de duração do contraste) e uso de transdutor convexo de baixa frequência (2,4 MHz-4 MHz). O *software* específico para a detecção de contraste de microbolhas otimiza os resultados. Varredura preferencialmente em corte transversal de toda a extensão da endoprótese, com atenção especial ao saco aneurismático; a complementação da perviedade da endoprótese e investigação de endoleak deve incluir cortes longitudinais. Injeção venosa periférica de 2,4 ml de contraste, seguido por um bolus de 10 ml de solução salina. Em média, o contraste torna-se visível em 30 seg, com duração em torno de 6-10 minutos na circulação arterial. A presença de contraste fora do lúmen da endoprótese confirma o endoleak, que pode seguramente ser classificado com os cortes subsequentes em plano transversal e longitudinal. Se necessário, pode ser realizada nova injeção de contraste para otimização da documentação.

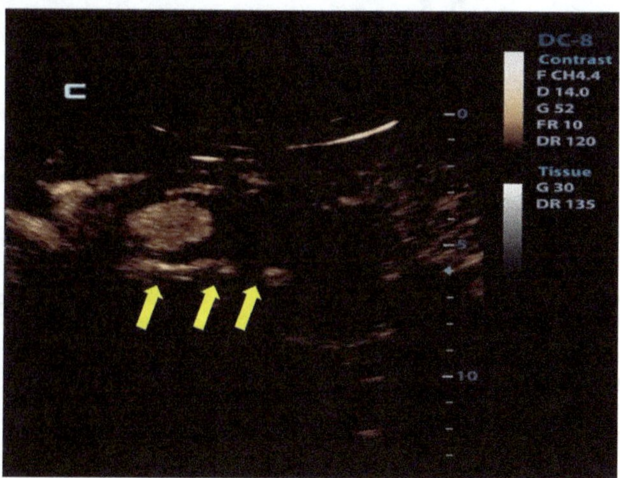

Figura 13.2 – Técnica CEUS × endoleak: detecção de endoleak tipo II (setas amarelas), caracterizado como a presença de contraste (Sonovue), identificado no saco aneurismático e fora da endoprótese, com origem em ramos lombares. Utilizado *software* específico. Aparelho DC-8 (Mindray).

Fonte: os autores.

Em nosso serviço, publicamos um caso interessante de um paciente com aneurisma de aorta infrarrenal de 7,1 cm, submetido a EVAR, que evoluiu com endoleak tipo II, com aumento do saco aneurismático, para 7,6 cm, sendo submetido a embolização com Ônix®. No seguimento em 3 meses, não houve redução do saco aneurismático na angio-TC, porém esta não identificou endoleak. Com o uso da técnica CEUS, foi possível a detecção da persistência do endoleak tipo II (figura 13.2).[20]

Conclusão

No seguimento pós-EVAR, a técnica CEUS é tão efetiva quanto a angio-TC na detecção dos endoleaks, tendo como vantagem não apresentar nefrotoxicidade e exposição à radiação. Pelos resultados apresentados, a proposta não é substituir totalmente a angio-TC, mas considerar a utilização da técnica CEUS principalmente nos pacientes com limitações da função renal, uma vez que a vigilância é perene, com o objetivo de reduzir a morbidade associada ao uso de contraste iodado.

Referências

1. Parodi JC, Palmaz JC, Barone HD. Transfemoral intraluminal graft implantation for abdominal aortic aneurysms. Ann Vasc Surg 1991;5(6):491-9.
2. Moll FL, Powell JT, Fraedrich G, Verzini F, Haulon S, Waltham M et al. Management of abdominal aortic aneurysms clinical practice guidelines of the European society for vascular surgery. Eur J Vasc Endovasc Surg 2011;41(suppl 1):S1-58.
3. Veith FJ, Baum RA, Ohki T et al. Nature and significance of endoleaks and endotension: summary of opinions expressed at an international conference. J Vasc Surg 2002;35(5):1029-1035.
4. Napoli V, Bargellini I, Sardella SG, Petruzzi P, Cioni R, Vignali C et al. Abdominal aortic aneurysm: contrast-enhanced US for missed endoleaks after endoluminal repair. Radiology 2004;233:217-25.
5. Matsumura JS, Moore WS. Clinical consequences of periprosthetic leak after endovascular repair of abdominal aortic aneurysm. Endovascular Technologies Investigators. J Vasc Surg 1998;27:606-13.
6. Lawrence-Brown MM, Sun Z, Semmens JB, Liffman K, Sutalo ID, Hartley DB. Type II endoleaks: when is intervention indicated and what is the index of suspicion for types I or III? J Endovasc Ther 2009;16(suppl 1):I106-18.
7. Bakken AM, Illig KA. Long-term follow-up after endovascular aneurysm repair: is ultrasound alone enough? Perspect Vasc Surg Endovasc Ther 2010;22:145-51.
8. Iezzi R, Basilico R, Giancristofaro D, Pascali D, Cotroneo AR, Storto ML. Contrast-enhanced ultrasound versus color duplex ultrasound imaging in the follow-up of patients after endovascular abdominal aortic aneurysm repair. J Vasc Surg 2009; 49:552-60.
9. Ashoke R, Brown LC, Rodway A et al. Color duplex ultrasonography is insensitive for the detection of endoleak after aortic endografting: a systematic review. J Endovasc Ther 2005;12(3):297-305.
10. Mirza TA, Karthikesalingam A, Jackson D et al. Duplex ultrasound and contrast-enhanced ultrasound versus computed tomography for the detection of endoleak after EVAR: systematic review and bivariate meta-analysis. Eur J Vasc Endovasc Surg 2010;39(4):418-28.
11. Johnson BI et al.: Color duplex evaluation of endoluminal aortic stent grafts, J Vasc Technol 1998;22(2):97-104.
12. Rübenthaler J, Reiser M, Clevert DA. Diagnostic vascular ultrasonography with the help of color Doppler and contrast-enhanced ultrasonography. Ultrasonography 2016;35:289-301.
13. Clevert DA, Schick K, Chen MH, Zhu QL, Reiser M. Role of contrast enhanced ultrasound in detection of abdominal aortic abnormalities in comparison with multislice computed tomography. Chin Med J (Engl) 2009;122:858-64.

14. Carrafiello G, Lagana D, Recaldini C, Mangini M, Bertolotti E, Caronno R et al. Comparison of contrast-enhanced ultrasound and computed tomography in classifying endoleaks after endovascular treatment of abdominal aorta aneurysms: preliminary experience. Cardiovasc Intervent Radiol 2006;29:969-74.

15. Mirza TA, Karthikesalingam A, Jackson D, Walsh SR, Holt PJ, Hayes PD et al. Duplex ultrasound and contrast-enhanced ultrasound versus computed tomography for the detection of endoleak after EVAR: systematic review and bivariate meta-analysis. Eur J Vasc Endovasc Surg 2010;39:418-28.

16. Ten Bosch JA, Rouwet EV, Peters CT, Jansen L, Verhagen HJ, Prins MH et al. Contrast-enhanced ultrasound versus computed tomographic angiography for surveillance of endovascular abdominal aortic aneurysm repair. J Vasc Interv Radiol 2010;21:638-43.

17. Piscaglia F, Nolsoe C, Dietrich CF, Cosgrove DO, Gilja OH, Bachmann Nielsen M et al. The EFSUMB Guidelines and Recommendations on the Clinical Practice of Contrast Enhanced Ultrasound (CEUS): update 2011 on non-hepatic applications. Ultraschall Med 2012;33:33-59.

18. Gürtler VM, Sommer H, Meimarakis G, Kopp R, Weidenhagen R, Reiser MF and Clever DA. A comparison between contrast-enhanced ultrasound imaging and multislice computed tomography in detecting and classifying endoleaks in the follow-up after endovascular aneurysm repair. J Vasc Surg 2013;58:340-5.

19. Bauer A, Solbiati L, Weissman N. Ultrasound imaging with SonoVue: low mechanical index real-time imaging. Acad Radiol 2002;9:S282-4.

20. Cury MH, Cury MVM, Godoy MR, Matielo MF. Advantages of Contrast-Enhanced Ultrasonography Over Computed Tomography for the Detection of Persistent Type II Endoleak After Embolization: A Case Report. © 2016 Wiley Periodicals, Inc. *J Clin Ultrasound 2016*;44:522-526.

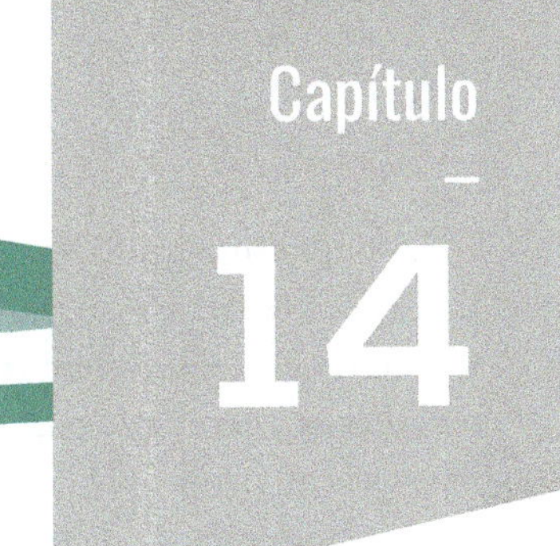

Complicações no tratamento endovascular dos aneurismas da aorta abdominal

MARCELO FERREIRA
RODRIGO CUNHA
DIEGO FERREIRA
GUILHERME BICALHO
EDUARDO RODRIGUES

Complicações durante o planejamento

O tratamento endovascular do aneurisma de aorta abdominal (AAA) é um procedimento que apresenta menor tempo cirúrgico, com menores índices de complicações cardíacas e pulmonares, e consequentemente menor tempo de permanência hospitalar quando comparado à cirurgia aberta.

Em primeiro lugar, necessitamos da informação precisa sobre o diâmetro real do aneurisma, tendo em vista que o diâmetro é o principal fator preditor de eventos adversos, como ruptura ou dissecção.

Em segundo lugar, a extensão do aneurisma deve ser avaliada, identificando se há ou não envolvimento dos vasos renais e viscerais. Um colo adequado para a fixação da endoprótese é necessário para o selamento da prótese junto à parede aórtica. Em alguns casos em que o colo infrarrenal seja inadequado, é preciso recorrer a um selamento suprarrenal.

Diferentemente do reparo aberto do aneurisma de aorta, em que o cirurgião pode definir as dimensões do enxerto a ser utilizado no momento da cirurgia, a técnica endovascular requer uma definição precisa da endoprótese no pré-operatório.

A mensuração inadequada pode acarretar vazamentos (endoleaks), colapso do dispositivo, migração da endoprótese e não exclusão do aneurisma (figura 14.1).

A angiotomografia (angio-TC) pré-operatória, hoje tida como o padrão-ouro, deve compreender toda a extensão da aorta, e devemos observar o calibre das artérias ilíacas e femorais para definição da via de acesso e possíveis alternativas (figura 14.2).

A administração de meios de contraste iodados pode levar a um grau variável de nefropatia, identificada pelo aumento súbito dos marcadores da função renal, como a creatinina, nas 48 horas seguintes à administração do contraste. Considera-se que um paciente sofre de nefropatia induzida por contraste (NIC) quando há aumento de pelo menos 25% na dosagem de creatinina após o procedimento. Em geral, essa insuficiência renal é transitória e benigna. A insuficiência renal aguda ocorre em 6,7% desses casos.[1]

A profilaxia da NIC encontra-se na hiper-hidratação do paciente durante todas as etapas do procedimento. Além disso, devem-se utilizar os contrastes não iônicos, isosmolares e diméricos, devendo sempre utilizar a menor quantidade possível.

Complicações durante o acesso

A incidência de lesões arteriais, incluindo dissecções, trombose aguda e pseudoaneurismas, ocorre em 3%-12,9% dos casos.[2] Outras possíveis complicações da ferida operatória incluem o hematoma e a linforreia (figura 14.3).

Durante a passagem das endopróteses podem ocorrer lesões das artérias de acesso, principalmente nos casos em que há acentuada tortuosidade e calcificação. A prevenção faz-se com três medidas: avaliação da compatibilidade dos diâmetros da artéria; emprego dos dilatadores arteriais ou angioplastia do segmento previamente aos introdutores; utilização de introdutores com revestimento hidrofílico.

Preferencialmente, utilizam-se as artérias femorais para o implante das endopróteses. O acesso pode ser convencional por dissecção ou por meio de punção com utilização de dispositivos de selamento percutâneo. A principal complicação resultante da dificuldade da migração da prótese pelo acesso femoral é a ruptura arterial, principalmente no segmento ilíaco. Nas lesões ilíacas extensas, utiliza-se o balão oclusor para hemostasia, seguido do reparo aberto. Para lesões ilíacas menores, secção parcial com pouco extravasamento arterial, pode-se utilizar uma endoprótese ou stent revestido (figura 14.4).

MICROEMBOLIZAÇÃO

Durante a cateterização da aorta, o material empregado pode causar a embolização de debris provenientes dos trombos presentes no saco aneurismático. Essa microembolização pode gerar isquemia em diversos locais, entre eles os rins e o cólon, com relatos de insuficiência renal grave e a necessidade de colectomia. Também pode haver sinais de isquemia em outros locais, como os demais órgãos pélvicos, membros inferiores e medula espinhal.[3-5]

Para prevenir a embolização, deve-se otimizar a manipulação do material, visando à utilização de menor número de cateteres e guias empregados no procedimento. A colocação dos guias rígidos com cateter posicionado previamente no arco aórtico favorece a migração mais segura da endoprótese (centralizando esta), minimizando o risco de microembolização.

Deve-se ter cuidado com os guias rígidos, pois, apesar do melhor suporte, podem causar perfuração da aorta, do átrio ou ventrículo esquerdo. Em alguns casos, a perfuração pode resultar em hemopericardio ou hemotórax, podendo necessitar de intervenção imediata por intermédio de toracotomia ou laparotomia.

MACROEMBOLIZAÇÃO

A ausência de pulso no membro inferior ao final do procedimento é compatível com uma oclusão arterial aguda e ocorre em cerca de 6,7% dos casos.[2] A oclusão pode ser causada por embolização distal, fratura de placa aterosclerótica ou em decorrência de dissecções nas artérias ilíacas ou femorais, mas a maioria ocorre por presença de um acotovelamento do ramo ilíaco da endoprótese. A oclusão da extensão ilíaca pode ocorrer em até 5% dos casos, geralmente nos 2 primeiros meses após o procedimento. Pode-se resolver o problema pela via endovascular, com implante de novas extensões, visando à retificação do segmento.

No caso das embolizações distais das artérias femorais superficial, poplítea e infrapatelar, a resolução se dá pela embolectomia com um cateter de Fogarty, seja por meio do acesso femoral prévio ou de um novo acesso à artéria poplítea. No caso de fratura da placa aterosclerótica no sítio de dissecção inicial, recorre-se à endarterectomia local e ao fechamento da artéria femoral com remendo venoso ou sintético (figura 14.5).

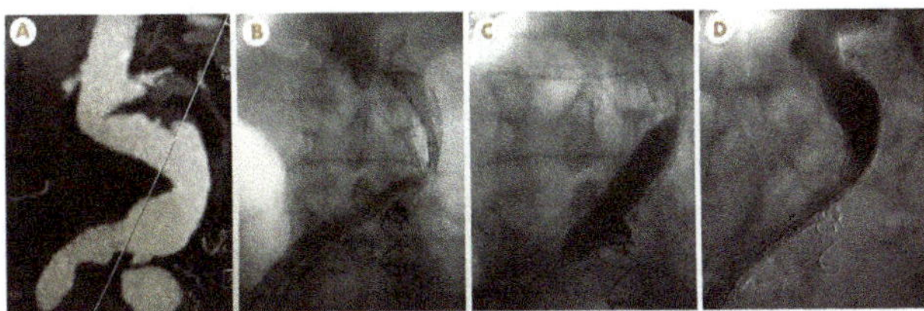

Figura 14.1 - (A) Reconstrução da angio-TC evidenciando um aneurisma tortuoso. (B) Controle pós-operatório com kinck na endoprótese. (C) Correção com angioplastia. (D) Angiografia de controle com sucesso técnico.

Fonte: os autores.

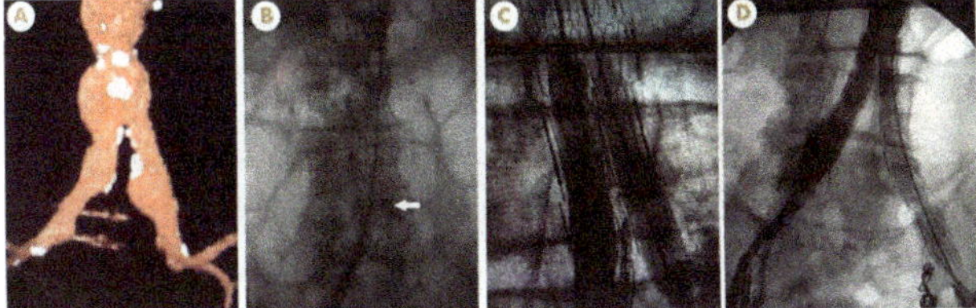

Figura 14.2 - (A) Reconstrução em 3D da angiotomografia pré-operatória. (B) Ramo contralateral colabado. (C) Correção com angioplastia pela técnica de kissing ballon. (D) Angiografia de controle com sucesso técnico.

Fonte: os autores.

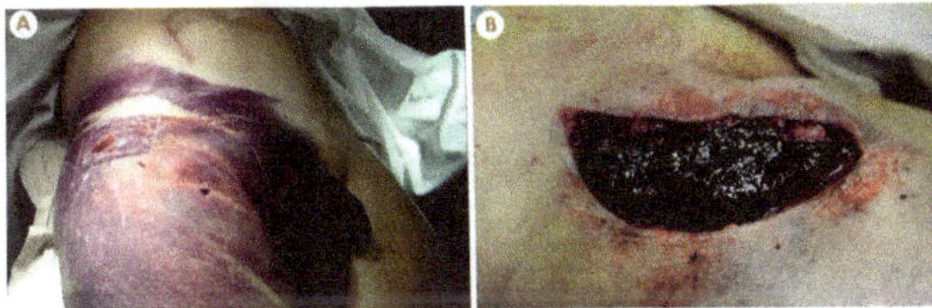

Figura 14.3 - Hematoma da ferida operatória. (A) Pseudoaneurisma no acesso cirúrgico. (B) Pseudoaneurisma trombosado.

Fonte: os autores.

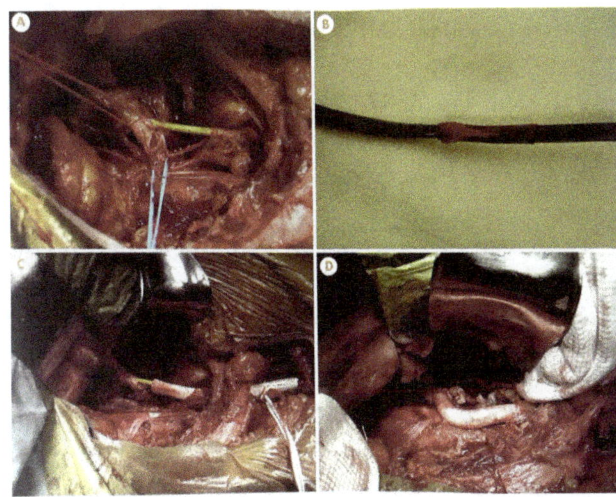

Figura 14.4 - (A) Lesão da artéria ilíaca externa, com balão oclusor para hemostasia. (B) Após a retirada da bainha, foi observado um segmento da artéria ilíaca aderido ao dispositivo. (C) Inserção do enxerto sobre o balão para reconstrução arterial. (D) Resultado final.

Fonte: os autores.

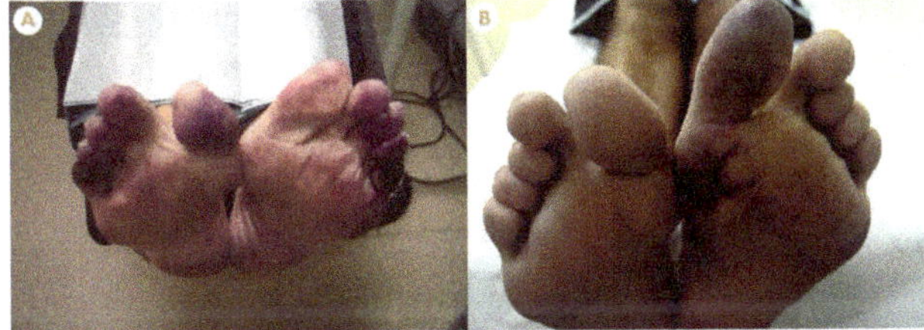

Figura 14.5 - (A) Cianose distal (embolização). (B) Cianose do hallux (embolização).

Fonte: os autores.

Complicações infecciosas

As complicações que favorecem a infecção de ferida incluem hematoma e linfocele, podendo ocorrer em até 10% dos casos.[2]

A infecção da endoprótese na aorta abdominal ocorre em 0,2%-5% dos casos, sendo os microrganismos mais frequentes o Staphylococcus e o Streptococcus.[6] A contaminação pode ocorrer durante o procedimento cirúrgico, após bacteremia ou por uma fístula aortoentérica. Sinais indiretos de infecção são febre, leucocitose e coleções gasosas ou líquidas adjacente à prótese.

Em pacientes com risco cirúrgico compatível, pode ser feita a reconstrução *in situ*, no mesmo momento, com prótese de dacron embebida com rifampicina (solução de 60 mg/mL embebida por 30-60 minutos), veia autóloga (safena espiralada ou veia femoral comum) ou enxerto criopreservado, envolvido em flap omental ou muscular.

Nos pacientes de maior risco cirúrgico, pode ser realizado o bypass extra-anatômico seguido de retirada do enxerto infectado após 48 horas.[7]

SINDROME PÓS-IMPLANTE

Consiste em um conjunto de sinais e sintomas inflamatórios de evolução benigna, com tratamento sintomático, que pode ocorrer em até 30% dos pacientes.[8] O paciente pode apresentar febre, mal-estar, leucocitose e elevação da proteína C reativa, alteração da crase sanguínea, hipotensão, que podem durar até 10 dias, sendo necessário o diagnóstico diferencial com outras infecções.

Endoleaks

ENDOLEAK TIPO I

Consiste no vazamento através dos pontos de selamento ou fixação da endoprótese. Pode ser subdividido em tipos: Ia – falha no selamento proximal; Ib – falha no selamento distal; Ic – falha no selamento do plugue oclusor ilíaco nos casos com aneurismas tratados com endoprótese monoilíaca.[9]

A avaliação criteriosa do colo proximal pode prevenir o aparecimento dos endoleaks tipo Ia mais precoces. Algumas características como colo curto (< 15 mm), tortuoso, angulado, cônico, com a presença de placas ou trombos requerem um planejamento adequado e quando não avaliadas corretamente podem provocar o vazamento primário. O superdimensionamento do diâmetro da endoprótese em 15%-20% em relação ao diâmetro da aorta no ponto de acoplamento pode evitar esse tipo de complicação. Entretanto, endopróteses com diâmetros acima de 20% em relação ao diâmentro da aorta também podem ser a causa de vazamento proximal, por ocasionar dobraduras no tecido. Outra causa seria a falha técnica abertura da endoprótese.

Os endoleaks do tipo I tardios também podem ocorrer por falhas no planejamento. Outras possíveis causas seriam defeito estrutural dos pontos de fixação da endoprótese e a própria progressão natural da doença.[10]

O tratamento pode ser efetuado de acordo com seus subgrupos, conforme detalhado a seguir.

- Tipo Ia: inicialmente, pode ser tratado por angioplastia com balão complacente no ponto de acoplamento, em uma tentativa de acomodação proximal. Em caso de falha da angioplastia, pode-se tentar o implante de stent metálico descoberto ou uma extensão proximal da endoprótese (cuff), para aumento da força radial no colo proximal, sempre evitando ocluir qualquer vaso sem programação. Estatisticamente, o uso do stent metálico ou do cuff indica equivalência nos resultados do tratamento a longo prazo.[11] Uma opção seria por meio do selamento do colo proximal na posição suprarrenal, com o uso dos dispositivos fenestrados ou ramificados (F/BEVAR), ou pela técnica de chaminé. Alguns tipos de tratamento menos convencionais são a embolização com molas ou Onyx® e o uso de dispositivos como as EndoAnchors.[12] Nunca devemos nos esquecer de que o reparo aberto é uma opção plausível em diversas situações, como em casos de falhas no tratamento endovascular e em emergências.[13]
- Tipos Ib e Ic: normalmente possuem o tratamento de mais fácil manejo, como o implante de uma extensão ilíaca no tipo Ib e a embolização ou até mesmo a ligadura cirúrgica da ilíaca previamente ocluída no tipo Ic.

Nos casos de tratamento do endoleak tipo Ib por degeneração aneurismática, recomenda-se sempre a avaliação das artérias ilíacas internas com o intuito de preservá-las, a fim de evitar impotência sexual vascular, claudicação e necrose glútea. Algumas técnicas endovasculares possíveis na preservação das artérias hipogástricas seriam a utilização de uma endoprótese bifurcada de ilíaca, a técnica de stents paralelos, extensões com diâmetros mais calibrosos bell-bottom (para ilíaca comum com diâmetro até 20 mm, pré-bifurcação ilíaca) ou até mesmo o reimplante cirúrgico em casos excepcionais[14] (figura 14.6).

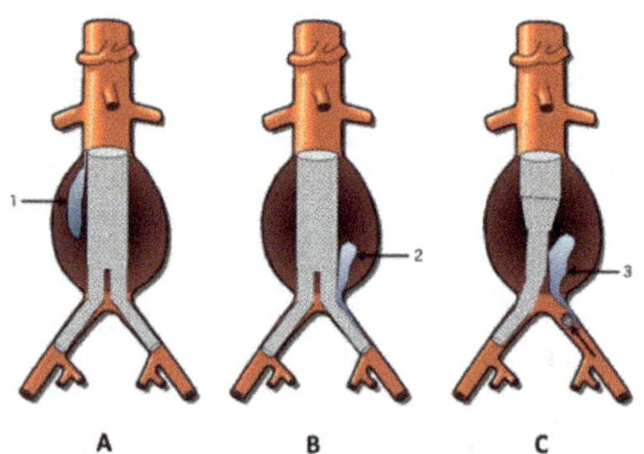

Figura 14.6 – (A) Endoleak Ia proximal (aorta). (B) Endoleak Ib (distal ilíacas). (C) Endoleak Ic (plugue) oclusor ilíaco, com endoprótese monoilíaca contralateral.
Fonte: os autores.

ENDOLEAK TIPO II

Configura-se como o tipo mais comum de endoleak, podendo corresponder de 10%-40% do total, apesar de ter índice de ruptura baixo (0,5%).[15] Sabe-se que em até 40% dos casos o tipo II cessa espontaneamente, portanto seu tratamento inicial é expectante. Porém, em caso de evidência de crescimento do aneurisma (> 5 mm), sem outras causas justificáveis, ou manutenção do endoleak tipo II além de 6 meses, deve-se avaliar o risco-benefício para a correção deste.[12]

De forma conceitual, o endoleak tipo II é definido como enchimento retrógrado do saco aneurismático por ramos da aorta, principalmente pelas artérias lombares (AL) e mesentérica inferior (MI). Excepcionalmente as artérias sacrais, gonadal ou até mesmo uma polar renal podem ser as responsáveis pela persistência de fluxo sanguíneo no aneurisma.

Ao optar pelo tratamento, deve-se levar em consideração o tamanho do aneurisma, a idade do paciente, se há uma (tipo IIa) ou mais artérias (tipo IIb) envolvidas.

Quando o enchimento retrógrado se dá pela artéria mesentérica inferior (AMI), há menos chances de resolução espontânea e maior probabilidade de expansão do saco aneurismático.

As propostas de tratamento são realizadas de acordo com a análise da angiotomografia. Normalmente o método de escolha é a embolização por via arterial, ocluindo a artéria nutridora. Alguns materiais como mola, cola e outros agentes embolizantes como Onyx® e trombina podem ser utilizados nesse processo. A artéria mesentérica inferior pode ser acessada e embolizada por meio do cateterismo da artéria mesentérica superior, pela arcada de Riolan. As artérias lombares podem ser embolizadas por intermédio do cateterismo das artérias ilíacas internas e dos ramos ileolombares. Entretanto, o acesso endovascular das artérias MI e AL nem sempre é factível em decorrência das tortuosidades e das estenoses no trajeto.

É importante certificar-se de que a embolização seja feita sempre o mais próximo do saco aneurismático; caso contrário, algumas complicações como a isquemia mesentérica na tentativa de oclusão mais proximal da artéria mesentérica inferior podem ocorrer.

A embolização direta do saco aneurismático por via translombar ou transcaval é outra possibilidade. O acesso translombar realizado é feito, guiado pela angiotomografia ou pela fluoroscopia.

De preferência, utiliza-se a punção pelo lado esquerdo a fim de evitar a punção inadvertida da veia cava inferior. Quando o endoleak é pequeno, eventualmente a punção pode terminar em trombos; nesses casos, o local do vazamento pode ser acessado por um guia hidrofílico e um cateter até que haja o refluxo de sangue. Após o acesso ao endoleak, variados agentes embolizantes podem ser utilizados até que se observe a exclusão completa.

Quando a anatomia se apresenta desfavorável com interposição de órgãos, pode-se optar pela punção translombar direita com o paciente em posição pronada, mesmo que seja necessário atravessar a veia cava inferior (VCI). A predisposição a hemorragia ou hematoma nesses casos é menos importante que a injeção acidental de materiais no leito venoso, sob o risco de tromboembolismo pulmonar.

Outra possibilidade seria o acesso direto ao endoleak por meio da veia cava inferior com um sistema de agulha curva perfurando uma parede venosa em vez de duas.

Com o aprimoramento das técnicas endovasculares, a correção cirúrgica aberta tem sido cada vez menos realizada. Entretanto, em casos de falha nos tratamentos anteriormente descritos, a laparotomia com exposição do saco aneurismático e sutura direta das artérias envolvidas no vazamento é indicada. Técnicas com laparoscopia para ligadura da AMI e cirurgia híbrida endovascular com laparoscopia têm sido descritas como alternativa[10,12,16] (figura 14.7).

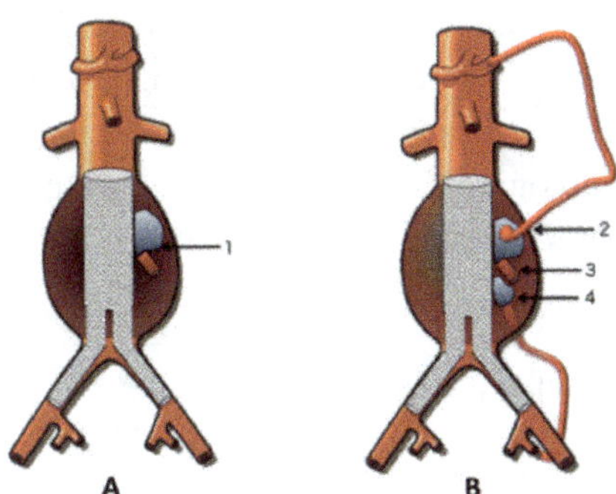

Figura 14.7 – (A) Endoleak tipo IIa: único vaso (mesentérica inferior). (B) Múltiplos vasos, em que 2 pode ser a gonadal ou polar, 3 a artéria mesentérica inferior e 4 as artérias lombares.

Fonte: os autores.

ENDOLEAK TIPO III

Esse é o tipo de endoleak em que mais comumente ocorre a desconexão entre os módulos das próteses, que pode estar relacionada à falha técnica e ao desgaste do material, tipo IIIa, ou a falhas no tecido que reveste o enxerto, como buracos ou erosões, tipo IIIb. A incidência pode variar de 3%-4,5%, porém tem sido reduzida com a tecnologia empregada e materiais utilizados nas novas endopróteses. Por tratar-se de vazamento de alto fluxo, como identificado no tipo I, sua correção deve ser indicada no momento do diagnóstico. No tipo III tardio, o risco de ruptura é maior por causa da repressurização aguda do saco aneurismático. O tratamento é feito, preferencialmente, de maneira endovascular, por intermédio do implante de uma nova endoprótese ou stent recoberto, seguida de angioplastia para melhora do selamento, conversão para um endoenxerto monoilíaco ou até mesmo implante de um cuff, de acordo com cada caso. Em casos de ruptura do aneurisma com instabilidade hemodinâmica, ou falha no tratamento endovascular, a conversão para cirurgia aberta é uma opção[12,10,17] (figura 14.8).

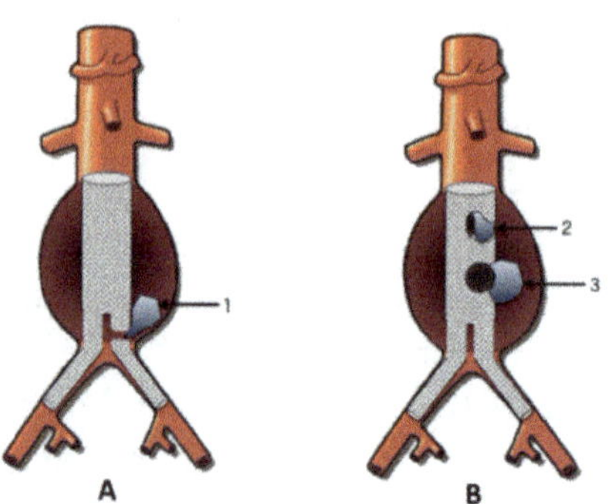

Figura 14.8 – (A) Endoleak IIIa, desconexão entre os módulos. (B) 2 (< 2 mm) e 3 (> 2 mm).
Fonte: os autores.

ENDOLEAK TIPO IV

Trata-se de um vazamento secundário decorrente da porosidade do material utilizado na confecção da endoprótese. Na maioria dos casos, o diagnóstico é realizado na angiografia de controle pós-implante, em que se observa um borramento difuso de contraste em toda a extensão da endoprótese. Sua resolução é espontânea na maior parte das vezes, sendo necessária apenas a reversão da heparina ao final do procedimento. Assim como observado no endoleak tipo III, a evolução na fabricação e tecnologia das endopróteses tem diminuído esse tipo de complicação[12,10] (figura 14.9).

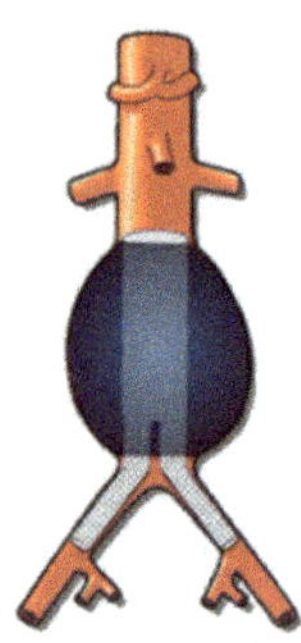

Figura 14.9 – Endoleak tipo IV, porosidade.
Fonte: os autores.

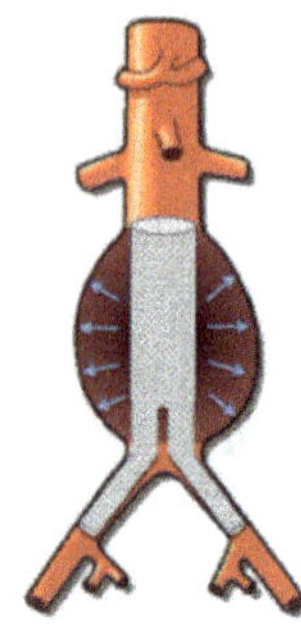

Figura 14.10 – Endoleak tipo V, endotensão.
Fonte: os autores.

ENDOLEAK TIPO V (ENDOTENSÃO)

Definido como o aumento do saco aneurismático sem evidência de outros endoleaks detectáveis nos métodos de imagem. O mecanismo de ação não está completamente elucidado para explicar esse fenômeno. Acredita-se que a pressão sob a endoprótese possa permitir o extravasamento de líquido ultrafiltrado (seroma) para o aneurisma excluso, provocando o aumento do seu diâmetro, ocorrendo principalmente em endopróteses revestidas com politetrafluoroetileno (PTFe), que são mais porosas. Por se tratar de um vazamento de baixo fluxo, a conduta expectante é indicada. O tratamento cirúrgico deve ser individualizado de acordo com cada caso. Pacientes com expansão do aneurisma e sintomáticos devem ser tratados. O tratamento endovascular com implante de uma nova endoprótese por

Quadro 14.1 – Origem do endoleak.

Tipo	Origem do endoleak
I	Falha no selamento da endoprótese com a parede da artéria nos pontos de fixação.
Ia	Proximal.
Ib	Distal.
Ic	Plugue oclusor ilíaco.
II	Enchimento do saco aneurismático por vasos colaterais.
IIa	Único vaso.
IIb	Dois ou mais vasos criando um circuito (complexo).
III	Falha estrutural na endoprótese.
IIIa	Separação na junção dos módulos.
IIIb	Fraturas ou orifícios na endoprótese (< 2 mm) (> 2 mm)
IV	Porosidade do material que cobre a endoprótese.
	(Menos de 30 dias após o implante da endoprótese.)
V	Endotensão – ausência de endoleak identificável nos métodos de imagem com evidência de expansão do saco aneurismático.

Fonte: Golzarian J, Valenti D, 2006.

dentro da anterior tem sido realizado com sucesso. A cirurgia aberta para exploração é indicada quando o paciente é elegível para esse tipo de procedimento[12,10] (figura 14.10).

Diagnóstico do endoleak

Os vazamentos podem ser detectados no momento do implante da endoprótese durante a aortografia de controle do procedimento ou pelo acompanhamento pós-operatório. A seguir, os principais exames utilizados para diagnóstico atualmente.

ANGIOTOMOGRAFIA

Utilizada como padrão-ouro no diagnóstico e na classificação dos endoleaks, a angio-TC deve ser realizada com a observação do contraste em três fases. Na 1ª fase – pré-contraste –, deve-se observar a estrutura da endoprótese à procura de fraturas ou desconexão entre os módulos. Na 2ª fase – preenchimento arterial do contraste –, podem ser observados os vazamentos de alto fluxo, como os encontrados nos tipos I e III. Já na 3ª fase – portal e excretora –, observam-se os endoleaks de baixo fluxo, como encontrados no tipo II. Para o diagnóstico diferencial do endoleak tipo V, às vezes são necessários exames com avaliações de contrastes mais tardios que na fase portal. Com a modernização dos aparelhos de tomografia, as aquisições de imagens estão cada vez mais rápidas e com melhores resoluções, com cortes axiais cada vez mais finos. Além desse fato, a possibilidade de reconstrução das imagens em três dimensões (3D) auxilia os cirurgiões a fazerem diagnósticos cada vez mais precisos e com menor chance de resultados falso-positivos, como a calcificação mural e eventualmente um trombo calcificado. As ressalvas relacionadas à angio-TC são observadas nos pacientes com alergia a iodo (contraindicação relativa) e com função renal alterada decorrente do risco de nefrotoxicidade relacionada ao contraste iodado.[10]

ANGIOGRAFIA

Utilizada para detecção precoce dos endoleaks durante o procedimento endovascular, exceto o tipo V. Porém, seu uso para acompanhamento a longo prazo é restrito. Em alguns casos, quando há forte suspeita de um pequeno endoleak em um segmento do enxerto, pode-se utilizar a técnica de exclusão desse segmento posicionando um cateter balão de angioplastia distal e proximal ao ponto a ser examinado, seguido da injeção de contraste para observar se há extravasamento através da endoprótese.[10]

ULTRASSONOGRAFIA (US) COM DOPPLER

Apesar de ser um método pouco invasivo e sem necessidade de contraste, há limitações desse método, como o uso em pacientes obesos, a presença de gases e o fato de ser examinador dependente. Com novas tecnologias, como o uso de reconstrução em 3D e o contraste utilizando microbolhas, novas perspectivas podem ser trazidas para a utilização do US no diagnóstico dos endoleaks.[10,18]

ANGIORRESSONÂNCIA (ANGIO-RMN)

Pode ser interessante na avaliação e diferenciação dos endoleaks tipos I e III, alto fluxo em contraste com os endoleaks tipos II, IV e V, baixo fluxo quando utilizados alguns recursos como a cineangiorressonância, em que se pode correlacionar a variação do diâmetro do saco aneurismático de acordo com a pressão de pulso sistólica. Outros recursos, como o Blood-Pool e o 4D-flow, parecem ser precisos na diferenciação diagnóstica dos endoleaks. As grandes desvantagens desse método seriam a demora na aquisição de imagens e as contraindicações formais para submissão à RMN, como o uso de marca-passo e/ou clipes metálicos para correção de aneurismas cerebrais. Atualmente, não se justifica o uso da angiorressonância em detrimento da angio-TC em pacientes com doença renal, pois o gadolínio utilizado como contraste pode provocar fibrose nefrogênica sistêmica nesses pacientes.[10,15]

Referências

1. Alsac JM, Zarins CK, Heikkinen MA et al. The impact of aortic endograft on renal function. J Vasc Surg 2005;41(February (6)):926-30.
2. Liaw JVP, Clark M, Gibbs R, Jenkins M, Cheshire N, Hamady M. Update: Complications and management of infrarenal EVAR. European Journal of Radiology 71(2009):541-551.
3. Maldonado RS, Rockam CB, Riles E, Douglas D, Adelman MA, Jacobowitz GR et al. Ischemic complications after endovascular abdominal aortic aneurysm repairs. J Vasc Surg 2004 Oct; 40(4):703-9.
4. Nevelsteen I, Duchateau J, De VP, De Lj. Ischaemic colitis after endovascular repais of an infrarenal abdominal aortic aneurysm: a case report. Acta Chir Belg 2006 Sep;106(5):588-91.
5. Reid JA, Mole DJ, Johnston LC, Lee B. Delayed paraplegia after endovascular repair of abdominal aortic aneurysm. J Vasc Surg 2003 Jun;37(6):1322-2.
6. Fatima J, Duncan AA, de Grandis E, Oderich GS, Kalra M, Gloviczki P, et al. Treatment strategies and outcomes in patients with infected aortic endografts, J Vasc Surg 2013(58):371-9.
7. Marone EM, Coppi G, Kahlberg A, Tshomba Y, Chiesa R. Combined endovascular and surgical treatment of primary aortoesophageal fistula, Tex Heart Inst J 2010(37):722-4.
8. Arnaoutoglou E, Kouvelos G, Papa N et al. Prospective evaluation of post-implantation inflammatory response after EVAR for AAA: influence on patients' 30 day outcome. European Journal of Vascular and Endovascular Surgery 2015;49(2):175-183.
9. Antonopoulos CN, Kakisis JD, Giannakopoulos GT, Andrikopoulos V, Antoniadis P, Bessias N, Dervisis K, Georgopoulos S, Giannoukas A, Kaperonis E, Kiskinis D, Klonaris C, Machairas A, Papavassiliou V, Saleptsis V, Saratzis N, Seretis K, Tampakis C, Liapis CD. Rupture after endovascular abdominal aortic aneurysm repair: A multicenter study. Vascular and Endovascular Surgery 2014 Oct-Nov;48(7-8):476-81.
10. Golzarian J, Valenti D. Endoleakage after endovascular treatment of abdominal aortic aneurysms: Diagnosis, significance and treatment. Eur Radiol 2006 Dec;16(12):2849-57. Epub 2006 Apr 11.
11. Rajani RR, Arthurs ZM, Srivastava SD, Lyden SP, Clair DG, Eagleton MJ. Repairing immediate proximal endoleaks during abdominal aortic aneurysm repair. J Vasc Surg 2011; 53(5):1174-1177.
12. Chen J, Stavropoulos SW. Management of Endoleaks. Semin Intervent Radiol 2015 Sep;32(3):259-64.
13. Chaikof EL, Brewster DC, Dalman RL, Makaroun MS, Illig KA, Sicard GA et al. SVS practice guidelines for the care

of patients with an abdominal aortic aneurysm: executive summary. J Vasc Surg 2009; (50):880-896.

14. Lin PH1, Chen AY, Vij A. Hypogastric artery preservation during endovascular aortic aneurysm repair: is it important? Semin Vasc Surg 2009 Sep; 22(3):193-200.

15. Veith FJ, Baum RA, Ohki T et al. Nature and significance of endoleaks and endotension: summary of opinions expressed at an international conference. J Vasc Surg 2002 35:1029-1035.

16. Moulakakis KG, Klonaris C, Kakisis J, Antonopoulos CN, Lazaris A, Sfyroeras GS, Mantas G, Vasdekis SN, Brountzos EN, Geroulakos G. Treatment of Type II Endoleak and Aneurysm Expansion after EVAR. Ann Vasc Surg 2017 Feb; 39:56-66.

17. Maleux G, Poorteman L, Laenen A, Saint-Lèbes B, Houthoofd S, Fourneau I, Rousseau H. Incidence, etiology, and management of type III endoleak after endovascular aortic repair. J Vasc Surg 2017 Apr 20. p: S0741-5214(17)30367-1.

18. Gleason TG. Endoleaks After Endovascular Aortic Stent-Grafting: Impact, Diagnosis, and Management. Semin Thorac Cardiovasc Surg 2009 Winter;21(4):363-372.

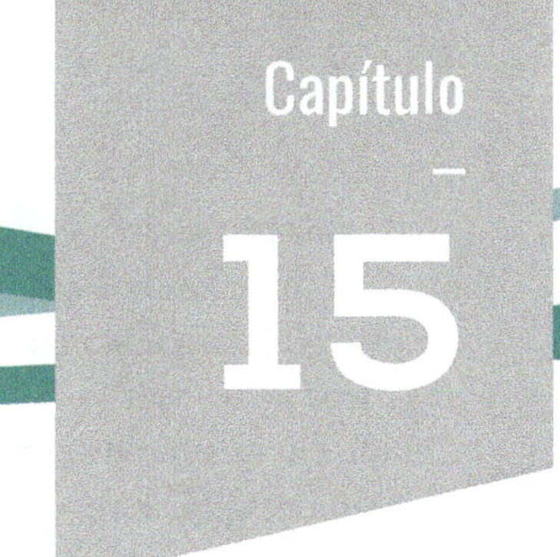

Aneurismas esplâncnicos: como seguir e quando tratar

EDWALDO EDNER JOVILIANO
MAURÍCIO SERRA RIBEIRO

Introdução

Os aneurismas esplâncnicos são aqueles que ocorrem nos ramos viscerais da aorta abdominal. Representam cerca de 5% dos aneurismas intra-abdominais.[1,2] São relativamente raros, mas têm significativa importância clínica. A prevalência na população em geral é estimada entre 0,2%-2%.[1] Destes, 10%-20% vão romper, e isso é acompanhado por uma taxa de mortalidade significativa de 20%-70%, dependendo da localização do aneurisma. Sua incidência está aumentando, e a controvérsia ainda existe em relação ao seu tratamento.[3] As principais localizações estão listadas no quadro 15.1.

Quadro 15.1 – Prevalência dos aneurismas viscerais em relação a sua localização.[1]

Localização	Prevalência (%)
Artéria esplênica	60
Artéria hepática	20
Artéria mesentérica superior	5-7
Artérias gástricas e gastroepiploicas	3-4
Artérias jejunal e iliocólica	3
Artéria pancreaticoduodenal	1-2
Artérias renais	1-10

Fonte: adaptado de Lakin RO, Kashyap VS, 2014.

As diversas causas e suas respectivas fisiopatologias formam um grande espectro de localizações anatômicas no sistema esplâncnico. Aproximadamente um terço dos casos pode estar associado a outros aneurismas, incluindo aneurismas de aorta abdominal, artérias ilíacas, em membros inferiores ou ainda intracranianos.

A forma de tratamento desses aneurismas sofreu significativa mudança com o advento da abordagem endovascular, a qual ocupa cada vez mais espaço no arsenal terapêutico. Ao mesmo tempo, a disseminação de modernos métodos de imagem possibilitou maior número de diagnósticos incidentais e melhora na avaliação morfológica e do seguimento clínico nos casos de vigilância.

Quanto à etiologia, os aneurismas podem ser classificados como verdadeiros ou pseudoaneurismas. Entre os aneurismas verdadeiros, temos os de origem aterosclerótica, doenças do colágeno e doença da camada média e ainda a displasia fibromuscular. Outros fatores como multiparidade, hipertensão portal e pós-transplante também já foram associados à formação dos aneurismas viscerais.[1] Em exames de imagem, os aneurismas são tradicionalmente associados a outros sinais de doença aterosclerótica, em geral calcificação da parede, enquanto os pseudoaneurismas costumam corresponder a uma lesão arterial redonda, de contraste, em contato com uma artéria em um contexto específico. Os pseudoaneurismas podem ter causa infecciosa, inflamatória (vasculites), cirúrgica, traumática ou iatrogênica.[3]

Apesar da relevância clínica por sua característica potencialmente fatal, ainda pouco se sabe sobre a evolução natural dos aneurismas viscerais, o que dificulta a formulação de condutas e diretrizes padronizadas. Estudos multicêntricos e prospectivos são necessários em contrapartida aos estudos de relato de casos isolados. A decisão de intervenção deve levar em conta o tamanho e a história natural da lesão, o risco de ruptura, que é alto durante a gravidez, e o risco relativo de intervenção cirúrgica ou da abordagem endovascular.[4] Para a maioria dos aneurismas assintomáticos, o tratamento expectante é aceitável com o uso de exames de imagem, como ultrassom (US), angiotomografia (angio-TC) ou angiorressonância (angio-RMN). Para os grandes aneurismas sintomáticos ou aneurismas com alto risco de ruptura, o tratamento endovascular tem-se tornado cada vez mais a terapia de primeira linha.

Indicações de tratamento

As principais indicações para os aneurismas esplâncnicos, em geral, incluem também diâmetro > 20 mm ou o dobro do tamanho da artéria nativa; aumento rápido do diâmetro do aneurisma; localização específica (arcadas pancreatoduodenais); mulheres grávidas ou em idade fértil; planejamento de transplante de fígado ou ainda aneurisma de esplênica associado a hipertensão portal.[5-7] Em artigo mais recente, Corey e colaboradores estudaram 264 aneurismas esplâncnicos (AAS) em 250 pacientes, retrospectivamente. Em 166 pacientes com 176 aneurismas (66,6%), optou-se pela vigilância com exame de imagem; em 84 pacientes com 88 AAS (33,3%) optou-se pelo tratamento precoce. Seus resultados mostraram evidências de que AAS < que 25 mm raramente apresentam crescimento ao longo do tempo. Os autores recomendam ainda que ASS assintomáticos < 25 mm podem ser acompanhados clinicamente com segurança utilizando-se exames de imagem a cada 3 anos. Portanto, segundo esse autor, o tratamento cirúrgico seria reservado para os aneurismas assintomáticos > 25 mm, com exceção dos aneurismas gastroduodenais e pancreatoduodenais, que necessitariam de uma conduta mais agressiva por causa de sua maior propensão à ruptura, a despeito do diâmetro.[8]

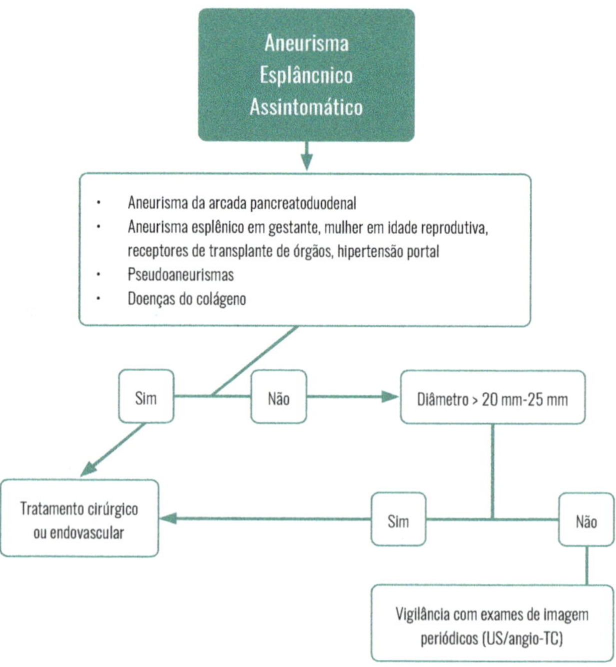

Figura 15.1 – Protocolo de conduta para aneurismas esplâncnicos.
Fonte: os autores.

Um pseudoaneurisma de artéria visceral (VAPA) é, como se sabe, um hematoma encapsulado contido que se comunica com o lúmen arterial. Existe risco elevado de ruptura qualquer que seja o seu tamanho, e o tratamento é mandatório.

Pacientes com vasculite, como a doença de Ehlers-Danlos tipo IV, que desenvolvem aneurismas pequenos e verdadeiros devem ser tratados também independentemente do tamanho, porque o risco de ruptura é muito alto em decorrência de defeitos intrínsecos na parede vascular. Os aneurismas em pacientes com síndrome de Ehlers-Danlos aumentarão invariavelmente ao longo do tempo e devem ser tratados logo que o diagnóstico tenha sido estabelecido, de preferência por abordagem endovascular ou exclusão vascular segmentar em vez de simples embolização com molas.[9,10]

Quanto ao tipo de tratamento, as indicações restantes para uma abordagem cirúrgica para aneurismas viscerais são cada vez menores, mesmo para os tipos menos comuns de aneurismas fusiformes. Estes podem ser tratados com uma combinação de stents e molas, polímeros embolizantes, stents revestidos, bem como por novos dispositivos, como stents moduladores de fluxo ou stents metálicos multicamadas descobertos.

A combinação do Onyx® (Medtronic), como agente embólico, com o balão de remodelação compatível tem sido utilizada por vários médicos para tratar a região hilar renal e aneurismas da artéria mesentérica superior.[6] Para preservar a artéria-mãe, podemos usar stents comuns, passando através da malha do stent um microcateter para embolização com micromolas.[11-14] De forma alternativa, podemos usar stents tipo kissing em casos de aneurismas localizados em bifurcações, o que é frequentemente o caso de artérias renais. Para preservar a vascularização do rim, pode ser usada uma técnica de remodelamento de kissing ballon com stent duplo e molas destacáveis. Outro grande avanço técnico é o uso de molas destacáveis em vez de molas de liberação não controlada.

Uma alternativa que vem ganhando cada vez mais interesse no tratamento dos aneurismas viscerais são os stents moduladores de fluxo. A colocação de um novo dispositivo leva, na maioria dos casos, à oclusão completa do aneurisma, enquanto o lúmen arterial é mantido patente, por causa do remodelamento da íntima vascular combinado com a modificação do fluxo hemodinâmico, que leva a fenômenos trombóticos progressivos dentro do aneurisma. Baseada na experiência cada vez maior no tratamento dos aneurismas intracranianos, os stents moduladores de fluxo são cada vez mais usados para tratar aneurismas viscerais com colos muito grandes ou que não podem ser abordados por uma técnica de remodelação ou colocação de stents cobertos por causa de uma zona de ancoragem segura insuficiente.[15] Manter os ramos laterais patentes é a principal vantagem desses dispositivos, porém novos estudos de seguimento necessitam ser publicados antes de indicarmos esse tipo de material como padrão-ouro para qualquer artéria no seguimento visceral.

Nos casos em que os aneurismas não podem ser acessados por uma abordagem endovascular, ou se a injeção proximal de agentes líquidos embólicos é considerada muito perigosa, e ainda se o risco cirúrgico for muito alto, pode-se também usar uma abordagem direta por ecografia percutânea/tomografia computadorizada (TC). Esse método pode ser utilizado não somente para aneurismas intraparenquimatosos no baço, fígado, rim e pâncreas, mas também para aneurismas extraparenquimatosos, especialmente para artéria mesentérica superior, gastroduodenal ou aneurismas pancreatoduodenais. Utilizando como guia de imagem de TC, uma agulha de guia de 18 G é colocada pela primeira vez no local de entrada abdominal ou traseira ao alvo para estabelecer a via de acesso, e um microcateter é navegado através da agulha externa para o aneurisma. A trombina, ou mesmo cola, é lentamente injetada para obter uma oclusão imediata. Às vezes, pode-se também preencher o aneurisma com micromolas. Se a lesão é claramente visível por ultrassonografia, é fácil colocar a agulha através do parênquima esplênico/renal ou hepático no aneurisma. A ponta da agulha é claramente visível no aneurisma utilizando a técnica com ultrassonografia em cores duplex.[10] Tanto para as artérias viscerais como para as artérias renais, os aneurismas extraparenquimatosos têm prioridade sobre os aneurismas intraparenquimatosos, uma vez que os riscos e a gravidade da ruptura e hemorragia parecem significativamente maiores nas lesões extraparenquimatosas proximais.

Dados clínicos sobre acompanhamento, taxa de reintervenção, taxa de ruptura, crescimento ou trombose dos aneurismas viscerais ainda são relativamente escassos. A experiência cada vez maior com as técnicas endovasculares e os novos dispositivos associados a exames de imagem cada vez mais acurados prometem estabelecer com maior rigor, em longo prazo, protocolos de seguimento mais fidedignos a respeito dos aneurismas viscerais.

Referências

1. Lakin RO, Kashyap VS. Splanchnic artery aneurysms. In: Cronenwett JL, Johnston KW, editors. Rutherford's Vascular Surgery. 8th ed. Philadelphia: Saunders, 2014.

2. Guillaumon AT, Chaim EA. Splenic artery aneurysm associated with anatomic variations in origin. J Vasc. Bras 2009;8:177-181.

3. Belli AM, Markose G, Morgan R. The role of interventional radiology in the management of abdominal visceral artery aneurysms. Cardiovasc Intervent Radiol 2012;35: 234-243 [PMID: 21674280 DOI: 10.1007/s00270-011-0201-3].

4. Jesinger RA, Thoreson AA, Lamba R. Abdominal and pelvic aneurysms and pseudoaneurysms: imaging review with clinical, radiologic, and treatment correlation. Radiographics 2013;33:E71-96.

5. Chiaradia M, Novelli L, Deux JF, Tacher V, Mayer J, You K, Djabbari M, Luciani A, Rahmouni A, Kobeiter H. Ruptured visceral artery aneurysms. Diagnostic and Interventional Imaging (2015)96:797-806.

6. Pasha SF, Gloviczki P, Stanson AW, Kamath PS. Splanchnic artery aneurysms. Mayo Clin Proc 2007;82:472-9.

7. Sadat U, Dar O, Walsh S, Varty K. Splenic artery aneurysms in pregnancy – a systematic review. Int J Surg 2008;6:261-5.

8. Corey MR, Ergul EA, Cambria RP, English SJ, Patel VI, Lancaster RT, Kwolek CJ, Conrad MF. The natural history of splanchnic artery aneurysms and outcomes after operative intervention. J Vasc Surg 2016;63:949-57.

9. Jana M, Gamanagatti S, Mukund A, Paul S, Gupta P, Garg P, Chattopadhyay TK, Sahni P. Endovascular management in abdominal visceral arterial aneurysms: A pictorial essay. World J Radiol 2011;3:182-187 [PMID: 21860714 DOI: 10.4329/wjr.v3.i7.182].

10. Ikeda O, Nakasone Y, Tamura Y, Yamashita Y. Endovascular management of visceral artery pseudoaneurysms: transcatheter coil embolization using the isolation technique. Cardiovasc Intervent Radiol 2010;33:1128-1134 [PMID: 20857110 DOI: 10.1007/s00270 -010-9973-0].

11. Yasumoto T, Osuga K, Yamamoto H, Ono Y, Masada M, Mikami K, Kanamori D, Nakamura M, Tanaka K, Nakazawa T, Higashihara H, Maeda N, Tomiyama N. Long-term outcomes of coil packing for visceral aneurysms: correlation between packing density and incidence of coil compaction or recanalization. J Vasc Interv Radiol 2013;24:1798-1807 [PMID: 23810652 DOI: 10.1016/j. jvir.2013.04.030].

12. Künzle S, Glenck M, Puippe G, Schadde E, Mayer D, Pfammatter T. Stent-graft repairs of visceral and renal artery aneurysms are effective and result in long-term patency. J Vasc Interv Radiol 2013;24:989-996 [PMID: 23727420 DOI: 10.1016/j.jvir.2013.03.025].

13. Manninen HI, Berg M, Vanninen RL. Stent-assisted coil embolization of wide-necked renal artery bifurcation aneurysms. J Vasc Interv Radiol 2008;19:487-492 [PMID: 18375290 DOI: 10.1016/ j.jvir.2007.10.026].

14. Favelier S, Kretz B, Tanter Y, Loffroy R. Stent-assisted detachable coil embolization of a late-onset wide-necked anastomotic renal allograft artery pseudoaneurysm. J Vasc Surg 2012;56:1131 [PMID: 23026424 DOI: 10.1016/j.jvs.2011.09.097].

15. Sfyroeras GS, Dalainas I, Giannakopoulos TG, Antonopoulos K, Kakisis JD, Liapis CD. Flow-diverting stents for the treatment of arterial aneurysms. J Vasc Surg 2012;56:839-846 [PMID: 22840737 DOI: 10.1016/j.jvs.2012.04.020].

PARTE II

EDITORIAL
Visão crítica e perspectivas do tratamento do AAA no século XXI

ARNO VON RISTOW
PAULA RISTOW

Prever o futuro é difícil! Em 1984, o autor sênior deste editorial teve a oportunidade de escrever sobre o futuro da cirurgia vascular e não previu o extraordinário desenvolvimento do método endovascular, em gestação nos anos 1980. O tratamento dos aneurismas da aorta torácica e abdominal surgiram nessa década. O aneurisma da aorta abdominal (AAA) é uma doença comum e séria, que impõe considerável risco de vida. Em geral assintomático, naturalmente evolui para a ruptura e morte! Normalmente, apenas os doentes com dor abdominal têm seu diagnóstico feito sem rastreamento. Pelos métodos atuais, entre cinco pessoas com AAA roto, só uma sobrevive.[1]

O AAA é uma doença com etiologia multifatorial e complexa, na qual fatores genéticos, bioquímicos, ambientais e o envelhecimento estão envolvidos. As variáveis específicas, com exceção do tabagismo, fator preponderante, ainda não estão bem esclarecidas.[2] Os produtos de degradação da elastina estimulam a liberação de elastase dos neutrófilos e de metaloproteinases (MMPs) das células musculares lisas da média arterial. A atividade crescente da elastase e das MMPs acarreta degradação progressiva da elastina da parede arterial. A degradação da elastina resulta na expansão patológica da parede arterial e na formação aneurismática. A integridade da parede aórtica é mantida pelo aumento da produção de colágeno. Até certo ponto...

Hoje se entende a degeneração aneurismática aórtica como um processo ativo, metabólico, em que a degradação e a síntese de elastina e colágeno competem, com várias enzimas em jogo.[3] Inibi-las seria uma forma efetiva de impedir que os pequenos aneurismas crescessem! Apesar do crescente conhecimento sobre a patogênese do AAA, as variáveis específicas para seu desenvolvimento, progressão e ruptura ainda não foram determinadas.[3,4]

A importância genética é conhecida há décadas. Johansenn e vários outros autores comprovaram que familiares de pacientes com AAA têm oito vezes mais aneurismas que grupos-controle.[5] Até deficiências genéticas de oligoelementos, como o selênio, têm sido implicadas na formação do AAA.[6] O já citado tabagismo, sabidamente há décadas fator de risco preponderante na gênese do AAA, tem sua participação confirmada por vários estudos, elevando o risco de 47% a 64% em relação aos não fumantes.[2] A redução do hábito do tabagismo, uma realidade no Brasil, certamente vai reduzir a prevalência do AAA em nosso meio, talvez contrabalançada pelo aumento da expectativa de vida da população.

Todos os tratamentos dos AAAs são métodos mecânicos, por intermédio de cirurgias de substituição ou exclusão da parede aórtica afetada. Até hoje não há tratamento médico efetivo para o AAA ou para impedir sua expansão e, finalmente, ruptura.[3,7] Hipotensores, estatinas e inibidores das metaloproteinases e de catepsinas têm sido empregados com resultados pobres e questionáveis.[3,8] As leis da física, de Poiseulle e Pascal, são inexoráveis! Experimentalmente, células-tronco mesenquimais têm sido empregadas para inibir as elastases, responsáveis pela degradação da elastina, mas os estudos ainda são iniciais.[7] O AAA é uma doença com etiologia multifatorial, com forte componente genético. Vários fatores genéticos têm sido identificados. MicroRNAs com ação específica nas artérias têm sido identificados, e sua importância na doença aneurismática estudada.[9,10]

São inegáveis avanços incríveis no diagnóstico por imagem da doença aórtica na última década. Temos à nossa disposição equipamentos e aplicativos que possibilitam uma mensuração precisa das dimensões da aorta e seus ramos, que permitem um planejamento adequado dos dispositivos a empregar e inclusive simular o posicionamento destes. A possibilidade de fusão entre as imagens da tomografia pré-operatória com a anatomia durante o procedimento terapêutico permite dramática redução do uso de contraste iodado e de exposição à irradiação.[11] Grande progresso na área da ressonância magnética certamente virá, com a possibilidade de obter imagens com precisa resolução espacial sem irradiação ou contraste, possivelmente em tempo real. A possibilidade de angiorressonância em quatro dimensões permitirá um estudo dinâmico até então não sonhado.[12] A associação de métodos como o PET-ct poderá demonstrar os locais de inflamação parietal aórtica e, quem sabe, prever os aneurismas com maior risco de ruptura.[12]

O método endovascular firmou-se como o mais empregado no tratamento do AAA (TE-AAA) na última década. Assim como a cirurgia direta, tem o objetivo de impedir a morte por ruptura do aneurisma. Pretende ser um procedimento durável, de baixa morbidade e reduzida mortalidade. Baseia-se no conceito do implante de uma prótese dentro do lúmen da aorta aneurismática, acoplando-se às regiões normais e paralelas da aorta proximal e, distalmente ao aneurisma, nas artérias ilíacas. Recria um canal de fluxo sanguíneo em seu interior, com o objetivo de eliminar as pressões exercidas sobre os tecidos das dilatações aórticas e ilíacas, interrompendo o processo de crescimento e, assim, afastando a possibilidade de ruptura da aorta abdominal aneurismática. O sucesso terapêutico se resume à despressurização do saco aneurismático.[13]

Excelentes e encorajadores resultados têm sido obtidos com o TE-AAA nas séries publicadas recentemente, com boas perspectivas a longo prazo.[14,15] A possibilidade de tratar os AAAs com um procedimento seguro, durável, com agressão cirúrgica mínima, sem uso de hemoderivados e ainda com menor gasto hospitalar é fascinante. A abordagem percutânea é uma realidade.[16] Das fontes potenciais de complicações tardias, até as mais temidas têm sido progressivamente solucionadas. O primeiro, o temor da dilatação aneurismática das artérias em que a EPA está ancorada, na realidade é de pouca relevância clínica e muito menor que a antecipada. No tocante à dilatação arterial, duas ações sinérgicas estão em campo: a degeneração da parede arterial e a pressão exercida pelo stent no local do implante. Para minimizar esse fator, o ancoramento deve ser o mais próximo às renais, protegendo assim a aorta da ação deletéria da pressão arterial sobre a parede. O local de fixação da EPA deve ser em aorta e ilíacas "saudáveis"! Nos colos curtos, o uso de stents de fixação suprarrenais adiciona segurança, pois sabemos que a aorta é mais resistente nesse nível. Dilatações tardias das ilíacas têm sido raramente relatadas. Em nossa avaliação de colos críticos tratados dessa forma, a estabilidade do diâmetro foi a norma a longo prazo.[17]

Em relação à fadiga dos materiais, o metal em uso na maioria das endopróteses, o nitinol, é comprovadamente biocompatível e muito resistente ao desgaste.

Os polímeros em uso – poliéster e politetrafluoroetileno de baixa porosidade – têm revelado uma resistência adequada. A interface metal-polímero, pelo menos teoricamente, pode ser fonte de fadiga. Certas próteses eliminaram essa interface, ao passo que outras só têm suturas nos pontos em que a endoprótese está firmemente ancorada nas artérias. Outras ainda mantêm suturas fixando stents a poliéster, mas com boa resistência em longo prazo. Ainda permanecem as preocupações relacionadas ao remodelamento dos aneurismas.

As chaves do sucesso baseiam-se na criteriosa avaliação do paciente: julgamento, entendimento da anatomia patológica, indicação e planejamento corretos. E de um acompanhamento criterioso e dedicado do paciente por toda sua vida.

Apesar desses incontestáveis avanços, estamos longe do que podemos considerar nosso objetivo. Ao longo das décadas recentes, vivenciamos a substituição de vários tratamentos cirúrgicos agressivos por outros pouco invasivos. O TE-AAA é um desses. Inflamação, apoptose de células musculares lisas, degradação da matriz extracelular e processo oxidativo estão implicados na sua etiologia. Todos os cirurgiões de minha geração lembram-se de duas patologias que eram tratadas com grandes cirurgias: a tuberculose e a doença ulcerosa péptica. A terapêutica de ambas hoje é farmacológica! Para essas enfermidades, não se ouve mais de pneumonectomias ou gastrectomias... Será o AAA tratado com um comprimido no futuro? Ou seu forte componente etiológico genético revertido pelo emprego de um ou mais transposons, verdadeiros micromísseis moleculares direcionados aos genes mutados, substituindo estes por outros saudáveis, como a microbiologia já realiza com bactérias de importante virulência?[18,19] Oxalá possamos vivenciar esses progressos.

O autor sênior deste editorial vivencia o momento em que vivemos como um *plateau* da evolução do tratamento do AAA. A ciência evolui com picos e *plateaux*, tempo necessário para consolidação de uma ideia - nesse caso, o tratamento endovascular.[20] O pico da evolução atual ocorreu há cerca de 10 anos. Porém, uma solução ideal para o AAA ainda não foi encontrada! Aguardamos e acreditamos firmemente que esses desafios despertam em nós o desejo de continuar inovando em prol de nossos pacientes.

Referências

1. Ristow Av, Massière B. Aortic aneurysms: definition, epidemiology and natural history. In A Dardik (ed.), Vascular Surgery, Switzerland, Springer International Publishing, 2017. p. 9-14.
2. Sode BF, Nordestgaard BG, Gronbaek M, Dahl M. Tobacco smoking and aortic aneurysm/two population-based studies. Int J Cardiol 2013;167:2271-7.
3. Baxter BT. Could medical intervention work for aortic aneurysms? AM J Surg 2004;188(6):628-32.
4. Miner GH, Faries PL, Costa KD, Hanss BG, Marin ML. An update on the etiology of abdominal aortic aneurysms: implications for future diagnostic testing. Expert Rev Cardiovasc Ther 2015;13:1079-90.
5. Strauss E, Ozskinis G, Staniszewski R. SEPP1 gene variants and abdominal aortic aneurysm: gene association in relation to metabolic risk factor. Sci Rep 2014;14:7061-7.
6. Johansenn K, Klepsell T. Familial tendency for abdominal aortic aneurysms. JAMA 1986:256:1934:6.
7. Davis JP, Salmon M. Pope NH et al. Attenuation of aortic aneurysms with stem cells from different genders. J Surg Res 2015;199:249-58.
8. Qin Y, Cao X, Yang Y, Shi GP. Cysteine protease cathepsins and matrix metalloproteinases in the development of abdominal aortic aneurysm. Future Cardiol 2013;9:89-103.
9. Davis FM, Rateri DL, Daugherty A. Mechanisms of aortic aneurysm formation/ translating preclinical studies into clinical therapies. Heart 2014;100:1498-505.
10. Magdaefessel L, SPIN JM, Adam M et al. Micromanaging abdominal aortic aneurysms. Int J Mol Sci 2013;11:14374-94.
11. Lumsden AB. Karmonik C, Smolock CJ, Bismuth J. Advanced aortic imaging/future directions. Methodist DeBakey Cardiovasc J 2011;7:28:31.
12. Clough R, Taylor P. Future imaging techniques in aortic pathologies and clinical implications. J Cardiovasc Surg (Torino) 2013;54:15-9.
13. Parodi JC, Palmaz J, Barone H. Transfemoral intraluminal graft implantation for abdominal aortic aneurysm. Ann Vasc Surg 1991;5:491-499.
14. Schermerhorn ML, O'Malley AJ, Jhaveri A, Cotteril P. Pomposelli F, Landon BE. Endovascular vs. open repair of abdominal aortic aneurysms in the Medicare population. N Engl J Med 2008;358:464.
15. Ristow Av, Massière BV, Vescovi A. The Excluder Centervasc Registry – A preliminary report from a 10-year efficacy and durability study on EVAR. Endovascular Today Supl 2011;10-13.

16. Aranson N, Watkins MT. Percutaneous Interventions in Aortic Disease. Circulation 2015;131:1291-99.

17. Ristow Av, Vescovi A, Massière BV, Correa MP. Aneurisma da aorta abdominal – Tratamento pela técnica endovascular, in Brito CJ (Ed.): Cirurgia Vascular. Rio de Janeiro: Revinter, 2014. p. 799-877.

18. Ristow P, Bourhy P, da Cruz McBride FW et al. The OmpA-like protein Loa22 is essential for leptospiral virulence. PLoS Pathog 2007;3:97-104.

19. Munoz-López M, García-Perez JL. DNA Transposons: Nature and Applications in Genomics. Curr Genomics 2010;11:115-28.

20. Leonard G. Mastery – The keys to success and long-term fulfillment. New York: Plume, 1992.

PARTE III. ANEURISMAS DA AORTA TORÁCICA

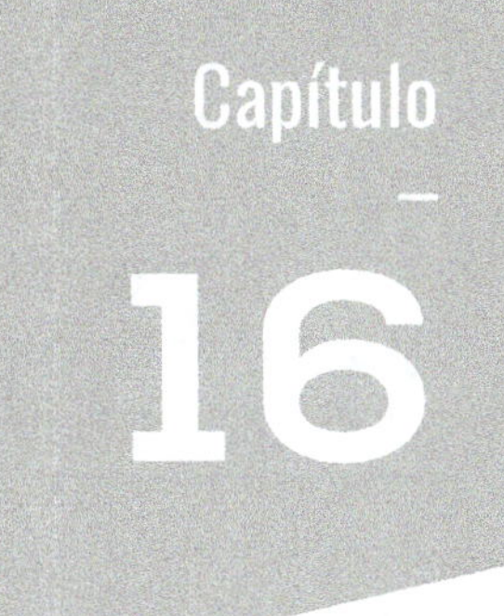

Conduta atual no tratamento das úlceras penetrantes de aorta

ADAMASTOR HUMBERTO PEREIRA
ALEXANDRE ARAUJO PEREIRA

Introdução

A úlcera penetrante de aorta (UP) foi inicialmente descrita por Shennan em 1934.[1] Assim como o hematoma intramural da aorta (HI), a UP é considerada uma variante da dissecção clássica, mas como aquele tem apresentação e evolução clínica distintas.[2,3]

As ulcerações na aorta torácica são relativamente frequentes na população idosa, em particular após a sétima década de vida, mas a real prevalência ainda está para ser determinada. Do mesmo modo que ocorre com os pacientes com hematoma intramural da aorta (HI), a maioria dos portadores de UP é hipertensa. Ulcerações profundas na parede aórtica podem desencadear sintomas semelhantes aos da dissecção clássica e comumente se associam a um HI secundário (figura 16.1).

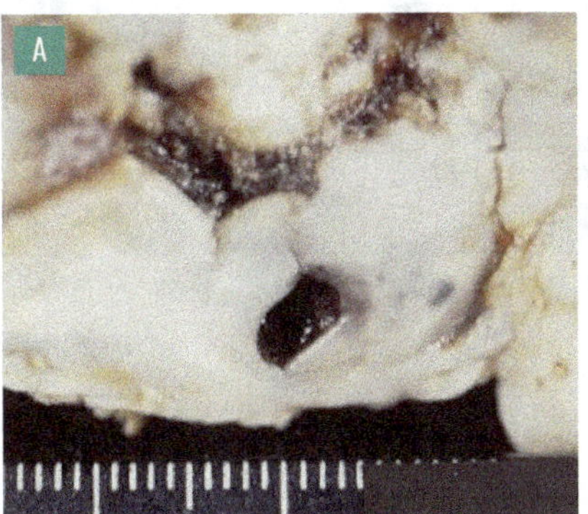

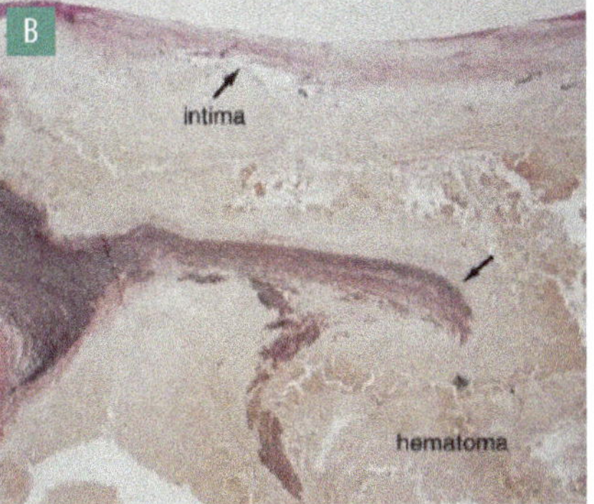

Figura 16.1 – (A) A UP se inicia com erosão da íntima e penetração na túnica média. (B) Ulcerações profundas comumente se associam a um HI secundário.

Fonte: os autores.

As ulcerações associadas ao HI ocorrem quase exclusivamente na aorta torácica descendente, são frequentemente múltiplas e podem variar em tamanho e profundidade (figura 16.2); o envolvimento da aorta abdominal é menos comum (figura 16.3). A evolução para ruptura ou dissecção franca se associa à morbimortalidade elevada (figura 16.3).

História natural

A história natural da úlcera penetrante de aorta (UP) não é bem conhecida, apesar de a UP representar um dos espectros da síndrome aórtica aguda.[4,5]

Como bem esclarece Ganaha,[6] existe certa confusão na literatura quanto ao comportamento da úlcera penetrante (UP). Parece haver um comportamento mais agressivo nos pacientes sintomáticos,[7,8] em contraste com um curso mais benigno nos pacientes oligossintomáticos e, principalmente, nos assintomáticos com diagnóstico incidental por exames de imagem.[9,10] A dor torácica persistente ou recorrente, apesar do agressivo tratamento anti-hipertensivo, o aumento do derrame pleural e a presença de sintomas agudos são fatores prognósticos negativos, com maior risco de progressão para dissecção ou ruptura aórtica. Assim como acontece no HI, as úlceras que ocorrem na aorta ascendente e na porção proximal da aorta descendente apresentam maior número de complicações. As possíveis explicações para esse comportamento incluem maior agressão hemodinâmica na parede arterial nesses pontos e preponderância de elastina sobre o colágeno na camada média da aorta proximal.[11] A UP é responsável por cerca de 2%-7% dos casos de síndrome aórtica aguda,[1] com progressão da doença tanto em pacientes assintomáticos quanto naqueles sintomáticos, justificando a necessidade do controle seriado com exames de imagem.[12,13] Entretanto, em pacientes com UP assintomática, aparentemente o tratamento conservador parece ser mais apropriado, já que ainda não existem critérios anatômicos bem definidos que justifiquem o tratamento intervencionista tanto no segmento torácico quanto no abdominal.[12,14]

Quadro clínico

A maioria das úlceras que ocorrem nos pacientes idosos e hipertensos não penetra a túnica média e não causa sintomas. Nesses pacientes, episódios de microembolização podem acontecer e conduzir ao diagnóstico. Todavia, a indicação para o implante de endoprótese nessas situações é discutível, pois as ulcerações podem ocorrer em vários segmentos da aorta descendente e abdominal, o que implicaria a cobertura de grandes extensões da aorta toracoabdominal, com riscos evidentes.

As UPs, por outro lado, atingem profundamente a camada média, causando sintomas similares aos da dissecção clássica, em especial aquelas que se acompanham

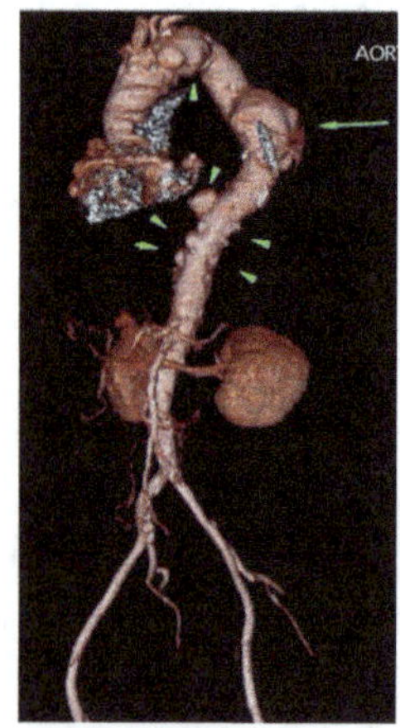

Figura 16.2 – Ulcerações associadas ao HI. Neste caso, havia UP na aorta ascendente, no arco aórtico e na aorta descendente.

Fonte: os autores.

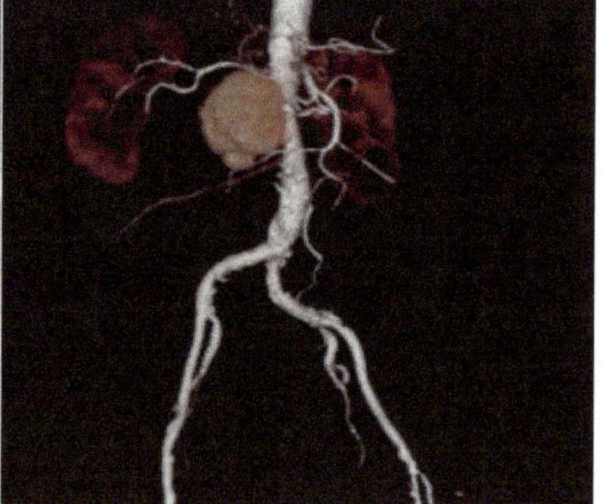

Figura 16.3 – UP com ruptura contida. Identifica-se grande hematoma ao redor da lesão (seta maior).

Fonte: os autores.

de extenso hematoma intramural. Os pacientes com UP tendem a ser mais idosos e apresentam inúmeras comorbidades, como hipertensão, DBPOC e cardiopatia isquêmica.[15]

Embora a classificação de Stanford tenha sido originalmente aplicada para a dissecção aórtica, atualmente é utilizada para todas as patologias componentes da síndrome aórtica aguda. Por definição, a UP tipo A afeta a aorta ascendente e a tipo B afeta o arco aórtico ou a aorta descendente.[16]

Fisiopatologia

Na UP, a placa ateromatosa se estende profundamente na parede arterial, rompendo a membrana elástica interna e penetrando a camada média (figura 16.1). Quando ocorre essa penetração, a camada média fica exposta ao fluxo arterial pulsátil, o que pode causar hemorragia e hematoma intramural. Na série da Clínica Mayo, apenas 20% dos casos de UP não se acompanhavam de HI.[17] A UP pode evoluir para dissecção limitada, romper para a camada adventícia, formando um pseudoaneurisma, ou romper para o mediastino e/ou para a cavidade pleural. As UPs ocorrem em segmentos aórticos ateroscleróticos e, em cerca de 90% dos casos, se localizam na aorta descendente.[18]

Métodos de imagem

O diagnóstico da úlcera penetrante de aorta é estabelecido por critérios anatômicos no estudo tomográfico, evidenciado por uma área localizada de placa ateromatosa com ulceração focal e espessamento da parede aórtica.[15] A descrição clássica na tomografia computadorizada é de uma imagem sacular preenchida por contraste, que penetra a parede da aorta, circundada por um hematoma intramural.[12]

Tratamento

As úlceras penetrantes que se manifestam com dor persistente, grande hematoma intramural ou derrame pleural associado constituem-se indicações aceitas para o tratamento endovascular. Nas úlceras que não penetram profundamente a túnica média, o tratamento fica reservado aos casos de embolização de repetição. As UPs que evoluem com hematoma intramural, especialmente quando sintomáticas, têm pior prognóstico que as ulcerações simples.[19,20] Por outro lado, a profundidade e o diâmetro da penetração na parede aórtica, que, para alguns autores, teria pior prognóstico, não foi confirmada na maior série clínica da literatura.[12]

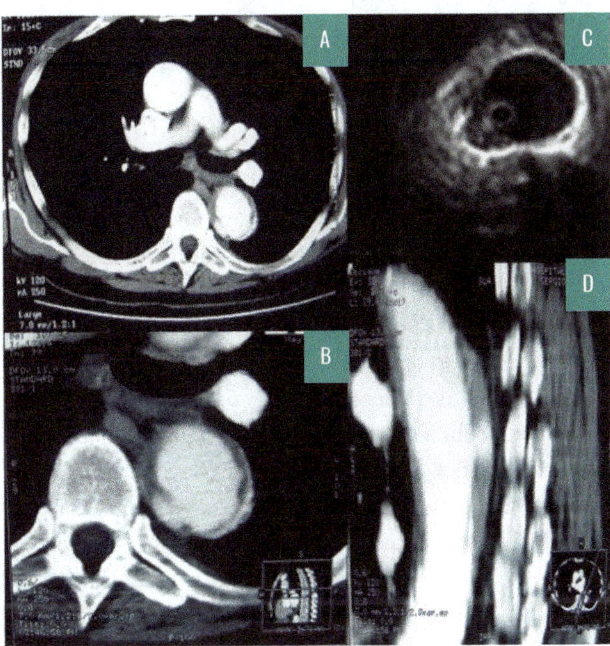

Figura 16.4 – UP complicada com grande hematoma intramural em paciente sintomático.
(A e B) angiotomografia em corte axial mostrando a UP e (D) em corte coronal.
(C) Imagem do ultrassom intravascular do mesmo paciente.
Fonte: os autores.

Infelizmente, as indicações e os resultados do tratamento endovascular são baseados com frequência em informações limitadas. Relatos de vazamento, migração, acotovelamento, fratura da malha metálica, perfuração do tecido e dissecção retrógrada vêm se acumulando na literatura há vários anos. A modificação do desenho e dos materiais utilizados na confecção desses dispositivos ao longo da última década e o pequeno número de pacientes incluídos na maioria das séries clínicas dificultam uma análise mais criteriosa quanto à durabilidade desses procedimentos. Além disso, na maioria dos relatos, são analisadas séries clínicas históricas, o que não permite uma comparação adequada com a cirurgia aberta convencional. Mesmo com essas limitações, é possível estabelecer, pela experiência acumulada, algumas diretrizes básicas que

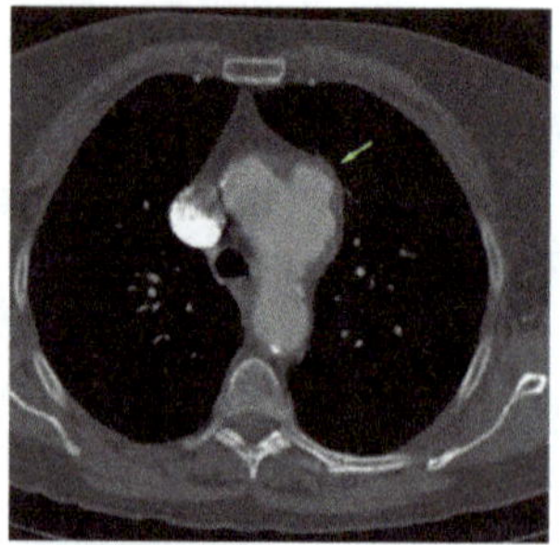

Figura 16.5 – UP da porção distal do arco aórtico.

Fonte: os autores.

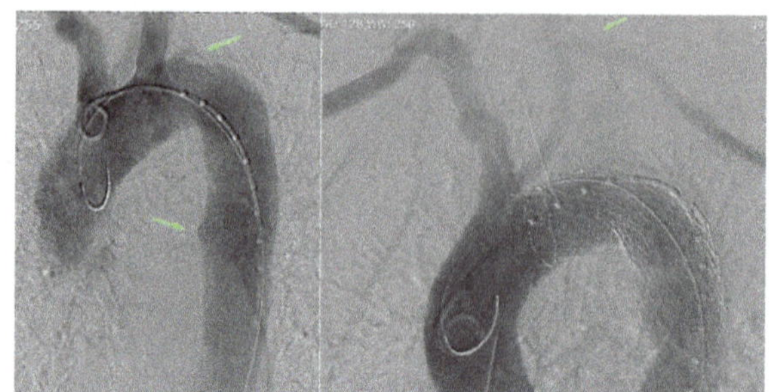

Figura 16.6 – Tratamento endovascular da UP da figura 16.5 com implante de endoprótese desde o arco aórtico.

Fonte: os autores.

permitem diminuir os índices de complicações desses procedimentos.

No tratamento da UP com comprometimento da aorta descendente, outras dificuldades se apresentam além da necessidade de fixação proximal no arco. Por exemplo, a presença de orifícios distais de reentrada junto aos óstios viscerais, em decorrência da dissecção associada, com consequente crescimento da falsa luz. Essa condição, quando tratada por cirurgia aberta, envolve alta morbimortalidade. Uma alternativa é o debranching dos ramos viscerais associado ao implante de nova endoprótese com cobertura da aorta abdominal.

O tratamento endovascular das úlceras penetrantes na aorta descendente que não comprometem a aorta próxima ao arco não impõe maiores dificuldades técnicas, especialmente quando não existe tortuosidade considerável no eixo arterial. Na maioria desses casos, o procedimento apresenta baixa morbidade, quando comparado com a cirurgia aberta, caso o dispositivo não seja submetido a forças de deslocamento consideráveis. Entretanto, quando a liberação da endoprótese é feita em angulações como o arco aórtico, as forças envolvidas podem distorcer o arcabouço metálico do dispositivo e sua relação com o tecido sintético de cobertura (figuras 16.5 e 16.6).

De qualquer forma, é consenso atual que o tratamento endovascular da UP da aorta torácica e abdominal vem se mostrando seguro e efetivo, pelo menos a médio prazo, e deve ser considerado a primeira escolha em pacientes sintomáticos com anatomia favorável.[19] Uma abordagem mais agressiva nos casos sintomáticos ou nos quais os métodos de imagem mostrem aumento da penetração da úlcera ou aparecimento de HI associado que não estava presente em tomografia prévia parece justificável.[20]

Referências

1. Eggebrecht H, Plicht B, Kahlert P et al. Intramural hematoma and penetrating ulcers: indications to endovascular treatment. Eur J Vasc Endovasc Surg 2009;38:659-65.
2. Troxler M, Mavor AI, Homer-Vanniasinkam S. Penetrating atherosclerotic ulcers of the aorta. Br J Surg 2001;88:1169-77.
3. Sundt MT. Intramural hematoma and penetrating atherosclerotic ulcer of the aorta. Ann Thorac Surg 2007;83:S835-41.
4. von Kodolitsch Y, Csosz SK, Koschyk DH et al. Intramural hematoma of the aorta: predictors of progression to dissection and rupture. Circulation 2003;107:1158-63.
5. Vilacosta I, Aragoncillo P, Cañadas V et al. Acute aortic syndrome: a new sight to an old conundrum. Heart 2009;95:1130-9.
6. Ganaha F, Miller DC, Sugimoto K e cols. The prognosis of aortic intramural hematoma: The prognosis of aortic intramura hematoma with and without penetrating atherosclerotic ulcer: a clinical and radiologic analysis. Circulation 2002;106:342-348.
7. Stanson AW, Kazmier FJ, Hollier LH et al. Penetrating atherosclerotic ulcers of the thoracic aorta: natural history and clinicopathologic correlations. Ann Vasc Surg 1986;1:15-23.
8. Coady MA, Rizzo JA, Hammond GL et al. Penetrating ulcer of the thoracic aorta: what is it? How do we recognize it? How do we manage it? J Vasc Surg 1998;27:1006-1016.
9. Harris JA, Bis KG, Glover JL et al. Penetrating atherosclerotic ulcers of the aorta. J Vasc Surg 1994;19:90-99.
10. Quint LE, Williams DM, Francis IR et al. Ulcer like lesions of the aorta: imaging features and natural history. Radiology 2000;218:719-723.
11. Borst HG, Heinemann MK, Stone CD. Pathogenesis. In: Surgical treatment of aortic dissection. New York, NY: Churchill Livingstone Inc.; 1996:47-54.
12. Nathan, DP, Boonn W, Lai E et al. Presentation, complications, and natural history of penetrating atherosclerotic ulcer disease J Vasc Surg 2012;55:10-5.

13. Pauls S, Orend KH, Sunder-Plassmann L et al. Endovascular repair of symptomatic penetrating atherosclerotic ulcer of the thoracic aorta. Eur J Vasc Endovasc Surg 2007;34:66e73.

14. Georgiadis GS, Antoniou GA, Georgakarakos EI et al. Surgical or endovascular therapy of abdominal penetrating aortic ulcers and their natural history: a systematic review. J Vasc Interv Radiol 2013;24:1437-1449.

15. Brinster DR, Wheatley III GH, Williams J. Are penetrating aortic ulcers best treated using an endovascular approach? Ann Thorac Surg 2006;82:1688-91.

16. Patel PJ, Grande W, Hieb RA. Endovascular management of acute aortic syndromes. Semin Intervent Radiol 2011 Mar;28(1):10-23.

17. Cho KR, Stanson AW, Potter DD et al. Penetrating atherosclerotic ulcer of the descending thoracic aorta and arch. J Thorac Cardiovasc Surg 2004 May;127(5):1393-9.

18. Nienaber CA, Powell JT. Management of acute aortic syndromes. European Heart Journal 2012;33:26-35.

19. Dalainas I, Nano G, Medda M et al. Endovascular treatment of penetrating aortic ulcers: Mid-term results. Eur J Vasc Endovasc Surg 2007;34:74-78.

20. Chou AS, BA, Ziganshin BA, Charilaou P, Tranquilli M, RN, Rizzo JA e Elefteriades JA. Long-term behavior of intramural hematoma and penetrating atherosclerotic ulcers. J Thorac Cardiovasc Surg 2015;1-13.

Capítulo

17

Lesão traumática de aorta

NICOLE INFORSATO
NELSON DE LUCCIA

Os traumas vasculares são resultado de lesões graves, que podem ser contusas, penetrantes ou por eventos iatrogênicos. Os traumas da aorta podem acometer sua porção torácica ou abdominal, dependendo do tipo do trauma. Na porção torácica, esse grande vaso é bastante suscetível a traumas contusos que envolvem, geralmente, o segmento descendente proximal. Pela maior incidência nesse segmento, este capítulo terá como foco as lesões da aorta torácica.

Vesalis, em 1557, foi o primeiro a relatar um óbito por rotura traumática de aorta em um paciente que fora arremessado de um cavalo.

As lesões traumáticas de aorta (LTAs) são extremamente graves e constituem a segunda maior causa de óbito na cena do acidente, atrás apenas das lesões cranioencefálicas. Por ocorrerem, na grande maioria das vezes, em pacientes politraumatizados, as lesões associadas tornam o quadro ainda mais grave. Mesmo os submetidos a procedimento cirúrgico podem apresentar paraplegias ou insuficiência renal, dependendo do tipo de abordagem cirúrgica. Apesar da indicação cirúrgica ser quase absoluta para o tratamento cirúrgico nesses pacientes, alguns trabalhos mundiais estudam o tratamento conservador em alguns tipos específicos de lesões, como veremos a seguir.

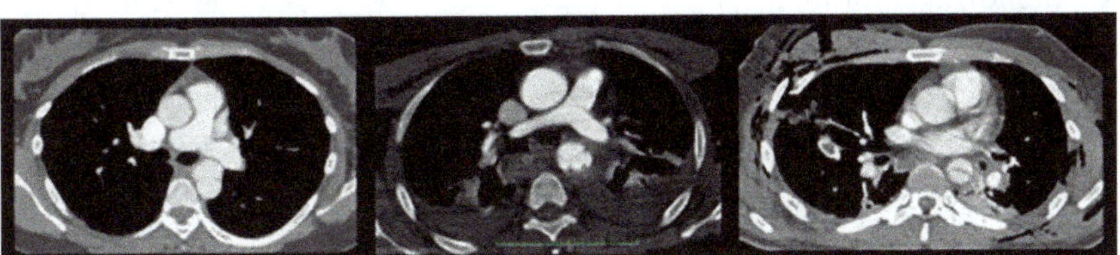

Figura 17.1 – Diferentes graus de lesões traumáticas de aorta.
Fonte: os autores.

Epidemiologia

A exata incidência das lesões traumáticas de aorta não é realmente determinada, sendo subestimada em decorrência da alta letalidade na cena do acidente. Como a maioria dos traumas, as LTAs acometem mais pacientes jovens e do sexo masculino. O primeiro grande estudo epidemiológico foi realizado por Parmley e colaboradores no Armed Forces Institute of Pathology em 1958,[1] com análises combinadas de autópsias e estudo clínico, em que se observou uma taxa de mortalidade de 85% dos pacientes com LTA já na cena do acidente. Sabe-se que, nos Estados Unidos, as LTAs são responsáveis por, aproximadamente, 8.000 mortes por ano.[2] Essas lesões são causadas comumente por colisões com veículos automotores (motos ou carros), atropelamentos ou quedas de alturas. Em levantamento recente, dos 58 pacientes diagnosticados com LTA por trauma fechado no Hospital das Clínicas da Faculdade de Medicina da Universidade de São Paulo (HCFMUSP), 36,2% haviam sofrido traumas com veículos motociclísticos, 32,7% com veículos automotores, 15,5% por atropelamentos, 13,8% por queda de alturas e 1,7% por outros traumas.

Estima-se que apenas 13%-15% dos pacientes com LTA cheguem ao hospital com vida. Se não tratados de maneira adequada, os pacientes sobreviventes evoluirão a óbito nos dias subsequentes ao trauma[3] por complicações secundárias às lesões da aorta.

Classificação

Existem múltiplas classificações para as LTAs. Apesar de diferentes, as classificações sempre seguem o padrão de lesões menores ou únicas até lesões maiores ou múltiplas. A primeira a ser descrita foi pelo próprio Parmley e colaboradores, em que dividiram as lesões em seis grupos:

1. hemorragia intimal;
2. hemorragia intimal com laceração;
3. laceração média;
4. laceração completa da aorta;
5. formação de pseudoaneurisma; e
6. hemorragia periaórtica.

Outra classificação bastante utilizada e mais recente é a da Society for Vascular Surgery (SVS), conforme mostra o quadro 17.1.

Quadro 17.1 – Classificação das LTAs pela SVS.

Grau I	Lesão intimal
Grau II	Hematoma intramural
Grau III	Pseudoaneurismas
Grau IV	Rotura ou transecção

Fonte: Society for Vascular Surgery.

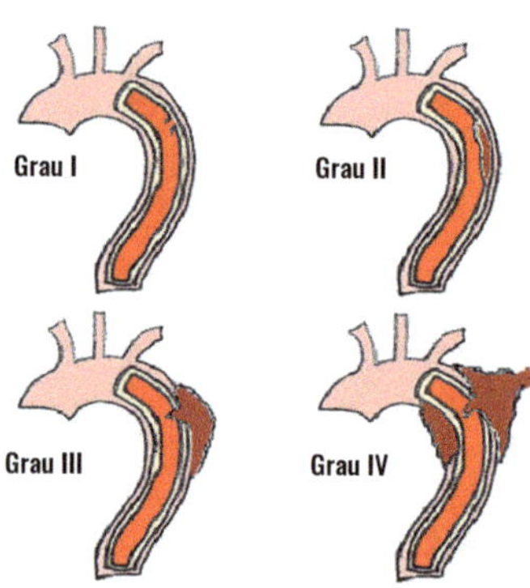

Figura 17.2 – Graus de lesão traumática de aorta segundo a SVS.[4]
Fonte: os autores.

Os pacientes que chegam com vida ao serviço hospitalar apresentam, na maioria, lesões não completas, não circunferenciais e que se limitam às camadas íntimas ou média. Nestes, a pleura mediastinal e a própria camada adventícia do vaso agem como protetores de uma rotura total.

Qualquer parte da aorta pode ser acometida por traumas, principalmente aqueles perfurantes (como por armas de fogo ou armas brancas). As lesões contusas, entretanto, apresentam locais clássicos e mais específicos, dadas as origens de ramos ou porções fixas da aorta em que uma desaceleração brusca causaria o cisalhamento horizontal do vaso e a rotura de suas camadas. O local em que se observa a maioria das lesões é na porção descendente proximal da aorta, distalmente à origem da artéria subclávia esquerda e do ligamento arterioso ou o "istmo aórtico". Outros locais suscetíveis são a aorta ascendente (próximo à emergência do tronco braquiocefálico), o arco aórtico, a parte descendente distal (em que há porção fixa da aorta na travessia do diafragma) e a aorta abdominal.

Apesar de acreditarmos que o local mais suscetível às LTAs seja no istmo aórtico, talvez esse local seja apenas o segmento com maior estabilidade e contenção de roturas maiores da aorta, tendo em vista que esses pacientes são os que efetivamente chegam em maior número, ainda com vida, aos atendimentos hospitalares. Outro mecanismo de trauma bastante relacionado às LTAs são as compressões anteroposteriores do tórax, em que a vítima do acidente sofrerá um pinçamento da aorta torácica entre o esterno, os arcos costais e a coluna vertebral.

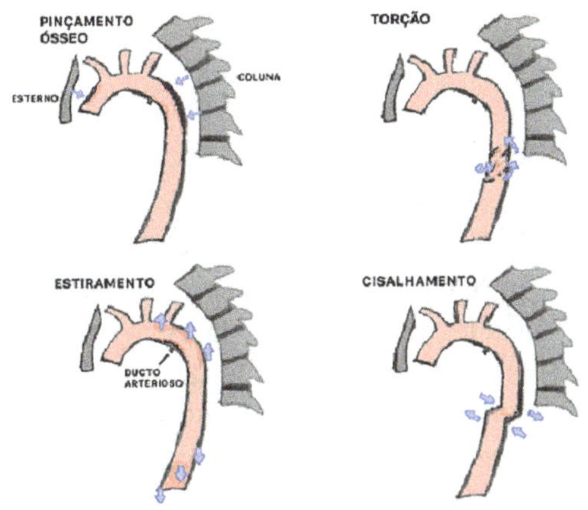

Figura 17.3 – Locais da aorta com mais propensão a ter lesões traumáticas e seus mecanismos.[5]

Fonte: os autores.

Diagnóstico

Os pacientes que chegam com vida ao pronto-socorro com LTA podem apresentar diversos sinais e sintomas, que nem sempre são prontamente conclusivos. Deve-se sempre suspeitar de lesões acometendo a aorta em pacientes vítimas de traumas de alta energia, com acelerações ou desacelerações bruscas, em impactos frontais ou laterais ou em quedas de grandes alturas. Em pacientes com ejeções para fora do veículo, por exemplo, as chances de apresentarem LTA dobram. Comumente, os pacientes se apresentarão politraumatizados, com lesões torácicas, fraturas de escápulas ou múltiplas costelas e com contusões pulmonares. Achados sugestivos de pseudocoartação da aorta (diferença entre a pressão arterial dos membros superiores em relação à pressão arterial dos membros inferiores, com hipertensão na primeira e hipotensão na segunda) ou sopro intraescapular também podem estar presentes no exame físico inicial. Todavia, a ausência de sinais ou sintomas não exclui o diagnóstico de LTA.[6] Lança-se mão, então, de exames de imagem para o diagnóstico das lesões.

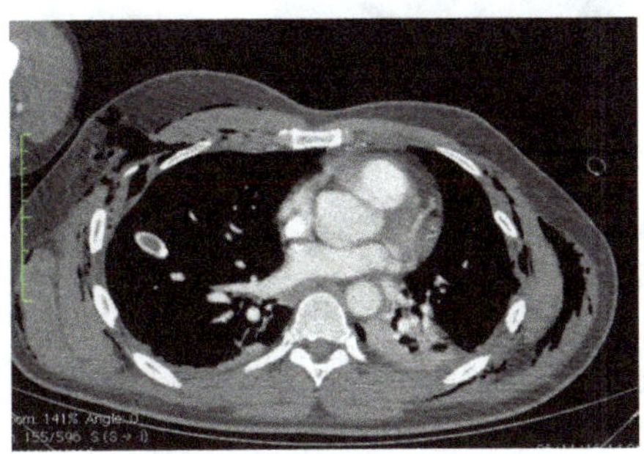

Figura 17.4 – Paciente com trauma torácico grave e com lesão de aorta, proximal ao corte axial.

Fonte: os autores.

RADIOGRAFIA DE TÓRAX

O achado mais sugestivo de LTA nas radiografias simples de tórax é o alargamento de mediastino acima de 8 cm. Outros achados importantes são fraturas de múltiplos arcos costais, contusões pulmonares, derrame pleural à esquerda, fratura de clavícula, desvio de traqueia e depressão do brônquio fonte esquerdo.[7] Deve-se lembrar de que, como o paciente é submetido ao exame em decúbito dorsal, a avaliação das relações de diâmetro do vaso pode ficar comprometida.

AORTOGRAFIA

Consideradas o padrão-ouro para o diagnóstico das LTAs, as aortografias apresentam sensibilidade e especificidade beirando os 100%. Alguns falso-positivos dão-se por anormalidades anatômicas, como o divertículo originado no ducto arterioso. Apesar da grande qualidade, a aortografia é um exame invasivo, caro, limitado ao sistema arterial e nem sempre amplamente disponível.

TOMOGRAFIA COMPUTADORIZADA (TC)

Com a melhora tecnológica e sua crescente disponibilidade, as TCs mostram-se uma ferramenta muito útil ao atendimento do paciente politraumatizado. Há não muito tempo, acreditava-se que a angiotomografia

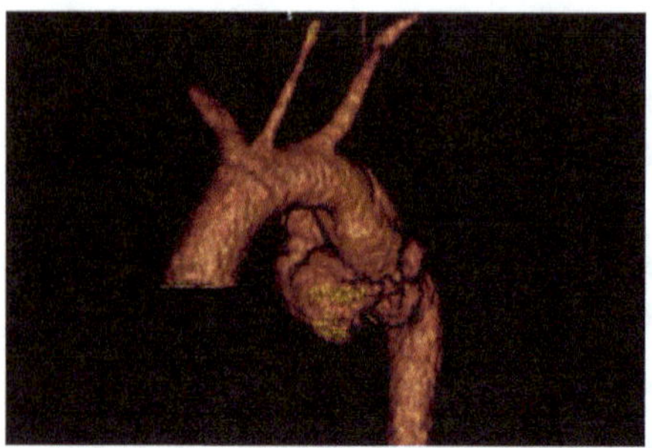

Figura 17.5 – Reconstrução tomográfica em 3D de LTA grau III com pseudoaneurisma grande.
Fonte: os autores.

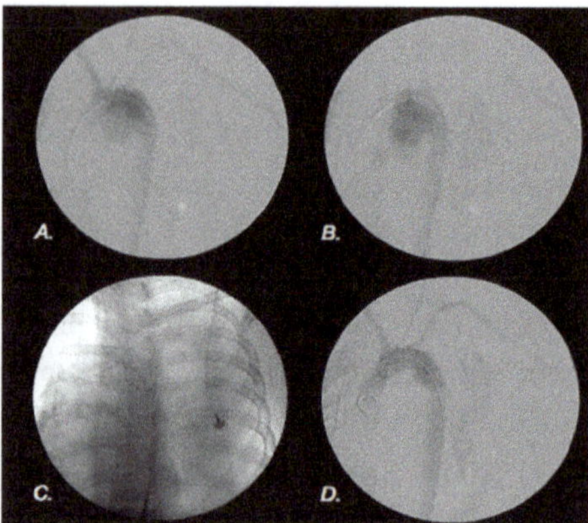

Figura 17.6 – Paciente masculino e jovem, vítima de acidente auto × anteparo. (A) Aortografia de LTA grau IV; (B) contraste fora dos limites do pseudoaneurisma sendo tamponado pelo mediastino; (C) correção endovascular da LTA; (D) resultado final satisfatório com resolução da lesão.
Fonte: os autores.

poderia atrasar a realização da aortografia e, assim, o tratamento definitivo das lesões. Entretanto, com o avanço da tecnologia trazendo uma nova geração de tomógrafos, como os helicoidais ou espirais, esse atraso ao procedimento foi praticamente sanado. Desse modo, é reservado o procedimento angiográfico apenas aos pacientes com exames indeterminados ou que necessitam de melhor detalhamento do vaso arterial. Apesar de também apresentar elevado custo, este, ainda assim, é menor que submeter todos os pacientes à aortografia convencional. Além disso, a TC disponibiliza ao cirurgião múltiplas informações em relação a todos os órgãos tomografados e reconstruções em três dimensões (3D).

ECOCARDIOGRAFIA TRANSESOFÁGICA (ECOT)

Esse exame tem despertado bastante atenção nos últimos anos por ter alta sensibilidade. É um método de diagnóstico rápido, portátil e sem uso de meios de contraste. Infelizmente, o EcoT requer treinamento e expertise específica e apresenta pouca disponibilidade. Sua aplicabilidade, talvez, limite-se a pequenas lesões intimais não vistas na angiografia ou a pacientes muito instáveis para serem transportados para TC ou aortografia.

Apesar de existirem todos esses exames disponíveis para o diagnóstico, sua disponibilidade nem sempre é um fato. Independentemente do método utilizado para o diagnóstico, o importante é lembrar da hipótese diagnóstica e tentar minimizar o tempo nos exames de imagem a fim de priorizar o tratamento definitivo.

Tratamento

Como todos os pacientes politraumatizados, o atendimento inicial no serviço de traumatologia será baseado nos princípios do Advanced Trauma Life Support (ATLS). Feito o diagnóstico de LTA, deve-se decidir pelo tratamento definitivo a ser proposto, e este será avaliado individualmente, pesando-se o risco de rotura da aorta com o quadro clínico do paciente. Clinicamente, demonstrou-se que a manutenção da pressão arterial sistólica (PAS) abaixo de 120 mmHg ou da pressão arterial média (PAM) abaixo de 80 mmHg reduz significativamente o risco de rotura.[8] Para tanto, podem-se utilizar agentes hipotensores (betabloqueadores como o esmolol) a fim de diminuir a tensão na parede aórtica.

Tradicionalmente, as LTAs são consideradas emergências cirúrgicas absolutas, tendo como base os dados expostos por Parmley, em que, dos pacientes que sobreviviam ao trauma e apresentavam LTA, o tratamento

Quadro 17.2 – Contraindicações ao tratamento cirúrgico aberto convencional imediato das LTAs.

Trauma cranioencefálico grave (hemorragia ou edema)	Alto risco cardíaco
Coagulopatia, como INR > 1,5	Contusão pulmonar com hipóxia
Lesões associadas graves com sangramentos em outros segmentos corpóreos (como traumas pélvicos instáveis)	Uso de heparina contraindicado temporariamente

Fonte: os autores.

não operatório resultava em aumento da mortalidade de 1% por hora nas primeiras 48 horas[1] após o trauma. O tratamento não operatório reservava-se aos pacientes sem condições cirúrgicas ou que apresentavam contraindicações para o tratamento aberto. Deve-se lembrar de que o tratamento endovascular, em que há menor agressão cirúrgica, é relativamente recente e não era disponível na realização deste trabalho.

Mais recentemente, observou-se que em pacientes hemodinamicamente estáveis pode haver um tempo hábil para a correção cirúrgica, inclusive visando à priorização da correção de lesões mais graves, como traumas cranioencefálicos (TCE) ou fraturas instáveis de pelve. Nesses pacientes, observou-se que a mortalidade raramente se relacionava a uma rotura livre da aorta, se houvesse adequado controle da PAS, mas a outras lesões associadas ao trauma.

Alguns trabalhos tentaram determinar quais lesões poderiam ser acompanhas clinicamente e por exames de imagem e quais deveriam, em definitivo, ser tratadas com procedimento cirúrgico. Um estudo recente de Tanizaki e colaboradores, de 2015, relatou 18 pacientes que apresentavam LTA, todas do grau III pela SVS. Destes, 16 foram tratados de maneira conservadora. Foi atingido o acompanhamento de 14 pacientes por mais de 12 meses. Dos acompanhados, 6 apresentaram resolução espontânea da lesão de grau III, 6 mantiveram as lesões estáveis e não foram submetidos a procedimento cirúrgico e apenas 2 necessitaram de tratamento cirúrgico por progressão das lesões.[9] Essa padronização continua desafiadora, principalmente pela falta de documentação dos casos e suas evoluções. Assim, a maioria dos pacientes ainda é submetida à correção cirúrgica no momento em que se faz o diagnóstico de LTA.

CIRURGIA ABERTA

A correção clássica das LTAs dá-se pela toracotomia posterolateral esquerda, com mortalidade cirúrgica que varia de 5%-55%, e é acompanhada por diversas complicações sistêmicas, como infarto agudo do miocárdio (IAM), insuficiência respiratória, insuficiência renal, isquemia intestinal e paraplegia. Esta última é ainda agravada quando não há o uso de circulação extracorpórea durante o procedimento. Outras técnicas utilizadas para evitar a paraplegia seriam a diminuição do tempo de clampeamento, a drenagem liquórica lombar e o uso de shunt átrio-arterial com bomba centrífuga que protege a medula de uma isquemia prolongada por manter o fluxo na aorta distal e é considerado o método de escolha para o reparo aberto das LTAs. De qualquer forma, é uma cirurgia com alta morbimortalidade, principalmente por ser realizada em pacientes que já chegam ao centro cirúrgico com inúmeras injúrias.

CIRURGIA ENDOVASCULAR (TEVAR)

O tratamento endovascular para LTA parece bastante promissor e está se tornando, cada vez mais, o método de escolha para o tratamento dos pacientes vítimas de trauma de aorta. Diversos estudos demonstraram uma taxa expressivamente menor de complicações relacionadas ao procedimento cirúrgico em pacientes submetidos ao tratamento endovascular quando comparados aos tratados por via convencional, principalmente quanto a paraplegias. Óbitos relacionados à cirurgia também foram menores nos pacientes tratados por via endovascular. Claramente, pacientes idosos com múltiplas comorbidades ou com quadro clínico grave decorrente de lesões traumáticas associadas se beneficiam desse método cirúrgico. Apesar dos dados apontarem nessa direção, faltam estudos realmente controlados e prospectivos para determinar essa técnica como padrão-ouro para o tratamento das LTAs. Além disso, dependendo da localização da lesão, o tratamento endovascular com endoprótese simples pode não ser factível, sendo necessário, por vezes, oclusão da artéria subclávia esquerda ou derivações de vasos cervicais.

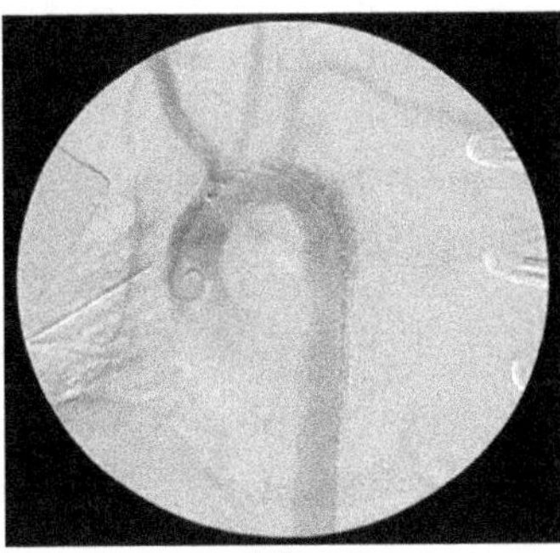

Figura 17.7 – Correção endovascular de trauma de aorta com oclusão da artéria subclávia esquerda.
Fonte: os autores.

Mesmo sendo uma cirurgia relativamente simples e segura, é desconhecido o comportamento da aorta torácica após o implante dessas endopróteses, uma vez que os stents utilizados foram confeccionados, na grande maioria, com o objetivo de tratar doenças da aorta (aneurismas ou dissecções, por exemplo), e não para o uso em aortas de calibres normais e em pacientes jovens, com décadas de expectativa de vida. O acompanhamento desses pacientes parece ser também mais difícil, tendo em vista que o paciente sobrevivente ao trauma acredita que não tem nenhuma doença que seja necessário seguimento.

As possíveis complicações associadas ao tratamento endovascular podem estar relacionadas à endoprótese ou ao vaso e podem manifestar-se décadas após o procedimento cirúrgico.

Quadro 17.3 – Complicações pós-TEVAR.

Migração
Fraturas
Infecção
Endoleaks
Dilatação do vaso nativo

Fonte: os autores.

Considerações finais

Extremamente graves, as LTAs se constituem em uma das causas mais importantes de óbito na cena do acidente. Em traumas torácicos de alta energia, mesmo sem sinais clínicos claros, lesões da aorta devem ser lembradas e investigadas. Há inúmeros exames de imagem que auxiliam o diagnóstico da LTA e deve-se utilizar o mais rápido ou acessível, para melhor condução do caso. Apesar da ausência de estudos demonstrando segurança no uso de endopróteses em aortas de calibres normais, o TEVAR apresenta taxas de morbimortalidade expressivamente menores que a cirurgia convencional. Deve-se lembrar, apesar disso, de que o paciente deverá ser acompanhado pelo médico perenemente.

Referências

1. Parmley L, Mattingly T, Manion W, Jahnke E. Nonpenetrating traumatic injury of the aorta. Circulation 1959;17:1086-101.
2. Kimberly Nagy, MD, Timothy Fabian, MD, George Rodman, MD, Gerard Fulda, MD, Aurelio Rodriguez, MD, and Stuart Mirvis, MD. Guidelines for the diagnosis and management of blunt aortic injury: An EAST practice management Guidelines Work Group - 0022-5282/00/4806-1128. The Journal of Trauma: Injury, Infection, and Critical Care vol. 48, nº 6.
3. Fabian TC, Richardson JD, Croce MA et al. Prospective study of blunt aortic injury: Multicenter Trial of the American Association for the Surgery of Trauma. J Trauma 1997;42:374-380.
4. Journal of Vascular Surgery, Vol 49, Azizzadeh A et al. Blunt traumatic aortic injury: initial experience with endovascular repair, p. 1403-1408. Copyright Society for Vascular Surgery 2009 - FIGURA 17.2
5. David G. Neschis, M.D., Thomas M. Scalea, M.D., William R. Flinn, M.D., and Bartley P. Griffith, M.D. N Engl J Med 2008; 359:1708-1716 October 16, 2008 DOI: 10.1056/NEJMra0706159 - FIGURA 17.3
6. Kram HB, Appel PL, Wohlmuth DA, Shoemaker WC. Diagnosis of traumatic thoracic aortic rupture: a 10-year retrospective analysis. Ann Thorac Surg 1989;47:282-286.
7. Heystraten FM, Rosenbusch G, Kingma LM, et al. Chest radiography in acute traumatic rupture of the thoracic aorta. Acta Radiol 1988;29:411-417.
8. Pate JW, Gavant ML, Weiman DS, Fabian TC. Traumatic rupture of the aortic isthmus: program of selective management. World J Surg 1999;23:59-63.
9. Shinsuke Tanizaki, MD, Shigenobu Maeda, MD, Hideyuki Matano, MD, Makoto Sera, MD, Hideya Nagai, MD, Taizo Nakanishi, MD, and Hiroshi Ishida, MD. Blunt thoracic aortic injury with small pseudoaneurysm may be managed by nonoperative treatment, Fukui, Japan. J Vas Surgery 2015;63(2):341-344.

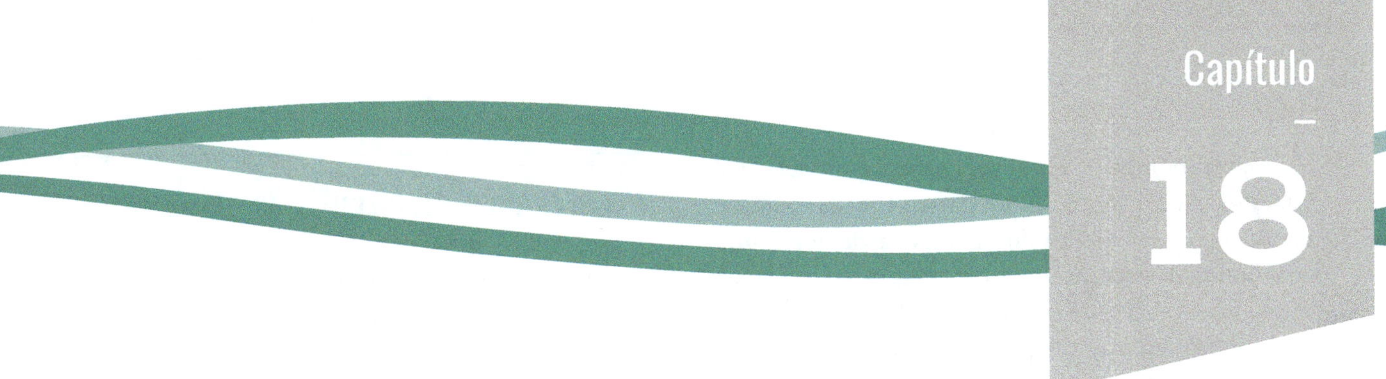

Proteção medular no tratamento dos aneurismas de aorta toracoabdominais

JULIO CÉSAR SAUCEDO MARIÑO
ANTONIO CARLOS PASSOS MARTINS
AUGUSTO CÉSAR SILVA DE CARVALHO SOBRINHO

A isquemia medular é uma complicação devastadora do tratamento do aneurisma de aorta toracoabdominal, com importante impacto na qualidade de vida dos pacientes, ao lado de acidente vascular cerebral (AVC) e insuficiência renal dialítica (IRD), e relacionada a menor sobrevida a longo prazo.[1]

Um fator que parece ser unanimidade entre os autores é que a maior extensão do aneurisma vem acompanhada de maior risco de paraplegia, tanto na cirurgia aberta quanto no tratamento endovascular,[2] sendo significativamente maior nos aneurismas tipo II.

No entanto, vale ressaltar que no tratamento endovascular, apesar de não haver clampeamento da aorta, com consequente menor instabilidade hemodinâmica, existe a tendência à exclusão de uma área maior da aorta que no tratamento cirúrgico aberto.

Desse modo, para o adequado selamento de um aneurisma tipo IV, é necessária a cobertura de um segmento de aorta torácica descendente, equiparando este a um aneurisma tipo III da cirurgia aberta. Para o selamento de um aneurisma tipo III, é necessária a cobertura de um segmento maior de aorta torácica descendente, enquanto para o selamento de um aneurisma tipo I é necessária a cobertura de um segmento da aorta abdominal, equiparando este a um aneurisma tipo II da cirurgia aberta. E, finalmente, para o selamento de um aneurisma tipo II, é necessária a exclusão da artéria subclávia esquerda e, dependendo da anatomia do arco aórtico, também da artéria carótida esquerda, tornando mandatória a revascularização dessas duas artérias.

Assim, quando analisamos os resultados dos dois procedimentos, temos que ter em mente essas particularidades.

Alguns pontos parecem ser consenso no desenvolvimento, na prevenção e no tratamento da isquemia medular no tratamento do aneurisma de aorta toracoabdominal: prevenção de hipotensão arterial sistêmica, preservação de circulação colateral, confecção de conduto femoral temporário, drenagem liquórica, aferição de potencial evocado motor, tratamento estagiado, manutenção da perfusão do saco aneurismático, desenvolvimento de protocolo assistencial, equipe experiente.

Prevenção de hipotensão arterial sistêmica

Já no pré-operatório, toda a medicação anti-hipertensiva deve ser suspensa, para que não haja efeito residual durante a cirurgia e no pós-operatório.[2] Mesmo a reintrodução dessa medicação deve ser cautelosa, uma vez que a hipotensão tardia também tem relação com o desenvolvimento de paraplegia. Banga e colaboradores relatam o caso de um paciente que desenvolveu paraparesia 14 dias após a cirurgia, quando foi reiniciada a medicação anti-hipertensiva. Após drenagem liquórica e hidratação, houve resolução do quadro.[3]

Nos aneurismas tipo I e tipo II, faz-se a derivação átrio-femoral, e no intraoperatório buscamos manter a pressão arterial média acima de 60 mmHg. Se houver alteração do potencial evocado motor, a pressão arterial média é elevada até que haja a normalização deste. Esta última medida de pressão média é considerada no período pós-operatório a mínima necessária para manter a perfusão medular e deve ser rigidamente controlada na unidade de terapia intensiva.[4]

Durante o tratamento endovascular, a pressão arterial média deve ser mantida acima de 80 mmHg, de modo a garantir uma pressão de perfusão medular de 70 mmHg.[1,5] Esses mesmos níveis pressóricos devem ser rigidamente mantidos no pós-operatório. Flutuações nos níveis pressóricos, com períodos de hipotensão, estão relacionados ao aparecimento de déficits neurológicos tardios. Na eventualidade de desenvolvimento de déficit neurológico, a pressão arterial média deve ser elevada para 90 mmHg-100 mmHg, a anemia deve ser tratada e a hemoglobina mantida em torno de 10 mg/dL-12 mg/dL.

Preservação de circulação colateral

O fluxo arterial medular é garantido pelas artérias medulares anteriores e posteriores, que têm origem nas artérias vertebrais cranialmente. Distalmente, as artérias medulares anteriores recebem circulação colateral a partir das artérias ilíacas internas, da artéria sacral e da mesentérica inferior. Fluxo adicional é garantido por pares de artérias intercostais e lombares, da aorta descendente e abdominal.[1]

No tratamento cirúrgico aberto, em especial nos aneurismas extensos, é importante a revascularização das artérias intercostais o quanto antes. A estratégia de exclusão segmentar da aorta permite que, durante a anastomose proximal, o fluxo visceral e intercostal seja garantido pela perfusão átrio-femoral. Realizada a anastomose proximal, o clampe supracelíaco (quando possível) permite a busca de artérias intercostais para o reimplante, seja ele direto na prótese da aorta ou por interposição de enxerto com prótese de 8 mm.[6,7] Jacobs e colaboradores, em análise de 112 aneurismas toracoabdominais (70 tipo II), rotineiramente reimplantam as artérias intercostais, mesmo que não haja alteração do potencial evocado, baseados na sua experiência de deterioração tardia da função medular quando da substituição do segmento abdominal da aorta. Na eventualidade de não ser encontrado refluxo por intercostais, os autores realizam endarterectomia da aorta e reimplantam os ramos sangrantes.[4]

No tratamento endovascular, as artérias intercostais e lombares são excluídas em todo o segmento da aorta tratado. Portanto, é de grande importância a manutenção da circulação colateral a partir da artéria subclávia esquerda e das artérias hipogástricas, sacral e mesentérica inferior. Jacobs e colaboradores observaram que, em 13% dos seus pacientes com aneurismas tipo II, não havia artérias intercostais ou lombares patentes, daí a circulação medular era dependente da circulação pélvica.[8] Logo, o antecedente de cirurgia de aneurisma de aorta abdominal prévio (já com exclusão de artéria mesentérica inferior e lombares), bem como a presença de extensa doença em território aortoilíaco, com oclusão de uma ou ambas as hipogástricas, expõem o paciente, candidato a tratamento endovascular, a maior risco de isquemia medular. Eagleton e colaboradores encontraram que o único fator associado ao desenvolvimento precoce do déficit neurológico era a presença de oclusão de pelo menos um dos leitos de circulação colateral, e quando a apresentação era tardia os pacientes com leito colateral preservado tinham maior chance de recuperação parcial ou total (86% *versus* 45%; P = 0,035).[9]

Essa particularidade do tratamento endovascular torna necessária a revascularização da artéria subclávia esquerda, sempre que houver necessidade da oclusão da sua origem para adequado selamento do colo proximal do aneurisma.[5] Em relação à manutenção da perviedade das artérias hipogástricas, todo esforço deve ser empregado de modo a evitar sua oclusão inadvertida. Podemos ainda lançar mão das próteses ramificadas de ilíaca, quando do tratamento associado de aneurisma de artéria ilíaca, mantendo assim o fluxo anterógrado pelas hipogástricas.[10]

Confecção de conduto femoral temporário

Além da preservação do fluxo pelas artérias hipogástricas, não devemos perder de vista que o pronto restabelecimento do seu fluxo é de grande importância para a redução do tempo de isquemia medular e de membro inferior durante o procedimento endovascular.

Desse modo, assim que houver a liberação do corpo da prótese, o sistema de entrega deve ser retraído. Alternativamente, podemos anastomosar uma prótese de dacron, término-lateral, à artéria femoral comum, porque assim o sistema de entrega do corpo da prótese pode ser retraído até o tubo de dacron, garantindo fluxo tanto ilíaco quanto femoral durante o restante do procedimento. Banga e colaboradores realizaram a confecção desse conduto em artéria femoral seletivamente, quando havia extensa doença em segmento ilíaco-femoral e quando a anatomia do aneurisma já antecipava procedimento mais demorado. Os autores encontraram mais rápida recuperação das alterações da monitorização do potencial evocado nos pacientes em que tal conduto foi utilizado.[3]

Drenagem liquórica

A drenagem liquórica vem sendo largamente utilizada quando do tratamento cirúrgico ou endovascular de aneurisma de aorta toracoabdominal, de modo a prevenir e tratar o déficit neurológico. Em uma metanálise envolvendo mais de 15.000 pacientes tratados, Acher encontrou redução significativa da ocorrência de paraplegia quando realizada a drenagem liquórica, independentemente de assistência circulatória ou hipotermia.[11]

A maioria dos autores opta pela drenagem liquórica nos aneurismas tipos I, II e III, enquanto nos aneurismas tipo IV a drenagem fica a critério do cirurgião. Quanto maior a extensão de aorta tratada, maior o número de colaterais ocluídas e maior o risco de paraplegia.

As contraindicações para a drenagem liquórica são coagulopatia não tratada, cirurgia de grande porte de coluna prévia ou estenose do canal medular sintomática. Em uma porcentagem pequena dos pacientes, pode não ser possível tecnicamente a drenagem.

A pressão de perfusão medular é uma função direta da pressão arterial média menos a pressão liquórica. Dessa forma, podemos aumentar a pressão de perfusão diminuindo a pressão liquórica. O cateter para drenagem liquórica pode ser introduzido no pré-operatório ou no período pós-operatório, caso haja estabelecimento de déficit neurológico. No entanto, devemos lembrar que o tempo entre o estabelecimento do déficit e seu tratamento é vital. No período pós-operatório, pode haver coagulopatia que contraindica a drenagem. A Associação Europeia de Cirurgia Cardiotorácica recomenda que todos os pacientes submetidos a tratamento cirúrgico ou endovascular de aneurisma de aorta toracoabdominal[1] tenham a pressão aferida por 48 horas no pós-operatório.

O alvo de manutenção da pressão liquórica é 10 mmHg, de modo a garantir uma pressão de perfusão medular de 70 mmHg, para o que a pressão arterial média deve ser mantida em 80 mmHg. Na eventualidade da instalação de déficit neurológico, admite-se aumento da drenagem para 15 ml/h de líquor, manutenção do dreno por 5 dias, além de aumento da pressão arterial média para 90 mmHg-100 mmHg.[5] Banga e colaboradores optam pela drenagem de 20 ml/hora, e, caso haja deterioração neurológica, a pressão liquórica é mantida entre 0 mmHg-5mmHg, até a recuperação do quadro. Pacientes com aneurismas tipos I, II e III são mantidos com drenagem por 72 horas, e o dreno somente é retirado após teste de clampeamento negativo.[3]

As complicações relacionadas à drenagem liquórica ocorrem em cerca de 1%-6% dos pacientes e incluem hipotensão intracraniana, hematoma subdural, hemorragia intracraniana e cerebelar, cefaleia, fístula liquórica, fratura do cateter e infecção.[1,2] Um sistema automatizado com controle pressórico parece ser efetivo e apresentar menos complicações, porém ainda requer estudos mais amplos.[12]

Aferição de potencial evocado motor

A medida do potencial evocado motor pode ser um problema logístico e não estar disponível em todos os serviços que estão tratando aneurismas de aorta toracoabdominal, porém é interessante notar que algumas alterações do potencial evocado podem ser corrigidas com medidas no intraoperatório.

Jacobs e colaboradores monitoraram 112 pacientes com aneurismas tipos I e II e realizaram clampeamento sequencial da aorta. Uma vez locado o clampe proximal, a perfusão medular era mantida pela perfusão distal da aorta, mantida a 60 mmHg. Caso houvesse alteração do potencial evocado, a pressão média era elevada até que obtivesse elevação deste. Essa nova medida de pressão arterial média era assumida como a necessária para manutenção da perfusão medular e rigidamente controlada na unidade de terapia intensiva. Nessa série, dos 3 casos de paraplegia imediata nos aneurismas tipo II, em todos, ao final do procedimento, o potencial evocado estava totalmente ausente, apesar das medidas realizadas no intraoperatório (elevação da pressão arterial média, reimplante de intercostais). Em um paciente, o potencial evocado já começou a se deteriorar antes do clampeamento da aorta e o paciente acordou paraplégico.[4]

Na série de casos de tratamento endovascular de Banga e colaboradores, a alteração do potencial evocado levou a ajustes no intraoperatório, com elevação da pressão arterial média e diminuição da pressão liquórica de 10 mmHg para 5 mmHg ou 0 mmHg. Caso não houvesse recuperação do potencial evocado, a sequência do procedimento era alterada de modo a promover o mais rápido possível a revascularização da pelve e dos membros inferiores. Na manutenção do déficit neurológico, o procedimento não era finalizado e a perfusão do saco aneurismático era mantida. Dois pacientes com alterações do potencial evocado desenvolveram paraplegia, um deles com aneurisma tipo IV.[3]

Tratamento estagiado/Manutenção da perfusão do saco aneurismático

A lógica do tratamento endovascular estagiado do aneurisma de aorta toracoabdominal é manter a perfusão temporária do saco aneurismático e dar tempo para o recrutamento da circulação colateral medular, de modo a garantir fluxo adequado quando da finalização do procedimento. Gallis e colaboradores encontraram redução significativa da ocorrência de paraplegia quando compararam o tratamento estagiado com o tratamento em uma etapa (5% *versus* 21%; P = 0,032),[13] assim como O'Callaghan, que demonstrou diminuição da incidência de paraplegia no tratamento estagiado (11,1% *versus* 37,5%; P = 0,03), além de menor intensidade do quadro (no grupo estagiado, todos os déficits foram diminuição de força e não plegia) e ausência de déficit permanente, denotando papel protetor em relação à severidade do quadro.[14]

Chuter e Reilly descrevem um caso em que, após o tratamento endovascular de um aneurisma tipo II, a paciente de 82 anos acordou da anestesia com déficit neurológico. A despeito do aumento da pressão arterial média e da drenagem liquórica, a paciente apresentava recorrência do déficit. A solução foi garantir a reperfusão do aneurisma com a criação de um endoleak tipo Ib com stent expansível por balão. Cerca de 3 meses de pós-operatório, o endoleak foi tratado com a colocação de um stent de Palmaz dentro da porção abdominal da endoprótese, sem recorrência do quadro neurológico.[15]

Logicamente que a manutenção da perfusão do saco aneurismático, além de garantir a perfusão medular, expõe o paciente ao risco de rotura do aneurisma. Esse risco deve ser pesado na tomada de decisão por essa abordagem.

O procedimento deve, então, ser dividido em etapas. Em um primeiro momento, é locada a extensão torácica da endoprótese e, em um segundo momento, o procedimento de exclusão do aneurisma é completado com a colocação da endoprótese ramificada. Essa segunda etapa é realizada 6-10 semanas após o passo inicial.[3,10]

Outra maneira de garantir o tratamento estagiado é com a manutenção de um ramo aberto para o saco aneurismático, que pode ser um ramo adicional, confeccionado exclusivamente para esse fim, ou a manutenção de uma visceral aberta, mais comumente o tronco celíaco.[16] O procedimento seria completado em uma segunda etapa cerca de duas semanas após o primeiro passo.

A manutenção do tronco celíaco sem stent permite a perfusão do saco aneurismático, porém há risco de oclusão do ramo, impossibilitando a segunda etapa do procedimento.

A vantagem da disponibilidade de um ramo adicional é a possibilidade de fazer um teste de oclusão com balão e avaliação da presença ou não de déficit neurológico.[17] A desvantagem é a maior complexidade da confecção do dispositivo.

Em ambas as situações, é possível a realização de angiografia intraoperatória antes da total exclusão do aneurisma. Touma e colaboradores descrevem o caso em que optaram pela manutenção do ramo adicional aberto, uma vez que na angiografia intraoperatória encontraram grande circulação medular advinda do aneurisma. Cerca de um mês depois, o paciente evoluiu com trombose espontânea do saco aneurismático, apresentando claudicação neurogênica autolimitada no seguimento.[18]

Desenvolvimento de protocolo assistencial/Equipe experiente

A experiência da equipe no tratamento do aneurisma toracoabdominal é vital para o sucesso terapêutico, seja ele cirúrgico ou endovascular.

Após quase 30 anos de experiência, Dr. Coselli e Dr. Safi apresentam resultados invejáveis no que tange à incidência de paraplegia no tratamento cirúrgico do aneurisma de aorta toracoabdominal.[6,19] Resultados estes que talvez não sejam jamais repetidos, em especial depois do advento do tratamento endovascular. Ao longo dos anos, a revisão dos resultados, a introdução de medidas de proteção visceral e medular e a formação de um time de apoio habituado à complexidade dessa cirurgia construíram esses resultados.

No tratamento endovascular dessa patologia complexa, não é menos importante a experiência da equipe envolvida. Claramente há relação entre a extensão de cobertura da aorta e, consequentemente, de circulação colateral e o desenvolvimento de paraplegia, mas a adoção de medidas intraoperatórias, sejam elas guiadas pela monitoração do potencial evocado, sejam elas adotadas de forma sistemática (como a drenagem liquórica, a revascularização precoce de membros inferiores e artérias hipogástricas e a revascularização de artéria subclávia), tem impacto profundo no resultado final.

Dias e colaboradores observaram uma redução de 33,3% para 13,2% na incidência de paraplegia na alta hospitalar após a adoção de medidas rígidas para prevenção e monitoração do paciente no pós-operatório, com reavaliações a cada hora da integridade da função neurológica nas primeiras 48-72 horas.[5]

Conclusão

O tratamento do aneurisma de aorta toracoabdominal sempre foi de grande complexidade; por esse motivo, poucos se aventuravam nesse território.

Com o aparecimento e constante desenvolvimento das próteses ramificadas e fenestradas havia a expectativa de significativa melhora na incidência de isquemia medular, entre outras complicações. Porém, as primeiras séries de pacientes com aneurismas toracoabdominais tratados com endoprótese não deram suporte a essas hipóteses, em especial quando comparados com os resultados históricos de centros com grande experiência na cirurgia aberta.

A incidência de isquemia medular é muito variável nas diferentes séries, podendo chegar a 30% para a correção endovascular do aneurisma toracoabdominal, em especial nos aneurismas tipo II. Em uma série de 142 pacientes, Bisdas e colaboradores encontraram 16% de paraplegia, porém os 3 pacientes que receberam alta com déficit apresentavam aneurismas tipo II. Nessa série, 43% dos déficits se apresentaram de imediato (fator de pior prognóstico) e 9% após 24 horas, ressaltando a importância da constante reavaliação desses pacientes.[2]

Ao lado do constante aprimoramento dos materiais utilizados na cirurgia endovascular, o estabelecimento de protocolos bem definidos de manejo desses pacientes no intra e pós-operatório teve dramático impacto nos resultados, em especial no que tange à isquemia medular. Jacobs e colaboradores conseguiram reduzir a zero a incidência de paraplegia nos aneurismas tipo I, com mudanças na estratégia intraoperatória guiada pela medida do potencial evocado.[4]

O adequado planejamento pré-operatório do procedimento tende a torná-lo mais rápido, diminuindo tempo de isquemia de membro inferior e de pelve, com menor uso de contraste, também impactando nos resultados.

Os mecanismos que causam a isquemia medular são considerados infartos secundários a baixa perfusão, por causa da perda de intercostais e baixo fluxo proporcionado pelas colaterais; dano de reperfusão; e microembolizações provenientes da manipulação da aorta. Tanaka e colaboradores encontraram em 3 de seus 4 casos de isquemia medular evidência de ateroembolismo em ressonância magnética,[20] o que poderia explicar um caso de isquemia medular imediata em um paciente com aneurisma tipo IV após a liberação do primeiro componente da endoprótese, mesmo com a manutenção da perfusão do saco aneurismático, relatado por Banga e colaboradores.[3]

A despeito de todas as medidas, alguns pacientes continuam a evoluir com déficit neurológico. Como bem destacaram Jacobs e colaboradores:[4] "A total prevenção de paraplegia nos aneurismas tipo II parece não realística". Devemos guardar essa frase quando optarmos por tratar essa patologia.

Referências

1. Etz CD; Weigang E; Hartert M; Lonn L; Mestres CA et al. Contemporary spinal cord protection during thoracic and thoracoabdominal aortic surgery and endovascular aortic repair: a position paper of the vascular domain of the European Association for Cardio-Thoracic Surgery. European Journal of Cardio-Thoracic Surgery 2015;47:943-957.
2. Bisdas T, Panuccio G, Sugimoto M, Torsello G, Austermann M. Risk factors for spinal cord ischemia after endovascular repair of thoracoabdominal aortic aneurysms. J Vasc Surg 2015;61(6):1408-16.
3. Banga PV; Oderich GS; Souza LR; Hofer J; Gonzalez ML et al. Neuromonitoring, cerebrospinal fluid drainage, and selective use of iliofemoral conduits to minimize risk of spinal cord injury during complex endovascular aortic repair. Journal of Endovascular Therapy 2016;23:139-149.
4. Jacobs MJ; Mess W; Mochtar B; Nijenhuis RJ; Eps RGS; Schurink GW. The value of motor evoked potentials in reducing paraplegia during thoracoabdominal aneuyrysm repair. J Vasc Surg 2006;43:239-46.
5. Dias NV; Sonesson B; Kristmundsson T; Holm H; Resch T. Short-term outcome of spinal Cord ischemia after endovascular repair of thoracoabdominal aortic aneurysms. Eur J Vasc Endovasc Surg 2015;49:403-409.
6. Coselli JS; LeMaire AS; Preventza O; Cruz KI; Cooley DA et al. Outcomes of 3309 thoracoabdominal aortic aneurysm repairs. J Thorac Cardiovasc Surg 2016:1-16.
7. Zhang L; Sun X; Yu C; Chang Q; Qian X. Intercostal artery reconstruction: The simple and effective technique on spinal cord protection during thoracoabdominal aortic replacement. Ann Vasc Surg 2016;34:62-67.
8. Jacobs MJ; Mol BA; Elenbaas T; Mess WH; Kalkman CJ; Schurink GW; Mochtar B. Spinal cord blood supply in patients with thoracoabdominal aortic aneurysms. J Vasc Surg 2002;35:30-7.
9. Eagleton MJ; Shah S; Petkosevek D; Mastracci TM; Greenberg RK. Hypogastric and subclavian artery patency affects onset and recovery of spinal cord ischemia associated with aortic endografting. J Vasc Surg 2014;59:89-95.
10. Maurel B; Delcaux N; Sobocinski J et al. The impact of early pelvic and lower limb reperfusion and attentive peri-operative management on the incidence of spinal cord ischemia during thoracoabdominal aortic aneurysm endovascular repair. Eur J Vasc Endovasc Surg 2015;49(3):248-54.
11. Acher CW; Wynn M. A modern theory of paraplegia in the treatment of aneurysms of the thoracoabdominal aorta: An analysis of technique specific observed/expected ratios for paralysis. J Vasc Surg 2009;49:1117-24.
12. Tshomba Y; Leonardi M; Mascia D; Kahlberg A; Carozzo A; Magrin S; Melissano G; Chiesa R. Automated pressure-controled cerebrospinal fluid drainage during open thoracoabdominal sortic aneurysm repair. J Vasc Surg 2017 Fev:1-8.
13. Gallis K; Kasprzak PM; Cucuruz B; Kopp R. Evaluation of visible spinal arteries on computed tomography angiography before and after branched stent graft repair for thoracoabdominal aortic aneurysm. J Vasc Surg 2017 Fev: in press.
14. O'Callagan A; Mastracci TM; Eagleton MJ. Staged endovascular repair of thoracoabdominal aortic aneurysms limits incidence and severity of spinal cord ischemia. J Vasc Surg 2015;61:347-54.
15. Reilly LM; Chuter TA. Reversal of fortune: induced endoleak to resolve neurological déficit after endovascular repair of thoracoabdominal aortic aneurysm. J Endovasc Ther 2010;17:21-9.
16. Kasprzak PM; Gallis K; Cucuruz B; Pfister K; Janotta M; Kopp R. Temporary aneurysm sac perfusion as an adjunct for prevention of spinal Cord ischemia after branched endovascular repair of thoracoabdominal aneurysm. Eur J Vasc Endovasc Surg 2014;48:258-65.
17. Mangialardi N; Lachat M; Esposito A; Puippe G; Orrico M; Alberti V; Fazzini S; Ronchey S. The "Open Branch" technique: a new way to prevent paraplegia after total endovascular repair of thoracoabdominal aneurysm. Catheter Cardiovasc Interv 2016;87:773-80.
18. Touma J; Benamara B; Kobeiter H; Desgrages P. Decision to interrupt second-stage side-branch completion in thoracoabdominal branched aortic stent-grafting to prevent spinal cord ischemia. Ann Vasc Surg 2017;4: in press.
19. Estrera AL; Sandhu HK; Charlton-Ouw KM; Afifi RO; Azizzadeh A; Miller CC; Safi HJ. A quarter century of organ protection in open thoracoabdominal repair. Ann Surg 2015;262:660-8.
20. Tanaka H; Minatoya K; Matsuda H e col. Embolism is emerging as a major cause of spinal cord injury after descending and thoracoabdominal aortic repair with contemporary approach: magnetic resonance findings of spinal cord injury. Interact Cardiovasc Thorc Surg 2014;19:205-210.

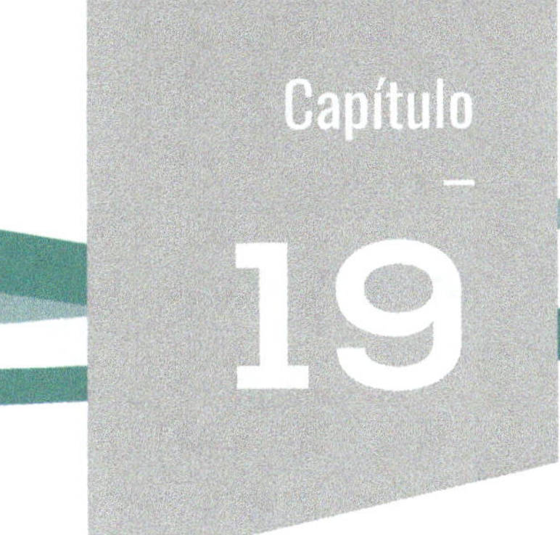

Correção híbrida e endovascular dos aneurismas do arco aórtico

ALEXANDRE ARAUJO PEREIRA
ADAMASTOR HUMBERTO PEREIRA

Introdução

A detecção de doença aneurismática da aorta vem aumentando de forma significativa nas últimas décadas, sendo muitas vezes um achado incidental ao realizarem-se exames de imagem por motivos diversos. Os aneurismas do arco aórtico são relativamente raros, com incidência estimada de 5-10 casos por 100.000 habitantes/ano. Acredita-se que 3%-4% dos pacientes com mais de 65 anos podem apresentar algum grau de dilatação. Os aneurismas do arco são, na maioria, degenerativos, mas podem estar associados a algumas doenças do colágeno.[1]

O manejo cirúrgico dos aneurismas envolvendo a aorta ascendente, o arco aórtico e a aorta descendente constitui-se um desafio técnico significativo, necessitando de circulação extracorpórea, hipotermia profunda e técnicas de perfusão cerebral anterógradas. Em decorrência da alta morbimortalidade associada ao tratamento cirúrgico convencional,[2,3] com mortalidade que varia de 4%-10% em pacientes considerados de baixo risco,[4,5] existe crescente interesse no desenvolvimento de técnicas menos invasivas. Diversos autores descreveram técnicas híbridas, que combinam abordagens cirúrgicas e endovasculares, e mais recentemente iniciou-se o tratamento totalmente endovascular das patologias do arco aórtico.[6]

As possibilidades técnicas na cirurgia convencional são múltiplas e fogem do escopo deste capítulo, que enfoca as técnicas híbridas e endovasculares.

Considerações anatômicas

As zonas do arco aórtico são definidas de acordo com a classificação proposta por Ishimaru[7] (figura 19.1).

- Zona 0: aorta ascendente proximalmente à artéria inominada.
- Zona 1: arco aórtico entre a artéria inominada e a artéria carótida comum.
- Zona 2: arco aórtico entre a artéria carótida comum e a artéria subclávia esquerda.
- Zona 3: aorta descendente proximal, distalmente à artéria subclávia esquerda.

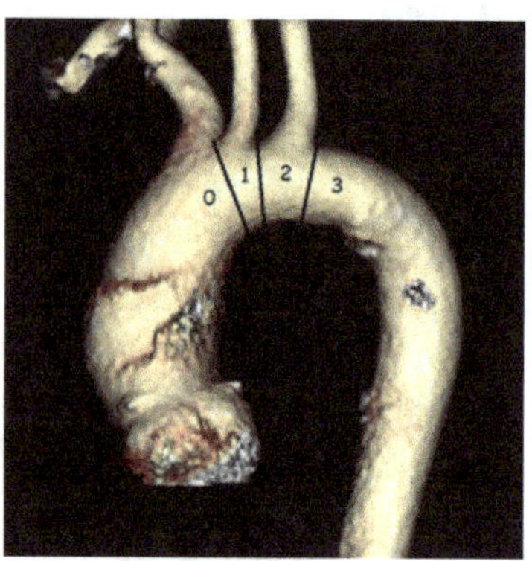

Figura 19.1 – Zonas de fixação de Ishimaru.
Fonte: os autores.

Técnicas híbridas

DERIVAÇÃO/TRANSPOSIÇÃO CARÓTIDA COMUM-SUBCLÁVIA ESQUERDA

Se a lesão envolve o arco aórtico distal (zona 2), junto à origem da subclávia esquerda, procede-se uma transposição direta da subclávia esquerda para a carótida comum ou uma derivação da carótida comum para a subclávia esquerda.

Na transposição (figura 19.2), ambos os vasos são expostos por uma incisão supraclavicular entre a inserção clavicular medial e lateral do músculo escaleno anterior. Após a transecção da artéria subclávia esquerda proximal, o coto é suturado e é realizada uma anastomose término-lateral com a carótida comum esquerda. Essa abordagem medial diminui o risco de lesão dos nervos laríngeo recorrente e frênico, assim como do ducto torácico.[8]

Outra possibilidade é a confecção de uma derivação com prótese direta entre a carótida comum e a subclávia esquerda, sendo preferida por muitos autores.

Apesar de a necessidade de revascularização da artéria subclávia esquerda ser controversa,[9] existem algumas indicações consensuais: artéria vertebral esquerda dominante, oclusão/atresia de artéria vertebral direita, ponte de mamária interna esquerda pérvia e presença de fístula arteriovenosa no membro. Indicações relativas incluem cobertura extensa da aorta torácica, pelo risco de paraplegia, e história de isquemia do membro.

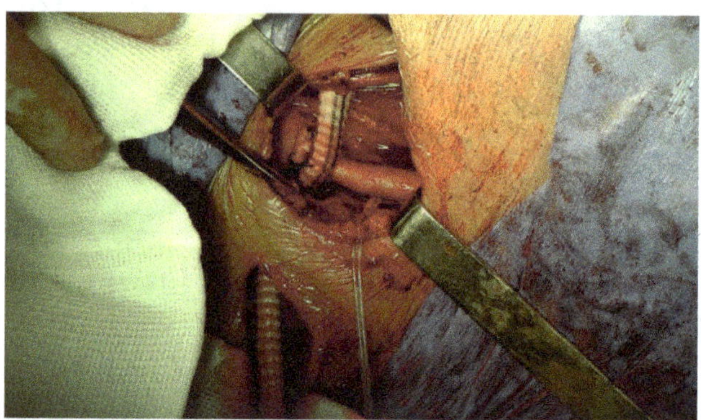

Figura 19.2 – Transposição subclávia esquerda-carótida comum esquerda.
Fonte: os autores.

DEBRANCHING CERVICAL COMPLETO

Esse tipo de reparo é utilizado nas situações em que existe envolvimento das porções média e distal do arco (zona 1). Consiste na realização de transposição ou derivação carotídeo-subclávia, seguida por uma derivação carótida esquerda-carótida direita, usualmente por túnel retrofaríngeo. Dessa forma, a endoprótese pode ser estendida até a origem do tronco braquiocefálico (figura 19.3).

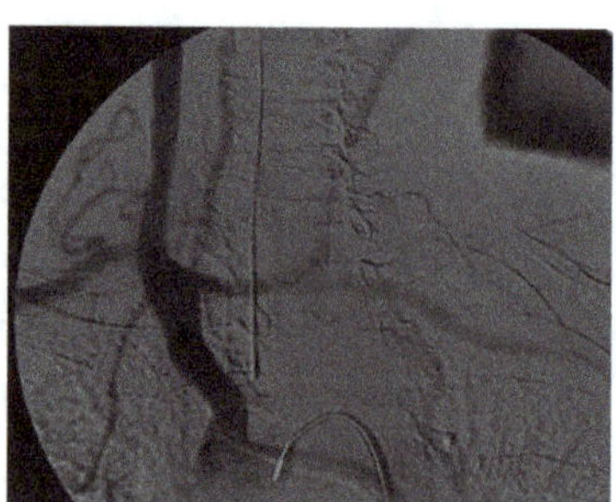

Figura 19.3 – Debranching cervical completo.
Fonte: os autores.

DEBRANCHING TOTAL DE ARCO

Nessa técnica, realizam-se derivações para todos os troncos supra-aórticos, visando utilizar a zona 0 como local de fixação proximal. Usualmente, procedem-se esternotomia mediana, pinçamento lateral da aorta ascendente e anastomose de uma prótese de Dacron bifurcada/trifurcada. Na sequência, realizam-se as anastomoses para tronco braquiocefálico, carótida esquerda e subclávia esquerda. Nosso grupo descreveu a técnica de proteção cerebral anterógrada com uso de shunt para minimizar o tempo de isquemia cerebral durante as anastomoses.[10] A mortalidade em uma metanálise recente foi de 11,9%, e o risco de evento cerebrovascular, de 7,6%[11] (figuras 19.4 e 19.5).

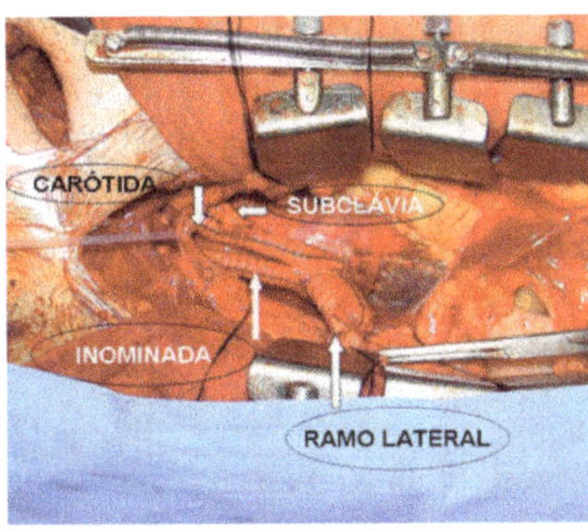

Figura 19.4 – Debranching total de arco, transoperatório.
Fonte: os autores.

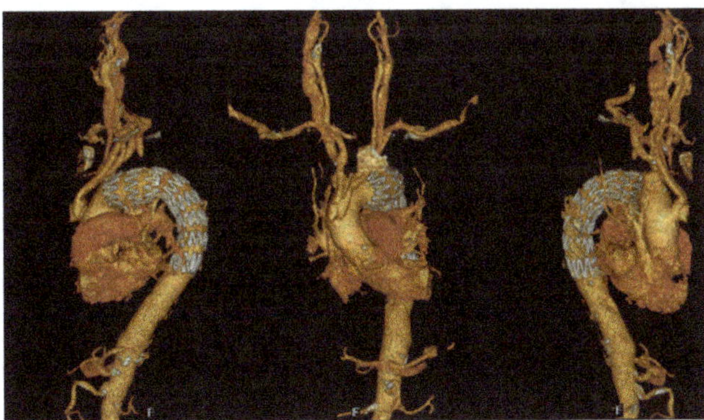

Figura 19.5 – Angiotomografia pós-operatória.
Fonte: os autores.

TÉCNICA DA "TROMBA DE ELEFANTE CONGELADA"

Consiste em uma modificação técnica da "tromba de elefante" convencional, classicamente realizada em dois estágios. Na modificação, o paciente é submetido à esternotomia mediana para reparo convencional da aorta proximal, combinada com a liberação anterógrada de uma endoprótese, durante parada circulatória. A endoprótese é suturada proximalmente ao arco e distalmente fixada de forma endovascular. Nas melhores séries, o risco de acidente vascular cerebral (AVC) é de 9%, e a mortalidade, de 4%-12%.[12-15]

Tratamento totalmente endovascular

O arco aórtico é a última fronteira no tratamento endovascular da doença aneurismática. Nos últimos anos diversas técnicas minimamente invasivas foram descritas e estão sendo utilizadas em pacientes considerados de alto risco cirúrgico.

STENTS PARALELOS: TÉCNICA DE CHAMINÉ OU SNORKEL

Consiste no implante de stents em um ou mais dos troncos supra-aórticos, posicionados paralelamente à endoprótese aórtica, com o objetivo de aumentar a zona de fixação proximal ou distal. Essa técnica é de menor complexidade quando comparada às endopróteses fenestradas/ramificadas, podendo ser utilizada em situações de urgência. A incidência de endoleak e isquemia cerebral no perioperatório é de 21,6% e 7,8%, respectivamente.[16] Existe uma preocupação quanto à durabilidade da técnica, tendo em vista que pode haver estenose/oclusão dos stents e endoleaks persistentes.

ENDOPRÓTESES FENESTRADAS E RAMIFICADAS

Endopróteses dedicadas com ramos e fenestras apresentam um futuro promissor no tratamento das doenças do arco aórtico. Diferentes modelos customizados e de prateleira já foram desenvolvidos, mostrando que o procedimento é factível[17-20] (figura 19.6).

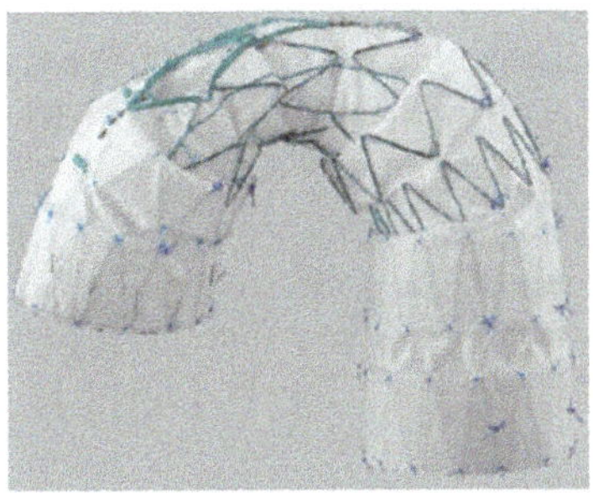

Figura 19.6 – Endoprótese Cook com ramo interno.
Fonte: divulgação.

As endopróteses fenestradas são, em geral, construídas com 1 ou 2 fenestrações e utilizadas quando existe possibilidade de aposição perfeita com o vaso-alvo. Frequentemente, utilizam-se fenestrações pré-canuladas, na tentativa de diminuir a complexidade do procedimento. Foi descrita a possibilidade de fenestrações *in situ* em situações eletivas e de emergência.[21]

Quando existe espaço maior entre a endoprótese e o vaso-alvo, opta-se pelo uso de ramificações. Os ramos podem ser externos ou internos e estar direcionados para qualquer um dos vasos supra-aórticos, em variadas combinações.[22]

A mortalidade desse tipo de procedimento parece ser menor quando comparada aos procedimentos híbridos. No entanto, o maior limitador da técnica parece ser o índice de eventos isquêmicos cerebrais, que atingem 11% com os dispositivos de terceira geração em centros com maior experiência.[23]

O uso de dispositivos de proteção cerebral durante procedimentos que exigem extensa manipulação do arco já está sendo empregado e parece ser efetivo em séries iniciais.[24]

Conclusão

O tratamento das patologias do arco aórtico continua apresentando altas taxas de morbimortalidade. No entanto, as perspectivas futuras com o emprego de técnicas menos invasivas parecem ser promissoras.

Referências

1. Vincent Riambau, MD, PhD, Application of the Bolton Relay Device for Thoracic Endografting In or Near the Aortic Arch: Aorta (Stanford) 2015 Feb;3(1):16-24.
2. Bachet J, Guilmet D, Goudot B, et al. Antegrade cerebral perfusion with cold blood: a 13-year experience. Ann Thorac Surg 1999;67:1874-8; discussion 1891-4.
3. Di Eusanio M, Schepens MA, Morshuis WJ et al. Separate grafts or en bloc anastomosis for arch vessels reimplantation to the aortic arch. Ann Thorac Surg 2004;77:2021-8.
4. Kazui T, Yamashita K, Washiyama N, Terada H, Bashar AH, Suzuki T et al. Usefulness of antegrade selective cerebral perfusion during aortic arch operations. Ann Thorac Surg 2002;74:S1806-9; discussion: S1825-32.
5. Estrera AL, Miller CC 3rd, Lee TY, Shah P, Safi HJ. Ascending and transverse aortic arch repair: the impact of retrograde cerebral perfusion. Circulation 2008;118(Suppl):S160-6.
6. Yang J, Xiong J, Liu X et al. Endovascular chimney technique of aortic arch pathologies: a systematic review. Ann Vasc Surg 2012;26:1014-21.
7. Mitchell RS, Ishimaru S, Ehrlich MP et al. First International Summit on Thoracic Aortic Endografting: roundtable on thoracic aortic dissection as an indication for 23. endografting. J Endovasc Ther 2002;9 Suppl 2:II98-105.
8. Czerny M, Funovics M, Schoder M et al. Transposition of the supra-aortic vessels before stent grafting the aortic arch and descending aorta. J Thorac Cardiovasc Surg 2013;145:S91-7.
9. Weigang E, Parker JA, Czerny M, Lonn L, Bonser RS, Carrel TP et al. Should intentional endovascular stent-graft coverage of the left subclavian artery be preceded by prophylactic revascularisation? Eur J Cardiothorac Surg 2011;40(4):858-68.
10. Pereira AH, Pereira AA. Síndrome Aórtica Aguda. In: Lobato AC. Cirurgia endovascular. Ed. Revinter, 2ª edição, 2010, cap. 36. p. 603-31.
11. Moulakakis KG, Mylonas SN, Markatis F, Kotsis T, Kakisis J, Liapis CD. A systematic review and meta-analysis of hybrid aortic arch replacement. Ann Cardiothorac Surg 2013;2(3):247-260.
12. Weiss G, Tsagakis K, Jakob H, DiBartolomeo R, Pacini D, Barberio G et al. The frozen elephant trunk technique for the treatment of complicated type B aortic dissection with involvement of the aortic arch: multicentre early experience. Eur J Cardiothorac Surg 2015;47:106-14; discussion 114.
13. Tian DH, Wan B, Di Eusanio M, Black D, Yan TD. A systematic review and meta-analysis on the safety and efficacy of the frozen elephant trunk technique in aortic arch surgery. Ann Cardiothorac Surg 2013;2:581-91.
14. Sundt TM 3rd, Orszulak TA, Cook DJ, Schaff HV. Improving results of open arch replacement. Ann Thorac Surg 2008;86:787-96; discussion 796.
15. Minakawa M, Fukuda I, Yamauchi S, Watanabe K, Kawamura T, Taniguchi S et al. Early and long-term outcome of total arch replacement using selective cerebral perfusion. Ann Thorac Surg 2010;90:72-7.
16. Yang J, Xiong J, Liu X, Jia X, Zhu Y, Guo W. Endovascular chimney technique of aortic arch pathologies: A systematic review. Ann Vasc Surg 2012;26:1014-1021. DOI: 10.1016/j.avsg.2012.05.014.
17. Inoue K, Hosokawa H, Iwase T, Sato M, Yoshida Y, Ueno K et al. Aortic arch reconstruction by transluminally placed endovascular branched stent graft. Circulation 1999;100:II-316-Ii-321.
18. Schneider DB, Curry TK, Reilly LM, Kang JW, Messina LM, Chuter TAM. Branched endovascular repair of aortic arch aneurysm with a modular stent-graft system. J Vasc Surg. 2003;38:855. DOI: 10.1016/s0741-5214(03)01024-3.

19. Chuter TAM, Schneider DB, Reilly LM, Lobo EP, Messina LM. Modular branched stent graft for endovascular repair of aortic arch aneurysm and dissection. J Vasc Surg 2003;38:859-863. DOI: 10.1016/s0741-5214(03)01023-1.

20. Piffaretti G, Rivolta N, Fontana F, Carrafiello G, Mariscalco G, Castelli P. Aortic arch aneurysm repair with a new branched device. J Vasc Surg 2013;57:1664-1667.

21. Ahanchi SS, Almaroof B, Stout CL, Panneton JM. J Endovasc Ther 2012 Apr; 19(2):226-30.

22. Nikolaos Tsilimparis, MD, PhD, E. Sebastian Debus, MD, PhD, Yskert von Kodolitsch, MD, PhD, Sabine Wipper, MD, PhD, Fiona Rohlffs, MD, Christian Detter, MD, PhD, Blayne Roeder, PhD, Tilo Kölbel, MD, PhD. Branched versus fenestrated endografts for endovascular repair of aortic arch lesions presented in the V1 Vascular and Endovascular Surgery Society Paper Session 1 at the 2015 Vascular Annual Meeting of the Society for Vascular Surgery, Chicago, Ill, June 17-20, 2015.

23. Maurel B, Mastracci TM, Spear R, Hertault A, Azzaoui R, Sobocinski J, Haulon S. Branched and fenestrated options to treat aortic arch aneurysms. J Cardiovasc Surg (Torino) 2016 Oct;57(5):686-97.

24. Kapadia SR, Kodali S, Makkar R, Mehran R, Lazar RM, Zivadinov R, Dwyer MG, Jilaihawi H, Virmani R, Anwaruddin S, Thourani VH, Nazif T, Mangner N, Woitek F, Krishnaswamy A, Mick S, Chakravarty T, Nakamura M, McCabe JM, Satler L, Zajarias A, Szeto WY, Svensson L, Alu MC, White RM, Kraemer C, Parhizgar A, Leon MB, Linke A; SENTINEL Trial Investigators. Protection Against Cerebral Embolism During Transcatheter Aortic Valve Replacement. J Am Coll Cardiol 2017 Jan 31;69(4):367-377. DOI: 10.1016/j.jacc.2016.10.023. Epub 2016 Nov 1.

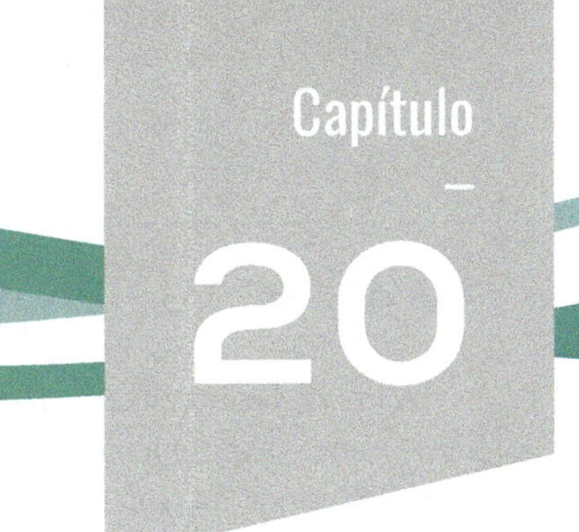

Tratamento endovascular da dissecção crônica tipo B de aorta torácica

ANDRÉ ECHAIME VALLENTSITS ESTENSSORO

Introdução

Dissecção de aorta é caracterizada pela delaminação da parede da aorta, secundária à rotura da íntima. A partir desta, o sangue cria um plano de clivagem entre as camadas média e íntima. Consequentemente, a aorta passa a apresentar dois lumens, um totalmente circundado, na face interna, por íntima, e outro, não, chamados respectivamente luz verdadeira e falsa.

A dissecção pode se iniciar em qualquer ponto da aorta, mas há lugares preferenciais, como logo após a emergência das coronárias (55%-65%) e da artéria subclávia esquerda (25%-45%).

Essa delaminação progride de forma espiralada por distâncias variáveis, geralmente até a saída de algum ramo calibroso. Nesse trajeto, pode apresentar alguns pontos de lesão da íntima, chamados reentradas, por onde se pressuriza e perpetua a luz falsa, ocorrendo eventual compressão da verdadeira. De forma habitual, apesar de a luz falsa ser mais calibrosa, seu fluxo é mais lento, o que pode acarretar distúrbios da perfusão de órgãos irrigados por ramos que dela se originam.

Sua incidência é de 3-6 por 100.000 habitantes/ano. Sendo duas a três vezes mais frequente que o aneurisma roto, a dissecção aguda constitui-se na emergência mais comum relacionada à aorta.[1-3] Acomete quatro vezes mais homens que mulheres, na sétima década de vida.

Classificação

A fim de facilitar a compreensão da evolução natural dessa condição potencialmente catastrófica e poder propor algoritmos de tratamento, classifica-se a dissecção de acordo com a anatomia e o intervalo de tempo, desde os sintomas atribuídos ao evento agudo.

Classicamente, a dissecção é considerada aguda durante as primeiras duas semanas após o evento agudo e, a partir de então, crônica. Esse período não foi definido de maneira aleatória. Baseia-se na alta mortalidade (até 74%), nesse período,[4] e também nas alterações das características morfológicas e anatomopatológicas da aorta dissecada e de seu septo. Hoje há tendência a considerar o intervalo entre duas semanas e três meses como subagudo, período em que algumas das características acima se mantêm como de dissecção aguda, propiciando melhor remodelamento da aorta após tratamento endovascular, mas sem a alta mortalidade das intervenções precoces.[5,6]

Do ponto de vista anatômico, há duas classificações mais comumente utilizadas, conhecidas como DeBakey[7] e Stanford.[8]

A classificação proposta por DeBakey e colaboradores considera a localização da chamada entrada proximal, que é onde está a rotura inicial da íntima, e a extensão do acometimento da aorta descendente, utilizando-se de padrões anatômicos.

- **DeBakey tipo I:** inicia-se na aorta ascendente e progride envolvendo o arco aórtico e a aorta descendente.
- **DeBakey tipo II:** envolve apenas a aorta torácica ascendente.
- **DeBakey tipo IIIa:** envolve apenas a aorta torácica descendente.
- **DeBakey tipo IIIb:** envolve a aorta torácica descendente e abdominal.

Já a classificação de Stanford atém-se somente a onde está a entrada proximal, considerando mais o prognóstico e as consequências terapêuticas.

- **Stanford tipo A (DeBakey tipo I e II):** inicia-se na aorta ascendente, podendo ou não acometer a aorta torácica descendente.
- **Stanford tipo B (DeBakey tipo IIIa e b):** inicia-se e acomete apenas a aorta torácica descendente.

História natural e tratamento clínico

A dissecção aguda tipo B de aorta torácica pode se apresentar de diversas formas, porém, diferentemente da do tipo A, tem seu tratamento direcionado para a abordagem das complicações, que podem ocorrer em até 20% dos casos. Isso se deve ao histórico de alta morbimortalidade precoce e tardia, após o tratamento invasivo na fase aguda, e a alguns casos de resolução do quadro, por trombose espontânea da luz falsa. As indicações de tratamento cirúrgico aberto ou endovascular dessa condição incluem dor e hipertensão arterial intratável, síndrome da má perfusão, dilatação aguda e rotura. O tratamento clínico contempla controle pressórico rigoroso e diminuição da frequência cardíaca, utilizando-se betabloqueadores e bloqueadores de canais de cálcio, com vários estudos mostrando sobrevida entre 70%-90%, em 1 ano.[9-11] Dessa forma, e com a melhora do tratamento clínico, este é o preconizado para a dissecção aguda não complicada, e os pacientes evoluem para a forma crônica, sendo esse um processo dinâmico ainda não totalmente compreendido.

Falha tardia no tratamento clínico ocorre em muitos pacientes, com até 50% destes necessitando de intervenção sobre a aorta. Apesar de resultados aceitáveis na sobrevida precoce, o tratamento clínico falha em 12% dos pacientes, nos primeiros 15 dias, e a dilatação aneurismática da aorta, fator determinante na mortalidade tardia, ocorre em até 73,7% dos pacientes, após 5 anos.[12-15]

Independentemente do tratamento clínico, a dilatação da aorta ocorre, de preferência, no terço superior da aorta torácica descendente,[7,16,17] associada à raça branca, à perviedade da luz falsa, à localização desta na curvatura interna da aorta e ao aspecto sacular, ao número de reentradas e à forma elíptica da luz verdadeira.[18,19]

Outro fator importante a ser considerado é a taxa de crescimento da aorta, que não é linear, apresentando crescimento rápido no primeiro mês e atingindo um *plateau* aos 3 meses.[5]

A patência da falsa luz, mesmo com trombose parcial desta, está diretamente relacionada à dilatação da aorta e a pior prognóstico.[20,21]

Apesar de não haver consenso, hipertensão e dor refratária, diâmetro inicial maior que 4 cm, falsa luz maior que 22 mm, insuficiência renal crônica e sexo feminino são fatores associados a mau prognóstico.

O espessamento e a mobilidade do septo também não ocorrem de forma linear, sendo maior na fase aguda e subaguda, atingindo um *plateau* em torno de 8 meses.[5]

De forma habitual, não há progressão da dissecção para segmentos da aorta ou de seus ramos não acometidos inicialmente.

Consideramos indicação de tratamento invasivo no seguimento crônico aorta com diâmetro superior a 6 cm, crescimento superior a 5 mm, em 6 meses, ou 10 mm, em 1 ano, e pacientes sintomáticos.

Tratamento endovascular

O tratamento clínico está indicado para os pacientes com dissecção aguda de aorta não complicada e o endovascular para as complicadas, incluindo rotura e má perfusão, se anatomicamente adequado. O tratamento cirúrgico aberto da dissecção crônica de aorta torácica descendente está bem estabelecido, com taxas de sucesso e morbimortalidade bastante aceitáveis. Em recente publicação, observaram-se mortalidade perioperatória menor que 10%, taxas de paraplegia menores que 1,5% e de AVC menores que 2,5%, que somadas à durabilidade e à baixa necessidade de reintervenção, com sobrevida de 72%, 60% e 49% em 5, 10 e 15 anos, fazem da cirurgia aberta uma opção terapêutica bastante adequada.[22]

Como os resultados acima são difíceis de reproduzir e o trauma cirúrgico é considerável, a busca pela solução endovascular cresceu nas últimas décadas, mostrando resultados consistentemente favoráveis.

A ideia do tratamento endovascular é tentar promover a cicatrização da aorta, por meio da cobertura da entrada proximal primária. Dessa forma, ocorrem redirecionamento do fluxo para a luz verdadeira, promovendo sua expansão, e trombose da luz falsa, despressurizando-a, o que sabidamente é acompanhado de melhor prognóstico.[23-26] Em razão da fibrose e de menor mobilidade do septo na dissecção aórtica crônica, há dúvidas sobre a obtenção desse efeito tal qual na fase aguda. O que se encontrou foi aumento significativo da área de luz verdadeira e diminuição significativa da luz falsa nos 6 meses posteriores à intervenção. Essa alteração se mostrou presente em pacientes tratados na fase aguda, subaguda e crônica, sendo menos marcante neste último. Esse benefício se traduziu em mortalidade relacionada à dissecção, em 3 anos, de 12%, 4% e 9%, para o grupo aguda, subaguda e crônica, respectivamente. Ocorreu, também, necessidade mais frequente de reintervenção na aorta dos pacientes tratados na fase crônica, de até 39%.[27] Isso é resultado da dificuldade de obter trombose total da luz falsa nos pacientes operados na fase crônica e com extensão da dissecção para a aorta abdominal, em que as reentradas estão organizadas.

A mortalidade perioperatória dos pacientes submetidos a tratamento endovascular na fase crônica é de 0%-5%, com sobrevida superior a 80%, em 3 anos.[28]

O INSTEAD-XL ("INvestigation of STent grafts in Aortic Dissection"), comparando os resultados do tratamento clínico com o endovascular, constatou que o último promove mais trombose da luz falsa, em até 90% na aorta torácica, e consequente remodelamento da aorta, sendo 10% *versus* 79%, respectivamente. Isso se traduz em maior sobrevida relacionada à aorta e diminuição da progressão da doença dos pacientes operados, aos 5 anos.[29]

Com relação à técnica, procede-se à cobertura da entrada proximal, sendo suficiente uma endoprótese em mais de 80% dos casos. Em até um quarto dos pacientes, é necessária a cobertura do óstio da artéria subclávia esquerda, a fim de evitar vazamento dos tipos Ib e II.

A cobertura da artéria subclávia dificilmente acarreta algum prejuízo de perfusão para o braço, devendo-se atentar para a possibilidade de piora da perfusão medular, quando da interrupção de outras vias alternativas de circulação desse território, como oclusão de artérias hipogástricas, viscerais e/ou lombares, seja pela própria dissecção, seja por procedimentos cirúrgicos prévios.

A paraplegia pode ocorrer após a correção endovascular da dissecção tipo B de aorta entre 0%-4%, a depender da extensão e de medidas coadjuvantes adotadas.[30,31]

A dissecção retrógrada pode aparecer em até 8% dos pacientes, sendo mais comum quando se opera na fase aguda e utiliza-se endoprótese com stent proximal não recoberto ou quando há manipulação de fios-guia muito rígidos agredindo a parede doente da aorta.

Como alternativa à técnica de simples cobertura da entrada proximal, há os dispositivos ramificados e/ou fenestrados, utilizados com o intuito de corrigir toda a aorta envolvida pelo processo de dissecção, preservando os ramos que se originam no território acometido, incluindo os troncos supra-aórticos e as artérias viscerais. Esses dispositivos, muitas vezes customizados e não disponíveis facilmente, têm apresentado resultados favoráveis em algumas pequenas séries.[32-34]

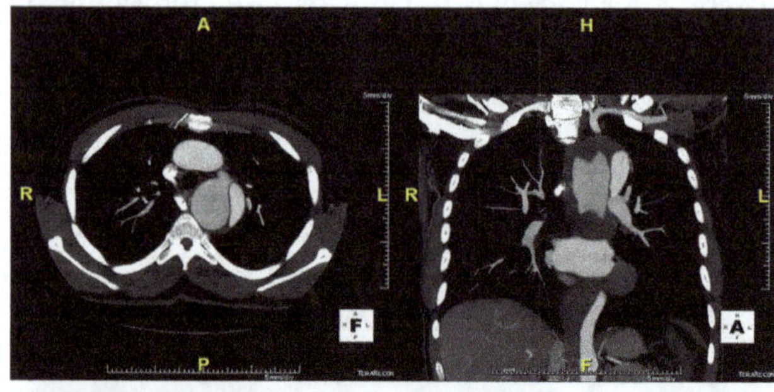

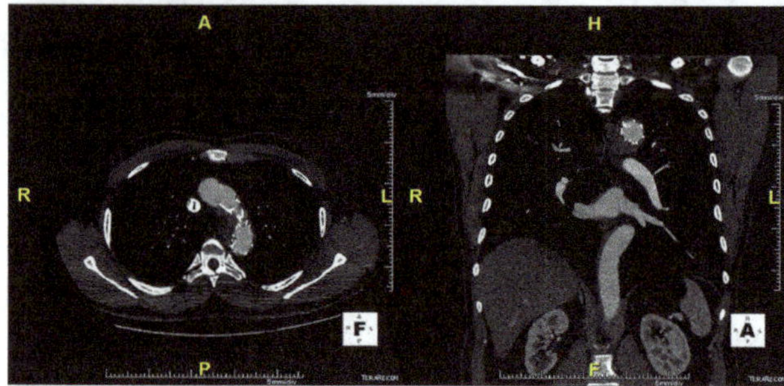

Figuras 20.1 e 20.2 – Reconstruções tomográficas da aorta de paciente tratado de dissecção tipo B crônica de aorta torácica descendente com endoprótese, demonstrando remodelamento da aorta em 3 anos.

Fonte: o autor.

Considerações finais

O tratamento da dissecção crônica tipo B de aorta torácica vem evoluindo e, com o advento da cirurgia endovascular, mudando resultados e condutas antes estabelecidas.

Apesar de alguns estudos sugerirem a correção endovascular da dissecção aguda assintomática, ainda não temos comprovação científica do benefício dessa conduta, em razão dos riscos de manipular a aorta extremamente friável e passível de rotura e/ou dissecção retrógrada. Na fase crônica, com a degeneração aneurismática desse vaso, há consenso quanto à correção endovascular proximal quando o diâmetro ultrapassa 6 cm ou há crescimento maior que 5 mm, em 6 meses, ou 10 mm, em 1 ano, em pacientes sintomáticos. Nessa fase, a trombose total da luz falsa e o consequente remodelamento da aorta e seus potenciais efeitos benéficos são mais difíceis de serem obtidos, em decorrência da fibrose do septo e de múltiplas reentradas distais organizadas. A grande mudança que está acontecendo é a tendência de corrigir a dissecção, com cobertura endovascular da entrada proximal, na chamada fase subaguda, entre 2 semanas e 3 meses do evento agudo. Nesse momento, há condição anatômica mais favorável para remodelamento da aorta, semelhante à obtida na fase aguda, porém com morbimortalidade semelhante à da correção na fase crônica, resultando em menor mortalidade, relacionada, também, em longo prazo.

Referências

1. Meszaros I, Morocz J, Szlavi J, Schmidt J, Tornoci L, Nagy L et al. Epidemiology and clinicopathology of aortic dissection. Chest 2000;117(5):1271-8.
2. Olsson C, Thelin S, Stahle E, Ekbom A, Granath F. Thoracic aortic aneurysm and dissection: increasing prevalence and improved outcomes reported in a nationwide population-based study of more than 14,000 cases from 1987 to 2002. Circulation 2006;114(24):2611-8.
3. Howard DP, Banerjee A, Fairhead JF, Perkins J, Silver LE, Rothwell PM et al. Population-based study of incidence and outcome of acute aortic dissection and premorbid risk factor control: 10-year results from the Oxford Vascular Study. Circulation 2013;127(20):2031-7.
4. Crawford ES. The diagnosis and management of aortic dissection. JAMA 1990;264(19):2537-41.
5. Peterss S, Mansour AM, Ross JA, Vaitkeviciute I, Charilaou P, Dumfarth J et al. Changing Pathology of the Thoracic Aorta From Acute to Chronic Dissection: Literature Review and Insights. Journal of the American College of Cardiology 2016;68(10):1054-65.
6. Erbel R, Aboyans V, Boileau C, Bossone E, Bartolomeo RD, Eggebrecht H et al. 2014 ESC Guidelines on the diagnosis and treatment of aortic diseases: Document covering acute and chronic aortic diseases of the thoracic and abdominal aorta of the adult. The Task Force for the Diagnosis and Treatment of Aortic Diseases of the European Society of Cardiology (ESC). European Heart Journal 2014;35(41):2873-926.
7. Debakey ME, Henly WS, Cooley DA, Morris GC, Jr., Crawford ES, Beall AC, Jr. Surgical Management of Dissecting Aneurysms of the Aorta. The Journal of Thoracic and Cardiovascular Surgery 1965;49:130-49.
8. Daily PO, Trueblood HW, Stinson EB, Wuerflein RD, Shumway NE. Management of acute aortic dissections. The Annals of Thoracic Surgery 1970;10(3):237-47.
9. Nienaber CA, Zannetti S, Barbieri B, Kische S, Schareck W, Rehders TC et al. INvestigation of STEnt grafts in patients with type B Aortic Dissection: design of the INSTEAD trial – a prospective, multicenter, European randomized trial. American Heart Journal 2005;149(4):592-9.

10. Tsai TT, Fattori R, Trimarchi S, Isselbacher E, Myrmel T, Evangelista A et al. Long-term survival in patients presenting with type B acute aortic dissection: insights from the International Registry of Acute Aortic Dissection. Circulation 2006;114(21):2226-31.

11. Elefteriades JA, Hartleroad J, Gusberg RJ, Salazar AM, Black HR, Kopf GS et al. Long-term experience with descending aortic dissection: the complication-specific approach. The Annals of thoracic surgery 1992;53(1):11-20; discussion-1.

12. Davies RR, Goldstein LJ, Coady MA, Tittle SL, Rizzo JA, Kopf GS et al. Yearly rupture or dissection rates for thoracic aortic aneurysms: simple prediction based on size. The Annals of thoracic surgery 2002;73(1):17-27; discussion-8.

13. Fattori R, Cao P, De Rango P, Czerny M, Evangelista A, Nienaber C et al. Interdisciplinary expert consensus document on management of type B aortic dissection. Journal of the American College of Cardiology 2013;61(16):1661-78.

14. Durham CA, Cambria RP, Wang LJ, Ergul EA, Aranson NJ, Patel VI et al. The natural history of medically managed acute type B aortic dissection. Journal of Vascular Surgery 2015;61(5):1192-8.

15. Fattori R, Montgomery D, Lovato L, Kische S, Di Eusanio M, Ince H et al. Survival after endovascular therapy in patients with type B aortic dissection: a report from the International Registry of Acute Aortic Dissection (IRAD). JACC Cardiovasc Interv 2013;6(8):876-82.

16. Ziganshin BA, Dumfarth J, Elefteriades JA. Natural history of Type B aortic dissection: ten tips. Annals of cardiothoracic surgery 2014;3(3):247-54.

17. Dialetto G, Covino FE, Scognamiglio G, Manduca S, Della Corte A, Giannolo B et al. Treatment of type B aortic dissection: endoluminal repair or conventional medical therapy? European journal of cardio-thoracic surgery: official journal of the European Association for Cardio-thoracic Surgery 2005;27(5):826-30.

18. Tolenaar JL, van Keulen JW, Jonker FH, van Herwaarden JA, Verhagen HJ, Moll FL et al. Morphologic predictors of aortic dilatation in type B aortic dissection. Journal of Vascular Surgery 2013;58(5):1220-5.

19. Tolenaar JL, van Keulen JW, Trimarchi S, Jonker FH, van Herwaarden JA, Verhagen HJ et al. Number of entry tears is associated with aortic growth in type B dissections. The Annals of Thoracic Surgery 2013;96(1):39-42.

20. Bernard Y, Zimmermann H, Chocron S, Litzler JF, Kastler B, Etievent JP et al. False lumen patency as a predictor of late outcome in aortic dissection. The American Journal of Cardiology 2001;87(12):1378-82.

21. Tsai TT, Evangelista A, Nienaber CA, Myrmel T, Meinhardt G, Cooper JV et al. Partial thrombosis of the false lumen in patients with acute type B aortic dissection. The New England Journal of Medicine 2007;357(4):349-59.

22. Estrera AL, Jan A, Sandhu H, Shalhub S, Medina-Castro M, Nguyen TC et al. Outcomes of open repair for chronic descending thoracic aortic dissection. The Annals of Thoracic Surgery 2015;99(3):786-93; discussion 94.

23. Akutsu K, Nejima J, Kiuchi K, Sasaki K, Ochi M, Tanaka K et al. Effects of the patent false lumen on the long-term outcome of type B acute aortic dissection. European Journal of Cardio-thoracic Surgery: official journal of the European Association for Cardio-thoracic Surgery 2004;26(2):359-66.

24. Kunishige H, Myojin K, Ishibashi Y, Ishii K, Kawasaki M, Oka J. Predictors of surgical indications for acute type B aortic dissection based on enlargement of aortic diameter during the chronic phase. The Japanese Journal of Thoracic and Cardiovascular Surgery: official publication of the Japanese Association for Thoracic Surgery = Nihon Kyobu Geka Gakkai zasshi 2006;54(11):477-82.

25. Sueyoshi E, Nagayama H, Hayashida T, Sakamoto I, Uetani M. Fate of aorta and clinical outcomes in patients with chronic type B aortic dissection: over 20-year experience. The Journal of Cardiovascular Surgery 2014;55(2):247-55.

26. Song JM, Kim SD, Kim JH, Kim MJ, Kang DH, Seo JB et al. Long-term predictors of descending aorta aneurysmal change in patients with aortic dissection. Journal of the American College of Cardiology 2007;50(8):799-804.

27. Virtue Registry I. The VIRTUE Registry of type B thoracic dissections – study design and early results. European Journal of Vascular and Endovascular Surgery: the official journal of the European Society for Vascular Surgery 2011;41(2):159-66.

28. Roselli EE. Thoracic endovascular aortic repair versus open surgery for type-B chronic dissection. The Journal of Thoracic and Cardiovascular Surgery 2015;149(2 Suppl):S163-7.

29. Nienaber CA, Kische S, Rousseau H, Eggebrecht H, Rehders TC, Kundt G, et al. Endovascular repair of type B aortic dissection: long-term results of the randomized investigation of stent grafts in aortic dissection trial. Circ Cardiovasc Interv 2013;6(4):407-16.

30. Dake MD, Kato N, Mitchell RS, Semba CP, Razavi MK, Shimono T, et al. Endovascular stent-graft placement for the treatment of acute aortic dissection. The New England Journal of Medicine 1999;340(20):1546-52.

31. Chiesa R, Melissano G, Marrocco-Trischitta MM, Civilini E, Setacci F. Spinal cord ischemia after elective stent-graft repair of the thoracic aorta. Journal of Vascular Surgery 2005;42(1):11-7.

32. Simring D, Raja J, Morgan-Rowe L, Hague J, Harris PL, Ivancev K. Placement of a branched stent graft into the false lumen of a chronic type B aortic dissection. Journal of Vascular Surgery 2011;54(6):1784-7.

33. Trimarchi S, Righini P, Grassi V, Lomazzi C, Segreti S, Rampoldi V et al. Do branched and fenestrated devices have a role in chronic type B aortic dissection? The Journal of Cardiovascular Surgery 2011;52(4):529-38.

34. Kitagawa A, Greenberg RK, Eagleton MJ, Mastracci TM, Roselli EE. Fenestrated and branched endovascular aortic repair for chronic type B aortic dissection with thoracoabdominal aneurysms. Journal of Vascular Surgery 2013;58(3):625-34.

PARTE III

EDITORIAL

Visão crítica e perspectivas no tratamento do AAT no século XXI

PEDRO PUECH-LEÃO

Desde o momento em que surgiram as endopróteses para tratamento de aneurismas da aorta infrarrenal, os olhos dos cirurgiões vasculares se voltaram para a aorta torácica. A correção do aneurisma infrarrenal não foi aceita de imediato por todos, porque representava uma alternativa a um procedimento relativamente seguro, que é a cirurgia aberta por laparotomia; aos poucos, porém, foi ganhando seu espaço. Para os aneurismas da aorta torácica, no entanto, a reação foi diferente: a alternativa da cirurgia aberta, com toracofrenolaparotomia, sempre foi associada a grande morbidade e mortalidade, exceto em poucos centros de excelência. Por isso, a alternativa da correção endovascular foi recebida de imediato com entusiasmo, especialmente quando a experiência começou a mostrar que os índices de paraplegia eram menores que os da cirurgia aberta.

O tempo mostrou que a adaptação da técnica endovascular da aorta abdominal para a torácica era um caminho difícil.

No aneurisma infrarrenal, os colos proximais tortuosos eram pouco frequentes e muitas vezes tidos como contraindicação; já no cajado aórtico, a tortuosidade está sempre presente. As próteses tiveram que ser adaptadas para maior flexibilidade. Modelos mais flexíveis, que se adaptassem mais a essa situação, foram lançados no mercado, melhorando os resultados; ainda assim, implantá-los de forma a acompanhar a curvatura da crossa da aorta segue sendo um desafio técnico, porque os sistemas de entrega são pouco maleáveis e não se adaptam à curvatura do arco, evitando que a prótese se abra já acompanhando o contorno da crossa. A fixação proximal com stents não revestidos, conhecida como free-flow, que permitiu na aorta abdominal tratar colos mais curtos, mostrou-

-se perigosa na curva da aorta torácica, levando a lesão de óstios de ramos supra-aórticos ou a dissecção; a maior parte dos fabricantes aboliu esses stents ou reduziu-os a segmentos muito curtos.

O dimensionamento das próteses também representou um problema. A aorta abdominal tem calibre relativamente constante, mas a aorta torácica, mesmo quando sadia, apresenta variação importante de calibre entre a sístole e a diástole. Essa dificuldade de dimensionamento fez com que os vazamentos (endoleaks) do tipo I fossem mais frequentes, bem como os deslocamentos precoces e tardios em direção distal.

A transição da técnica do abdome para o tórax não foi, portanto, simples. Exigiu um novo raciocínio anatômico e anatomopatológico, e exige ainda o desenvolvimento de materiais adequados. A indústria vem tentando responder a essas questões, mas fatores econômicos e regulatórios tornam essa resposta um tanto lenta. Apesar disso, a cirurgia endovascular para os aneurismas torácicos avança de forma inexorável, e podemos dizer sem medo de errar que, em poucos anos, a cirurgia aberta nesse segmento da aorta fará parte da história.

O grande desafio ainda é o tratamento dos aneurismas que envolvem os ramos da aorta torácica, sejam os troncos viscerais, nos aneurismas toracoabdominais, ou os ramos do arco aórtico.

Próteses ramificadas foram desenvolvidas para tratar os aneurismas toracoabdominais, com ramos para tronco celíaco, mesentérica superior e renais. As séries publicadas com esses dispositivos mostram resultados encorajadores; a despeito de uma pequena percentagem de oclusões de ramos – o que também ocorria na cirurgia aberta –, a estabilidade das peças mostrou-se bastante aceitável a médio prazo. O custo, porém, ainda é alto, e a técnica exige treinamento. Esses dois fatores estão interligados: no Brasil, as endopróteses ramificadas não são cobertas pelo Sistema Único de Saúde, ficando restritas a pacientes que tenham cobertura de entidades privadas, que o fazem com certa relutância. Isso torna difícil a aquisição de habilidade pela maioria dos cirurgiões, visto que a maioria da população dispõe apenas do sistema público. Grandes casuísticas, com aprimoramento pela repetição, tornam-se difíceis. Além disso, a grande variação na anatomia dos aneurismas exige, às vezes, próteses customizadas, cuja produção é demorada. Alguns cirurgiões passaram a construir suas próteses ramificadas em bancada, no momento da operação; isso é factível, mas exige diversos componentes produzidos por empresas diferentes, materiais para marcação radiopaca dos pontos importantes para a cateterização e, especialmente, habilidade de recolocar a prótese na bainha, sem os recursos disponíveis na linha de montagem da fábrica.

Para contornar essas dificuldades usaram-se, em um momento, técnicas híbridas, em que os ramos viscerais eram revascularizados em cirurgia aberta, a partir das ilíacas, preparando o paciente para o implante de uma prótese que fechasse os óstios, seja no mesmo tempo cirúrgico ou em outro. A experiência mundial mostrou, entretanto, que a morbidade e a mortalidade envolvidas nesse método não eram pequenas, aproximando-se da cirurgia aberta.

A fim de tornar mais acessível a cirurgiões e a pacientes o tratamento endovascular dos aneurismas toracoabdominais, foram desenvolvidas técnicas de implante de próteses paralelas, conhecidas como chaminés, snorkels, periscópios. O custo não é necessariamente menor, pelo número de peças implantadas, mas a disponibilidade é maior, especialmente em situação de urgência. A discussão ainda é grande entre os que advogam as próteses ramificadas e os que defendem as próteses paralelas, e envolve, muitas vezes, conflitos de interesse. Porém, está claro hoje que as duas técnicas têm seu papel. As próteses em paralelo trazem o ônus de uma frequência maior de vazamentos tipo I – que chegam a 10% dos casos – em decorrência da adaptação incompleta do ramo na goteira que se forma no dispositivo principal; por outro lado, trazem uma grande adaptabilidade a situações anatômicas. Quando implantadas com chaminés ou periscópios para vários troncos, exigem acessos múltiplos pela subclávia, o que pode aumentar as complicações iatrogênicas.

No arco aórtico, o desenvolvimento de próteses ramificadas ainda engatinha, mas promete. Diversas empresas têm projetos de desenvolvimento desses dispositivos. Ao contrário do que ocorreu na transição toracoabdominal, a técnica híbrida para revascularização de troncos supra-aórticos se mostrou factível e segura. As pontes cirúrgicas são feitas no pescoço, com morbidade e mortalidade aceitáveis. As próteses paralelas também têm sido bastante utilizadas, mas ainda enfrentam os desafios do arco aórtico, com sua curvatura, e da pequena extensão da aorta ascendente.

Para onde vamos?

O futuro é impossível de prever num campo que está sempre em desenvolvimento, mas podemos vislumbrar o que esperamos dele. O aprimoramento da cirurgia endovascular na aorta torácica depende, hoje, mais da indústria que da criatividade dos cirurgiões, uma vez que esta última anda na frente da produção de dispositivos. Algumas necessidades talvez não venham a ser atendidas, por obstáculos econômicos ou regulatórios, mas podemos sempre listar os desejos, a seguir.

- Próteses com maleabilidade para acompanhar a curvatura do cajado aórtico e cujos sistemas de entrega também possam assumir a forma curva antes que a prótese seja liberada, fazendo com que ela se abra já na posição correta.
- Próteses que possam acompanhar a variação de diâmetro da aorta torácica conforme o ciclo cardíaco.
- Próteses ramificadas que possam ser encomendadas para casos especiais e produzidas em tempo curto.
- Próteses que permitam a customização pelo cirurgião, vindo acompanhadas de segmentos de tamanhos diferentes, de materiais para marcação radiopaca e de instrumentos de recolocação na bainha, semelhantes aos que estão disponíveis na sua fabricação.
- Próteses construídas com arquitetura adequada para implante em paralelo, que se adaptem umas às outras no sentido longitudinal, formando goteiras com selamento eficiente.
- Próteses adequadas ao tratamento de aneurismas saculares e pseudoaneurismas junto aos ramos viscerais, em que apenas parte da circunferência seja recoberta.

A técnica veio para ficar. Resta aprimorá-la, para beneficiar um número cada vez maior de pacientes.

PARTE IV.
DOENÇA ARTERIAL OBSTRUTIVA PERIFÉRICA

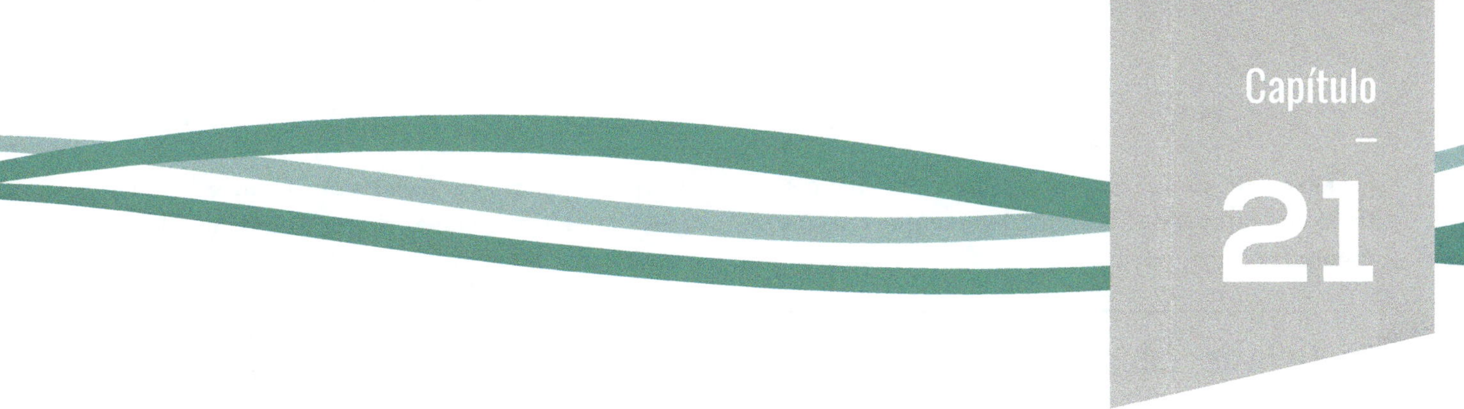

Atualização no tratamento da claudicação intermitente de membros inferiores

GLAUCO FERNANDES SAES
ANTONIO EDUARDO ZERATI

A claudicação intermitente de membros inferiores é, geralmente, sintoma de doença arterial obstrutiva periférica (DAOP) leve, em estágio inicial. Quando o paciente está em repouso, a demanda de oxigênio é baixa e a oferta, suficiente. Durante a caminhada, no entanto, ocorre a elevação da demanda de oxigênio pelos músculos dos membros inferiores, que não é atendida pela oferta, justamente por causa da limitação ao fluxo sanguíneo causada pela obstrução arterial. Nessa situação, cria-se um desequilíbrio entre a oferta e a demanda de oxigênio em determinados grupos musculares servidos pelas artérias doentes, chamado isquemia funcional. Esse desequilíbrio vai se intensificando à medida que a caminhada se prolonga, gerando dor naquela musculatura. Quando essa dor se torna máxima, o paciente é obrigado a parar de caminhar. Nesse momento, a demanda se reduz a ponto de voltar a ser atendida pela oferta disponível, e a dor cede. Esse ciclo fisiopatológico pode se repetir indefinidamente e explica os sintomas de dor intermitente e reprodutível, já que uma mesma intensidade de exercício reproduz a mesma intensidade de dor.

A incidência de claudicação intermitente entre indivíduos de 30-44 anos foi de 6/10.000 nos homens e 3/10.000 nas mulheres, subindo para 61/10.000 nos homens e 54/10.000 nas mulheres quando se analisou a população entre 65-74 anos, segundo o consagrado estudo de Framingham, comprometendo, assim, a qualidade de vida da população mais idosa.

Em virtude desse caráter de isquemia funcional da claudicação, com baixo risco de perda de membro, cerca de 1% ao ano, o tratamento da claudicação intermitente tende a ser mais conservador, reservando aos indivíduos com isquemia crítica (dor em repouso e/ou lesões tróficas), que apresentam alto risco de amputações, o tratamento cirúrgico.

O tratamento clínico tem como alicerce o tripé **controle dos fatores de risco, medicamentos** e **treinamento físico**.

Controle dos fatores de risco

Qualquer paciente com DAOP, inclusive os assintomáticos, deve manter estrito controle dos fatores de risco, a fim de controlar a progressão da doença e reduzir a mortalidade de causa cardiovascular.

O controle adequado da HAS é importante para que sejam diminuídos os riscos de acidente vascular cerebral (AVC), infarto do miocárdio e morte. Pacientes diabéticos ou com insuficiência renal crônica devem ser submetidos a controles ainda mais rigorosos.[1,2]

O controle rígido do diabetes mostrou-se mais eficaz para a prevenção de doenças microvasculares, como nefropatia e retinopatia, que para o controle da doença arterial troncular.[1]

O controle dos níveis de colesterol e de suas frações nos pacientes com DAOP deve ser mais rigoroso, tendo por objetivo manter o LDL em níveis inferiores a 100 mg/dL. Indivíduos arteriopatas com diabetes, tabagismo ativo ou múltiplos fatores que compõem a síndrome metabólica são considerados de alto risco e devem ter seus níveis de LDL mantidos abaixo dos 70 mg/dL.[1-3]

A interrupção do tabagismo mostrou-se importante para a redução dos eventos cardiovasculares e para melhor evolução da CI.[1,3] Medidas de aconselhamento e reeducação, associadas ou não a terapias medicamentosas, devem ser empregadas.

Medicamentos

A prescrição de drogas com ação antiagregante plaquetária diminui o risco de eventos cardiovasculares em pacientes com doença arterial obstrutiva das extremidades.

As estatinas, além do seu efeito na redução dos níveis de colesterol, também apresentam efeito pleiotrópico, que estabiliza as placas de ateroma já formadas, motivo pelo qual têm sua utilização indicada no paciente claudicante.

Nos pacientes com DAOP que apresentam hiper-homocisteinemia é recomendada a suplementação de ácido fólico e vitaminas B6 e B12.

Especificamente para aliviar os sintomas da claudicação intermitente, muitas abordagens farmacológicas já foram discutidas, com o intuito de aumentar tanto a distância de caminhada livre de dor quanto a distância total de caminhada. Porém, a documentação desses trabalhos é pouca ou inexistente, com benefícios leves a moderados. Mencionaremos a seguir as principais drogas atualmente utilizadas.

- **Cilostazol:** inibidor da fosfodiesterase tipo III, tem propriedades vasodilatadora e antiagregante plaquetária, tendo sido apontado também como inibidor da proliferação de células musculares lisas vasculares. É recomendado pelo Colégio Americano de Cardiologia para o alívio de sintomas de claudicação intermitente na dose de 50 mg-100 mg, 1 ou 2 vezes ao dia. Deve ser evitado em pacientes com insuficiência cardíaca, e seus efeitos colaterais mais frequentes são cefaleia, diarreia, zumbido e taquicardia.
- **Naftidrofuril (Praxilene®):** antagonista da 5-hidroxitriptamina tipo 2, reduz a agregação plaquetária e melhora a capacidade de deformação eritrocitária. Droga utilizada há muitos anos na Europa, teve seu efeito de aumento da distância de caminhada livre de dor, no paciente claudicante, confirmado recentemente em uma metanálise da Cochrane. Recomendado na dose de 100 mg-200 mg, 3 vezes ao dia. Seus efeitos colaterais mais frequentes são distúrbios gastrointestinais.
- **Pentoxifilina (Trental®):** inibidor da fosfodiesterase, melhora a deformabilidade de glóbulos brancos e vermelhos, diminuindo a viscosidade do sangue, além de exercer discreto efeito vasodilatador. Uma das primeiras drogas aprovadas pelo FDA para o tratamento da claudicação intermitente, também teve seus resultados reafirmados em uma metanálise recente.
- **Carnitina e Propionil L-Carnitina:** esses aminoácidos provavelmente agem sobre o metabolismo do músculo isquêmico. Com efeito demonstrado em dois estudos multicêntricos, necessitam de estudos adicionais em grandes grupos de pacientes para avaliar sua eficácia.
- **Buflomedil (Bufedil®):** inibe a agregação plaquetária e melhora a deformabilidade dos glóbulos vermelhos, além de ter efeitos alfa-1 e alfa-2 adrenérgicos. Com eficácia moderada sobre os sintomas da claudicação, apresenta faixa de segurança terapêutica

estreita, com relatos de efeitos adversos importantes, neurológicos e cardiológicos. Recentemente, foi retirado de mercado em alguns países europeus.

- **Drogas anti-hipertensivas:** recentes estudos multicêntricos demonstraram efeito benéfico na utilização do Ramipril, na dose de 10 mg/dia, com aumento significativo tanto da distância de caminhada livre de dor quanto da distância total de claudicação, entretanto esses trabalhos tiveram seus dados contestados. Já a utilização de betabloqueadores não apresentou efeito negativo sobre os sintomas de claudicação.
- **Agentes redutores do colesterol:** representados pela classe das estatinas, demonstraram aumento da distância máxima de claudicação.
- **Antiagregantes plaquetários:** recente metanálise mostrou que ticlopidina, cloricromene, mesoglicano, indobufeno e defibrotida podem apresentar efeito benéfico sobre os sintomas da claudicação. Entretanto, os resultados dos estudos ainda são muito díspares para formularmos qualquer conclusão.

Outros fármacos, como inositol, proteoglicanos e prostaglandinas, ainda precisam de futuras confirmações quanto ao seu real benefício nos sintomas do paciente com claudicação intermitente de membros inferiores.

Outras terapias, como a utilização de botas de compressão pneumática intermitente, para aumentar o fluxo nas artérias infrageniculares, estão em pesquisa. Entretanto, são necessários novos estudos, com amostras maiores, para comprovar seus benefícios nos claudicantes.

Fatores de crescimento angiogênico têm sido testados, mostrando aumento na formação de circulação colateral e no fluxo sanguíneo para membros isquêmicos em modelos experimentais. Seu uso na prática clínica, no entanto, depende de estudos de eficácia e segurança.

Treinamento físico

Com a finalidade de aumentar as distâncias de marcha, tanto a livre de dor como a máxima de caminhada, o tratamento baseia-se no treinamento físico, que é uma terapêutica efetiva, capaz tanto de melhorar os sintomas quanto de aumentar a capacidade do indivíduo de realizar exercícios.

Metanálise com 1.200 participantes mostrou aumento de 50%-200% no tempo máximo de caminhada, quando comparado ao placebo isoladamente.[4] Existem vários protocolos de treinamento físico, todos eles com bons resultados. Basicamente, esse treinamento pode ser por meio de exercícios aeróbicos (caminhadas) ou com carga (musculação).[5]

CAMINHADA

O paciente é orientado a realizar sessões de caminhada em locais planos e com vestimenta adequada, de maneira a não interromper a marcha quando a dor aparece. Ele deve manter a caminhada, mesmo com dor, até que esta atinja nível submáximo. A partir daí, interrompe o exercício, retomando-o assim que a dor cessar, da mesma maneira acima descrita. Os melhores resultados são vistos com sessões de treinamento de mais de 30 minutos, ao menos três vezes por semana e com duração de, no mínimo, 6 meses.[5,6]

O treinamento físico pode ser supervisionado ou não supervisionado. No primeiro, o exercício é acompanhado por fisioterapeutas ou educadores físicos, enquanto no segundo o indivíduo faz o exercício por conta própria, após orientação médica. Os resultados do treinamento supervisionado parecem ser superiores, talvez porque alguns pacientes interrompem o exercício logo após o início da dor quando treinam sozinhos. Na prática clínica, entretanto, em razão dos menores custos, o treinamento físico não supervisionado tem sido mais empregado.

O mecanismo pelo qual o exercício físico melhora os sintomas de claudicação intermitente de causa vascular ainda não é muito bem esclarecido. O conceito inicial de que a atividade física promove aumento da circulação colateral por estimular a neoangiogênese não tem comprovação definitiva.

EXERCÍCIO COM CARGA OU RESISTIDO (MUSCULAÇÃO)

Recentemente, demonstrou-se o efeito benéfico do treinamento com carga em pacientes com DAOP. Sabe-se que esses indivíduos têm menor força muscular nos membros inferiores e menor massa muscular na panturrilha em relação àqueles sem DAOP, o que traz grande prejuízo funcional. O exercício com carga proporcionou melhora na qualidade de vida desses pacientes.[7,8]

Revascularização

Nos indivíduos com claudicação intermitente, operações para revascularização ficam reservadas àqueles pacientes com grande limitação às atividades cotidianas e que não conseguiram melhora com o tratamento clínico.

Novas teorias na abordagem da claudicação intermitente: pré-condicionamento isquêmico

O conceito de pré-condicionamento isquêmico remoto traz consigo aspectos interessantes quando associado à doença arterial obstrutiva periférica, em especial à claudicação intermitente.

Em primeiro lugar, essa teoria poderia explicar, ao menos em parte, o sucesso do treinamento físico no tratamento dos claudicantes.

O mecanismo pelo qual o exercício físico melhora os sintomas de claudicação intermitente de causa vascular ainda não é muito bem esclarecido. O conceito de que a atividade física promove aumento da circulação colateral por estimular a neoangiogênese não tem comprovação definitiva, principalmente na fase inicial do tratamento. Teorias mais atuais procuram associar a melhora na distância de marcha a alterações no metabolismo muscular provocadas pelo exercício físico. Os seguidos surtos de isquemia e reperfusão que o treinamento físico provoca seriam o estímulo para adaptações bioquímicas intracelulares, levando a um aproveitamento mais eficaz do oxigênio pelo músculo e a uma melhora na função endotelial. Essa teoria é baseada no conceito de pré-condicionamento isquêmico (PCI).

Em 1993, Pryzklenk et al.[9] demonstraram que o aumento da resistência da célula à isquemia ocorria também em outros tecidos que não eram submetidos diretamente a ela, conferindo a esse fenômeno o nome de pré-condicionamento isquêmico remoto ou a distância (PCIR). Baseado nesse novo conceito, estudo realizado no ambulatório de claudicação da disciplina de cirurgia vascular do HCFMUSP mostrou que pacientes claudicantes submetidos ao pré-condicionamento isquêmico remoto, por intermédio da insuflação de manguito pneumático, por três ciclos de 5 minutos, com 5 minutos de intervalo, nos membros superiores, tiveram aumento na distância livre de dor.[10]

Referências

1. Salameh MJ, Ratchford EV. Update on peripheral arterial disease and claudication rehabilitation. Phys Med Rehabil Clin N Am 2009;20:627-56.
2. Kannel WB, Skinner JJ, Schwartz MJ, Shurtleff D. Intermittent claudication. Incidence in the Framingham Study. Circulation1970;41:875-83
3. Zerati AE, Wolosker N, Ayzin Rosoky RM, Fernandes Saes G, Ragazzo L, Puech-Leão P. Prevalence of metabolic syndrome in patients with intermittent claudication and its correlation with the segment of arterial obstruction. Angiology 2010 Nov;61(8):784-8.
4. Watson L, Ellis B, Leng GC. Exercise for intermittent claudication. Cochrane Database Syst Rev 2008;4:CD000990.
5. Gardner AW, Poehlman ET. Exercise rehabilitation programs for the treatment of claudication pain: a meta-analysis. JAMA 1995;274:975-80.
6. Wolosker N, Nakano L, Rosoky RA, Puech-Leão P. Evaluation of walking capacity over time in 500 patients with intermittent claudication who underwent clinical treatment. Arch Intern Med 2003;163:2296-300.
7. Ritti-Dias RM, Wolosker N, de Moraes Forjaz CL, Carvalho CR, Cucato GG, Leão PP, de Fátima Nunes Marucci M. Strength training increases walking tolerance in intermittent claudication patients: randomized trial. J Vasc Surg 2010 Jan;51(1):89-95.
8. Menêses AL, de Lima GH, Forjaz CL, Lima AH, Silva GQ, Cucato GG, Rodrigues SL, Wolosker N, Marucci M de F, Dias RM. Impact of a supervised strength training or walking training over a subsequent unsupervised therapy period on walking capacity in patients with claudication. J Vasc Nurs 2011 Jun;29(2):81-6.
9. Pryzklenk K, Bauer B, Ovize M, Kloner RA, Whittaker P. Regional ischemic 'preconditioning' protects remote virgin myocardium from subsequent sustained coronary occlusion. Circulation 1993 Mar;87(3):893-9.
10. Saes GF, Zerati AE, Wolosker N, Ragazzo L, Rosoky RM, Ritti-Dias RM, Cucato GG, Chehuen M, Farah BQ, Puech-Leão P. Remote ischemic preconditioning in patients with intermittent claudication. Clinics 2013 Apr;68(4):495-9.

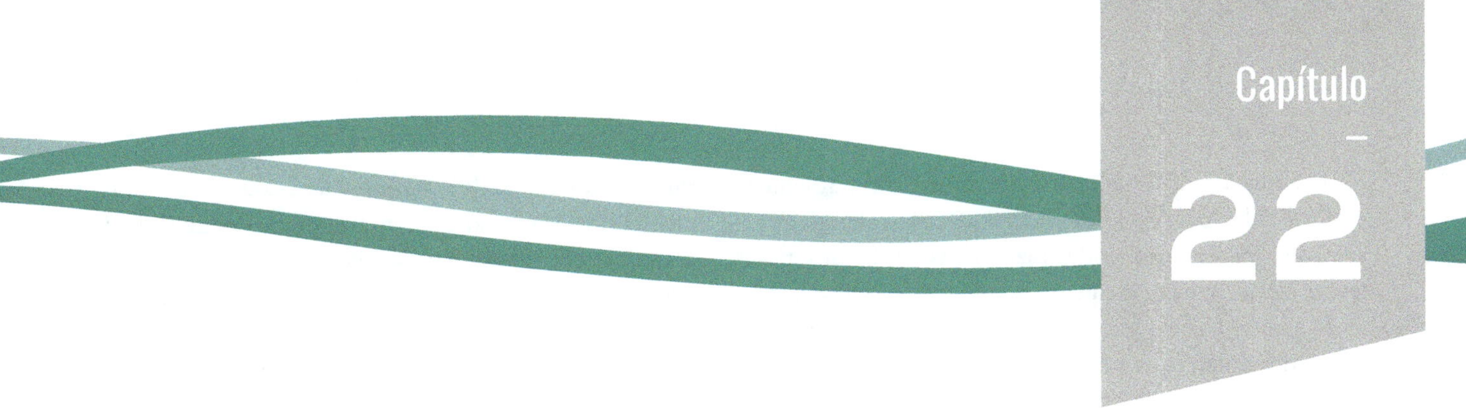

Tratamento endovascular da doença obstrutiva aorto-ilíaca

DAFNE BRAGA DIAMANTE LEIDERMAN
MARCELO PASSOS TEIVELIS
NELSON WOLOSKER

O tratamento da doença obstrutiva aorto-ilíaca tem indicação mais ampla e resultados melhores quando comparados com outros territórios de doença arterial periférica, principalmente após a popularização da cirurgia endovascular.[1] Para **isquemia crítica** (dor de repouso ou gangrena), a revascularização, em geral, está indicada, exceto naqueles casos em que se imagina que o paciente corre menos risco (ou se beneficiará mais) se for submetido a amputação primária. Já para a **claudicação**, as decisões não são tão simples.[2,3]

Com o advento da cirurgia endovascular,[4] diminuiu-se consideravelmente a morbidade clínica perioperatória; por outro lado, é importante enfatizar que não houve incremento da patência. Deve-se também ressaltar que o risco de perda de membro ou perda de vida se aproxima a 1% dos casos, o que deve ser sempre relatado previamente ao paciente.

O tratamento percutâneo tem maior apelo entre pacientes e profissionais de saúde pelos seguintes fatores: menor tempo de internação hospitalar e em UTI, menor morbidade cirúrgica e preferência do paciente por uma técnica menos invasiva. Especificamente no território aorto-ilíaco, mesmo sendo a patência primária menor, em geral as reintervenções podem ser feitas de maneira minimamente invasiva, culminando com uma patência secundária semelhante à da cirurgia aberta. Esse é um dos principais motivos para o paradigma do endovascular first (ou seja, inicialmente endovascular), e se houver falha desse método a cirurgia aberta será realizada como método de resgate.

Com o objetivo de comparar pacientes e orientar condutas, têm-se sistemas de classificação para doença arterial periférica, sendo o TASC o mais utilizado, baseado exclusivamente nos achados de imagem.[5]

O consenso do TASC (2007) recomenda tratamento endovascular para as lesões tipo TASC A e sugere que a técnica percutânea pode trazer bons resultados nas lesões TASC B; para as categorias TASC C e D, há orientação a favor da cirurgia tradicional. Essas diretrizes são, na prática atual, cada vez menos seguidas, sendo considerável o número de estudos que apresenta resultados bastante satisfatórios (quando se comparam à patência secundária) no tratamento endovascular das lesões mais complexas.

Para a cirurgia endovascular, os fatores a serem considerados importantes na patência pós-operatória são: as áreas doadora e receptora precisam de alto fluxo sanguíneo, o trajeto (em especial a presença de áreas de dobra) deve ser considerado e o material (por exemplo, uso ou não de stent e qual tipo) tem seu papel no sucesso terapêutico da intervenção. Dessa forma, o tratamento endovascular no território aorto-ilíaco é considerado favorável, porque as artérias são de grande calibre, e a aorta possui alto fluxo em suas regiões pérvias, assim como as artérias femorais (exceto quando estão acometidas por aterosclerose difusa). O trajeto aorto-ilíaco é (relativamente) curto (mesmo que haja oclusão do segmento aorto-ilíaco, a extensão, em centímetros, é menor quando comparada às oclusões infrainguinais) e o trajeto de um eventual stent não é submetido a dobras (exceto na ilíaca externa). Pensando no fator área receptora, em todos os procedimentos do eixo aorto-ilíaco deve-se julgar se há benefício de intervenção simultânea no eixo fêmoro-poplíteo. Esse é um dos motivos pelos quais se nota maior liberalidade na indicação de intervenção para situações em que não há isquemia crítica.

O eixo aorto-ilíaco pode ser acessado pelo acesso femoral e pelo acesso braquial/axilar. No acesso femoral, há possibilidade de utilizar o **acesso ipsilateral** e introdutor curto; o **acesso contralateral com utilização de introdutor aramado longo** (> 40 cm) é utilizado para fazer a curva da bifurcação aórtica, permitindo a manipulação concomitante do eixo fêmoro-poplíteo (se houver doença de interesse na região), e o **acesso bilateral** (retrógrado bilateral) é utilizado nas situações de doença bilateral ou naquelas de doença unilateral que exija a técnica de kissing. Já o acesso pelo eixo axilobraquial é utilizado quando se tratam lesões do eixo aorto-ilíaco em que há contraindicação ao acesso femoral (infecção, obesidade significativa, por exemplo) ou angulações muito fechadas (agudas) da aorta dificultando a progressão dos aparelhos (introdutor longo, cateteres-guia, stents) para o lado de interesse. Disseca-se preferencialmente a artéria axilar esquerda, cujo trajeto até a ilíaca é mais curto e menos tortuoso, além de apresentar menor risco de complicações por não haver manipulação dos vasos da circulação cerebral e suportar equipamentos de até 7 Fr, o que, via introdutor longo, é suficiente para a maior parte dos procedimentos de angioplastia do eixo aorto-ilíaco.

O contraste iodado é o mais utilizado em procedimentos diagnósticos e terapêuticos na cirurgia endovascular.[5] Uma alternativa à utilização do iodo é o dióxido de carbono (CO_2) em um sistema de selo d'água ou outros dispositivos próprios mais custosos. O CO_2 pode ser usado como meio de contraste intravascular, com segurança, nos territórios aorto-ilíaco e distal.[6,7]

Técnica de kissing

Uma particularidade das lesões na origem de uma ilíaca – em geral no primeiro centímetro – é que pode ser necessário abordar o outro lado, que é eventualmente não doente, de maneira preventiva. Esse procedimento é feito para evitar que haja desabamento das placas ateroscleróticas para a ilíaca contralateral. Pode-se fazer o kissing apenas com balão (kissing balloon) ou usando stent bilateral (kissing stent). É importante dizer que a doença bilateral das ilíacas comuns também pode ser tratada com a técnica de kissing. Recomenda-se que os stents fiquem dentro da aorta por no máximo 1 cm, já que estudos relatam que, quanto maior o overlap dos stents (maior a área em que eles têm contato na aorta distal e se cruzam), menor tende a ser a patência.

Técnicas na oclusão da ilíaca

Nos casos de oclusão da ilíaca comum, em que há um coto mínimo, a reentrada para luz após ultrapassar a oclusão pelo plano subintimal da ilíaca por acesso ipsilateral retrógrado pode ser muito difícil, principalmente sem dispositivos de reentrada. Nesses casos, o acesso contralateral pode ser uma boa alternativa, por ter o fluxo sanguíneo a favor.

Uma forma objetiva de avaliar se há estenose residual significativa e se o resultado do tratamento foi satisfatório é comparar a pressão arterial no membro superior com a pressão medida pelo introdutor na artéria femoral, sendo que se a diferença é maior que 10 mmHg é considerada significativa, devendo ser tratada. Obviamente, há que se descartar, para a aferição da medida, que haja doença significativa do eixo subclávio-axilar, que poderia falsear para baixo a medida da PA invasiva no braço.

Sobre o uso de stent em estenoses de ilíaca, o estudo DUTCH ("Dutch Iliac Stent Trial: Long-term Results in Patients Randomized for Primary or Selective Stent Placement"), randomizado, publicado em 2006, demonstrou que houve melhora mais significativa nos sintomas de isquemia no grupo que recebeu stent de maneira seletiva (recoil elástico, diferença de pressão > 10 mmHg, dissecção), em comparação aos que o receberam de maneira obrigatória. No entanto, nem o índice tornozelo-braquial (ITB), nem a patência da ilíaca, nem a qualidade de vida foram significativamente diferentes entre os grupos. Estudos mais recentes têm focado lesões TASC C e D, que são pacientes predominantemente com algum grau de oclusão (em oposição ao estudo DUTCH, acima descrito), e nesses foi demonstrado que a patência foi superior naqueles pacientes tratados com stents primários, em oposição aos de demanda. Em 2013, foi publicado o trial STAG ("Randomized Clinical Trial of Stents versus Angioplasty for the Treatment of Iliac Artery Occlusions"), que randomizou pacientes com oclusão de ilíaca a receberem stent primário ou angioplastia com balão e um stent de resgate; caso o resultado da angioplastia não seja satisfatório e com nível de evidência 2, recomenda-se o uso de stent primário em oclusões da artéria ilíaca.

Em relação ao tipo de stent utilizado, revestido ou não, ainda não há uma definição clara quanto a diferença nos resultados. Um estudo randomizado, de 2011, publicou resultados semelhantes entre pacientes com lesões TASC B e aqueles com lesões TASC C e D, e os resultados foram melhores naqueles em que foi usado stent revestido. Já um estudo de menor nível de evidência, publicado em 2014, indicou que pacientes com stents não recobertos tiveram maior patência que os recobertos. Quanto ao modo de liberação, os autoexpansíveis se acomodam melhor a lesões longas por causa de sua flexibilidade; no entanto, sua força radial menos intensa implica menor sucesso se houver calcificação severa, podendo assumir diâmetro menor que o nominal e ficar com um comprimento além do planejado, pelo recoil elástico. Já os stents balão-expansíveis têm a precisão em sua liberação e sua força radial que os torna ideais para lesões ostiais e calcificadas ou fibróticas, já que deixarão a artéria com o diâmetro nominal, porém implicam risco maior de rotura da artéria. Por serem muito pouco flexíveis, não são adequados para lesões extensas ou para vasos tortuosos.

É importante relembrar que, no início, a cirurgia endovascular foi desenvolvida para pacientes com risco cirúrgico proibitivo, e ainda na atualidade pode ter esse papel. Em pacientes que de princípio (anatômico) seriam candidatos à ponte aorto-bifemoral, mas que não têm condições clínicas para tal procedimento, pode-se lançar mão do tratamento endovascular de um dos lados do eixo aorto-ilíaco (obviamente o menos doente) e realizar um enxerto extra-anatômico (fêmoro-femoral cruzado). Ainda que cada vez mais os estudos indiquem que até as lesões tecnicamente mais desafiadoras possam ser vencidas por métodos endovasculares puros, não se deve deixar de lembrar dessa cirurgia "híbrida" e potencialmente menos mórbida ao paciente grave.

Complicações perioperatórias e formas de tratamento

- **Pseudoaneurisma:** complicação prevista para os procedimentos percutâneos, ocorre por falha na hemostasia do orifício de entrada na artéria, formando um hematoma com fluxo em seu interior contido pelas estruturas adjacentes. O tratamento mais frequente é a exploração cirúrgica com rafia do orifício de entrada na artéria. Para diminuir o risco, aconselham-se punção da artéria femoral comum e compressão da mesma por 30 minutos contra aparatos ósseos após a retirada do material endovascular, revertendo o efeito da heparina quando conveniente.
- **Trombose do sítio de punção:** mais frequente nas artérias de menor calibre como a braquial. É indicada a reexploração cirúrgica para restabelecimento do fluxo.
- **Rotura do eixo ilíaco-femoral:** mais temida complicação, com risco < 1%, porém com risco associado de mortalidade. Geralmente ocorre durante o balonamento de lesões calcificadas. O tratamento de escolha é a inserção imediata de stent revestido na topografia da rotura, ou conversão do procedimento para cirurgia aberta com controle da hemorragia e restabelecimento do fluxo por meio de enxerto com

veia autóloga ou prótese sintética ou anastomose término-terminal após ressecção do segmento arterial lesado.

- **Dissecção arterial não intencional:** ocorre na manipulação da artéria por fio-guia e cateter na tentativa de ultrapassar estenoses ou oclusões. O tratamento indicado é colocação de stent na luz verdadeira no segmento dissecado, normalizando assim o fluxo.
- **Embolização distal:** a ocorrência de lesões significativas, identificadas por arteriografia ou por isquemia de extremidade, felizmente é baixa, porém não desprezível. Não há recomendação baseada em evidências do uso de sistemas de proteção embólica. O tratamento é indicado nos casos de descompensação do membro, podendo ser realizadas fibrinólise intra-arterial, trombectomia por cateteres ou embolectomia com cateter de Fogarty.

Referências

1. Wolosker N, Nakano L, D'Hippolito G, Rosoky RA, Borri ML, Wolosker AMB. Gadolinium magnetic angioresonance in the study of aortoiliac disease. Angiology 2003 Mar;54(2):163-8.
2. Ferrari FB, Wolosker N, Rosoky RA, D'Ippolito G, Wolosker AMB, Puech-Leão P. Natural history of stenosis in the iliac arteries in patients with intermittent claudication undergoing clinical treatment. Rev Hosp Clin Fac Med São Paulo 2004 Dec;59(6):341-8.
3. Wolosker N, Nakano L, Rosoky RA, Munia MA, Netto BM, Puech-Leão P. Endovascular treatment for intermittent claudication in patients who do not improve with clinical treatment. Clinics (São Paulo), 2005 Jun;60(3):193-200.
4. Puech-Leão P, Wolosker N, Zerati AE, Nascimento LD. Impact of endovascular technique in vascular surgery training at a large university hospital in Brazil. J Surg Educ 2011 Jan;68(1):19-23.
5. Wolosker N, Rosoky RA, Nishinari K, Nakano L. Use of arteriography for the initial evaluation of patients with intermittent lower limb claudication. São Paulo Med J 2001 Mar;119(2):59-61.
6. Mendes C de A, Wolosker N, Krutman M. A simple homemade carbon dioxide delivery system for endovascular procedures in the iliofemoral arteries. Circ J 2013;77(3):831.
7. de Almeida Mendes C, de Arruda Martins A, Teivelis MP, Kuzniec S, Nishinari K, Krutman M et al. Carbon dioxide is a cost-effective contrast medium to guide revascularization of TASC A and TASC B femoropopliteal occlusive disease. Ann Vasc Surg 2014 Apr 2.

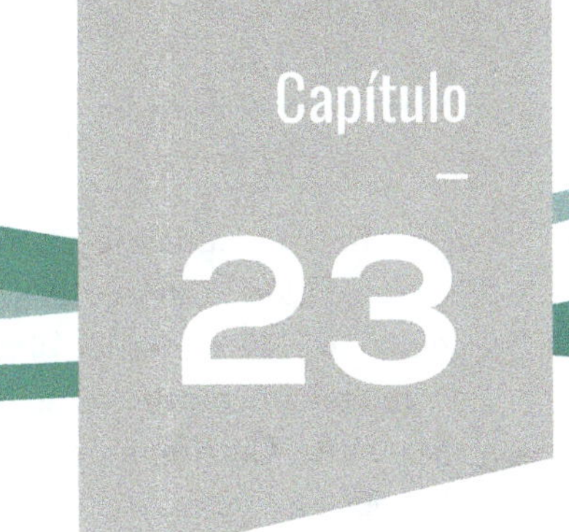

Novos dispositivos no tratamento endovascular na doença obstrutiva infrainguinal: stents e balões farmacológicos

ROBERTO SACILOTTO
MARCUS VINÍCIUS MARTINS CURY

Introdução

A isquemia crítica de membros inferiores é uma condição clínica associada a significativa morbimortalidade no acompanhamento a médio prazo. Dados do TASC II ("Inter-Society Consensus for the Management of Peripheral Arterial Disease") demonstram que é difícil avaliar a evolução natural da isquemia crítica sem tratamento; contudo, independentemente da conduta, estima-se que até 25% dos indivíduos evoluirão para o óbito no seguimento de 1 ano.[1] Pacientes com essa condição apresentam múltiplas comorbidades, incluindo frequente associação de diabetes mellitus, hipertensão arterial sistêmica, tabagismo, coronariopatia e doença cerebrovascular.[2] Tal situação faz com que a revascularização aberta seja mais desafiadora, de modo que nas derivações arteriais distais (exemplo: artérias podálicas) a mortalidade precoce (< 30 dias) chega aos 13%.[3] Nesse contexto, o tratamento endovascular oferece uma alternativa segura, eficaz e de menor morbidade para os pacientes. Dados do estudo BASIL ("Bypass *versus* Angioplasty in Severe Ischaemia of the Leg") demonstraram que a escolha entre os métodos de revascularização (endo *versus* aberto) não influenciam no salvamento de membro a médio prazo;[4] sendo assim, a possibilidade de oferecer uma terapêutica menos invasiva consolidou a abordagem endovascular como método de escolha na revascularização infrainguinal.

Nas angioplastias do segmento fêmoro-poplíteo, alguns estudos demonstram estimativas de perviedade primária de apenas 33% em 1 ano, determinando falha hemodinâmica e necessidade de reintervenção.[5] Nesse sentido, o uso primário de stents comprovou-se como medida eficaz na diminuição da reestenose no acompanhamento de 12 meses,[6] contudo uma revisão sistemática Cochrane demonstra a perda desse benefício após esse período.[7]

A necessidade de diminuir os índices de reestenose pós-angioplastia levou à busca por novas tecnologias. A base fisiopatológica para a reestenose está no processo de hiperplasia neointimal, o qual representa uma reação à lesão endotelial gerada pela intervenção, seja aberta ou endovascular (figura 23.1). Nesse processo, ocorre uma migração exacerbada de células musculares lisas da média para a íntima, associado à deposição de matrix extracelular, gerando estreitamento do lúmen arterial com nova estenose.[8] O papel antimitótico de algumas drogas utilizadas no tratamento do câncer levou ao interesse por esses fármacos na modulação do processo de hiperplasia. Com o desenvolvimento de polímeros carreadores, os fármacos Paclitaxel® e Serolimus® foram integrados às estruturas de stents coronarianos, e em analogia aos bons resultados identificados nesse território foram iniciadas as pesquisas para uso no tratamento da doença aterosclerótica de membros inferiores.

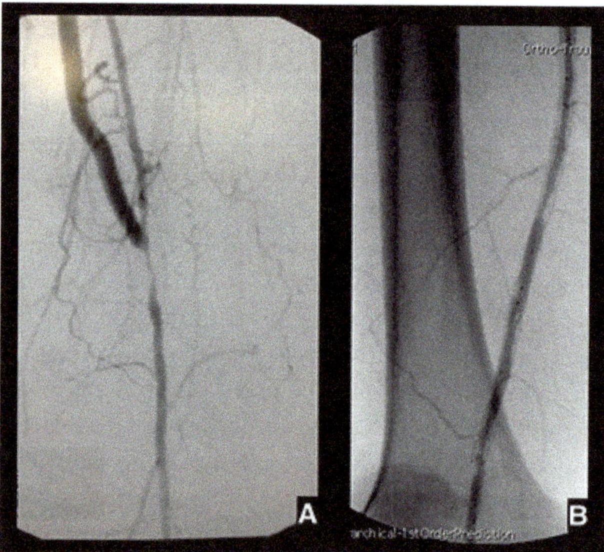

Figura 23.1 – Hiperplasia neointimal. (A) Pós-operatório (3 meses) de derivação arterial fêmoro-poplítea com prótese. Note a hiperplasia na anastomose distal e artéria receptora. (B) Pós-operatório (6 meses) de angioplastia fêmoro-poplítea. Note a presença de hiperplasia intra-stent e na área distal ao término do stent.

Fonte: os autores.

Aspectos técnicos e características

Atualmente, os únicos balões eluidores de droga (BED) aprovados pelo Food and Drug Administration (FDA) são o IN.PACT Admiral® (Medtronic®, Santa Rosa, Califórnia) e o Lutonix® (Bard®, New Hope, Minnesota). Ambos são preconizados para o tratamento da artéria femoral superficial e poplítea (quadro 23.1), necessitando de adequado preparo das artérias para que a droga penetre pelo endotélio. Para tanto, é recomendado um pré-balonamento de toda a área que será submetida a angioplastia, seguido do uso do BED. Esses balões são de uso único; portanto, nas situações em que a extensão da área a ser submetida a angioplastia é superior à extensão disponível do BED, são necessárias duas ou mais unidades do dispositivo. Além disso, para difusão do Paclitaxel, é necessário observar um tempo mínimo em que o balão deve ficar insuflado, sendo de 2 minutos para o balão Lutonix® e de 3 minutos para o IN.PACT Admiral®.

Quanto ao stent eluidor de droga, o único aprovado pelo FDA é o Zilver PTX® (Cook® Medical, Bloomington, Indiana). Trata-se de um stent em nitinol, com estrutura idêntica ao Zilver convencional, sendo recomendado para uso na doença aterosclerótica fêmoro-poplítea (quadro 23.1, figura 23.2). Não há obrigatoriedade da pré-dilatação das áreas nas quais o stent será implantado, não ocorrendo restrições ao pós-balonamento deste.

Quadro 23.1 – Características dos dispositivos eluidores de droga aprovados pelo FDA para tratamento da doença arterial obstrutiva fêmoro-poplítea.[9]

Nome (fabricante)	Tipo/droga	Carreador	Configuração (mm)
IN.PACT® Admiral (Medtronic®)	BED/ Paclitaxel	Ureia	T: 4-7 E: 40, 60, 80, 120 e 150
Lutonix® (Bard®)	BED/ Paclitaxel	Polissorbato e sorbitol	T: 4-7 E: 40, 60, 80, 100, 120 e 150
Zilver PTX® (Cook®)	SED/ Paclitaxel	Sem polímero*	T: 6-8 E: 40, 60, 80, 100 e 120

BED: balão eluidor de droga; SED: stent eluidor de droga; T: tamanho; E: extensão.
* Mecanismo eluidor da droga não divulgado pelo fabricante.

Fonte: os autores.

Essa tecnologia também já foi testada no segmento infrapoplíteo. Obviamente, esses segmentos apresentam características únicas e peculiares, portanto uma análise individualizada dos estudos para cada um desses setores é pertinente.

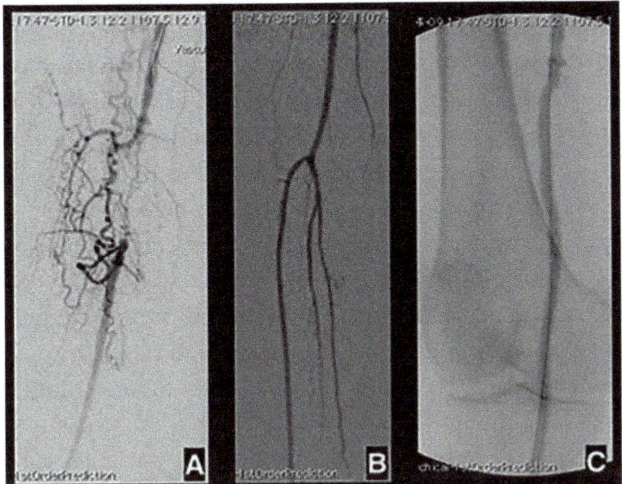

Figura 23.2 – Angioplastia com stent Zilver PTX®. (A) Oclusão fêmoro-poplítea TASC B em paciente previamente submetido a derivação arterial (ocluída). (B) Artéria poplítea infragenicular e artérias de perna pérvias. (C) Angioplastia subintimal com reentrada no segmento infrapatelar, sendo necessário implante de dois stents Zilver PTX®.

Fonte: os autores.

Segmento fêmoro-poplíteo

ESTUDO IN.PACT SFA[10,11]

Estudo prospectivo, multicêntrico e unicego com 331 pacientes, randomizados para a angioplastia com balão convencional *versus* angioplastia com IN.PACT Admiral® na artéria femoral superficial e/ou poplítea. Os grupos foram comparáveis quanto às principais comorbidades, e em ambos o uso de stent provisional era possível. Houve predominância na realização de angioplastia para tratamento de claudicação intermitente em ambos os braços, e o principal desfecho pesquisado foi independência de revascularização da artéria-alvo. Os desfechos foram acessados por ultrassonografia Doppler, e a indicação de reintervenção foi baseada na presença de queda do índice tornozelo-braço superior a 20% ou exacerbação dos sintomas de claudicação.

Não houve diferenças quanto ao sucesso técnico e hemodinâmico. Além disso, os grupos foram comparáveis quanto à necessidade do uso de stents. No acompanhamento de 12 meses, pacientes submetidos a angioplastia com balão revestido por droga apresentaram melhores estimativas de independência de revascularização da artéria-alvo (IN.PACT = 97,5% *versus* balão convencional = 79,3%; P < 0,0001).[10]

No desdobramento do estudo, envolvendo o acompanhamento dos mesmos pacientes aos 24 meses, foram identificados melhores resultados de perviedade primária (IN.PACT = 78,9% *versus* balão convencional = 50,1%; P < 0,0001) e independência de revascularização da artéria-alvo (IN.PACT = 91% *versus* balão convencional = 72,2%; P < 0,0001). Contudo, não houve diferenças dos índices de qualidade de vida (índice EQ-5D) e questionário de limitação à deambulação.[11]

ESTUDOS LEVANT I E II[12,13]

Estudo prospectivo e multicêntrico com 101 pacientes randomizados para tratamento endovascular com uso do Lutonix® ou balão convencional. Houve predominância na angioplastia por claudicação intermitente (Rutherford 3), e os grupos foram comparáveis quanto às principais comorbidades. O desfecho primário pesquisado foi a redução angiográfica do lúmen arterial aferida em milímetros aos 6 meses de acompanhamento. No grupo submetido a angioplastia por balão convencional, houve maior necessidade do emprego de stent (80% *versus* 33%, P = 0,04). No seguimento de 6 meses, a redução do lúmen arterial foi maior nos pacientes submetidos a angioplastia por balão convencional (P = 0,024) em comparação aos pacientes tratados com BED.[12]

Já o estudo Levant II[13] envolveu maior número de pacientes, sendo randomizados 476 indivíduos em 54 centros. De forma semelhante ao estudo inicial, houve predominância de pacientes com claudicação intermitente, e os desfechos primários foram perviedade primária, reestenose sem necessidade de revascularização da artéria-alvo e revascularização da artéria-alvo. Aos 12 meses, pacientes submetidos a angioplastia com uso do Lutonix® apresentaram melhores estimativas de perviedade primária (73,5% *versus* 56,8%, P < 0,001) e no questionário de limitação à deambulação (P < 0,05).

ESTUDOS ZILVER PTX RANDOMIZED CLINICAL STUDY[14,15] E IDEAS[16]

O Zilver PTX Randomized Clinical Study foi um estudo que avaliou o desempenho do stent eluidor de droga Zilver PTX® no tratamento da doença oclusiva periférica Rutherford 2 a 6. Foram incluídos 479 pacientes de 55 instituições nos Estados Unidos, no Japão e na Alemanha. A randomização inicial envolveu um grupo de indivíduos primariamente submetidos ao implante do Zilver PTX® (n = 241) e outro submetido a angioplastia apenas por balão convencional (n = 238). No braço submetido a angioplastia por balão convencional, havia a disponibilidade de stents provisionais; contudo, nas situações em que foi necessário seu uso, uma segunda randomização foi estabelecida: stent convencional *versus* Zilver PTX®. Apenas 9% da casuística foi composta por pacientes em isquemia crítica (Rutherford ≥ 4), e os grupos foram comparáveis quanto às principais comorbidades. O desfecho primário analisou as estimativas de sobrevida livre de evento adverso maior (amputação, óbito e necessidade de revascularização da artéria-alvo). Aos 12 meses, a sobrevida livre de evento adverso maior foi superior nos pacientes tratados primariamente com o stent eluidor de droga (90,4% *versus* 82,6%; P = 0,004). Além disso, as estimativas de perviedade primária foram superiores para o grupo Zilver PTX® (83,1% *versus* 32,8%; P < 0,001).[14] No seguimento de 5 anos, houve persistência dos benefícios do emprego do stent com droga, já que no grupo de angioplastia convencional houve piores resultados de sobrevida livre de sintomas de claudicação (P < 0,01) e piores estimativas de perviedade cumulativa (72,4% *versus* 53%; P = 0,03).[15]

O IDEAS[16] é uma pesquisa prospectiva, multicêntrica, envolvendo 95 instituições no Japão. Seu objetivo foi avaliar os resultados das intervenções no segmento fêmoro-poplíteo em 907 pacientes consecutivamente submetidos a implante do stent Zilver PTX®. Pacientes com isquemia crítica Rutherford ≥ 4 correspondiam à minoria dos casos (21,5%), e o desfecho primário pesquisado foi a independência de nova revascularização da artéria-alvo. Houve complexidade maior das intervenções, tendo em vista que 41,6% dos casos correspondiam a oclusões da artéria femoral superficial, e a extensão média das lesões arteriais foi de 14,7 cm. Aos 12 meses, a independência de revascularização da artéria-alvo e a perviedade primária foram de 91% e 86,4%, respectivamente.

Em uma metanálise sobre o tratamento do segmento fêmoro-poplíteo, Katsanos et al.[17] investigaram o desempenho dos seguintes dispositivos: stent convencional em nitinol, stent revestido, stent eluidor de droga e balão eluidor de droga. Aproximadamente 2.500 pacientes foram incluídos nas análises, as quais focaram nos seguintes desfechos: sucesso técnico, reestenose, revascularização da artéria-alvo e amputação maior. As conclusões dessa pesquisa foram que os melhores resultados de perviedade foram identificados com o uso de balões ou stents revestidos por droga, ao passo que, independentemente do tratamento realizado, os índices de amputação foram raros (apenas 0,7 eventos/100 pacientes-ano).

Em uma análise dos estudos apresentados, identifica-se que a população de pacientes submetidos ao emprego dessa tecnologia é daqueles sem isquemia crítica; portanto, a elaboração de conclusões quanto ao salvamento de membro é inadequada. Não há na literatura resultados de estudos randomizados que comparem o salvamento de membro e o tempo de cicatrização entre pacientes submetidos ao uso dos dispositivos eluidores de droga. Além disso, os efeitos da dispersão desses agentes antimitóticos ainda são pouco compreendidos, tendo em vista que a distribuição desses agentes para as lesões periféricas pode levar a um retardo no processo de cicatrização.[18]

Segmento infrapoplíteo

O DEBATE-BTK[19] foi um estudo que incluiu apenas pacientes com isquemia crítica de membros inferiores e Diabetes Mellitus em um único centro. O estudo avaliou a eficácia do balão eluidor de droga IN.PACT Amphirion® (Medtronic®) em comparação ao balão convencional. A randomização envolveu 132 pacientes, sendo o desfecho primário a identificação angiográfica de reestenose do segmento submetido a angioplastia. No acompanhamento de 12 meses, pacientes submetidos ao uso do BED infrapoplíteo apresentaram menor incidência de reestenose binária (27% *versus* 74%; P < 0,001) e oclusão da artéria tratada (17% *versus* 55%; P < 0,001).

Em outro ensaio, o IN.PACT DEEP randomized trial[20] avaliou consecutivamente 358 pacientes com isquemia crítica em 13 centros europeus, comparando os resultados do IN.PACT Amphirion® com o balão infrapatelar convencional. Os desfechos foram direcionados à avaliação do salvamento de membro e independência de revascularização da artéria-alvo. Antes do seu término, a pesquisa foi interrompida em razão da tendência de maior número de grandes amputações no grupo submetido ao uso do BED (8,8% *versus* 3,6%; P = 0,08). Diante disso, a empresa Medtronic® decidiu pela suspensão da distribuição do IN.PACT Amphirion®.

Conclusões

O emprego dos dispositivos eluidores de droga demonstra-se uma tecnologia inovadora e promissora, principalmente no que diz respeito à manutenção da perviedade dos segmentos submetidos a angioplastia. Contudo, ainda faltam resultados a médio prazo que analisem o desempenho desses dispositivos na cicatrização das lesões e no salvamento de membro. Diante dos resultados dos estudos disponíveis até hoje, seu uso parece estar mais bem indicado para angioplastia do setor fêmoro-poplíteo de pacientes com claudicação intermitente.

Referências

1. Norgren L, Hiatt WR, Dormandy JA et al.; TASC II Working Group. Inter-Society Consensus for the Management of Peripheral Arterial Disease (TASCII). J Vasc Surg 2007;45 Suppl S:S5-67.
2. Bhatt DL, Steg PG, Ohman EM et al.; REACH Registry Investigators.International prevalence, recognition, and treatment of cardiovascular riskfactors in outpatients with atherothrombosis. JAMA 2006;295(2):180-9.
3. Brochado Neto FC, Cury MV, Costa VS et al. Inframalleolar bypass grafts forlimb salvage. Eur J Vasc Endovasc Surg 2010;40(6):747-53.
4. Bradbury AW, Adam DJ, Bell J et al.; BASIL trial Participants. Bypass versusAngioplasty in Severe Ischaemia of the Leg (BASIL) trial: An intention-to-treatanalysis of amputation-free and overall survival in patients randomized to abypass surgery-first or a balloon angioplasty-first revascularization strategy. JVasc Surg 2010;51(5 Suppl):5S-17S.
5. Rocha-Singh KJ, Jaff MR, Crabtree TR et al.; VIVA Physicians, Inc.Performance goals and endpoint assessments for clinical trials offemoropopliteal bare nitinol stents in patients with symptomatic peripheralarterial disease. Catheter Cardiovasc Interv 2007;69(6):910-9.
6. Laird JR, Katzen BT, Scheinert D et al.; RESILIENT Investigators. Nitinol stentimplantation versus balloon angioplasty for lesions in the superficial femoralartery and proximal popliteal artery: twelve-month results from the RESILIENTrandomized trial. Circ Cardiovasc Interv 2010;3(3):267-76.
7. Chowdhury MM, McLain AD, Twine CP. Angioplasty versus bare metal stenting for superficial femoral artery lesions. Cochrane Database Syst Rev 2014;(6):CD006767.
8. Joner M, Finn AV, Farb A et al. Pathology of drug-eluting stents in humans:delayed healing and late thrombotic risk. J Am Coll Cardiol 2006; 48(1):193-202.
9. Informações obtidas em site da internet: http://evtoday.com/buyers-guide/. Acesso em: 29/4/2017.
10. Tepe G, Laird J, Schneider P et al.; IN.PACT SFA Trial Investigators. Drug-coated balloon versus standard percutaneous transluminal angioplasty for thetreatment of superficial femoral and popliteal peripheral artery disease: 12-month results from the IN.PACT SFA randomized trial. Circulation 2015; 131(5):495-502.
11. Laird JR, Schneider PA, Tepe G et al. IN.PACT SFA Trial Investigators. Durability of treatment effect using a drug-coated balloon for femoropopliteallesions: 24-month Results of IN.PACT SFA. J Am Coll Cardiol 2015; 66(21):2329-38.
12. Scheinert D, Duda S2, Zeller T et al. The LEVANT I (Lutonix paclitaxel-coatedballoon for the prevention of femoropopliteal restenosis) trial for femoropoplitealrevascularization: first-in-human randomized trial of low-dose drug-coatedballoon versus uncoated balloon angioplasty. JACC Cardiovasc Interv 2014; 7(1):10-9.
13. Rosenfield K, Jaff MR, White CJ et al.; LEVANT 2 Investigators. Trial of aPaclitaxel-Coated Balloon for Femoropopliteal Artery Disease. N Engl J Med 2015;373(2):145-53.
14. Dake MD, Ansel GM, Jaff MR et al.; Zilver PTX Investigators. Paclitaxel-eluting stents show superiority to balloon angioplasty and bare metal stents in femoropopliteal disease: twelve-month Zilver PTX randomized study results.Circ Cardiovasc Interv 2011;4(5):495-504.
15. Dake MD, Ansel GM, Jaff MR et al.; Zilver PTX Investigators. Durable clinical effectiveness with paclitaxel-eluting stents in the femoropopliteal artery: 5-year results of the zilver ptx randomized trial. Circulation 2016; 133(15):1472-83
16. Yokoi H, Ohki T, Kichikawa K et al. Zilver PTX post-market surveillance study of paclitaxel-eluting stents for treating femoropopliteal artery disease in Japan: 12-Month Results. JACC Cardiovasc Interv 2016;9(3):271-7.
17. Katsanos K, Spiliopoulos S, Karunanithy N et al. Bayesian network meta-analysis of nitinol stents, covered stents, drug-eluting stents, and drug-coatedballoons in the femoropopliteal artery. J Vasc Surg 2014;59(4):1123-1133.
18. Barkat M, Torella F, Antoniou GA. Drug-eluting balloon catheters for lower limbperipheral arterial disease: the evidence to date. Vasc Health Risk Manag 12:199-208.
19. Liistro F, Porto I, Angioli P et al. Drug-eluting balloon in peripheral interventionfor below the knee angioplasty evaluation (DEBATE-BTK): a randomized trial indiabetic patients with critical limb ischemia. Circulation 2013;128(6):615-21.
20. Zeller T, Baumgartner I, Scheinert D et al.; IN.PACT DEEP Trial Investigators.Drug-eluting balloon versus standard balloon angioplasty for infrapoplitealarterial revascularization in critical limb ischemia: 12-month results from theIN.PACT DEEP randomized trial. J Am Coll Cardiol 2014;64(15):1568-76.

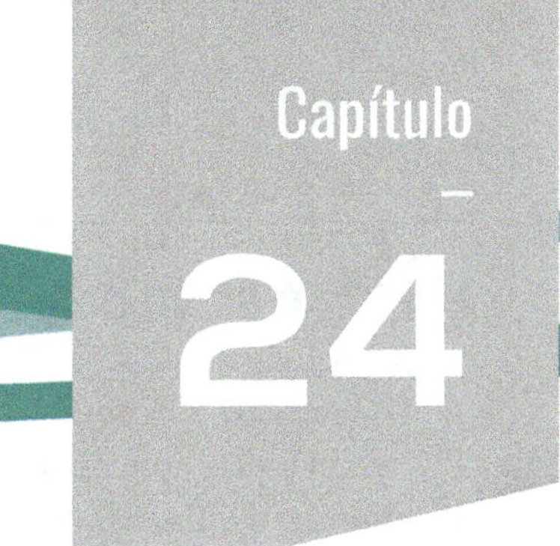

Qual a influência do angiossoma e da perviedade das artérias de perna no tratamento endovascular das artérias infrapoplíteas?

RAFAEL DE ATHAYDE SOARES
MARCELO FERNANDO MATIELO

Existe um grupo de pacientes com isquemia crítica que mesmo sendo submetido a revascularização adequada, com sucesso técnico e melhora hemodinâmica, evolui para a não cicatrização de suas lesões tróficas e consequentemente para amputações maiores, principalmente diabéticos, em cerca de 8%-29% dos casos.[1-3] Portanto, vários fatores vêm sendo estudados no intuito de aprimorar o tratamento das lesões infrapoplíteas e, em consequência, melhorar os resultados das estimativas de salvamento de membros e cicatrização das feridas. Fatores como localização das feridas e regiões anatômicas do pé fortaleceram o conceito do angiossoma como forma de explicar o insucesso do salvamento de membro, mesmo no grupo de pacientes com perviedade da revascularização e do sucesso técnico do procedimento.[4-6] Além disso, tem havido um conceito na técnica endovascular de tentar assegurar o maior número possível de artérias infrapoplíteas pérvias ao final do procedimento, como tentativa de melhorar as estimativas de salvamento de membro e função secundária, conceito esse que não existia nas revascularizações abertas, nas quais se realizava o implante distal na artéria que apresentasse o melhor escoamento. Subdividiremos o capítulo em dois tópicos, sendo uma revisão de literatura a respeito do conceito do angiossoma e sobre a angioplastia infrapoplítea em relação ao número de artérias de perna, com o objetivo final de responder à intrigante questão do título e saná-la.

Conceito de angiossoma

O conceito de angiossoma foi definido por Ian Taylor em 1987,[5] que divide todo o corpo em unidades anatômicas tridimensionais de tecidos vascularizados por artérias específicas. Em suma, o pé é dividido em cinco áreas anatômicas chamadas angiossomas, que apresentam seu suprimento arterial baseado nas três artérias de perna: artérias tibial anterior e fibular suprem 2 angiossomas, enquanto a tibial posterior é responsável por perfundir 3 angiossomas. A artéria tibial anterior perfunde a região dorsal do pé e dos pododáctilos, ao passo que a artéria fibular supre a face lateral da perna e do calcâneo. A artéria tibial posterior, por sua vez, perfunde a face plantar e a face medial do calcâneo e da perna (figura 24.1). Essas artérias de perna emitem ramos no pé que se anastomosam entre si para garantir a adequada perfusão.[7,8]

Spillerova e colaboradores[10] realizaram uma coorte retrospectiva com 744 pacientes, entre janeiro de 2010 e julho de 2013, com o objetivo de avaliar o impacto do angiossoma em relação a dois tipos de revascularização: o método endovascular e a revascularização cirúrgica aberta. Eles identificaram que os pacientes submetidos a revascularização cirúrgica convencional em conformidade com o angiossoma apresentaram melhores taxas de cicatrização de feridas quando comparados ao grupo de pacientes submetidos ao tratamento endovascular que não respeitaram o conceito de angiossoma. Também concluíram que a revascularização cirúrgica convencional, proteína C reativa < 10mg/dL e número de angiossomas afetados foram fatores relacionados à melhor cicatrização de feridas. Apesar dessas diferenças em relação à taxa de cicatrização de feridas entre os grupos, as estimativas de salvamento de membro não foram alteradas por esses fatores, inclusive no que concerne ao conceito de angiossoma.

De Athayde Soares et al.,[11] em trabalho realizado no Hospital do Servidor Público Estadual de São Paulo, avaliaram 92 pacientes e 109 angioplastias infrapoplíteas em pacientes com isquemia crítica, com análise nas estimativas de salvamento de membro, função secundária e sobrevida, entre os pacientes submetidos ao tratamento endovascular com respeito ou não ao conceito de angiossoma (grupos 1 e 2, respectivamente). As estimativas de salvamento de membro foram semelhantes entre os grupos 1 e 2 (87% × 92,3% em 360 dias, P = 0,241, respectivamente); na análise de função secundária, não houve diferença entre os dois grupos (65,1% G1 × 58,3% G2 em 360 dias, P = 0,92). A mortalidade operatória foi de 8,3% no G1 e de 8% no G2 (P = 0,60), sendo a sobrevida em 360 dias de 78,5% no G1 e de 78,3% no G2, não apresentando diferença estatística entre os grupos

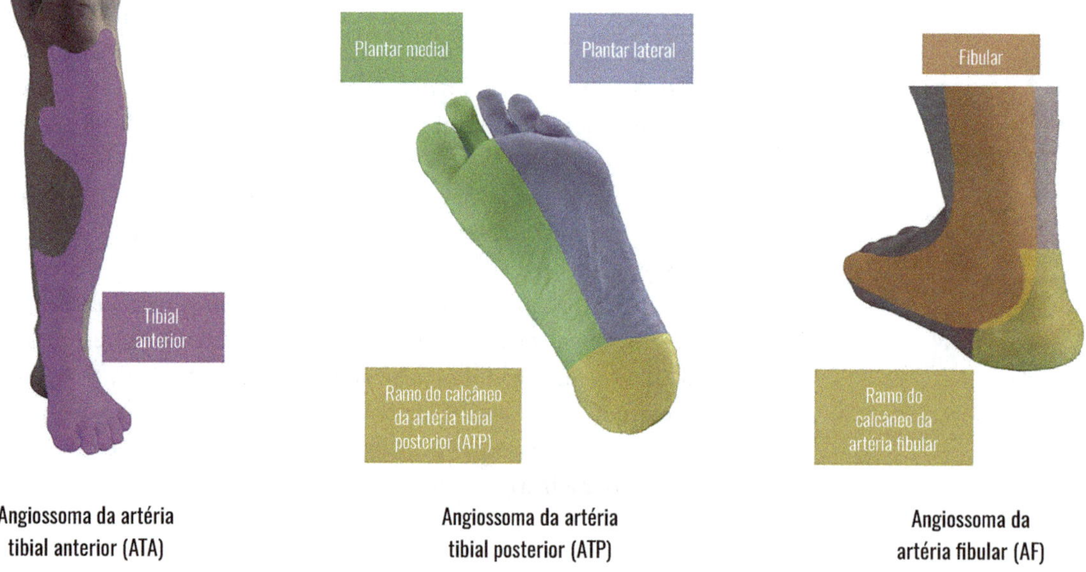

Figura 24.1 – Artéria tibial anterior (ATA), artéria tibial posterior (ATP) e artéria fibular (AF).
Fonte: esquema retirado de Lida et al., 2012.[9]

(P = 0,86). Portanto, não foram encontradas evidências de que há necessidade de revascularizar o segmento anatômico do angiossoma, em vez de revascularizar a artéria que seja mais favorável ao tratamento endovascular para o salvamento de membro e função secundária.

Soderstrom et al.,[4] em um estudo com angioplastia infrapoplítea e angiossoma em 250 membros, demonstraram estimativas de salvamento de membro nos grupos direto (86% em 12 meses) e indireto (77% em 12 meses), sem diferença estatística entre ambos. Porém, encontraram diferenças estatísticas em relação à cicatrização de feridas (grupo direto = 72% e grupo indireto = 46% em 12 meses, com $P < 0{,}001$). Da mesma maneira, Pavé e colaboradores,[12] em recente estudo, avaliaram 139 pacientes submetidos a angioplastias infrapoplíteas em relação ao conceito de angiossoma. Obtiveram estimativas de função secundária e salvamento de membro em 4 anos, respectivamente, de 61% e 68,8%. A taxa de cicatrização de feridas em 4 anos foi de 52%. Fatores preditivos positivos de cicatrização de feridas foram sucesso técnico, ausência de insuficiência renal e angioplastia realizada em respeito ao angiossoma. Apesar disso, somente a oclusão do vaso-alvo maior que 50% em extensão foi fator preditivo negativo de salvamento de membro. Concluíram, portanto, que o conceito de angiossoma teve influência em relação à cicatrização de feridas, sem intervir, entretanto, nas estimativas de salvamento de membro.

Número de artérias infrapoplíteas e desfechos clínicos

De Athayde Soares et al.,[13] em estudo recente, realizado no Hospital do Servidor Público Estadual de São Paulo, avaliaram as estimativas de salvamento de membro e função secundária conforme o número de artérias infrapoplíteas submetidas ao tratamento endovascular. Foram analisadas 109 angioplastias, em 92 pacientes, sendo subdivididos esses pacientes em dois grupos: grupo 1 (angioplastia de uma única artéria infrapoplítea) e grupo 2 (angioplastia de duas artérias infrapoplíteas). As estimativas de função secundária e salvamento de membro nos grupos 1 e 2 foram, respectivamente, de 59,9%, 60,9% e 89,4% e 89,3%, sem diferença estatística entre os grupos. A conclusão, portanto, foi de que o número de artérias infrapoplíteas submetidas ao tratamento endovascular não interfere nas perviedades e salvamento de membro dos pacientes com isquemia crítica. Da mesma forma, concluíram que a qualidade do arco plantar não interfere nas estimativas de salvamento de membro em pacientes com isquemia crítica. As estimativas de salvamento de membro foram analisadas em dois grupos de pacientes: arco plantar completo *versus* arco plantar ausente/incompleto. Os resultados foram estimativas de salvamento de membro, respectivamente, de 96,2% *versus* 84,6% em 360 dias (P = 0,467). Outrossim, houve maior mortalidade operatória no grupo 2 artérias de perna (16,2%) quando comparado ao grupo 1 artéria (4,2%), com P = 0,039, secundária a maior incidência de insuficiência renal aguda no primeiro grupo.

Também Kawarada et al.,[14] em análise retrospectiva de 57 angioplastias em artéria tibial anterior ou artéria tibial posterior, realizaram medidas de pressão de perfusão tissular (PPT) em artéria pediosa (tibial anterior) e artéria plantar (tibial posterior) antes e depois das angioplastias. Concluíram que a revascularização de única artéria infrapoplítea resultou em melhora hemodinâmica da microcirculação da face dorsal e plantar do pé.

Da mesma forma, Sadek et al.[15] realizaram análise retrospectiva de 114 angioplastias durante 18 meses em 2 grupos: grupo I: intervenção em um único nível; grupo II: intervenção em múltiplos níveis. Demonstraram estimativas de salvamento de membro semelhantes em 18 meses, porém melhor estimativa de função secundária em múltiplos níveis (P = 0,045).

Conclusão

Não encontramos evidências na literatura de que seja necessário revascularizar o maior número de artérias possíveis nem respeitar o conceito de angiossoma em relação a melhores estimativas de salvamento de membro, função secundária e sobrevida em pacientes com isquemia crítica submetidos a angioplastias infrapoplíteas. Não encontramos evidência de que a qualidade do arco plantar interfira no salvamento de membro. Entretanto, o conceito de angiossoma esteve relacionado a menor tempo de cicatrização de feridas nas angioplastias infrapoplíteas, como foi evidenciado na maior parte dos estudos avaliados.

Referências

1. Tan J, Friedman N, Hazelton-Miller C, Flanagan J, File TM Jr. Can aggressive treatment of diabetic foot infections reduce the need for above-ankle amputation? Clin Infect Dis 1996;23:286-91.

2. Adler A, Boyko E, Ahroni J, Smith D. Lower-extremity amputation in diabetes. The independent effects of peripheral vascular disease, sensory neuropathy, and foot ulcers. Diabetes Care 1999;22:1029-35.

3. Moulik P, Mtonga R, Gill G. Amputation and mortality in new-onset diabetic foot ulcers stratified by etiology. Diabetes Care 2003;26:491-4.

4. Söderström M, Aho P-S, Lepäntalo M, Albäck A. The influence of the ulcer characteristics of ischemic tissue lesions after infrainguinal bypass surgery for critical leg ischemia. J Vasc Surg 2009;49:932-7.

5. Taylor G, Palmer J. The vascular territories (angiosomes) of the body: experimental study and clinical applications. Br J Plast Surg 1987;40:113-41.

6. Hoffmann U, Schulte K-L, Heidrich H, Rieger H, Schellong S. Complete ulcer healing as primary endpoint in studies on critical limb ischemia? A critical reappraisal. Eur J Vasc Endovasc Surg 2007;33:311-6.

7. Goshima K, Mills J, Hughes J. A new look at outcomes after infrainguinal bypass surgery: traditional reporting standards systematically underestimate the expenditure of effort required to attain limb salvage. J Vasc Surg 2004;39:330-5.

8. Setacci C, De Donato G, Setacci F, Chisci E. Ischemic foot: definition, etiology and angiosome concept. J Cardiovasc Surg (Torino) 2010;51:223-31.

9. Iida O, Soga Y, Hirano K, Kawasaki D, Suzuki K, Miyashita Y et al. Long-term results of direct and indirect endovascular revascularization based on the angiosome concept in patients with critical limb ischemia presenting with isolated below-the--knee lesions. J Vasc Surg 2012;55:363-70.

10. Spirellova K, Biancari F, Leppaniemi A, Alback A, Soderstrom M, Venermo M. Differential impact of bypass surgery and angioplasty on angiosome-targered infrapopliteal revascularization. Eur J Vasc Endovas Surg 2015;49:412-9.

11. De Athayde Soares R, Brochado-Neto FC, Matielo MF, Lehn CN, Nakamura ET, Godoy MR, Cury MV, Cury MH, Sacilotto R. Concept of angiosome does not affect limb salvage in infrapopliteal angioplasty. Ann Vasc Surg 2016;32:34-40.

12. Pavé M, Benadiba L, Berger L, Gouicem D, Hendricks M, Plissonier D. Below the knee angioplasty for critical limb ischemia: results of series of 157 procedures and impact of the angiosome concept. Ann Vas Surg 2016 Oct;36:199-207.

13. De Athayde Soares R, Matielo MF, Brochado-Neto FC, Cury MVM, Marques RC, Sacilotto R. Number of infrapopliteal arteries undergoing endovascular treatment is not associated with the limb salvage rate in patients with critical limb ischemia. J Vasc Surg 2016; DOI: 10.1016/j.jvs.2016.04.020.

14. Kawarada O, Yasuda S, Nishimura K, Sakamoto S, Noguchi M, Takahi Y et al. Effect of single tibial artery revascularization on microcirculation in the setting of critical limb ischemia. Circ Cardiovasc Interv 2014;7:684-91.

15. Sadek M, Ellozy SH, Turnbull IC, Lookstein RA, Marin ML, Faries PL. Improved outcomes are associated with multilevel endovascular intervention involving the tibial vessels compared with isolated tibial intervention. J Vasc Surg 2009;49:638-43.

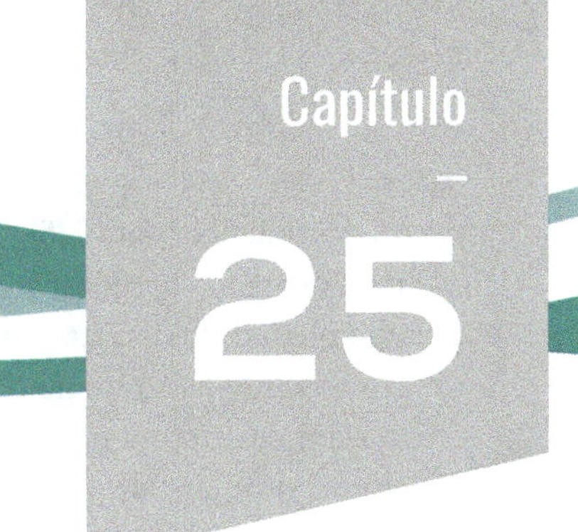

Protocolo de vigilância para o seguimento das revascularizações infrainguinais (cirurgia aberta e endovascular)

ROBSON BARBOSA DE MIRANDA

Introdução

O tratamento intervencionista da doença arterial obstrutiva periférica (DAOP) mudou significativamente na última década. As indicações de revascularização por derivações arteriais com veia ou próteses têm diminuído em número em função da maior tecnologia que possibilita o tratamento por técnicas minimamente invasivas dos procedimentos endovasculares.

A vigilância de procedimentos de revascularização por derivações arteriais com o ultrassom Doppler (USD) é método bem estabelecido e incorporado à prática vascular.[1] Sendo a derivação passível de sofrer lesões intrínsecas ou dependentes da condição do leito arterial, está sempre sujeita a falhas que podem comprometer sua perviedade e a vitalidade do membro. Dessa forma, a vigilância visa obter informações que surpreendam alterações morfológicas e funcionais que poderiam levar à oclusão da derivação e, a partir da determinação do local e da característica da lesão, oferecer ao cirurgião as informações necessárias para programação de intervenção antes de ocorrer a trombose do enxerto.

Embora o TASC II não recomende como procedimento rotineiro, por estar envolto em questões de custo-benefício, a vigilância seriada das derivações arteriais é fortemente inserida na rotina e amplamente aceita na comunidade vascular. E parâmetros hemodinâmicos de graduação de estenoses são bem estabelecidos.[2]

Seguindo o mesmo raciocínio, a adoção da opção de tratamento endovascular na DAOP deveria ser acompanhada de seguimento dos resultados a longo prazo. A vigilância com USD oferece condições de análise morfológica e hemodinâmica de forma não invasiva com o objetivo de detectar lesões residuais no pós-operatório recente ou ao longo do tempo. Lesões estas que colocariam em risco a perviedade do procedimento, assim como o potencial de retorno do estado isquêmico pré-tratamento.

O ultrassom Doppler tem impacto favorável no resultado a longo prazo da revascularização infrainguinal com substitutos autógenos.[1-5] A vigilância com o ultrassom Doppler tem-se mostrado superior na detecção precoce de alterações estruturais e hemodinâmicas quando comparada aos critérios clínicos de piora dos sintomas isquêmicos e diminuição de amplitude de pulsos e ao índice tornozelo-braço (ITB).[1,5]

Vigilância de derivações

IMPORTÂNCIA CLÍNICO-CIRÚRGICA DA VIGILÂNCIA DAS DERIVAÇÕES ARTERIAIS

Estudos prospectivos têm demonstrado que entre 5%-15% das revascularizações infrainguinais falham por causas não detectadas nos primeiros 30 dias após sua realização.[1] Quando realizado ultrassom Doppler intraoperatório para pesquisa e correção de lesões, Bandik et al. conseguiram reduzir o índice de oclusão para 2,5%.[6] Em um estudo para detecção precoce (< 6 semanas) de anormalidades em 224 derivações, a despeito do uso de arteriografia intraoperatória, foram detectadas 26% daquelas anormalidades, sendo que 52% destas necessitaram de revisão.[7]

No longo prazo, até um terço das derivações sofrerá algum tipo de distúrbio estrutural ou hemodinâmico, e um programa de vigilância é clinicamente efetivo e melhora a perviedade e o salvamento de membros em 10%-15%, justificando sua aplicação perpétua.[8]

LINHA DO TEMPO DAS LESÕES DAS DERIVAÇÕES ARTERIAIS

A oclusão das derivações pode ocorrer por três mecanismos básicos:

1. oclusão por falha estrutural;
2. falha hemodinâmica;
3. trombose.

A maioria das anormalidades se manifesta nos dois primeiros anos após a realização do enxerto. No período pós-operatório precoce (< 30 dias), as causas mais comuns decorrem de problemas eminentemente técnicos.

Do trigésimo dia até o segundo ano de implantação, as lesões decorrentes da hiperplasia miointimal são as grandes causadoras de anormalidades hemodinâmicas.

Após o segundo ano, a progressão da doença aterosclerótica proximal ou distal ao enxerto é a principal causa de comprometimento da função deste, e estas devem ser suspeitadas quando da detecção de baixa velocidade no corpo do enxerto sem lesão detectável neste. Ainda nesse período, são detectadas as degenerações parietais, os aneurismas e as calcificações das veias utilizadas como substitutos autógenos.[6-9]

FATORES QUE INFLUENCIAM A HEMODINÂMICA DAS DERIVAÇÕES

Os fatores que influenciam ativamente a hemodinâmica arterial aplicada às revascularizações são detalhados a seguir.

Status das artérias doadoras e receptoras

- O padrão de fluxo da artéria doadora influencia diretamente o padrão no interior da derivação se não houver outros fatores de interferência.
- O número de artérias de escoamento.
- Fatores de aumento de resistência vascular – obstruções distais ao ponto de anastomose, calcificação arterial intensa, microcirculação comprometida.

Calibre, extensão e tipo do substituto arterial

- A velocidade de pico sistólico (VPS) pode variar inversamente proporcional ao diâmetro do conduto e à extensão da derivação.[10]
- Veias de grande calibre, como as de membro superior (cefálica e basílica), veias safenas originalmente dilatadas e veias femorais superficiais, quando utilizadas como substituto arterial, podem apresentar VPS baixa, sem que isso incorra em risco para a perviedade do conduto.
- Substitutos sintéticos (PTFE® e Dacron®) produzem baixa VPS.

Severidade da isquemia do membro

- A resistência ao escoamento do fluxo arterial após a revascularização para um membro isquêmico estará muito baixa em virtude da vasodilatação nas artérias de escoamento.[10]
- Alto grau de calcificação arterial (renais crônicos, diabéticos) pode elevar a resistência vascular, sem necessariamente haver comprometimento hemodinâmico da derivação.
- À medida que o estado isquêmico é equalizado pelos efeitos da revascularização, ocorre a mudança progressiva do padrão de onda, que passa a ter resistência mais alta, tendendo ao padrão normal das artérias dos membros.[11]

Condição cardiovascular do indivíduo

- As alterações do ciclo cardíaco afetam a análise espectral do Doppler com variações na VPS. A estenose aórtica, a insuficiência cardíaca esquerda e a hipotensão arterial podem gerar ondas *tardus parvus*, enquanto a insuficiência aórtica pode gerar alta pulsatilidade no enxerto.

Lesões trombóticas, estruturais e hemodinâmicas

DA ARTÉRIA DOADORA

- A progressão da doença aterosclerótica obstrutiva ou aneurismática pode comprometer a perviedade do conduto por privá-lo de fluxo residual mínimo.[12,13]
- Entretanto, foi demonstrado[14] que a doença oclusiva proximal não é uma causa maior de falência das derivações, a despeito de lesões estenóticas ou mesmo oclusivas da artéria doadora.

DO SUBSTITUTO ARTERIAL

O substituto arterial pode ser vítima de lesão estrutural intrínseca nas anastomoses e no corpo.

- Problemas técnicos anastomóticos – implante em local inadequado, dissecção arterial, flaps da camada íntima.
- A hiperplasia miointimal costuma ser a maior responsável por lesões que levam à revisão da derivação ou à oclusão nos dois primeiros anos.[15-17]
- Pseudoaneurismas anastomóticos (figura 25.1).[18,19]
- Lesões do corpo da derivação:
  - lesões prévias do substituto arterial;
  - lesões decorrentes da manipulação operatória;
  - falha de material.[16]

Os enxertos protéticos podem apresentar formação de pseudoíntima hipertrófica caracterizada ao ultrassom Doppler como um espessamento hipoecoico ou isoecoico, concêntrico, mas ocasionalmente irregular, que promove redução da luz residual da derivação. É um mecanismo adaptativo na tentativa de manter a velocidade de fluxo abaixo do limite trombótico. Isso ocorre pela formação de uma matriz de fibrina ao longo do corpo do conduto e é mais comum nas próteses de Dacron®, mas também pode ser observada nas próteses de PTFE®.[20]

Artéria receptora

A evolução da doença arterial nativa distal ao segmento de implantação da anastomose distal pode expor a derivação do risco de oclusão em uma fase mais tardia e parece depender mais do aspecto global do escoamento e da resistência ao fluxo do leito distal que meramente de estenose ou oclusão da artéria receptora ou do número de artérias de escoamento. Parte desse mecanismo explica a funcionalidade das derivações para as artérias geniculares.[21]

Fatores extrínsecos

- Hematomas tensos, seromas, linfoceles são fatores desencadeantes de compressão extrínseca ou infecção.
- Trajetos inadequados levando à compressão extrínseca do conduto.
- Derivações com trajeto subcutâneo são passíveis de compressão extrínseca.

PROTOCOLO DE VIGILÂNCIA

A vigilância pós-operatória monitora a presença de lesões que possam levar à trombose da derivação. Estenoses, dilatações e compressões extrínsecas podem levar a distúrbios hemodinâmicos comprometedores.

Diversos estudos têm mostrado o benefício da vigilância na manutenção da perviedade das derivações com substitutos autógenos,[2,3,5,11] mas essa vigilância não foi útil na melhora da perviedade dos enxertos com PTFE®.[3] Calligaro,[22] entretanto, observou que a vigilância baseada em ultrassom Doppler foi mais sensível que a baseada no exame clínico e no ITB. Contrariamente, em um estudo prospectivo, multicêntrico e randomizado para vigilância com ultrassom Doppler *versus* vigilância clínica não se obteve melhora nos índices de preservação de membros, apesar do custo adicional.[23]

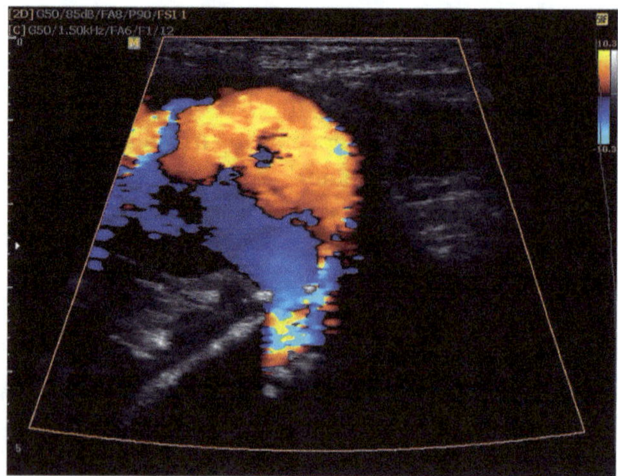

Figura 25.1 – Pseudoaneurisma anastomótico femoral tardio (11 anos).
Fonte: o autor

Sequência de exame

- A investigação do enxerto é realizada no sentido proximal-distal com avaliação cuidadosa da artéria doadora, anastomose proximal, corpo do enxerto (documentação de 4 a 5 medidas), anastomose distal e artéria receptora.
- O mapeamento é realizado com visualização longitudinal das estruturas à procura de alterações anatômicas e hemodinâmicas.
- As medidas de velocidade são realizadas com o feixe do ultrassom Doppler incidindo a 60° do fluxo arterial.
- Os principais referenciais são a VPS e o IS do ultrassom Doppler com a medida do ITB, conforme quadro 25.1.

Quadro 25.1 – Estratificação de risco de trombose do enxerto baseado em dados de vigilância.

Categoria	Critérios de alta velocidade		Critérios de baixa velocidade		Δ ITB
I (Altíssimo risco)	VPS > 300 cm/seg ou IS > 3,5	e	VFD < 45 cm/seg	ou	> 0,15
II (Alto risco)	VPS > 300 cm/seg ou IS > 3,5	e	VFD > 45 cm/seg	e	< 0,15
III (Risco intermediário)	180 < VPS > 300 cm/seg ou IS > 2,0	e	VFD > 45 cm/seg	e	< 0,15
IV (Baixo risco)	VPS < 180 cm/seg e IS < 2,0	e	VFD > 45 cm/seg	e	< 0,15

Fonte: adaptado de Bandyk DF. Ultrasound assessment during and after peripheral intervention. In: Zwiebel WJ, Pellerito JS (ed.): Introduction to vascular ultrasonography – fifth edition, Elsevier Saunders, 2005, p. 369.

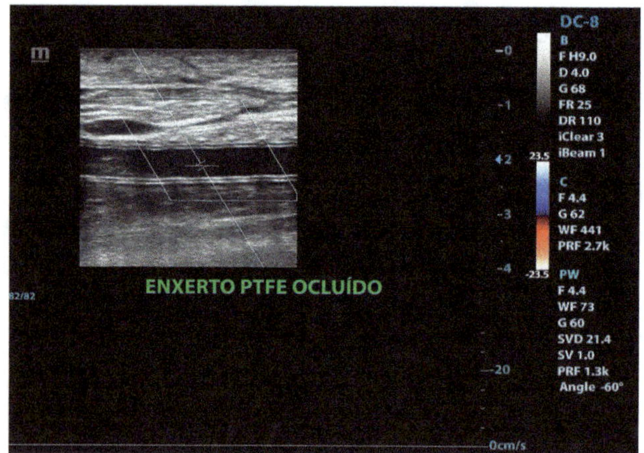

Figura 25.2 – Derivação com PTFE ocluída.
Fonte: o autor

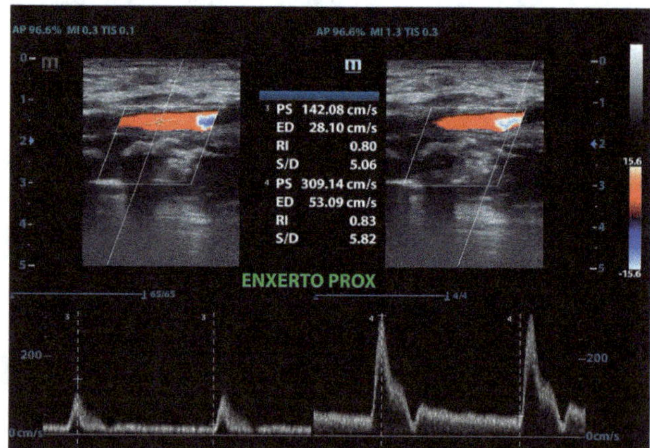

Figura 25.3 – Estenose no corpo de derivação femorotibial posterior (substituto arterial: veia safena magna invertida).
Fonte: o autor.

- Derivações na categoria I são de alto potencial trombótico e deverão ser corrigidas prontamente.
- Derivações na categoria II podem ter sua correção programada eletivamente.
- Os enxertos da categoria III podem ser acompanhados mais intensivamente com intervalos entre 4-6 semanas. Se houver estabilização da lesão, retornam à rotina de vigilância normal; se evoluírem para as categorias I ou II, terão suas condutas modificadas de acordo com o protocolo descrito anteriormente. Aproximadamente um terço das derivações dessa categoria terá regressão espontânea e o restante estabilizará ou ascenderá às categorias mais graves.[10]

A despeito de um programa de vigilância, 10%-20% das derivações terão lesões categorias I ou II no primeiro ano e até 25% delas estarão naquelas categorias em 3 anos.[1,3]

O protocolo pós-operatório para vigilância das derivações arteriais infrainguinais consiste:

- primeiro exame com 4-6 semanas após a alta;
- exames aos 3, 6, 9 e 12 meses no primeiro ano;
- exame semestral no segundo ano;
- a partir do terceiro ano, as condutas variam. Alguns serviços recomendam exame semestral; outros, anual. Derivações de alto risco ("alternativos").

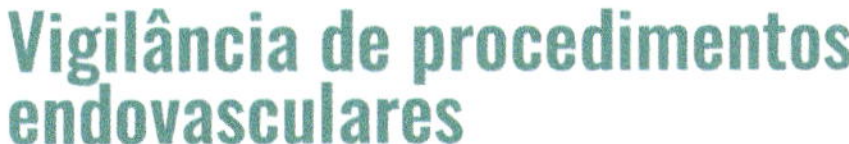

Vigilância de procedimentos endovasculares

VIGILÂNCIA PRECOCE

O estudo ecográfico para vigilância deveria ser realizado o mais precocemente possível, para servir de parâmetro para seguimento futuro. Um exame nos 30 primeiros dias após o procedimento é recomendado, em que se poderiam detectar lesões residuais ou complicações sem repercussões clínicas antes mesmo que evoluíssem para o evento mais catastrófico, a trombose arterial. Para estimar a importância dessa avaliação precoce, um estudo avaliou retrospectivamente 122 procedimentos endovasculares em membros inferiores em 113 pacientes com isquemia crítica. Noventa casos foram avaliados com USD nos primeiros 30 dias, e o resultado do exame foi classificado normal se no segmento arterial tratado não houvesse sinais ecográficos

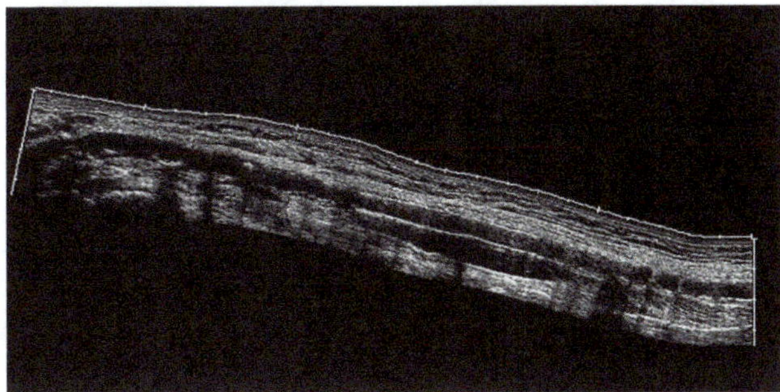

Figura 25.4 – Imagem panorâmica de stent em posição femoral.
Fonte: o autor.

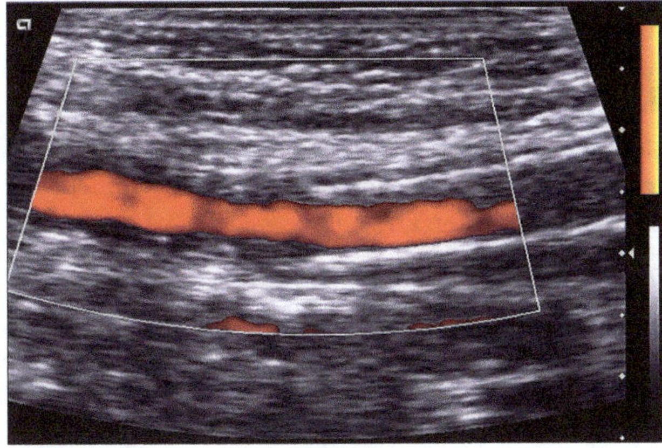

Figura 25.5 – Segmento de transição da parede arterial "nua" e a recoberta com stent.
Fonte: o autor.

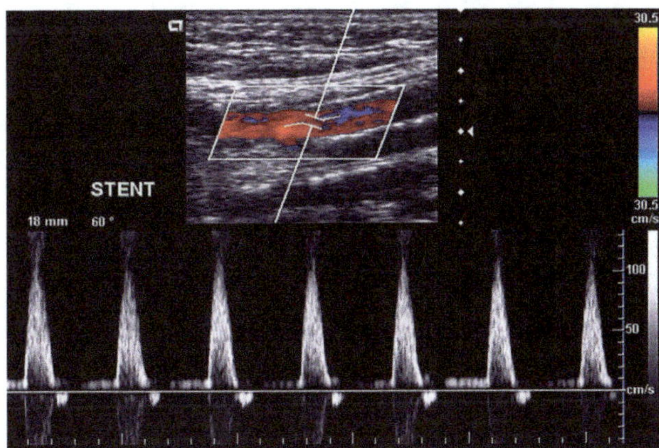

Figura 25.6 – Fluxo normal intra-stent.
Fonte: o autor.

de distúrbio hemodinamicamente significativo e anormal se no local tratado houvesse VPS > 180 cm/s e IS > 2. O grupo com exames normais aos 30 dias apresentou taxa de amputação de 5%, enquanto o grupo daqueles pacientes que demonstravam exames de USD anormais apresentou taxa de amputação de 20%.[24]

VIGILÂNCIA TARDIA

A maior taxa de trombose de uma intervenção arterial dos membros inferiores ocorre nos primeiros 12 meses após o procedimento. Problemas técnicos no intraoperatório e hiperplasia miointimal são os maiores responsáveis pelo risco de oclusão. A longo prazo, evolução da doença aterosclerótica, fratura da estrutura do stent (figura 25.7) e compressão extrínseca pela musculatura de coxa são fatores que comprometem a perviedade da artéria tratada.

O protocolo de seguimento para as terapias endovasculares não é tão estabelecido quando comparado com a vigilância de derivações arteriais, mas a maioria dos serviços aplica o protocolo padrão de vigilância de derivações ao seguimento da terapia endovascular. Há autores que questionam um protocolo de vigilância ativa e sugerem que esta só deveria ocorrer em caso de retorno dos sintomas isquêmicos do membro.[25]

O seguimento no primeiro ano deve ser realizado a cada 3 meses e, a partir do segundo ano, a recomendação geral é de exame semestral. Alguns autores sugerem que, se a artéria tratada não apresenta lesões hemodinamicamente comprometedoras, a vigilância com USD deveria ser anual a partir do segundo ano.[26]

Aparentemente, a medida do índice tornozelo-braço (ITB) parece não ser um método sensível para avaliar a evolução da perviedade de um procedimento endovascular. Pode haver perda de até 29% na detecção de lesões significativas.[27] Baril e colaboradores, em um estudo

Quadro 25.2 – Parâmetros de estenose > 50% ao USD em angioplastia/stenting de artéria femoral.

	Sensibilidade	Especificidade	VPP	VPN
VPS > 190 cm/s	88%	95%	98%	72%
IS > 1,5	93%	89%	96%	81%

VPP: Valor Preditivo Positivo.
VPN: Valor Preditivo Negativo.
Fonte: Baril DT et al., 2009.

Quadro 25.3 – Parâmetros de estenose > 80% ao USD em angioplastia/stenting de artéria femoral.

	Sensibilidade	Especificidade	VPP	VPN
VPS > 275 cm/s	97%	68%	67%	97%
IS > 3,5	74%	94%	77%	88%

Fonte: Baril DT et al., 2009.

Quadro 25.4 – Parâmetros combinados de estenose > 80% ao USD em angioplastia/stenting de artéria femoral.

	Sensibilidade	Especificidade	VPP	VPN
VPS > 275 cm/s e IS > 3,5	74%	94%	88%	85%

Fonte: Baril DT et al., 2009.

para estabelecer critérios de estenose ao USD de 78 angioplastias arteriais com stents de membros inferiores, evidenciaram que uma queda significativa (> 0,15) do ITB ocorria quando a estenose intra-stent era maior que 62%. Porém, a taxa de correlação era baixa (R^2 = 0,31; p < 0,02).[28] Também foram comparados diversos parâmetros de VPS e IS com o objetivo de estabelecer critérios dopplerfluxométricos para detecção de estenoses > 50% e > 80%[28] (quadros 25.1, 25.2 e 25.3).

Outro estudo validou parâmetros ecográficos e de Doppler para detectar estenose maior que 70% no segmento fêmoro-poplíteo. Os achados de VPS > 223 cm/s e IS > 2,5 são altamente efetivos para o diagnóstico de lesão hemodinamicamente significativa.[26]

Os estudos VIPER[29] e VIASTAR[30] demonstraram melhores resultados na perviedade em segmento fêmoro-poplíteo quando comparado com stents não revestidos (figura 25.8). Troutman e colaborardores reviram todos os pacientes tratados com diversas marcas e tipos de endopróteses em doença obstrutiva nos segmentos ilíaco-femoral, fêmoro-poplíteo e em derivações arteriais e concluíram que o parâmetro mais sensível para detecção de estenose hemodinamicamente significativa era a VPS uniformemente abaixo de 50 cm/s, independentemente do segmento e da extensão tratada, assim como do tipo de endoprótese.[22]

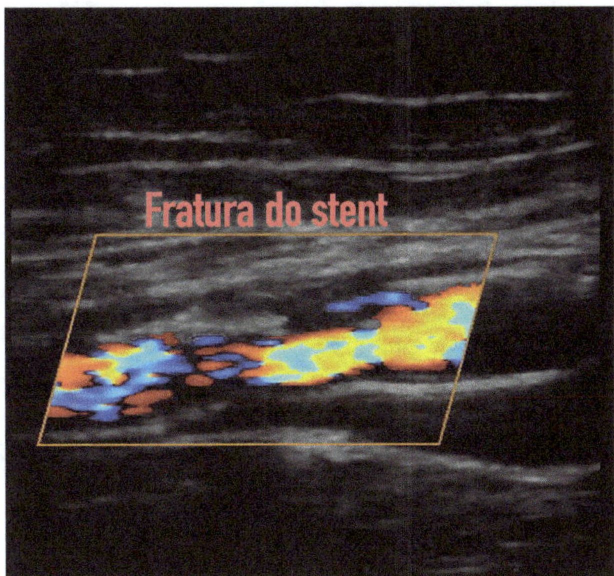

Figura 25.7 – Stent em artéria femoral com fratura de sua estrutura.

Fonte: o autor.

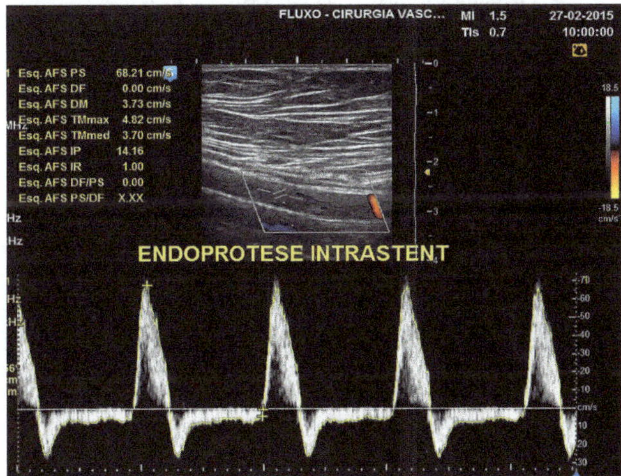

Figura 25.8 – Vigilância primária assistida com implante de endoprótese Viabahn no interior de stent com estenose.

Fonte: o autor.

Conclusão

Mais estudos de melhor qualidade são necessários até que se obtenham parâmetros bem definidos para graduação de estenoses de artérias submetidas a procedimentos endovasculares. Há dificuldades em decorrência dos diferentes dispositivos, tamanhos, formas, materiais, artérias tratadas, experiência da equipe cirúrgica, além de contínua e rápida evolução da técnica. Muitos dos parâmetros descritos neste capítulo foram derivados de critérios utilizados em vigilância de derivações arteriais e por essa razão devem ser sempre acompanhados de uma reflexão crítica. O aspecto mais importante da vigilância de qualquer procedimento vascular com o USD, seja aberto ou endovascular, é o acompanhamento; um exame precoce, comparado, servirá de base de comparação do comportamento morfológico e hemodinâmico.

Referências

1. Bandyk DF, Mills JL, Gahtan V, Esses GE. Intraoperative duplex scanning of arterial reconstructions: Fate of repaired and unrepaired defects. J Vasc Surg 1994;20:426-433.
2. Bandyk DF, Johnson BL, Gupta AK, Esses GE. Nature and management of duplex abnormalities encountered during infrainguinal vein bypass grafting. J Vasc Surg 1996;24(3):430-436.

3. Bandyk DF, Schmitt DD, Seabrook GR, Adams MB, Towne JB. Monitoring functional patency of in situ saphenous vein bypasses: the impact of a surveillance protocol and elective revision. J Vasc Surg 1989;9(2):286-296.

4. Idu MM, Blankstein JD, de Gier P, Truyen E, Buth J. Impact of a color-flow duplex surveillance program on infrainguinal vein graft patency: A five-year experience. J Vasc Surg 1992;17:42-53.

5. Lundell A, Lindblad B, Bergqvist D, Hansen F. Femoropopliteal-crural graft patency is improved by an intensive surveillance program: A prospective randomized study. J Vasc Surg 1995;21:26-34.

6. Johnson BL, Bandyk DF, Back MR, Avino AJ, Roth SM. Intraoperative duplex monitoring of infrainguinal vein bypass procedures. J Vasc Surg 2000;31:678-90.

7. Ferris BL, Mills JL, Hughes JD, Durrani T, Knox R. Is early postoperative duplex scan surveillance of leg bypass grafts clinically important? J Vasc Surg 2003;37:495-500.

8. Mills JL. Infrainguinal vein graft surveillance: How and when. Semin Vasc Surg 2001;14:169-176.

9. Erickson CA, Towne JB, Seabrook GR, Freischlag JA, Cambria RA. Ongoing vascular laboratory surveillance is essential to maximize long-term in situ saphenous vein bypass patency. J Vasc Surg 1996;23:18-27.

10. Corriere MA, Passman MA, Guzman RJ, Dattilo B, Naslund TC. Mega-aneurysmal degeneration of a saphenous vein graft following infrainguinal bypass-a case report. Vasc Endovascular Surg 2004;38:267-71.

11. Johnson WC, Lee KK. A comparative evaluation of polytetrafluoroethylene, umbilical vein, and saphenous vein bypass grafts for femoral-popliteal above-knee revascularization: A prospective randomized Department of Veterans Affairs cooperative study. J Vasc Surg 2000;32:268-277.

12. Peer RM, Upson JF. Aneurysmal dilatation in saphenous vein bypass grafts: J Cardiovasc Surg (Torino) 1990;31:668-71.

13. Belkin M, Raftery KB, Mackey WC, McLaughlin RL, Umphrey SE, Kunkemueller A, O'Donnell TF. A prospective study of the determinants of vein graft flow velocity: implications for graft surveillance. J Vasc Surg 1994;19:259-65.

14. Bandyk DF, Kaebnick HW, Bergamini TM; Moldenhauer P, Towne JB. Hemodynamics of in situ saphenous vein arterial bypass. Arch Surg 1988;123:477-482.

15. Reifsnyder T, Towne JB, Seabrook GR, Blair JF, Bandyk DF: Biologic characteristics of long-term autogenous vein grafts: a dynamic evolution. J Vasc Surg 1993;17:207-216.

16. Taylor SM, Mills JL, Fujitani RM, McAlhany JC, Bandyk DF. Does arterial inflow failure cause distal vein graft thrombosis? A prospective analysis of 450 infrainguinal vascular reconstructions. Ann Vasc Surg 1994;8:92-98.

17. Mills JL, Taylor SM, Fujitani RM. The role of the deep femoral artery as an inflow site for infrainguinal revascularization. J Vasc Surg 1993;18:416-23.

18. Ihlberg LH, Alback NA, Lassila R, Lepantalo M: Intraoperative flow predicts the development of stenosis in infrainguinal vein grafts. J Vasc Surg 2001;34:269-276.

19. Mills JL, Fujitani RM, Taylor SM. The characteristics and anatomic distribution of lesions that cause reversed vein graft failure: a five-year prospective study. J Vasc Surg 1993;17:195-204.

20. Seeger JM, Borgeson M, Lawson G. Pseudointimal thrombogenicity changes in small arterial grafts. Surgery 1990;107:620-626.

21. Brochado Neto FC, Gonzalez J, Cinelli M Jr, Albers M. Bypass to the genicular arteries for revascularisation of the lower limb. Eur J Vasc Endovasc Surg 2000;20:545-549.

22. Troutman DA, Madden NJ, Dougherty MJ, Calligaro KD. Duplex ultrasound diagnosis of failing stent grafts placed for occlusive disease. J Vasc Surg 2014 Dec;60(6):1580-4.

23. Davies AH. Is duplex surveillance of value after leg vein bypass grafting?: Principal results of the vein graft surveillance randomised trial (VGST). Circulation 2005 Sep 27;112(13):1985-91.

24. Humphries MD, Pevec WC, Laird JR, Yeo KK, Hedayati N, Dawson DL. Early duplex scanning after infrainguinal endovascular therapy. YMVA. Elsevier Inc; 2011 Feb 1;53(2):353-8.

25. Bui TD, Mills JL, Ihnat DM, Gruessner AC, Goshima KR, Hughes JD. The natural history of duplex-detected stenosis after femoropopliteal endovascular therapy suggests questionable clinical utility of routine duplex surveillance. YMVA. Elsevier Inc.; 2012 Feb 1;55(2):346-52.

26. Shrikhande GV, Graham AR, Aparajita R, Gallagher KA, Morrissey NJ, McKinsey JF et al. Determining criteria for predicting stenosis with ultrasound duplex after endovascular intervention in infrainguinal lesions. Annals of Vascular Surgery. Annals of Vascular Surgery Inc.; 2011 May 1;25(4):454-60.

27. Saarinen E, Laukontaus SJ, Albäck A, Venermo M. Duplex surveillance after endovascular revascularisation for critical limb ischaemia. European Journal of Vascular & Endovascular Surgery. Elsevier Ltd.; 2014 Apr 1;47(4):418-21.

28. Baril DT, Rhee RY, Kim J, Makaroun MS, Chaer RA, Marone LK. Duplex criteria for determination of in-stent stenosis after angioplasty and stenting of the superficial femoral artery. Journal of Vascular Surgery. Elsevier; 2009 Jan;49(1):133-9.

29. Saxon RR, Chervu A, Jones PA, Bajwa TK, Gable DR, Soukas PA et al. Heparin-bonded, expanded polytetrafluoroethylene-lined stent graft in the treatment of femoropopliteal artery disease: 1-year results of the VIPER Trial. Journal of Vascular and Interventional Radiology 2013 Feb;24(2):165-73.

30. Lammer J, Zeller T, Hausegger KA, Schaefer PJ, Gschwendtner M, Mueller-Huelsbeck S et al. Heparin-bonded covered stents versus bare-metal stents for complex femoropopliteal artery lesions: The randomized VIASTAR Trial. J Am Coll Cardiol. Journal of the American College of Cardiology; 2013 Oct 8;62(15):1320-7.

PARTE IV

EDITORIAL

Visão crítica dos benefícios dos avanços tecnológicos da cirurgia endovascular na DAOP dos membros inferiores

CHRISTIANO STCHELKUNOFF PECEGO

O envelhecimento da população e a crescente ocorrência do diabetes tipo II levam à manifestação de isquemia crítica em indivíduos com idade cada vez mais avançada. No mundo, ainda são muitas as amputações primárias, principalmente em classes menos assistidas, sem qualquer estudo angiográfico, com alta taxa de mortalidade, reinternação e alto custo para a sociedade. Aumentam as preocupações ao se indicar a revascularização cirúrgica, principalmente nos mais idosos. Como existe significativo aumento do comprometimento de artérias infrageniculares necessitando de longo e adequado substituto e condições clínicas apropriadas, a recanalização pela técnica endovascular se mostra benéfica por ser realizada sob anestesia local, diminuir o período de hospitalização, cursar com menor mortalidade e, apesar de maior número de revisões, obter semelhante taxa de salvamento de membro. Os dispositivos disponíveis para uma correção percutânea têm melhorado a cada ano. Fios hidrofílicos com peso na ponta e cateteres hidrofílicos de suporte permitem cruzar lesões longas oclusivas ou estenóticas, e a angioplastia é realizada com balões longos, próprios para artérias do membro inferior. Nos casos de lesões com perda tecidual leve a moderada, a perviedade arterial pode durar até completada sua cicatrização. Balões liberadores de droga e novos stents para a região poplítea podem melhorar a taxa livre de reintervenção, necessária ainda mais caso se trate de dor em repouso ou isquemia crônica limitando a qualidade de vida. Nos casos agudos, que requerem pronta e eficaz recanalização, a trombólise com cateter multiperfurado não se mostra superior à embolectomia convencional. Já há relato de 87% de taxa de salvamento do membro com cateter de aspiração de trombos adjunto a fibrinolítico. E o cateter de aspiração mecânica com injeção de solução salina sob pressão enquanto aspira (efeito Venturi), de 8 Fr a 4/3 Fr, remove mais de 75% dos trombos, de vasos até 1,5 mm, diminuindo para 5% a taxa de mortalidade, com índices de patência melhorados com adição de fibrinolíticos. Outra opção é o sistema farmacomecânico de trombólise-trombectomia pela menor incidência de microembolização distal. Nos Estados Unidos, entre 1996 e 2011, o número de procedimentos endovasculares saltou de 138 por 100.000 pacientes para 584, enquanto o número de amputações maiores caiu de 196 para 119, principalmente após 2004, coincidindo com o maior aumento da terapêutica endovascular.

PARTE V.
VARIZES DOS MEMBROS INFERIORES

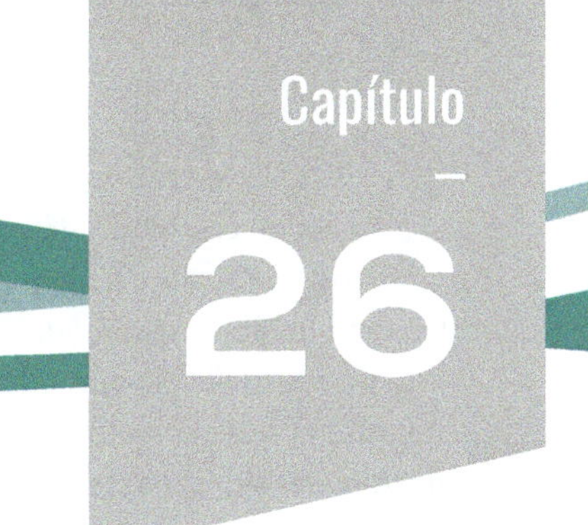

Documentação fotográfica no tratamento estético de varizes e telangectasias

RODRIGO KIKUCHI

As imagens, quando utilizadas de forma correta, podem certamente substituir palavras, uma vez que a fotografia basta ser avaliada e julgada. Portanto, as imagens têm capacidade de convencimento mais objetiva e rápida para o ser humano.[1,2]

A padronização da documentação fotográfica é fundamental na medicina, em especial onde há demandas por resultados comparativos.[2,3] Sabe-se que o ser humano é incapaz de fazer uma análise objetiva em dois tempos diferentes.[4] Por isso, há a necessidade de um documento, para que se faça a comparação de forma correta. E tal documento válido é a fotografia, e essa documentação adequada desempenha papel importante no contexto médico-legal.[1,5]

Se antes havia necessidade de grande conhecimento da teoria fotográfica para obter uma documentação adequada, a proliferação do uso de fotografias digitais criou novos e facilitados padrões de ação, o que permitiu a produção sequencial de registros visuais digitais do paciente.[3,6,7]

No entanto, alguns cuidados devem ser observados para que a fotografia tenha valor legal e seja comparável em diferentes tempos. Não raramente, a falta dessa atenção resulta em documentação incorreta não padronizada, o que propicia efeito negativo na própria prática do médico.[6-8] Além disso, com as técnicas digitais de fotografias, é possível haver manipulação de imagens e, portanto, o risco de falsificação.

O intuito deste capítulo é fornecer algumas dicas para facilitar e estimular o uso da fotografia como documento de prontuário na prática do tratamento de pequenos vasos.

Não há necessidade de grandes equipamentos fotográficos. É claro que máquinas e lentes profissionais oferecem melhor qualidade de fotos, porém existe o custo de aquisição e o aprendizado do manejo. Câmeras fotográficas digitais automáticas ou mesmo câmeras de *smartphones* são capazes de oferecer fotografias de qualidade suficiente.[6,9] É importante lembrar que a distância focal confortável do olho humano fica entre 50 mm-70 mm; portanto, ao utilizar lentes nessa distância, as imagens não ficam distorcidas (como o tipo de imagem em "olho de peixe" obtida quando se utilizam distâncias focais muito pequenas).[9]

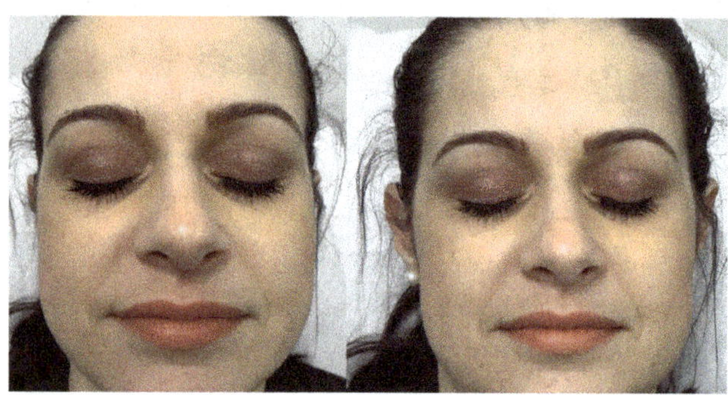

Figura 26.1 – A fotografia da esquerda, com distância focal de 20 mm, apresenta distorção da imagem (efeito "olho de peixe"). A fotografia da direita, com distância focal de 55 mm e mesmo enquadramento, não apresenta distorção da imagem.
Fonte: o autor.

Recomendações e dicas gerais

- Sempre peça autorização do paciente antes de fotografá-lo.
- Inclua uma identificação do paciente em todas ou em pelo menos uma das imagens de uma série.
- Sempre tente reproduzir as fotos nas mesmas configurações em relação ao posicionamento do paciente, ao fundo, à iluminação e às configurações da câmera.
- Prefira configurações automáticas. Os controles manuais podem ser melhores, mas exigem conhecimento técnico maior.
- Use o *flash* sempre que necessário, mas evite ficar muito perto da lesão, pois a exposição excessiva pode acabar com os detalhes.
- Tente manter o "motivo" da documentação centralizado e perpendicular à câmera.
- Tente adicionar algumas fotos panorâmicas, independentemente se será ou não realizado o tratamento no local.
- Elimine distrações do fundo. Tente tirar todas as fotografias com fundo escuro, liso e não reflexivo.

Para toda fotografia de documentação médica, alguns elementos são fundamentais e básicos para obter uma imagem de boa qualidade:

- 1. posicionamento;
- 2. iluminação;
- 3. sombras;
- 4. fundo;
- 5. estabilidade e foco;
- 6. reprodutibilidade.

Posicionamento

O posicionamento é fundamental para boas fotos clínicas. Parte do trabalho do fotógrafo é instruir o paciente sobre como se sentar e colocar o corpo para capturar a melhor foto.[3,6-8,10] O ideal é ter uma sequência predefinida de fotos tomada para cada paciente. Podem-se utilizar alguns marcadores, como fitas adesivas no chão ou marcas na maca, e relacioná-los ao posicionamento de alguma área do corpo (pés, joelhos, etc.).[10] Ao entrar em cada sessão de fotos com um planejamento, o processo, além de mais ágil, fica mais padronizado. Erros de posicionamento e distância focal podem levar a interpretações incorretas dos resultados (como visto na figura 26.1).

O posicionamento da câmera também é de suma importância para o bom resultado da documentação. A maneira mais simples é manter a máquina fotográfica em um plano de 90°, apontando diretamente para a área de interesse. Nunca segure a câmera em um ângulo, pois isso pode distorcer sua fotografia e prejudicar a qualidade geral.[7,10]

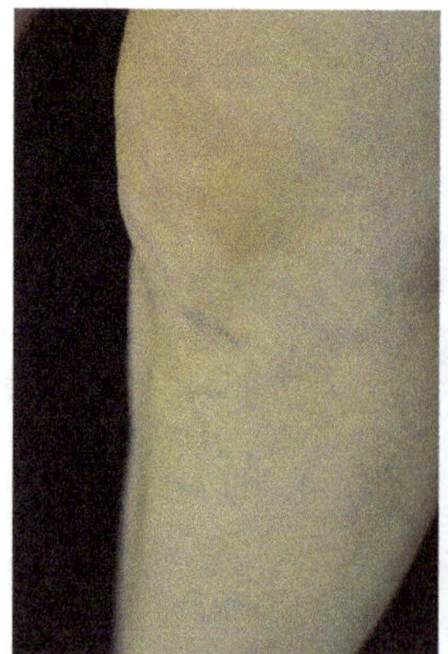

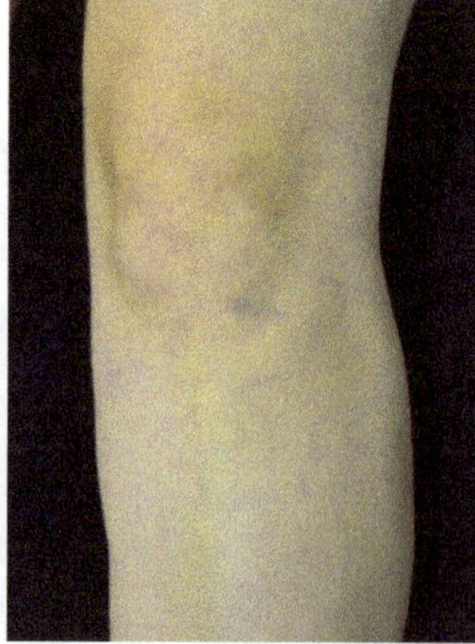

Figura 26.2 – À esquerda, fotografia tirada com angulação e enquadramento incorreto. À direita, fotografia tirada com a lesão centralizada e perpendicular à máquina.
Fonte: o autor.

Iluminação

A maioria dos consultórios possui iluminação suficiente para a fotografia clínica. A iluminação halógena padrão ou luzes fluorescentes proveem a luminosidade suficiente, desde que na potência adequada. As lâmpadas incandescentes não são adequadas, pois promovem mudança de coloração na foto. Se for usar lâmpadas incandescentes, dê preferência a lâmpadas brancas de 120 W, que proporcionarão melhor espectro de luz para suas fotografias.[3,6-7]

A iluminação natural proveniente de uma janela pode ser útil, mas não é recomendada. Além de deixar a privacidade em dúvida, a variação da condição climática (tempo chuvoso, ensolarado, nublado) e a hora (amanhecer, meio-dia) não permitem a reprodução de forma correta.[6,11]

Sombras

Muitas vezes, não há necessidade de aumentar a potência da luz ou utilizar o *flash* da câmera, mas basta que o local da lesão a ser fotografada esteja posicionado sem qualquer obstáculo para a luz.[11] Por isso, se a fotografia for tirada com o paciente deitado, a maca deve estar imediatamente abaixo da sua iluminação. Em caso de fotografia em posição ortostática, é imprescindível pelo menos duas fontes luminosas a 45º do objeto a ser fotografado para uma iluminação adequada.[12]

Fundo

O fundo utilizado para a fotografia também não pode ser menosprezado. É fundamental ter um pano de fundo adequado, sem poluição visual.[6,9-11] Além disso, um paciente com a pele clara deve ter fundo escuro para obter contraste e melhorar a qualidade de visualização da foto.

Fundos de cor escura (preto, azul-escuro, cinza) são adequados para pacientes de pele clara. Pacientes de pele mais escura têm melhores resultados quando o fundo é de tecido de cor mais clara.[11] O ideal é ter um local preparado para pendurar esses fundos (quando as fotos são tiradas em posição ortostática) e ter amostras dos mesmos tecidos para colocar como cobertura das macas para fotografar o paciente em posição supina.

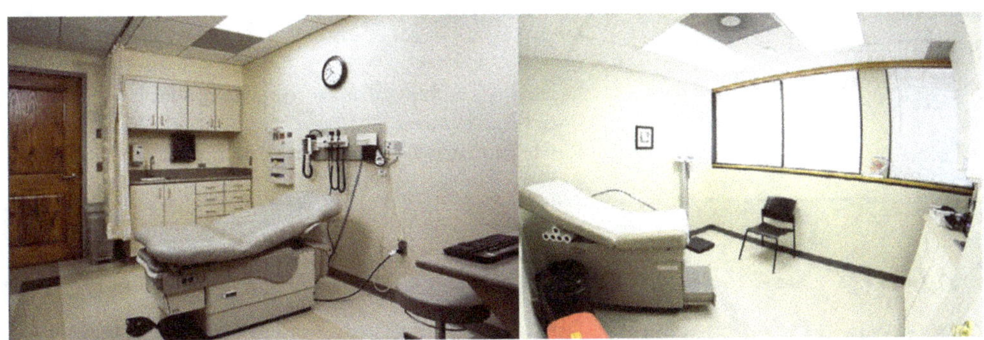

Figura 26.3 – À esquerda, consultório com iluminação insuficiente, corrigida à direita.
Fonte: o autor.

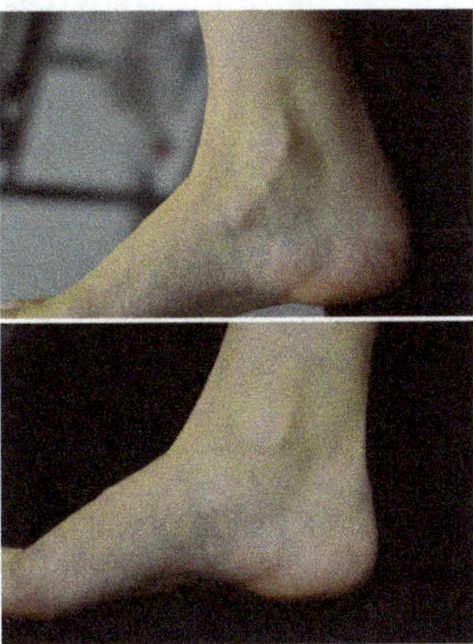

Figura 26.4a – Acima, fundo incorreto, com poluição. Abaixo, fundo correto.
Fonte: o autor.

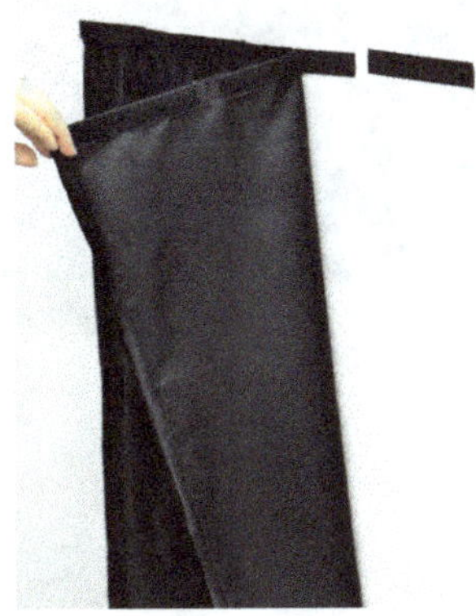

Figura 26.4b – Como pode ser adaptado fundo adequado para fotos em posição ortostática.
Fonte: o autor.

Estabilidade e foco

Pode parecer surpreendente, mas as fotografias fora de foco ou com "borrões" estão entre os erros mais comuns da fotografia clínica.[3,6,9] Lembre-se de que, quando tiramos fotografias sem *flash*, o tempo de exposição (necessário para a captação de luz) é mais prolongado, o que exige grande estabilidade da câmera. Desse modo, utilize instrumentos para manter a câmera estável e tenha certeza de que o foco está ajustado para a lesão a ser documentada. Caso necessário, use o *flash* ou aumente o ISO para diminuir o tempo de exposição da foto.[6,9]

Reprodutibilidade

A reprodução da foto na mesma posição e condições é crucial para a correta documentação clínica. Qualquer modificação de parâmetros pode invalidar uma comparação entre fotos. Para fazer uma foto no estilo "antes e depois", deve-se ter a mesma iluminação, pano de fundo e enquadramento.

Utilizar a foto anterior como guia é a garantia da reprodução fiel dos parâmetros. Existe uma série de aplicativos e *softwares* que oferecem o chamado "efeito fantasma".[13,14] A foto anterior aparece como uma imagem fantasma para guiar o posicionamento e o enquadramento da nova foto.

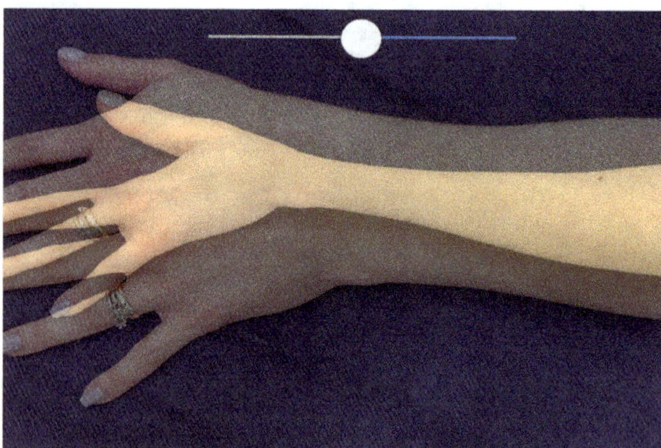

Figura 26.5 – Exemplo de aplicativo com imagem com "efeito fantasma" para facilitar o enquadramento da foto posterior.
Fonte: o autor, por aplicativo de RxPhoto – Appworx Inc., EUA.

Além dos aspectos mencionados de técnica e instrumentação fotográfica, deve-se contar com um *software* para aquisição e armazenamento de dados. Uma boa base de dados permite que as imagens sejam pesquisadas e agrupadas por nome, procedimento, médico-assistente e diagnóstico. Todos os dados de imagem devem ser armazenados em um servidor, com cópia de segurança, a fim de minimizar a perda de informações.[13,14] Além disso, todo o acesso deve ser protegido por senhas, com o propósito de evitar a distribuição de dados confidenciais a pessoas não autorizadas. Existem diversos modos de realizar esse armazenamento,[13] mas em muitas soluções há necessidade de consumo de tempo e organização do fotógrafo e da equipe para que não haja falhas. E sabemos que isso nem sempre é possível.

A documentação fotográfica é mandatória por diversos motivos, mas primordialmente quando se quer comprovar resultados em que a análise temporal é subjetiva. É imprescindível um esforço para incorporar esse processo à prática diária e utilizar o máximo de artifícios para que seja prático, rápido, de fácil acesso, seguro e padronizado.

Referências

1. Lacerda AL. A fotografia nos arquivos: produção e sentido de documentos visuais. História, Ciências, Saúde – Manguinhos, Rio de Janeiro, v. 9, n. 1, jan.-mar. 2012, p. 283-302.
2. Niamtu J. Image is everything: pearls and pitfalls of digital photography and PowerPoint presentations for the cosmetic surgeon. Dermatol Surg 2004 Jan;30(1):81-91.
3. Khavkin J, Ellis DA. Standardized photography for skin surface. Facial Plast Surg Clin North Am 2011 May;19(2):241-6.
4. Jones M, Love BC. Beyond common features: the role of roles in determining similarity. Cogn Psychol 2007 Nov;55(3):196-231.
5. Matielo, FZ. Responsabilidade Civil do Médico, 1998. p. 59-60.
6. Persichetti P, Simone P, Langella M, Marangi GF, Carusi C. Digital photography in plastic surgery: how to achieve reasonable standardization outside a photographic studio. Aesthetic Plast Surg 2007 Mar-Apr;31(2):194-200.
7. Galdino GM, Vogel JE, Vander Kolk CA. Standardizing digital photography: it's not all in the eye of the beholder. Plast Reconstr Surg 2001 Oct;108(5):1334-44.
8. Rhee SC. A Simple Method for International Standardization of Photographic Documentation for Aesthetic Plastic Surgery. Aesthetic Plast Surg 2017 Apr;41(2):461-465.

9. Meneghini F. Clinical facial photography in a small office: lighting equipment and technique. Aesthetic Plast Surg 2001 Jul-Aug;25(4):299-306.

10. Halpern AC, Marghoob AA, Bialoglow TW, Witmer W, Slue W. Standardized positioning of patients (poses) for whole body cutaneous photography. J Am Acad Dermatol 2003 Oct;49(4):593-8.

11. Nayler JR. Clinical photography: a guide for the clinician. J Postgrad Med 2003 Jul-Sep;49(3):256-62.

12. Cariello A, Viana GA, Osaki M, Pamplona AL, Höfling-Lima AL. Standardized clinical photography: the role of flash. Ophthal Plast Reconstr Surg 2012 Mar-Apr;28(2):e41-2

13. Kühnel T, Wolf S. Mirror system for photodocumentation in plastic and aesthetic surgery. Br J Plast Surg 2005 Sep;58(6):830-2.

14. Korczak K, Kasielska-Trojan A, Niedźwiedziński M, Antoszewski B. A computer-supported management of photographic documentation in plastic surgery - System development and its clinical application. Comput Biol Med 2017 May 3;86:1-5.

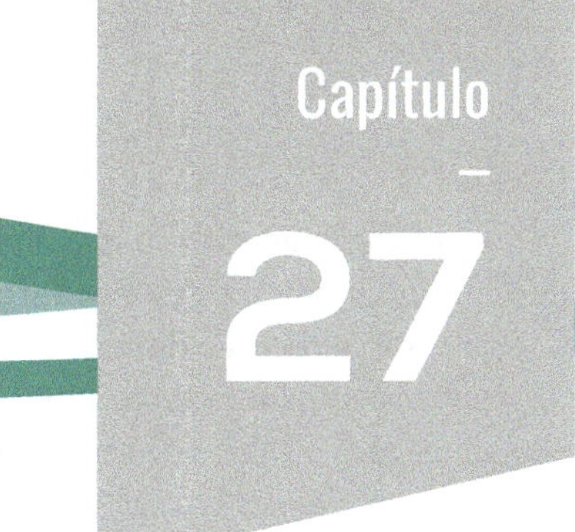

Como e quando preservar a veia safena na cirurgia de varizes dos membros inferiores

CID JOSÉ SITRÂNGULO JR.

As varizes dos membros inferiores representam a doença venosa mais frequente na população adulta, e seu tratamento cirúrgico é um dos procedimentos mais realizados pelos cirurgiões vasculares. O conceito fisiopatológico dessa doença há muito conhecida ainda não pode ser considerado completamente esclarecido,[1] de forma que seu tratamento cirúrgico foi sendo modificado ao longo do tempo, à medida que novos conhecimentos obtidos pelas pesquisas e avanços tecnológicos foram sendo incorporados à especialidade.[2]

A primeira padronização do tratamento cirúrgico das varizes dos membros inferiores, desde que passou ao domínio da cirurgia vascular, foi denominada cirurgia radical de varizes, tendo em vista que consistia na extirpação das veias safenas magnas e parvas e das demais veias colaterais varicosas em todos os casos operados. Vale ressaltar que muitas vezes as veias safenas não apresentavam alterações anatômicas detectáveis ao exame clínico, mas o conceito vigente nesse período sugeria que se não fossem removidas com as demais veias varicosas haveria maior chance de recidiva das varizes, uma vez que as safenas representavam as principais veias do sistema venoso superficial dos membros inferiores.[3]

Com o desenvolvimento do mapeamento venoso por intermédio do ultrassom Doppler colorido, ou ecodoppler, foi possível compreender melhor muitos aspectos da hemodinâmica venosa com reflexos diretos na terapêutica cirúrgica. A partir de então, começou a ficar mais evidente a correlação das lesões valvulares venosas e da dilatação venosa e sua repercussão na hipertensão venosa crônica dos membros inferiores. Tornou-se possível, por exemplo, identificar, nos casos de varizes dos membros inferiores, se as lesões valvulares da veia safena eram únicas ou múltiplas, além de quantificar o grau de refluxo, que pode ser parcial ou de todo o trajeto venoso.[4] Paradoxalmente, ficou evidente, com o estudo venoso com ecodoppler, que em inúmeros casos de varizes dos membros inferiores, com indicação de tratamento cirúrgico, muitas veias safenas tinham aspecto ultrassonográfico normal, sem dilatações ou áreas de refluxo valvular.

Paralelamente, com o grande desenvolvimento das revascularizações arteriais, cardíacas ou periféricas, havia interesse crescente na utilização da veia safena como substituto arterial, de forma que em muitas situações sua preservação significaria melhor possibilidade de material autógeno para tal finalidade, em especial no território fêmoro-poplíteo e das artérias da perna e nas pontes coronarianas. Atualmente, com o desenvolvimento constante da cirurgia endovascular, são muito menos frequentes as revascularizações com utilização da veia safena; no entanto, em muitas oportunidades, além das já citadas, ela pode ser importante, como no tratamento dos traumatismos arteriais e venosos e na confecção de alguns tipos de fístulas arteriovenosas para hemodiálise, entre outras.

Nesse contexto, começaram a aparecer na literatura relatos de casuísticas de operações de varizes dos membros inferiores com preservação parcial ou total da veia safena, principalmente nos casos em que clinicamente ela não era dilatada e ao exame de ecodoppler não demonstrava trajetos expressivos com refluxo valvular. O dado interessante e talvez surpreendente é que os resultados em médio prazo desse tipo de abordagem da operação de varizes se mostraram comparáveis aos do tratamento até então padronizado com a retirada completa das safenas.[5] Além disso, com a retirada apenas das veias colaterais varicosas e preservação das safenas, o procedimento se torna mais simples e, portanto, com menor possibilidade de morbidade pós-operatória, principalmente relacionada às lesões nervosas e linfáticas, mas também menos dor e hematomas.

Um dos parâmetros considerados importantes para definir a conduta cirúrgica perante um caso de varizes dos membros inferiores é a condição da válvula ostial da veia safena magna na junção safeno-femoral, pois a sua insuficiência em grau exagerado pode repercutir negativamente em toda extensão do trajeto venoso do membro inferior, provocando refluxo e hipertensão venosa importantes. Essa situação pode acabar desencadeando insuficiência de outras válvulas na coxa e na perna, facilitando a dilatação varicosa do tronco da veia safena. Nesse caso, dificilmente haveria justificativa para preservação da veia safena quando da operação de varizes.

Mas, mesmo nessa condição, alguns autores propuseram diferentes técnicas cirúrgicas com o objetivo de corrigir as varizes dos membros inferiores com preservação da safena: uma delas propõe a ligadura da junção safeno-femoral, preservando as veias tributárias da crossa da safena, a fim de permitir o fluxo ascendente das colaterais para o sistema profundo. Outra possibilidade seria a secção da junção safeno-femoral (crossectomia) com a ligadura de todas as veias tributárias da crossa. Tanto em um procedimento quanto no outro, é possível praticamente anular os efeitos do refluxo da junção safeno-femoral sobre o trajeto troncular da veia safena, permitindo o funcionamento normal das demais válvulas venosas. Nessas duas alternativas técnicas são relatados resultados comparáveis em médio prazo aos da operação com extirpação da veia safena; no entanto, em cerca de 10% dos casos, ocorre trombose ou tromboflebite no trecho da safena próximo à junção safeno-femoral. Nos demais casos, o fluxo venoso em todo o trajeto da veia safena permanece mantido em médio prazo, e a recanalização do trecho afetado é comum.[6] Já a insuficiência da junção safeno-poplítea no caso da veia safena parva é bem menos frequente que no caso da safena magna, assim como sua dilatação parcial ou total, mas de qualquer forma está sujeita às mesmas considerações, quando presente.[7]

Nem sempre, entretanto, a causa principal da insuficiência da veia safena magna é dependente exclusivamente do refluxo da junção safeno-femoral. Muitas vezes, o refluxo proveniente de veias perfurantes-comunicantes insuficientes e dilatadas pode ser o verdadeiro responsável pela insuficiência observada ao ecodoppler na veia safena. Da mesma maneira, colaterais varicosas da veia safena podem colaborar de forma importante para o desenvolvimento do refluxo em vários segmentos da própria veia safena.[8] Nesses casos, a extirpação das veias colaterais varicosas, associada à ligadura ou ressecção das veias perfurantes-comunicantes insuficientes, podem determinar a diminuição ou até mesmo a abolição do refluxo na veia safena. Nessa situação, nenhum tipo de abordagem direta sobre a veia safena magna pode ser necessário, desde que seu calibre esteja mantido dentro dos valores considerados normais ou discretamente aumentados e não haja indícios de tortuosidade em toda sua extensão. Em nosso meio, um dos trabalhos pioneiros a valorizar esse conceito foi de Luccas e colaboradores,[9] que compararam a cirurgia convencional de varizes com safenectomia com a cirurgia de varizes com preservação da veia safena, obtendo em 87% dos casos resultados satisfatórios e semelhantes com as duas técnicas, num período de seguimento de 2-7 anos.

Outro aspecto interessante nesse mesmo sentido foi demonstrado em estudo prospectivo conduzido por Pittaluga e colaboradores,[10] no qual pacientes portadores de varizes com veia safena incompetente são submetidos à ressecção das veias colaterais varicosas e preservação da safena, verificando-se no controle de 30 dias ao ecodoppler a redução significante do calibre da veia safena, além da diminuição da duração do refluxo observado no pré-operatório. Ainda nessa mesma linha de ação, Zolotukhin e colaboradores[11] realizaram cirurgia de varizes com preservação da veia safena incompetente em pacientes com classificação CEAP C2, C3 e C4, observando após 1 ano a regressão do calibre da safena em todos os casos, sendo que em 66% deles a safena se mostrou competente em todo seu trajeto ao ecodoppler. Num total de 75 membros operados, houve taxa de recidiva de 13%.

Talvez uma das maiores preocupações ao preservar a veia safena na operação das varizes dos membros inferiores seja a possibilidade de recidiva das varizes no curto ou médio prazo ou até mesmo a persistência dos sintomas nos pacientes sintomáticos. Barros e colaboradores[12] operaram 22 membros de pacientes com varizes sintomáticas nos quais o diâmetro máximo da veia safena magna era de 7,5 mm fazendo a retirada apenas das veias colaterais varicosas. Observaram nos controles pós-operatórios melhora significativa dos sintomas, de acordo com o escore clínico adotado, assim como diminuição do calibre da safena, mesmo nos casos em que houve persistência do refluxo. Sabemos que a realização da safenectomia não é garantia de ausência de recidiva das varizes, pois muitos fatores conhecidos e outros pouco conhecidos podem interferir nesse desfecho. Esse fato é confirmado por inúmeros trabalhos da literatura em que se realizou a cirurgia radical de varizes e se observou no período de seguimento em médio e longo prazo taxas de recidiva variáveis, algumas vezes elevadas.[13] Portanto, chama a atenção um estudo com número bastante significativo de casos operados, realizado por Pittaluga e colaboradores,[14] para avaliar também a taxa de recidiva em médio prazo. Num total de 1.212 casos operados com classificação CEAP C2, C3 e C4, com ressecção de veias colaterais varicosas e preservação da veia safena incompetente, num período de seguimento de 4 anos, foi observada uma taxa de recidiva de 13%, sendo que a porcentagem de casos reoperados após 5 anos foi de 4,5%, o que não configura situação desfavorável em relação às séries relatadas na literatura em que é realizada a safenectomia.

Portanto, podemos concluir que a decisão para a retirada ou não da veia safena magna na cirurgia das varizes dos membros inferiores deve ser ponderada e individualizada, levando-se em consideração diversos fatores. A insuficiência da junção safeno-femoral com refluxo em todo o trajeto da coxa e da perna, associada à dilatação e tortuosidade da safena magna, não deixam dúvidas de que deve ser removida. Outros fatores, como obesidade, sintomas relevantes relacionados às varizes, aumento do diâmetro da safena acima de 8 mm-10 mm, alterações cutâneas da perna relacionadas à hipertensão venosa crônica ou até mesmo uma dilatação focal importante da safena, são condicionantes da remoção da veia safena magna.[15] Por outro lado, para os casos em que o diâmetro da veia safena magna é inferior a 8 mm, com refluxos apenas segmentares em seu trajeto, sem insuficiência significativa da junção safeno-femoral, com refluxo de veias colaterais ou perfurantes-comunicantes que drenam para a veia safena magna, em pacientes pouco sintomáticos ou assintomáticos, há forte suporte na literatura para realizar apenas a ressecção das veias colaterais varicosas com preservação da veia safena magna. Não podemos deixar de ressaltar que essa apresentação clínica é muito frequente no universo das indicações cirúrgicas de pacientes com varizes dos membros inferiores, especialmente quando consideramos o segmento da clínica privada, no qual o aspecto estético é amiúde o motivo principal da procura pelo cirurgião vascular. Nessa situação, podemos aliar o objetivo de ressecção estética das veias colaterais varicosas que causam aparência desagradável aos pacientes, em especial do sexo feminino, com a preservação da veia safena magna, patrimônio venoso tão nobre e importante, para estar à disposição em situações de necessidades futuras de revascularizações arteriais ou venosas. Podemos ir além e afirmar que os casos em que se propõe a safenectomia devem ser plenamente justificados à luz do quadro clínico exuberante e dados convincentes do exame de ecodoppler pré-operatório, obedecendo a critérios lógicos, tendo em vista que a retirada da veia safena não tem demonstrado vantagem objetiva em relação à sua preservação na cirurgia de varizes dos membros inferiores. Além disso, nesses casos em que a veia safena magna é poupada, com base não só na avaliação clínica, mas também no estudo hemodinâmico pré-operatório por intermédio do ecodoppler, o porte do procedimento cirúrgico torna-se menor, pois não há abordagem da região inguinal e muito menos a utilização do fleboextrator, diminuindo em muito as possibilidades de indesejáveis lesões dos nervos safenos ou de vasos linfáticos do sistema superficial que acompanham o trajeto da veia safena. Embora essas lesões inadvertidas sejam no mais das vezes benignas e reversíveis, são motivo de considerável contrariedade para os pacientes submetidos à safenectomia e que têm a resolução desses quadros de parestesias ou edema linfático muitas vezes de forma arrastada, motivando repetidos retornos ao consultório. Por essa razão também, a preservação da veia safena propicia recuperação pós-operatória muito mais rápida e tranquila para os pacientes, inclusive com diminuição acentuada dos hematomas nas pernas e quase sempre dispensando o uso de medicações analgésicas ou anti-inflamatórias.

Para finalizar, vale ainda ressaltar que nos dias atuais muitos pacientes que procuram o cirurgião vascular com o objetivo de tratar suas varizes dos membros inferiores têm a percepção, com base em informações diversas, especialmente por meio de mecanismos de busca da internet, de que a retirada da veia safena magna pode ser evitada em alguns casos de cirurgia de varizes e expressam a convicção de que gostariam de preservá-la, se possível. Nessas ocasiões, o esclarecimento do paciente deve levar em consideração não só a experiência e todo o arcabouço de conhecimentos técnicos do médico, mas também permitir que o paciente, dentro de limites aceitáveis, participe da decisão de qual a melhor opção de técnica cirúrgica em seu caso específico.

Referências

1. Jacobs BN, Andraska EA, Obi AT, Wakefield TW. Pathophysiology of varicose veins. J Vasc Surg Venous Lymphat Disord 2017 May;5(3):460-467.
2. Jakobsen BH. The value of different forms of treatment for varicose veins. Br J Surg 1979;66:182-4.
3. Dwerryhouse S, Davies B, Harradine K, Earnshaw JJ. Stripping the long saphenous vein reduces the rate of reoperation for recurrent varicose veins: five-years results of a randomized trial. J Vasc Surg 1999;29:589-92.
4. Wong JKF, Duncan JL, Nichols DM. Whole-leg duplex mapping for varicose veins: observations on patterns of reflux in recurrent and primary legs, with clinical correlation. Eur J Vasc Endovasc Surg 2003;25:267-75.
5. Hammarsten J, Pedersen P, Claes-Goran C, Campanello M. Long saphenous vein saving surgery for varicose veins. A long-term follow-up. Eur J Vasc Surg 1990;4:361-4.
6. Rollo HA, Giannini M, Yoshida WB. Preservação da veia safena magna na cirurgia de varizes dos membros inferiores. J Vasc Bras 2009;8(2):154-165.
7. Qureshi MI, Lane TR, Moore HM, et al. Patterns of short saphenous vein incompetence. Phlebologie 2013 Mar;28 Suppl 1:47-50.
8. Engelhorn CA, Engelhorn AL, Cassou MF, Salles-Cunha SX. Patterns of saphenous reflux in women with primary varicose veins. J Vasc Surg 2005 Apr;41(4):645-51.
9. Luccas GC, Parente JBF, Nagase Y, Lane JC. Preservação da veia safena magna em cirurgia de varizes: resultados tardios. Cir Vasc Angiol 1995;11:15-8.
10. Pittaluga P, Chastanet S, Locret T, Basbe R. The effect of isolated phlebectomy on reflux and diameter of the great saphenous vein: a prospective study. Eur J Vasc Endovasc Surg 2010 Jul;40(1):122-8.
11. Zolotukhin IA, Seliverstov EI, Zakharova EA, Kirienko AI. Short-term results of isolated phlebectomy with preservation of incompetent great saphenous vein (ASVAL procedure) in primary varicose veins disease. Phlebology 2016 Oct;19 (Epub ahead of print).
12. Barros BCS, Araujo AL, Magalhães CEV, et al. Eficácia do tratamento cirúrgico das varizes com preservação de veia safena interna. Rev Col Bras Cir 2015;42(2):111-115.
13. Winterborn RJ, Foy C, Earnshaw JJ. Causes of varicose vein recurrence: late results of a randomized controlled trial of stripping the long saphenous vein. J Vasc Surg 2004;40:634-9.
14. Pittaluga P, Chastanet S. Persistent incompetent truncal veins should not be treated immediately. Phlebologie 2015 Mar;30 (1 Suppl):98-106.
15. Chastanet S, Pittaluga P. Influence of the competence of the safeno-femoral junction on the mode of treatment of varicose veins by surgery. Phlebology 2014 May;29 (1 Suppl):61-65.

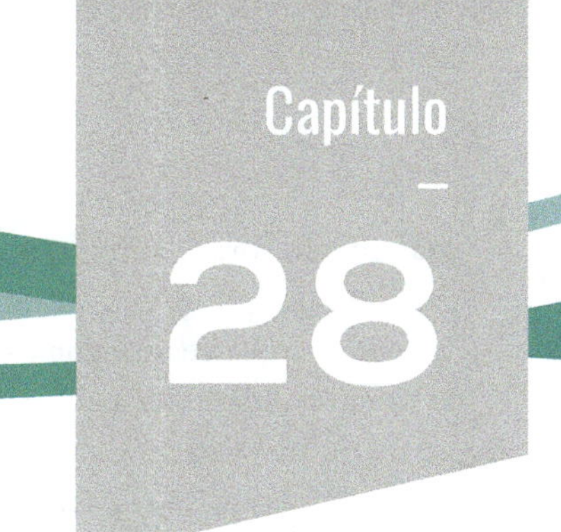

Análise crítica do uso do laser endovenoso (EVLT) no tratamento das varizes

LUIZ MARCELO AIELLO VIARENGO
MARÍLIA WELLICHAN MANCINI VÁSQUEZ
GABRIEL VIARENGO

A doença venosa crônica (DVC) dos membros inferiores (MMII) é um problema relativamente comum, causado por hipertensão venosa, em geral, decorrente do refluxo nas veias safenas e suas tributárias.[1] As opções de tratamentos nos pacientes com insuficiência de uma ou ambas veias safenas inclui medidas conservadoras muito úteis, porém de alcance limitado, ou a eliminação dessas vias insuficientes por meio de tratamento cirúrgico convencional ou pela utilização de diferentes modalidades de tratamentos endovenosos minimamente invasivos.

A cirurgia de varizes, da forma como a entendemos hoje, foi pensada no início do século XX, em 1907, nos Estados Unidos, por Sthephen Babcock, que criou um fleboextrator com a extremidade em forma de oliva, precursor dos atualmente utilizados. Entretanto, foi somente em 1940 que Thomas Myers, nos Estados Unidos, popularizou a fleboextração da safena magna como realizada hoje.[2]

Desde então e até o final dos anos 1990, o grande avanço ocorrido no tratamento cirúrgico de varizes se deu pela introdução da agulha de crochê, na década de 1970, representando um marco no tratamento estético de varizes aliado a custo baixíssimo e com resultados muito satisfatórios.[3]

Foi apenas no final dos anos 1990 e início dos anos 2000 que surgiram novas tecnologias, como a radiofrequência, o laser endovenoso e a espuma densa, como alternativas minimamente invasivas ao tratamento cirúrgico padrão de varizes.[4-10] Evidentemente, defensores de cada uma dessas correntes de tratamento foram surgindo, muitos com a ponderação equilibrada que se espera de um profissional capaz de entender o processo evolutivo da ciência; outros com a irracionalidade da paixão, cujos argumentos a favor dessa ou daquela modalidade de tratamento se apoiam apenas na expressão falaciosa da autoridade e, finalmente, poucos, com um apego obtuso à segurança oferecida pelos dogmas da tradição, manifestam profundo desprezo por qualquer avanço tecnológico com potencial de alterar o *status quo*. Acontece em todas as áreas do conhecimento humano.

O escopo deste capítulo será analisar o uso do laser endovenoso no tratamento de varizes dos MMII, buscando delimitar o alcance dessa tecnologia, alicerçado em conhecimentos da física da luz e sua interação com os tecidos, e posicioná-la perante outras possibilidades que, sob nosso ponto de vista, não se excluem mutuamente.

O laser na história

A descoberta do laser, no final da década de 1950, foi um marco na história da humanidade. Essa fonte de luz, que permite associar características como coerência, elevada intensidade e grande direcionamento do feixe emitido, possibilitou avanços enormes nas telecomunicações, na indústria, na medicina, nas operações militares e na pesquisa científica das mais diversas áreas do conhecimento humano.

A partir da construção, por Theodore Maiman, em 1960, do primeiro dispositivo capaz de emitir uma radiação laser,[11] as aplicações do laser em medicina avançaram muito rapidamente. Já em 1964, Kunmar Pate empregou o laser de CO_2 em cirurgia. Em 1987, Steven Trukel realizou a primeira cirurgia oftalmológica com laser.[11-14] Em 1995, o FDA aprovou o uso do laser de diodo para a remoção de pelos. Em 1998, Carlos Bonné[4] criou dispositivos que tornaram possível levar o feixe de luz do laser de diodo para o interior dos vasos sanguíneos, tornando viável o tratamento endovenoso de varizes de médio e grosso calibre, evitando-se, dessa forma, atravessar a derme com o feixe de luz, minimizando ou anulando por completo o risco de produzir lesões dérmicas induzidas pelo laser. Esse procedimento foi aprovado para tratamento endovenoso de varizes pelo FDA em meados de 2001.

Breves considerações sobre o modo de ação do laser sobre os tecidos

Na última década, a termoablação endovenosa a laser (EVL) foi conquistando espaço e tornou-se, aos poucos, uma terapia minimamente invasiva muito comum para o tratamento das varizes dos membros inferiores.[15-17] Embora o uso da técnica de ablação endovenosa com laser, mundialmente difundido e aceito pela comunidade científica, apresente resultados muito satisfatórios, com altas taxas de sucesso e com mínimas complicações, o mecanismo de ação do laser no tratamento das varizes ainda não está totalmente elucidado. Essa lacuna no conhecimento do mecanismo de ação e o limitado conhecimento médico dos aspectos relacionados à física da termoablação com laser podem ter deixado muito espaço para reinvindicações, muitas vezes inadequadamente fundamentadas, relativas à eficácia e à segurança de configurações específicas do laser, e podem ter estimulado a atual proliferação de diferentes comprimentos de ondas, potências e velocidades de *pullback*, criando espaço para uma ampla variedade de protocolos de tratamento, tornando difícil a obtenção de um consenso sobre o melhor método laser.[18,19]

Para médicos e físicos, a linguagem se constitui uma barreira dificilmente transponível. Quase invariavelmente a tecnologia, para o médico, é um meio essencial para a busca do resultado final, traduzido por um tratamento ideal, com alta taxa de sucesso e eventos adversos insignificantes. Por outro lado, o físico geralmente não tem ciência dos problemas que o médico encontra em seu caminho para a melhoria de uma nova técnica. No entanto, ativar os botões do laser e executar o passo a passo do tratamento não é suficiente para o médico. É preciso que ele entenda o que está acontecendo em termos de interação laser-tecido, quais os elementos envolvidos nessa interação, quais as respostas teciduais possíveis a partir da interação da luz com os tecidos, quais os parâmetros que governam as respostas teciduais à luz laser, enfim, o médico precisa entender o que está acontecendo na veia varicosa durante a termoablação a laser para atingir sua meta.[20-24]

O primeiro a propor uma teoria para explicar o mecanismo de ação do laser endovenoso (EVL) foi Thomas Proebstle.[25,26] Subsequentemente, muitas teorias foram lançadas para explicar a efetividade do EVL e, de maneira geral, todas sugerem que a geração do calor e seu transporte da fonte até a parede venosa são parte essencial do sucesso clínico do EVL. Entretanto, o mecanismo de ação exato do EVL ainda não está totalmente elucidado, e, assim sendo, a combinação desse conhecimento incompleto com o baixo nível de conhecimento médico da física relacionada à flebologia deixa uma lacuna na atividade científica, muitas vezes preenchida por explicações e justificativas falaciosas incapazes de resistirem a um questionamento primário.

Foge ao escopo deste capítulo discutir os diferentes mecanismos de ação identificados e propostos para o laser endovenoso.[18,19,24-27] Entretanto, merece análise o mecanismo de resposta fototérmica óptica direta do tecido irradiado com laser, sobre o qual se fundamenta a justificativa para o uso dos lasers com comprimentos de onda água específicos,[27] atualmente representado pelos lasers com lambda em 1.470 nm, 1.910 nm e 1.940 nm.

Nesse caso, a energia da luz liberada, durante o tratamento EVL, será absorvida pelo cromóforo óptico; para os lasers com os comprimentos de onda (λ) citados, esse cromóforo é a água, molécula também presente no sangue, representando 60% de sua composição.

A absorção dos fótons de um laser pelos cromóforos do tecido induz a um aquecimento tecidual (aquecimento absortivo). O calor absortivo (J/cm^3), gerado *in situ*, é proporcional ao coeficiente de absorção µA (cm^{-1}), multiplicado pela irradiância (W/cm^2) e dependente linearmente do tempo de exposição.[18,21,28]

Enquanto o aporte térmico no tecido, oriundo da energia óptica absorvida e liberada na forma de calor, depende das propriedades ópticas do tecido e dos parâmetros da irradiação, como a irradiância e o tempo de exposição, o processo de difusão térmica condutiva é responsável pela transmissão (fluxo) de calor gerado pontualmente (fluxo de calor de uma região de maior temperatura para uma região de menor temperatura).[21] A extensão da zona de necrose e a taxa de difusão do calor absortivo gerado pela absorção dos fótons do laser são diretamente relacionadas. Longos tempos de irradiação estão sempre relacionados a amplas zonas de necrose térmicas. Baixas potências aliadas a longos tempos de irradiação também produzem amplas zonas térmicas laterais.[21] A figura 28.1 é um esquema mostrando as contribuições da profundidade das zonas térmicas de uma lesão produzida por um laser de efeito fototérmico. O tipo de dano térmico e sua extensão dependem diretamente das temperaturas atingidas no tecido e do tempo pelo qual são mantidas.

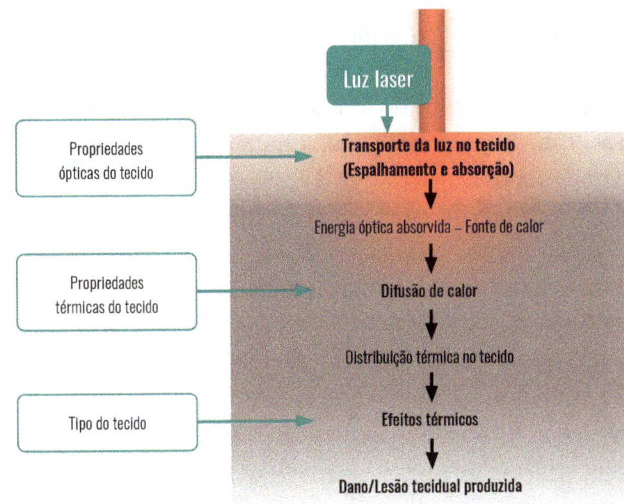

Figura 28.1 – Representação esquemática mostrando as contribuições do transporte radiativo e difusão (condução) de calor no tecido na interação laser-tecido do tipo fototérmica.

Fonte: adaptada de Markolf H. Niemz, 2007.

Se a luz for absorvida pelo sangue intraluminal, o efeito inicial poderá ser uma oclusão trombótica. Teoricamente, a energia laser pode ser absorvida diretamente pela parede da veia, sem contato direto entre a ponta da fibra e a parede interna da veia; entretanto, esse mecanismo de ação não foi comprovado até o presente momento.[28]

Em razão de o coeficiente de extinção molar (que traduz quão fortemente um cromóforo absorve a luz em dado comprimento de onda) ser similar para a água e o sangue, quando se utiliza o laser com comprimento de onda de 1.470 nm, 1.910 nm ou 1.940 nm, é importante esvaziar a veia de sangue intraluminal,[29] pois, contrariamente, a maior parte da energia será absorvida pelo sangue intraluminal, levando a uma oclusão trombótica e possível recanalização após poucos meses.[29-32]

Essa afirmativa baseia-se em estudo de Vuylsteke e colaboradores,[29,33] em que foi avaliado o papel do sangue no resultado do tratamento endovenoso com laser de 1.500 nm, verificando histologicamente o grau de destruição da parede venosa. Nesse estudo, ficou concluído que o volume de sangue intraluminal resulta em uma redução na destruição da parede venosa. A infiltração intumescente de líquido reduz a quantidade de sangue intraluminal, resultando em aumento na destruição da parede venosa, além de atuar como dissipador de calor, prevenindo a destruição de tecidos perivenosos e a perfuração da parede venosa.[33] Resta saber se, na prática clínica, as medidas recomendadas para proceder ao esvaziamento da veia são realmente efetivas, garantindo que os fótons do laser em 1.470 nm, 1.910 nm ou 1.940 nm sejam absorvidos diretamente pela água da parede venosa.

Muito recentemente, um novo mecanismo de ação foi identificado por Heger et al.[34-36] Esse mecanismo não se baseia no dano térmico da parede venosa, mas na sequela do dano térmico sobre o sangue, formando um coágulo térmico dentro da veia. A fotocoagulação do sangue, que é uma resposta fototérmica, induz a formação de um coágulo térmico pela irradiação do sangue com lasers hemoglobina específicos ou água específicos, quando temperaturas entre 70 °C-80 °C são atingidas. Esse coágulo, então, mediaria o processo de remodelação obliterativa por vias que estão principalmente relacionadas à atração inicial e à ativação de células do sistema imunológico pelos constituintes derivados do coágulo térmico.[33-36]

Até o presente momento, nenhum mecanismo de ação isolado, proposto para o laser endovenoso, parece ser o governante principal dos efeitos produzidos na parede venosa, garantindo a efetividade do tratamento. Muito provavelmente, todos os mecanismos de ação propostos devem ter alguma contribuição, e isso implicaria um *over* tratamento, que, se for verdade, pode explicar a imensa eficácia de qualquer tratamento EVL, independentemente de comprimento de onda e tipo de fibra óptica. Contudo, é preciso ressaltar que avanços existem, mantendo a eficácia do procedimento e, por outro lado, reduzindo a dor experimentada durante e após o tratamento. Essa é uma questão ainda muito pouco compreendida, carente de estudos sérios e explicações científicas fundamentadas, que vai muito além do comprimento de onda e do tipo de fibra óptica utilizada, e, portanto, um fascinante caminho a ser perseguido.

Em síntese, o objetivo final do tratamento de varizes por termoablação laser é a eliminação do refluxo patológico de sangue por oclusão durável ou permanente do lúmen venoso.[27,29,31,33] De maneira geral, isso pode ser obtido pelo encolhimento da veia até que o lúmen venoso desapareça completamente ou por substancial dano no endotélio e na parede interna da veia, levando a uma oclusão secundária do lúmen por um coágulo, de forma similar ao efeito produzido pelos agentes esclerosantes.[29,31,33] A transferência substancial de calor para a parede da veia produz significante encolhimento das fibras colágenas, com consequente redução do lúmen venoso. O montante de encolhimento parietal parece ser importante porque o lúmen remanescente, após o tratamento laser, está sujeito a oclusão por formação de coágulo. Tardiamente, esse coágulo poderia estar sujeito a recanalização e seria possível supor que, quanto maior o diâmetro do coágulo, maior o risco para posterior recanalização.[33] De modo ideal, após a termoablação laser, a oclusão trombótica da veia safena é substituída por um cordão fibrótico que pode ser detectado frequentemente pelo ultrassom, mesmo anos após o procedimento (figura 28.2).

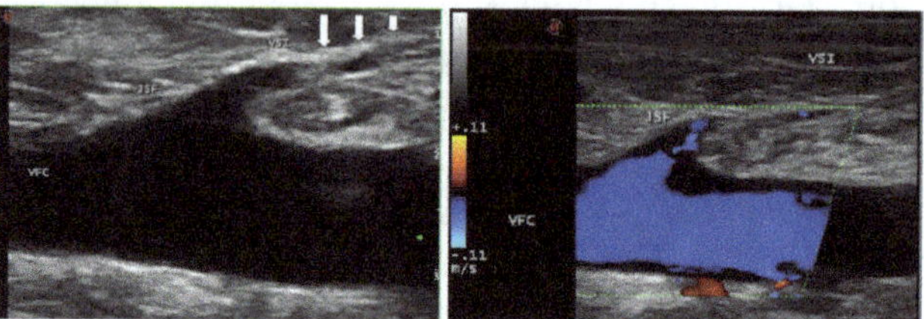

Figura 28.2 – Aspecto fibrótico da veia safena magna quatro anos após ablação com endolaser (setas).[27]

Fonte: os autores.

Considerações sobre os resultados do EVL comparados a outras modalidades de tratamento

Em uma metanálise objetivando avaliar a eficácia dos diferentes métodos de tratamento de varizes, Van den Bos R et al.[37] selecionaram 64 artigos, reunindo 12.320 membros tratados, sendo 2.804 membros (23%) tratados com safenectomia, 2.126 membros (17%) tratados com escleroterapia com espuma, 4.876 membros (40%) tratados com endolaser e 2.514 membros (20%) tratados com radiofrequência. Um resumo dos resultados com sucesso anatômico após diferentes intervalos de tempo pode ser visto no quadro 28.1.

Com base nos resultados dessa metanálise, os autores concluíram que, na ausência de grandes estudos comparativos, randomizados e controlados, parece que o endolaser é mais efetivo que a cirurgia, a escleroterapia com espuma e a radiofrequência para alcançar o sucesso anatômico, isto é, obliteração ou desaparecimento da veia. Esses achados, contudo, devem ser confirmados em estudos comparativos, randomizados e controlados, de longo prazo.[37]

Quadro 28.1 – Proporção de pacientes com êxito anatômico após diferentes intervalos de tempo.[37]

Tipo de intervenção	Nº de membros tratados (n)	3 meses Taxa de sucesso (%)	1 ano Taxa de sucesso (%)	3 anos Taxa de sucesso (%)	5 anos Taxa de sucesso (%)
Cirurgia	2.804	80,4	79,9	77,8	75,7
Espuma	2.126	82,1	80,9	77,4	73,5
Radiofrequência	2.514	88,8	87,7	84,2	79,9
Endolaser	4.876	92,9	93,3	94,5	95,4

Fonte: Van den Bos R et al., 2009.

Em outro recente estudo clínico prospectivo randomizado,[38] os autores compararam a eficácia da cirurgia (n = 65), do EVL (n = 73) e da escleroterapia com espuma densa (n = 76) no tratamento de pacientes com varizes primárias sintomáticas com insuficiência da veia safena magna (VSM). Tanto no grupo de pacientes cirúrgicos quanto no grupo EVL foi realizada flebectomia de ramos e tributárias após o tratamento da safena. O protocolo pós-operatório foi o mesmo para os dois grupos. No grupo tratado com espuma densa, o esclerosante utilizado foi polidocanol 1% ou sulfato tetradecil de sódio (STS) 1% ou 3%, com relação esclerosante-ar de 1 : 2. Com um ano, a VSM estava completamente ocluída ou ausente em 97% dos pacientes submetidos à cirurgia, em 97% dos pacientes tratados com EVL e em 51% dos pacientes tratados com espuma. A VSM estava parcialmente ocluída em 3%, 0% e 29% nos respectivos grupos. A diferença no resultado anatômico entre o grupo tratado com espuma e os outros dois foi estatisticamente significante ($p < 0,001$). Nenhum paciente do grupo cirurgia e somente 2 pacientes do grupo EVL (3%) apresentavam a VSMs completamente patente, comparado com 14 pacientes (19%) no grupo espuma. A taxa de oclusão das VSMs tratadas com espuma densa, após um ano, foi inferior a 40% nas veias com diâmetro igual ou maior que 9 mm e cerca de 50% nas veias com calibre entre 6 mm-8 mm. Essa correlação entre taxas de sucesso e diâmetro venoso foi observada apenas no grupo tratado com espuma densa, e, segundo os autores, isso poderia ser um indicativo de que a espuma densa não deveria ser recomendada para veias com diâmetro superior a 6 mm.[38]

Todos os pacientes apresentaram melhora equivalente na qualidade de vida após um ano do tratamento, quando comparados com o pré-operatório, a despeito das diferenças significativas nos resultados anatômicos.

Embora passível de críticas, como assinalado pelos próprios autores, sobretudo pelo curto período de seguimento e por ter utilizado uma espuma muito concentrada (relação esclerosante-ar de 1 : 2), que associado à alta taxa de refluxo residual ou recorrente na VSM poderia, no longo prazo, aumentar o risco de recorrência de varizes, o fato de ser um estudo randomizado com perda de seguimento muito pequena em um ano lhe confere credenciais para ser analisado com seriedade.

Considerações finais

Na última década, o laser endovenoso tem-se mostrado uma alternativa eficiente e segura ao tratamento cirúrgico convencional de varizes e deixou de ser um procedimento experimental.[15-17] Como toda nova tecnologia, o amadurecimento vai ocorrendo à medida que seu emprego vai sendo difundido e as experiências somadas. Muitos detalhes tornaram-se evidentes, o que ajudou a otimizar os resultados do tratamento. Entretanto, diversas questões, como o comprimento de onda ideal, o tipo de fibra ideal e o papel de cada uma dessas variáveis no resultado final, ainda carecem de mais estudos. De qualquer forma, nesse momento, os lasers utilizados rotineiramente para a ablação das veias safenas se mostram eficazes, com mínima morbidade e complicações. Porém, continuamos evoluindo e, indiscutivelmente, os lasers com comprimentos de onda em 1.470 nm e 1.940 nm[27] representam um avanço incremental indiscutível no estado da arte atual da termoablação endovenosa a laser.

Evidentemente, essa modalidade de tratamento (EVL) não representa a solução para a doença venosa, assim como a ablação química com espuma densa guiada por ultrassom, a ablação mecanoquímica, o cianoacrilato, a radiofrequência, etc. também não possuem tamanha pretensão. Do mesmo modo, a cirurgia não foi capaz de resolver, nos últimos 100 anos, todas as questões relacionadas a essa doença. Todas essas modalidades de tratamento são apenas ferramentas que se complementam e nos auxiliam na abordagem dessa doença complexa. Não há que se falar na superioridade desse ou daquele método, mas na capacitação de profissionais para que saibam usar adequadamente as ferramentas que possuem à disposição, em benefício do paciente.

Referências

1. Beebe-Dimmer JL, Pfeifer JR, Engle JS, Schottenfeld D. The epidemiology of chronic venous insufficiency and varicose veins. Ann Epidemiol 2005;15:175-84.
2. Rose SS. Historical development of varicose vein surgery. In: Bergan JJ, Goldman MP, editors. Varicose veins and teleangiectasias. Saint Louis: Quality Medical Publishing 1993. p. 123-47.
3. Kafejiann O, Oliveira ACO, Takayanagui T. Inovações técnicas na cirurgia de varizes visando a resultados estéticos. Rev. Assoc Med Bras 1976;22:296.
4. Boné C. Tratamento endoluminal de las varices con laser de Diodo. Estudio preliminar. Rev Patol Vasc 1999;V:35-46.
5. Navarro L, Min R, Boné C. Endovenous Laser: a new minimally invasive method of treatment of varicose veins – preliminary observations using an 810 nm diode laser. Dermatol Surg 2001;27:117-22.
6. Min RJ, Zimmet SE, Isaacs MN, Forrestal MD. Endovenous laser treatment of the incompetent greater saphenous vein. J Vasc Intervent Radiol 2001;12:1167-71.
7. Merchant RF, Pichot O, Closure Study Group. Long-term outcomes of endovenous radiofrequency obliteration of saphenous reflux as a treatment for superficial venous insufficiency. J Vasc Surg 2005;42:502-509.
8. Frullini A, Cavezzi A. Sclerosing foam in the treatment of varicose veins and telangiectases: history and analysis of safety and complications. Dermatol Surg 2002;28:11-15.
9. Hsu TS, Weiss RA. Foam sclerotherapy: a new era. Arch Dermatol 2003;139:494-496.
10. Wollmann JC. The history of sclerosing foams. Dermatol Surg 2004;30:694-703.
11. Bertolotti M. Masers and Lasers: An Historical Approach. Bristol: Ed Adam Hilger ltd., 1983.
12. Siegman, AE. Lasers. Oxford: Oxford University Press, 1986.
13. Shen YR. Laser science: past, present and future. AAPPS Bulletin 2005;15(2):22-31.
14. Bromberg JL. The laser in America 1950-1970. Massachusetts: MIT Press, 1991.
15. Gloviczki P, Camerota AJ, Dalsing MC et al. The care of patients with varicose veins and associated chronic venous diseases: Clinical practice guidelines of the Society for Vascular Surgery and American Venous Forum. J Vasc Surg 2011;53: 2S-48S.
16. Pavilovic MD, Schuller-Petrovic S, Pichot O et al. Guidelines of the First International Consensus Conference on Endovenous Thermal Ablation for Varicose Vein Disease–ETAV Consensus Meeting 2012. Phlebology 2014;30(4):257-73.
17. Marsden G, Perry MC, Kelly K, Davies AH. Guideline Development Group. NICE guidelines on the management of varicose veins. BMJ 2013;347:f4279.
18. Malskat WSJ, Poluektova AA, van der Geld CWM et al. Endovenous laser ablation (EVLA): a review of mechanisms, modeling outcomes, and issues for debate. Lasers Med Sci (2014) 29:393-403. DOI: 10.1007/s10103-013-1480-5.
19. Neumann HA, van Gemert MJ. Ins and outs of endovenous laser ablation: afterthoughts. Lasers Med Sci 2014;29:513-518.
20. Hale GM, Querry MR. Optical constants of water in the 200 nm to 200 μm wavelength region. Appl Opt 1973;12:555-563.
21. Markolf H. Niemz. Biological and Medical Physics, Biomedical Enginnering – Laser-Tissue Interactions, fundamentals and applications. 3nd Enlarged ed. Springer Berlin Heidelberg New York, 2007.
22. Roggan A, Friebel M, Dörschel K, Hahn A, Müller G. Optical Properties of Circulating Human Blood in the Wavelength Range 400-2500 nm J Biomed Opt 1999;4(1):36-46.
23. Bosschaart N, Edelman G, Aalders MC, van Leeuwen TG, Faber DJ. A literature review and a novel theoretical approach on the optical properties of whole blood. Lasers Med Sci 2014;29(2):453-79.
24. Viarengo LM, Potério-Filho J, Potério GM, Menezes FH, Meirelles GV. Endovenous laser treatment for varicose veins in patients with active ulcers: measurement of intravenous and perivenous temperatures during the procedure. Dermatol Surg 2007;33(10):1234-42; discussion 1241-2.
25. Proebstle TM, Sandhofer M, Kargli A, Gül D, Rother W, Knop J, Lehr HA. Thermal damage of the inner vein wall during endovenous laser treatment: key role of energy absorption by intra-vascular blood. Dermatol Surg 2002;28:596-600.
26. Proebstle TM, Lehr HA, Kargli A, Espinola-Klein C, Rother W, Bethge S, Knop J. Endovenous treatment of the greater saphenous vein with a 940-nm diode laser: thrombotic occlusion after endoluminal thermal damage by laser. J Vasc Surg 2002;35:729-736.
27. Viarengo, LMA; Viarengo G; Martins AM; Mancini MW; Lopes LA. Resultados de médio-longo prazo do tratamento

endovenoso de varizes com laser de diodo em 1940 nm: análise crítica e considerações técnicas. J Vasc Bras 2017;16(1):23-30.

28. Poluektova AA, Malskat WSJ, van Gemert MJC, Vuylsteke ME, Bruijninckx CMA, Neumann HAM, van der Geld CWM. Some controversies in endovenous ablation of varicose veins addressed by optical-thermal mathematical modeling. Lasers Med Sci 2014; DOI:10.1007/s10103-013-1450-y.

29. Vuylsteke ME, Mordon SR. Endovenous laser ablation: A review of mechanisms of action. Eur Annals of Vasc Surg 2012;26(3):424-433.

30. Van den Bos RR, Kockaert M, Neumann HA et al. Heat conduction from the exceedingly hot fiber tip contributes to the endovenous laser ablation of varicose veins. Lasers Med Sci 2009;24:247-251.

31. Vuylsteke ME, Liekens K, Moons P, Mordon S. Endovenous laser treatment of saphenous vein reflux: how much energy do we need to prevent recanalizations? Vasc Endovasc Surg 2008;42:141-149.

32. Bosschaart N, Edelman G, Aalders MCG, van Leeuwen TG, Faber DJ. A literature review and a novel theoretical approach on the optical properties of whole blood. Lasers Med Sci 2014; DOI:10.1007/s10103-013-1446-7.

33. Vuylsteke ME, Martinelli TH, Van Dorpe J et al. Endovenous laser ablation: The Role of intraluminal blood. Eur J Vasc Endovasc Surg 2011;42:120-126.

34. Heger M. Thrombosis versus thermal coagulum formation as a result of endovenous laser treatment: Biochemistry versus photophysics. Phlebology 2013; DOI: 10.1177/0268355513505507.

35. Heger M, van Golen RF, Broekgaarden M, van den Bos RR, Martino Neumann HA, van Gulik TM, van Germet MJC. Endovascular laser – tissue interactions and biological responses in relation to endovenous laser therapy. Lasers Med Sci 2013; DOI: 10.1007/s10103-013-1490-3.

36. Heger M, van Golen RF, Broekgaarden M, van den Bos RR, Neumann HAM, van Gulik TM, van Gemert MJC. The role of thermal coagula, thrombosis, cell death, and vascular wall damage in the removal of varicose veins following endovenous laser therapy. Lasers Med Sci 2014; DOI:10.1007/s10103-013-1490-3.

37. Van den Bos R, Arends L, Kockaert M, Neumann M, Nijsten T. Endovenous therapies of lower extremity varicosities: A meta--analysis. J Vasc Surg 2009; 49:230-9.

38. Venermo M, Saarinen J, Eskelinen E, Vähäaho S, Saarinen E, Railo M, Uurto I, Salenius J, and Finnish Venous Study Collaborators. Randomized clinical trial comparing surgery, endovenous laser ablation and ultrasound-guided foam sclerotherapy for treatment of great saphenous varicose veins. BJS 2016;103:1438-1444. Published online 26 August 2016 in Wiley Online Library (www.bjs.co.uk). DOI: 10.1002/bjs.10260.

Radiofrequência no tratamento das varizes: quando indicar e como fazer

WALTER CAMPOS JUNIOR
VINICIUS BERTOLDI

Introdução

Na última década, várias técnicas para o tratamento da insuficiência de safenas foram descritas, como termoablação, escleroterapia com espuma de polidocanol, cola, ablação mecânica associada à escleroterapia. A introdução da termoablação endovenosa por radiofrequência (RFA) revolucionou o tratamento da incompetência venosa.[1] A RFA foi aprovada para ser utilizada pelo Instituto Nacional de Saúde e Excelência Clínica (NICE) no Reino Unido, em 2001, e as orientações publicadas em setembro de 2003 afirmam que "evidências atuais sobre a segurança e eficácia da ablação de varizes por radiofrequência parecem adequadas para apoiar o uso desse procedimento como alternativa à ligadura safenofemoral e stripping".[2,3] Há várias vantagens percebidas da RFA endovenosa em relação à cirurgia tradicional, como redução da dor, tempo de recuperação mais rápido e taxas de complicações mais baixas.[4,5]

Indicações

O cateter ClosureFast® foi desenvolvido para a ablação endovascular de vasos sanguíneos em pacientes com refluxo de safena magna, safena parva e veias perfurantes.[5]

Devemos levar em consideração:

- profundidade da veia a partir da superfície da pele, com diâmetros mínimo (2 mm) e máximo (15 mm),[6] embora em estudos recentes e pela experiência do grupo tenhamos tratamento de safenas com diâmetros de até 20 mm com resultados satisfatórios;[7]

- alterações venosas significativas, como duplicidade da safena; e
- aneurismas venosos.[8,9]

Contraindicação

Safenas com trombose aguda ou subaguda no segmento a ser tratado e superficiais a menos de 1 cm da pele, principalmente safenas extrafasciais.[6]

Materiais

- Gerador: aparelho que fornece energia na forma de radiofrequência ao cateter. Realiza, ainda, medida da potência, da temperatura e do tempo. Programado para gerar ciclos de 20 segundos e atingir a temperatura-alvo de 120 °C. No tratamento das perfurantes, além daqueles parâmetros, o gerador fornece também a medida de impedância (figura 29.1).
- Cateter e estilete: dispositivos que realizam a entrega da energia gerada diretamente ao alvo – no caso, a veia –, provocando aquecimento e consequente lesão térmica.
- Os cateteres possuem comprimento de 60 cm ou 100 cm e área de entrega de energia de 3 cm ou 7 cm de comprimento. Possuem luz interna, por onde pode navegar um fio-guia de 0,025" e perfil 7 F. Possuem marcações ao longo do shaft a cada 6,5 cm (para o cateter de 7 cm) e 2,5 cm (para o cateter de 3 cm) (figura 29.2).
- O estilete é um dispositivo usado para tratamento das veias perfurantes. Consiste em um cateter de 12 cm de comprimento, perfil 6 F, com lúmen compatível com guia de 0,035".
- Kit introdutor 7 F, fios-guia de 0,018" e 0,035".
- Aparelho de Doppler colorido.

O mapeamento pré-operatório é fundamental, confirmando o refluxo das veias tratadas, identificando as perfurantes insuficientes, as áreas de tortuosidade, eventuais aneurismas, as variações anatômicas e auxiliando também todo o procedimento, desde o acesso até a ablação do vaso.

Termoablação da safena magna

No que se refere ao acesso, a punção da veia safena magna geralmente é feita no terço proximal da perna, evitando punções muito distais por risco de lesão do nervo safeno. É realizada com o paciente em decúbito dorsal e em leve proclive.

A punção é sempre ecoguiada, podendo ser em plano ou fora de plano (figura 29.3). Após a passagem da guia, coloca-se o introdutor 7 F (figura 29.4).

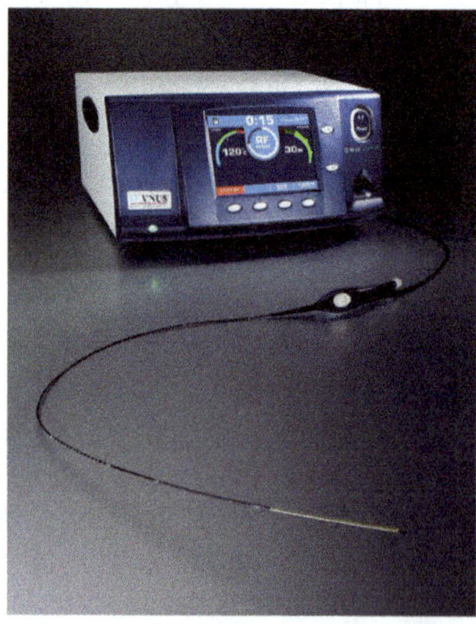

Figura 29.1 – Gerador com parâmetros para tratamento de safena. *Fonte*: divulgação.

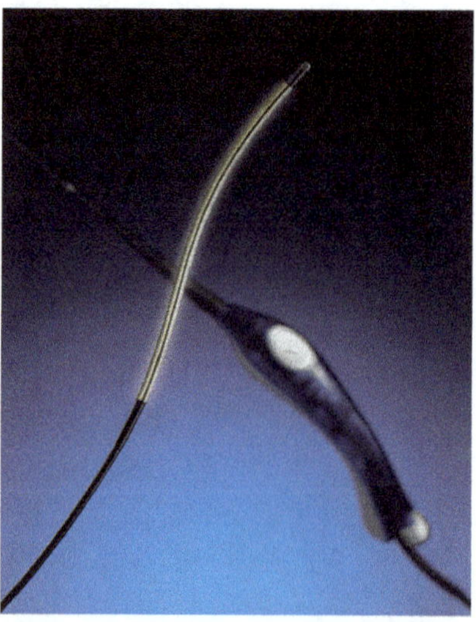

Figura 29.2 – Cateter de radiofrequência. *Fonte*: divulgação.

A introdução do cateter de radiofrequência é guiada pelo US, e pode-se utilizar guia para melhor navegabilidade do cateter. A extremidade do cateter deve ser posicionada a 2 cm da junção safenofemoral (JSF) e caudal à veia epigástrica superficial (figura 29.5).[9] A patência da veia epigástrica superficial é importante para garantir um fluxo constante na JSF, evitando formação de trombo nessa região.

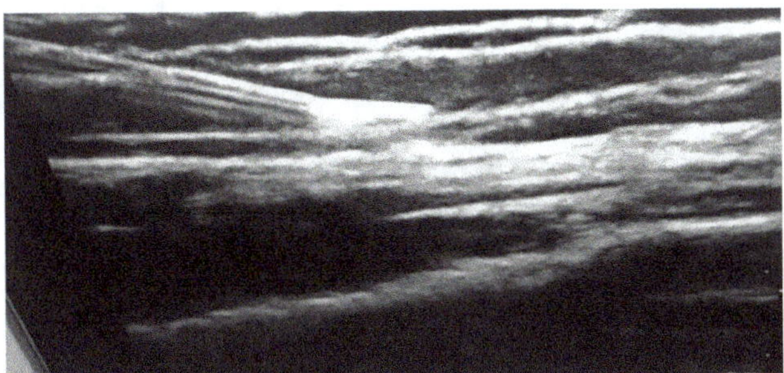

Figura 29.3 - Imagem por ultrassom Doppler do fio-guia introduzido na luz da veia safena.
Fonte: os autores.

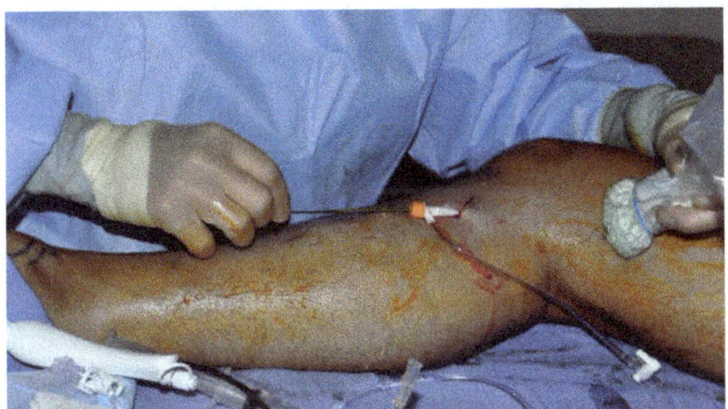

Figura 29.4 - Introdutor colocado por punção percutânea no terço proximal da perna.
Fonte: os autores.

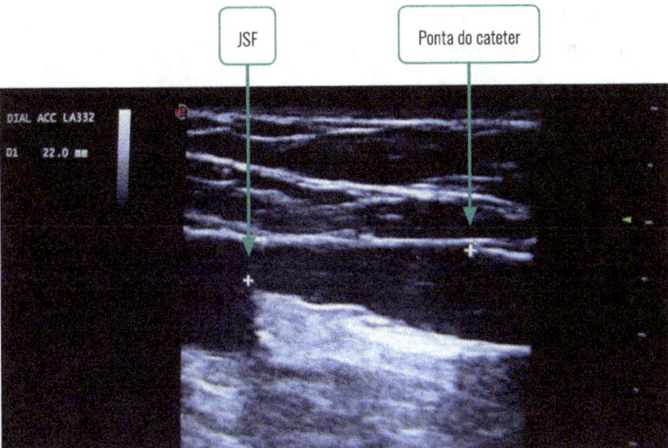

Figura 29.5 - Incidência longitudinal da crossa, mostrando no mesmo plano todas as estruturas e a ponta do cateter.
Fonte: os autores.

Tumescência

Após o posicionamento do cateter, colocamos o paciente em trendelenburg e procedemos à injeção da solução tumescente no compartimento safênico, com o intuito de afastá-la das estruturas adjacentes, inclusive a pele, além de promover um espasmo da veia, favorecendo a lesão térmica pelo dispositivo e também analgesia. Iniciamos sempre a tumescência de caudal para cranial (figura 29.6), deixando por último a junção safenofemoral, na qual realizamos a tumescência com o probe longitudinalmente, permitindo conferir a posição do cateter e comprimirmos com a solução a junção safenofemoral (figura 29.7). A solução é feita com 445 ml de SF + 50 ml de lidocaína 1% com epinefrina + 5 ml de bicarbonato de sódio 6. É controversa a utilização de corticoide na solução.

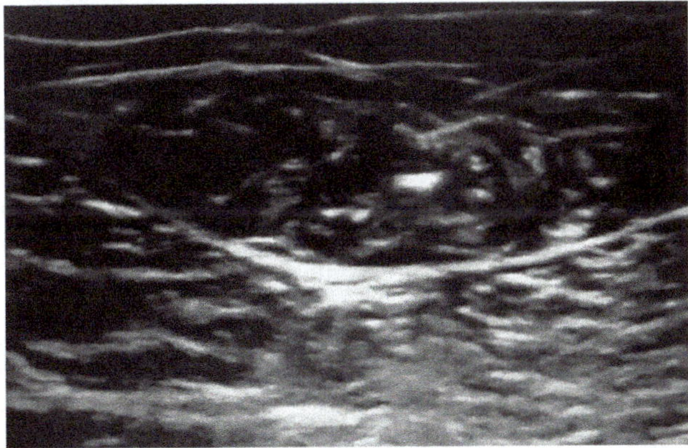

Figura 29.6 - Figura mostrando agulha e tumescência do compartimento safênico.
Fonte: os autores.

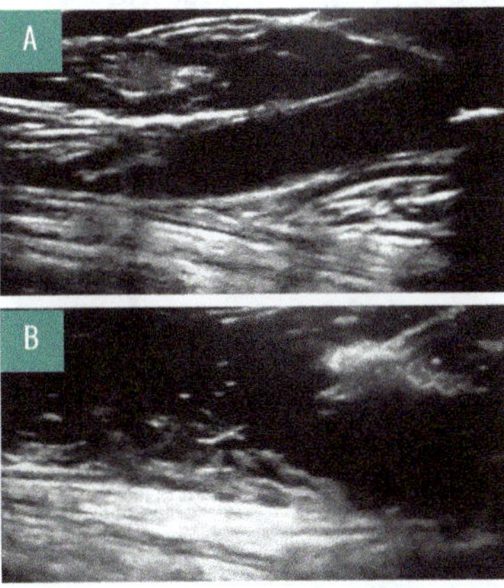

Figura 29.7 - (A) JSF antes da tumescência e (B) depois.
Fonte: os autores.

Termoablação

Após a realização da tumescência, procedemos à termoablação, tracionando o cateter a cada ciclo, que tem duração de 20 segundos.[10] Ao final de cada ciclo, recua-se o cateter até a próxima marca. Quando o elemento térmico estiver próximo do introdutor, este deve ser recuado, evitando disparar energia no seu interior. Sempre fazemos dois ciclos na JSF – recomenda-se um ciclo para o restante do segmento. Devemos realizar dois ciclos em todo o trajeto em safenas maiores que 10 mm de diâmetro.

No final do procedimento, é realizado curativo compressivo por 72 horas; após, meia elástica por 14 dias.

Tratamento de veia safena parva

Os mesmos princípios do tratamento da safena magna são utilizados na safena parva, porém a posição do paciente é em decúbito ventral e o sítio de punção é no terço médio, entre as cabeças dos músculos gastrocnêmios, evitando punções mais distais por aumentar o risco de lesão do nervo sural. Deve-se utilizar o cateter de 3 cm, pois, como nesse território tratamos segmentos menores, temos mais flexibilidade de tratamento. A ponta do cateter deve estar a 2,5 cm da junção safeno-poplítea.

Tratamento de veias perfurantes

Nessa situação, tanto o dispositivo cateter como o gerador funcionam de formas diferentes, quando comparadas ao tratamento das safenas.

O mapeamento com Doppler pré-operatório é fundamental para identificar e avaliar as veias perfurantes.

Com o paciente posicionado em proclive, procede-se ao bloqueio local com 1 ml-2 ml de lidocaína no sítio de punção.

ACESSO

Existem três métodos para acesso às veias perfurantes.

- Direto: realiza-se a punção ecoguiada direto com o estilete até o ponto de tratamento.
- Over the wire: punciona-se a veia superficial, navegando com a guia até a veia profunda; em seguida, navega-se o estilete sobre a guia até o ponto de tratamento.
- Com o auxílio de um cateter de 12 g, punciona-se a veia, introduzindo o cateter até o sítio de tratamento, e por dentro deste se introduz, subsequentemente, o estilete.

O sítio ideal de tratamento é o segmento intraluminal, subfascial, distando 0,5 cm da pele e do sistema profundo. Nesse momento, pode-se fazer a tumescência. A confirmação do local adequado se dá por três parâmetros: refluxo de sangue, visualização direta no ultrassom e impedância abaixo de 400 Ω.

Após a confirmação da posição do estilete, coloca-se o paciente em trendelenburg e pode-se realizar um bloqueio anestésico maior em torno do segmento a ser tratado com solução tumescente. Nesse momento, procedemos à ablação propriamente dita. Realizamos quatro ciclos, de 1 minuto cada um, nas seguintes posições: 0°, 90°, 180°, 270°. Recuamos então o estilete a 1 cm/min, com movimento giratório, realizando o tratamento de segmentos adjacentes.

Ao término, realizamos curativo compressivo por 48-72 horas e terapia de compressão elástica por 14 dias.

Referências

1. TM Proebstle, MD: PhD, J. Alm, MD, O. Göckeritz, MD, C. Wenzel, MD, T. Noppeney, MD, C. Lebard, MD, O. Pichot, MD, C. Sessa, MD e Creton, MD. Three-year European follow-up of endovenous radiofrequency-powered segmental thermal ablation of the great saphenous vein with or without treatment of calf varicosities. J Vasc Surg 2011 Jul;54(1):146-52.
2. K. Hemly Elkaffas, MD et al. Great Saphenous Vein Radiofrequency Ablation Versus Standard Stripping in the Management of Primary Varicose Vein-Randomized Clinical Trial. Angiology 2011;62(1):49-54.
3. RF Merchant, MD et al. Long-term Outcomes of Endovenous Radiofrequency Obliteration of Saphenous Reflux as a Treatment for Superficial Venous Insufficiency. J Vasc Surg 2005;42:502-9.
4. MT Roos, MD et al. Pain perception during and after ClosureFast™ procedure. Phlebology 2011;25(5):209-212.
5. C. Garcia Madrid, MD et al. Update on Endovenous Radio-Frequency Closure Ablation of Varicose Veins. Ann Vasc Surg 2012;26:281-291.

6. Gloviczki P, Comerota AJ, Dalsing MC, Eklof BG, Gillespie DL, Gloviczki ML et al. The care of patients with varicose veins and associated chronic venous diseases: clinical practice guidelines of the Society for Vascular Surgery and the American Venous Forum. J Vasc Surg 2011;53(Suppl):2S-48S.

7. D. Calcagno, MD et al. Effect of Saphenous Vein Diameter on Closure Rate With ClosureFast™. Vasc Endovascular Surg 2009;43(6):567-70.

8. D. Creton, MD et al. Radiofrequency-Powered Segmental Thermal Obliteration Carried out with the ClosureFast™ procedure: Results at 1 Year. American Vascular Surgery Abril de 2010;24(3):360-366.

9. RJ Hinchliffe, MD et al. A prospective randomised controlled trial of ClosureFast™ catheter RF procedure versus surgery for the treatment of recurrent long saphenous varicose veins. Eur J Vasc Endovasc Surg 2006 Fev;31(2):212-8.

10. J. Alm, MD et al. ClosureFast™ radiofrequency ablation of varicose veins from ClosurePLUS™ to ClosureFast™. Phlebologie. Fevereiro de 2010;39:61-68.

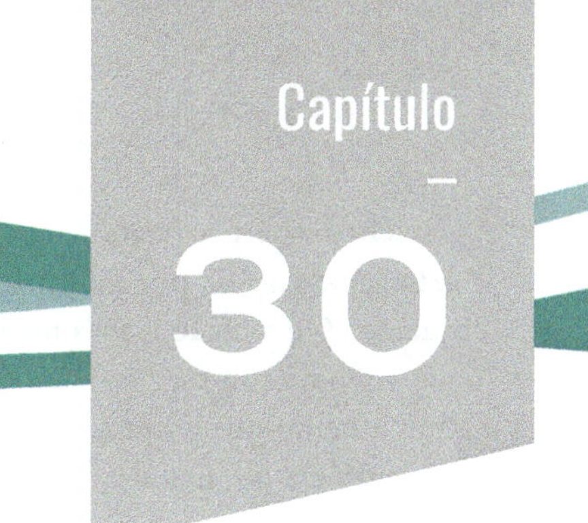

Escleroterapia com microespuma de polidocanol guiada por eco-Doppler no tratamento da insuficiência venosa crônica avançada – CEAP C4, C5, C6

SÉRGIO ROBERTO TIOSSI

Introdução

A escleroterapia "com espuma" no tratamento das varizes foi descrita por Orbach[1,2] quando compara a eficácia do esclerosante líquido tetradecil sulfato (TDS) à mistura de TDS com ar atmosférico, injetando ar nos pontos das punções venosas, de modo a deslocar o sangue e a manter a mistura por mais tempo e em maior contato com o endotélio (técnica de "air-block").

Cabrera[3] descreve a "microespuma" de polidocanol chamando a atenção para a importância das microbolhas esclerosantes: quanto menor o tamanho das bolhas, maior será o "efeito espuma"; porém, o método era complexo e dispendioso. Monfreaux[4] desenvolve um dispositivo de menor custo, mas as bolhas eram grandes demais e não eram homogêneas, além de instáveis. O "divisor de águas" surge com Tessari,[5] quando descreve "o turbilhão", obtendo um método de fácil execução, baixo custo e alta efetividade, podendo ser indicado para varizes de qualquer calibre. Hammel-Desnos[6] demonstra a superioridade da espuma de polidocanol, quando comparada à forma líquida, no tratamento das safenas insuficientes: eliminação do refluxo troncular em 84% contra 39,5% daquelas tratadas com polidocanol líquido. A normatização da escleroterapia com espuma inicia-se com o Consenso Europeu de Tegernsee[7] e pelo grupo de estudos "Le Club Mousse".[8]

Gobin e Benigni[9] demonstram com detalhes a técnica, as indicações, os resultados e as complicações da espuma ecoguiada. Bergan[10] descreve novos preceitos sobre o tratamento da insuficiência venosa crônica avançada por intermédio da escleroterapia ecoguiada. A evolução dos conhecimentos sobre hipertensão venosa crônica,[11] as Diretrizes Internacionais[12,13] e o treinamento ultrassonográfico aumentariam a segurança e eficácia do método.[14]

O efeito espuma

Espuma é um conjunto de bolhas que se formam a partir de uma finíssima parede e que contém gás em seu interior. Sua característica principal é a de que se podem prever suas dimensões e a forma de contato entre duas ou mais bolhas de uma mesma dimensão, utilizando os conceitos matemáticos de minimização das superfícies (Schwarz, 1871). Bolhas de dimensões semelhantes apresentam interface plana, e a configuração desses desenhos seguem condições físicas que garantem a estabilidade dessas interações. Nesses agrupamentos de bolhas que formam a espuma, necessitamos de reduzida quantidade de substância em fase líquida para preencher volumes relativamente grandes.

O processo de obtenção da microespuma apresentará melhores resultados quanto menor as bolhas, aumentando a área de contato entre a espuma e endotélio e resultando em reação mais rápida e eficiente.[7] O objetivo não é causar a trombose do vaso, mas sua fibrose definitiva, equivalendo funcionalmente à remoção cirúrgica da veia varicosa.[2,3]

A oclusão da veia decorre da reação química inflamatória provocada pela substância esclerosante que destrói as células endoteliais (túnica íntima) e, ao entrar em contato com a musculatura lisa (túnica média), provoca a imediata contração das miofibrilas musculares e edema, resultando em espasmo venoso (figuras 30.1 e 30.2); esse espasmo é o responsável por mais de 50% da redução da área da secção transversal da veia nos segmentos em contato com a substância esclerosante. O efeito tardio desse tratamento é a fibrose que ocorre no local da lesão química e leva várias semanas para se completar. O risco de trombose venosa e/ou embolia gasosa é muito pequeno, uma vez que ± 95% da espuma é retida nas veias superficiais durante a sessão da escleroterapia, e quantidade muito pequena é transportada a um sistema profundo de alta capacitância e fluxo; além de que a meia-vida das bolhas é muito curta, 1-3 minutos.[15,16] A compressão externa (figuras 30.3, 30.4 e 30.5) concluirá a fibroesclerose venosa, como descrito por Benigni.[17] O polidocanol é aprovado pela Anvisa,[18] sendo o esclerosante mais usado no mundo.[19]

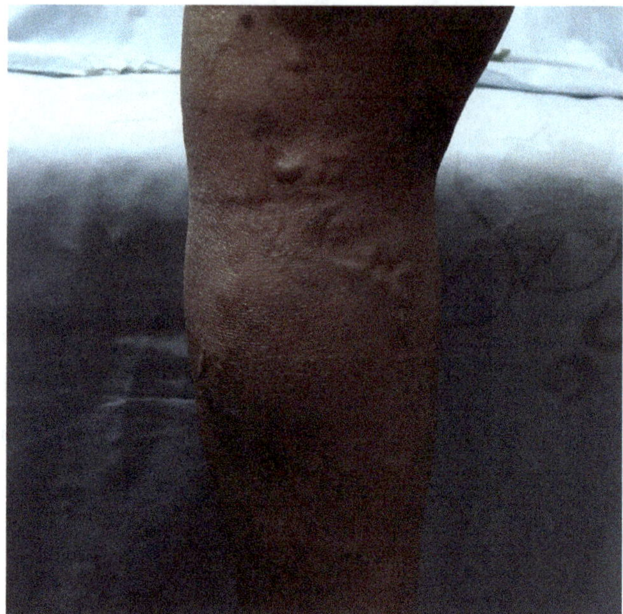

Figura 30.1 – Antes da escleroterapia.
Fonte: o autor.

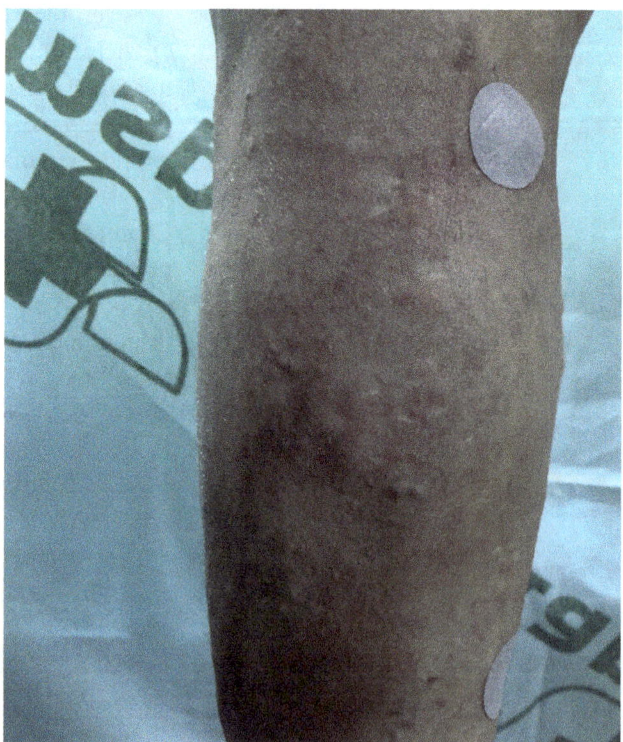

Figura 30.2 – Espasmo venoso após injeções.
Fonte: o autor.

Indicações e técnicas

A escleroterapia com polidocanol tem-se demonstrado uma alternativa terapêutica segura e efetiva,[14] principalmente no tratamento da insuficiência das safenas,[20] das perfurantes[21,22] e das varizes peri-úlcera[23,24] nos casos de IVC avançada – CEAP C4, C5 e C6.[7,8,12,13,25]

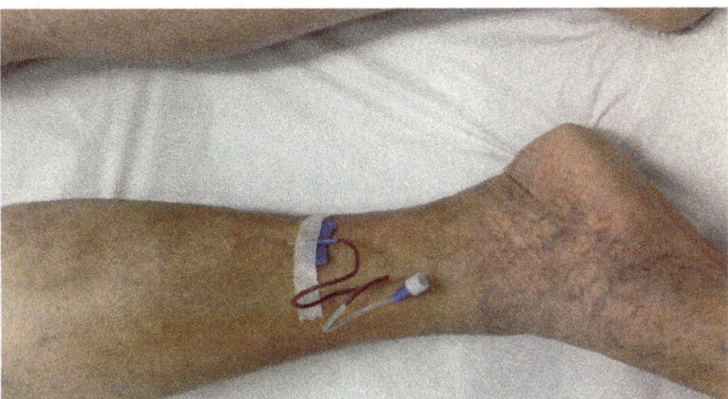

Figura 30.3 – Punção venosa.
Fonte: o autor

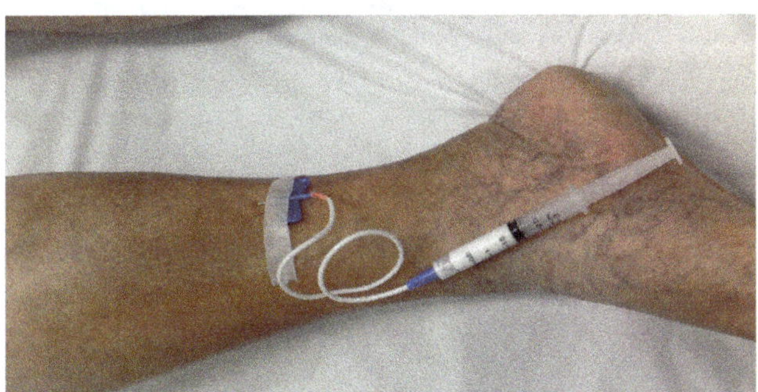

Figura 30.4 – Injeção de espuma.
Fonte: o autor.

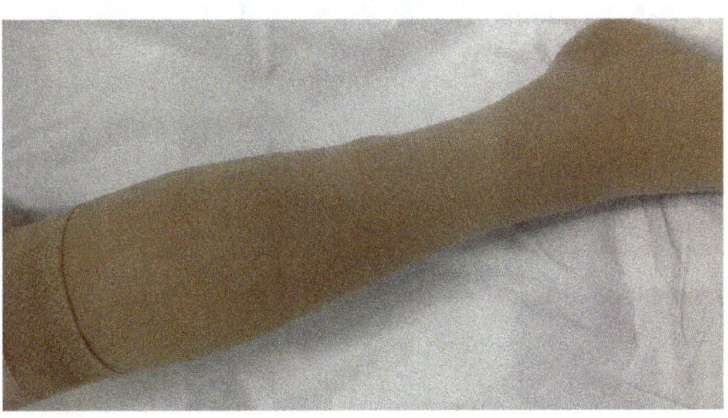

Figura 30.5 – Compressão 30 mmHg-40 mmHg.
Fonte: o autor.

No Ambulatório de Insuficiência Venosa Crônica do Hospital do Servidor Público Estadual de São Paulo, realizamos rotineiramente o tratamento pela técnica de Tessari,[5] que consiste na produção de microbolhas, misturando polidocanol líquido (figura 30.6) com ar ambiente na proporção de 1:4 (figura 30.7a), por meio de duas seringas conectadas a uma torneirinha de três vias, turbilhonando o líquido e o gás em "vaivém" por 20 vezes até formar visualmente um "mousse" homogêneo (figura 30.7b); na concentração a 3%, ela é estável e viscosa.[12,20]

Quando utilizamos o polidocanol em concentrações menores, a espuma produzida na proporção 1:4 é instável e então diminui-se a proporção em 1:2, de modo a manter sua estabilidade. Não há efeitos adversos atribuídos ao uso de ar ambiente na produção da espuma nem diferença no efeito entre o tipo do gás utilizado.[26] Os eventuais efeitos visuais transitórios e as complicações tromboembólicas surgem com a injeção de altos volumes de espuma, sendo por isso recomendado até o máximo de 10 ml de solução por sessão.[12,13,22,27] No Brasil, o tratamento foi recentemente incorporado ao SUS pela Conitec, mas ainda não se encontra disponível na maioria dos serviços públicos.[28]

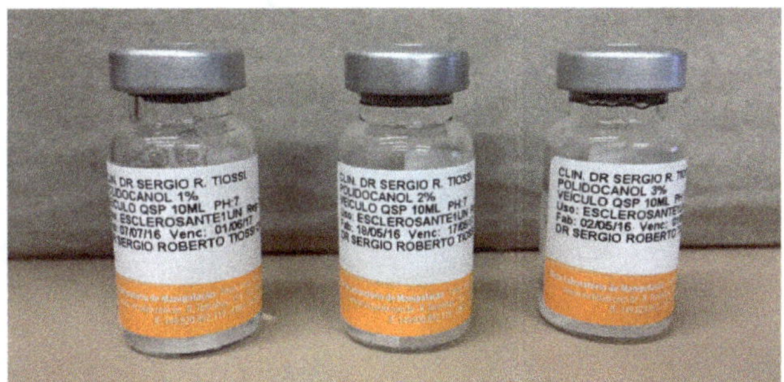

Figura 30.6 – Polidocanol líquido.
Fonte: o autor.

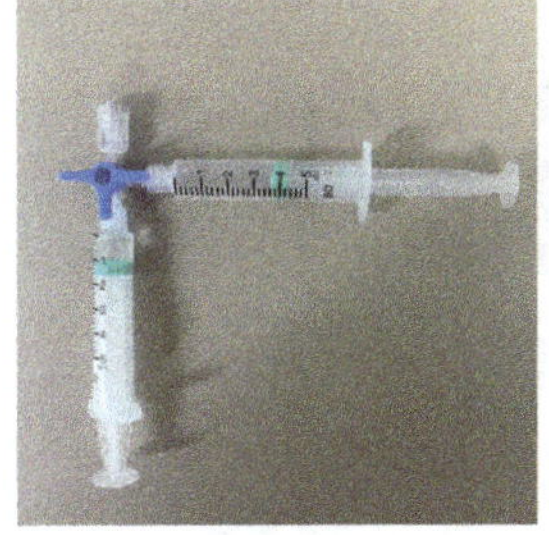

Figura 30.7a – Líquido: Ar (1:4).
Fonte: o autor.

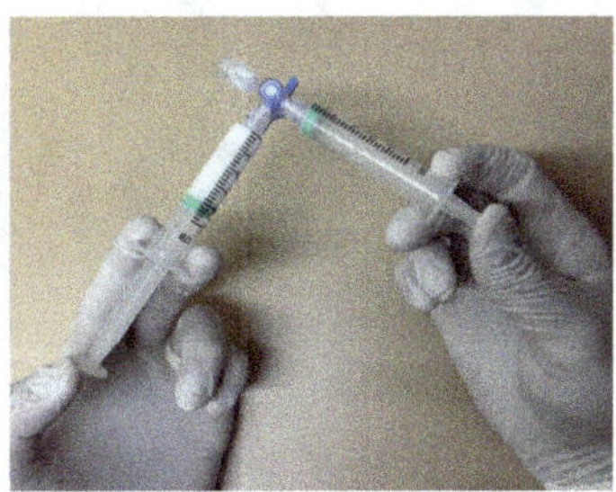

Figura 30.7b – Técnica de Tessari.
Fonte: o autor.

Os candidatos à escleroterapia necessitam de avaliação ecográfica das fontes e rotas dos refluxos (figuras 30.8a e 30.8b), mensurações dos respectivos diâmetros das safenas nas crossas, em três segmentos da coxa (C1, C2, C3) e em dois segmentos da perna (P1, P2), mapeamento das perfurantes insuficientes (figura 30.9) e/ou de reentrada, além da avaliação da área peri-úlcera e do leito da úlcera. Quarenta e seis por cento das úlceras laterais e 11% das úlceras mediais de perna apresentam fontes "cruzadas" do refluxo (figura 30.10); 20% não demonstram sinais visíveis ou palpáveis de veias varicosas.[29]

Estudos têm demonstrado refluxo superficial em até 80% dos pacientes com úlcera venosa; quase metade deles apresenta refluxo profundo em algum grau.[30] Dessa forma, a maioria dos pacientes com CEAP avançado tem indicação de tratamento do sistema venoso superficial.[31]

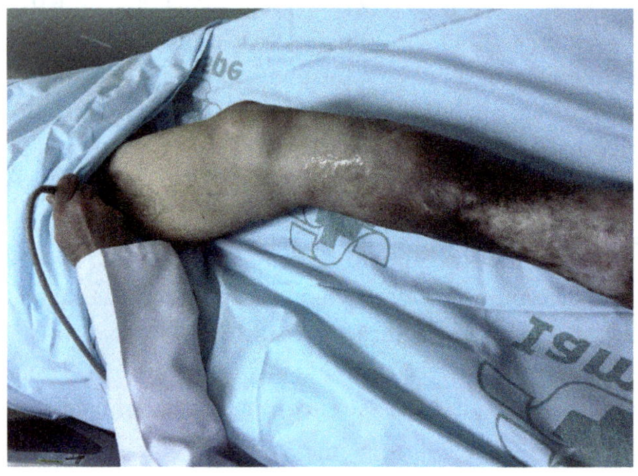

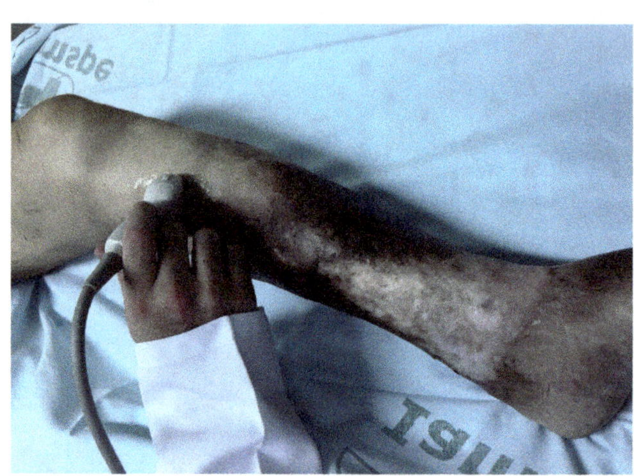

Figuras 30.8a e 30.8b – Avaliação ecográfica.
Fonte: o autor.

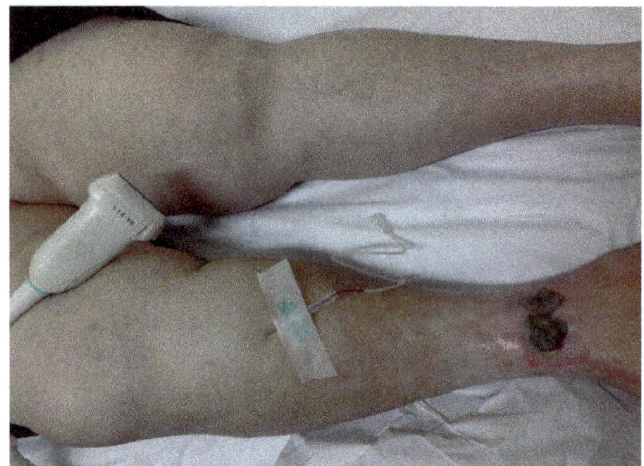

Figura 30.9 – Refluxo direto ao leito da úlcera.
Fonte: o autor.

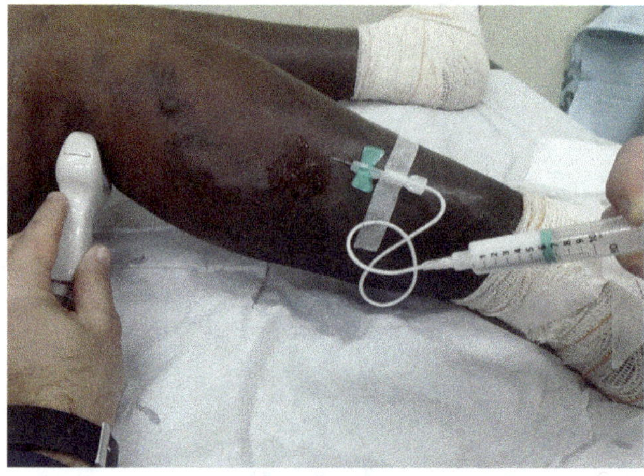

Figura 30.10 – Refluxo cruzado.
Fonte: o autor.

No mapeamento das veias-alvo e com o paciente em ortostase (figura 30.11), identificamos as crossas das safenas, seus diâmetros e a profundidade em relação à pele (figuras 30.12a e 30.12b), a presença do refluxo (figura 30.13), além de sequelas de tromboflebites ou realização prévia da escleroterapia com espuma. Essas informações nos auxiliam a escolher a concentração do polidocanol a ser utilizada (quadro 30.1).[13, 14, 21, 22, 31, 32]

Quadro 30.1 – Concentrações de espuma.

INDICAÇÃO	CONCENTRAÇÃO DO POLIDOCANOL
Safenas ≤ 4 mm	1%
Safenas de 5 mm-8 mm	2%
Safenas ≥ 9 mm	3%
Perfurantes insuficientes	1%-3% (a depender do diâmetro)
Varizes tronculares (≥ 3 mm)	1%-3% (a depender do diâmetro)
Varizes recorrentes (≥ 3 mm)	1%-3% (a depender do diâmetro)

Fonte: adaptado de Rabe E et al., 2013.

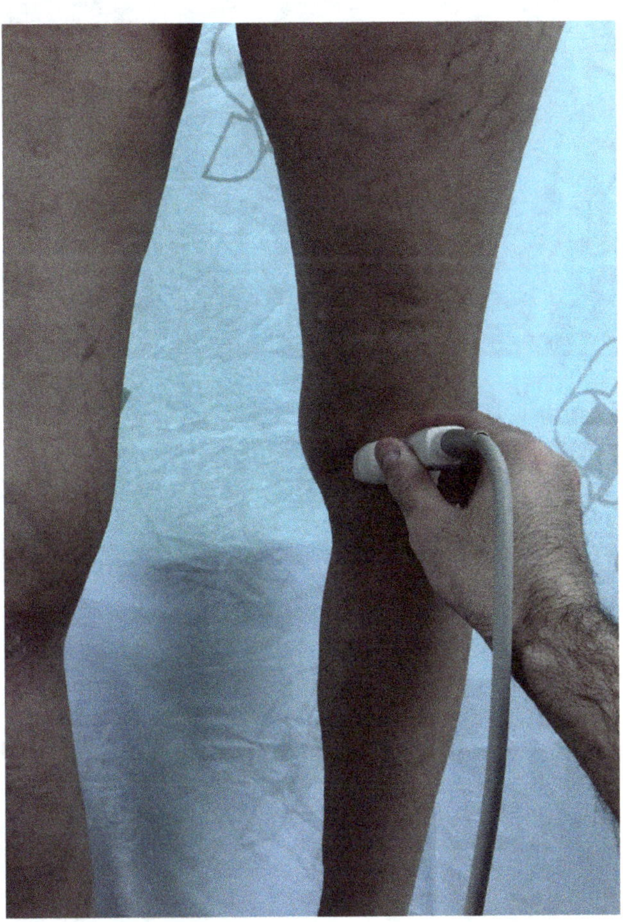

Figura 30.11 – Identificação da veia safena parva por eco-Doppler.
Fonte: o autor.

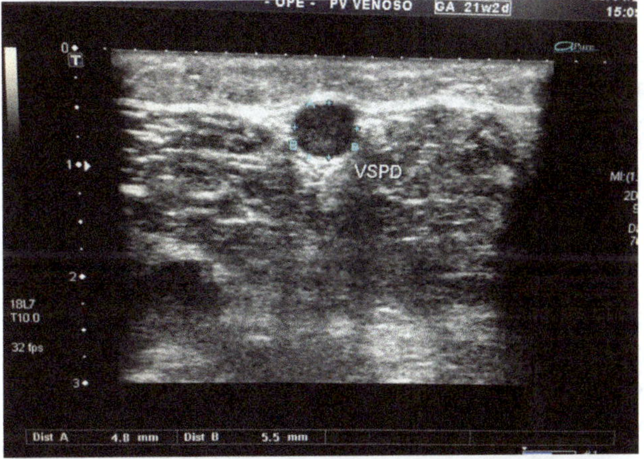

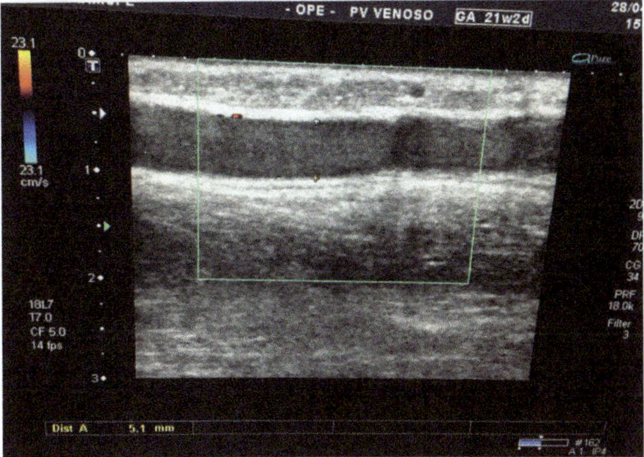

Figuras 30.12a e 30.12b – Medidas dos diâmetros.
Fonte: o autor.

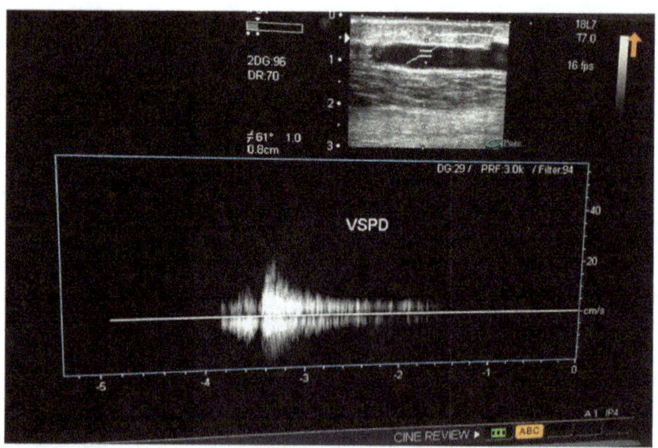

Figura 30.13 – Confirmação do refluxo.
Fonte: o autor.

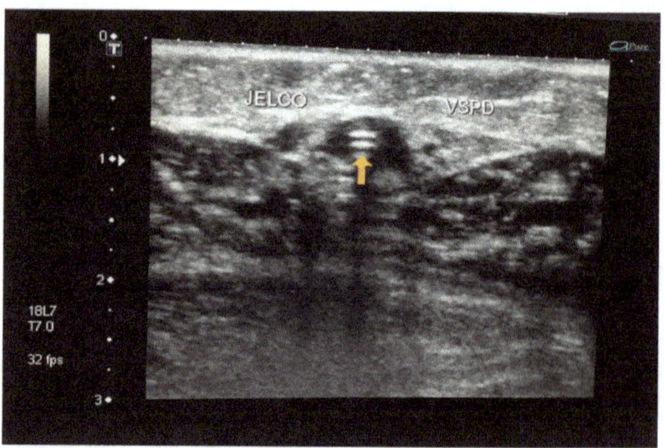

Figura 30.16 – Imagem do cateter curto na VSP (seta amarela).
Fonte: o autor.

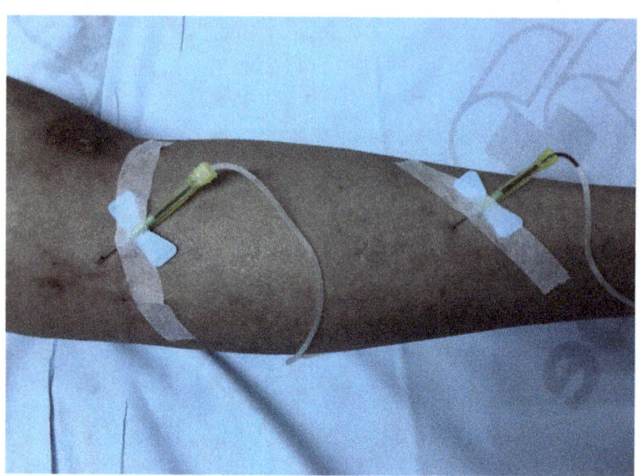

Figura 30.14 – "Butterfly".
Fonte: o autor.

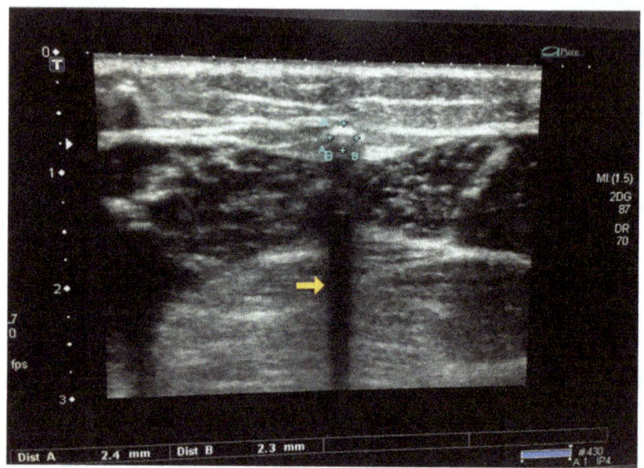

Figura 30.17 – Bom espasmo e bom preenchimento. (A seta amarela identifica a sombra acústica.)
Fonte: o autor.

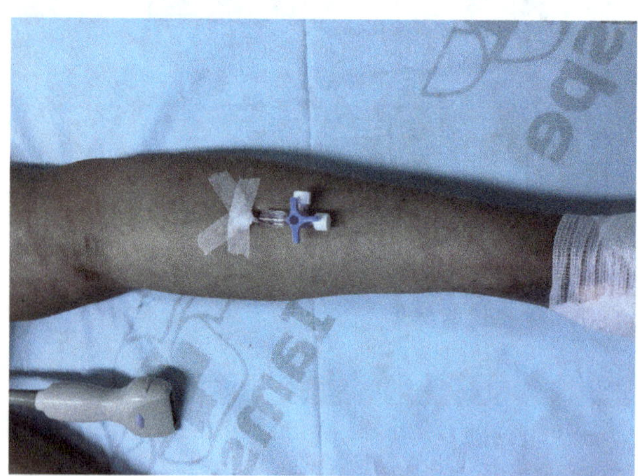

Figura 30.15 – Jelco 18.
Fonte: o autor.

As punções venosas são geralmente realizadas com "butterfly" 21 G ou 23 G (figura 30.14) ou por meio de cateteres curtos, tipo Jelco nº 18 (figura 30.15), dependendo da profundidade da veia em relação à pele e confirmadas pelo eco-Doppler antes das injeções da espuma (figura 30.16).

Além do espasmo ecográfico e do preenchimento do lúmen venoso pela espuma (figura 30.17), a observação clínica do espasmo venoso também nos auxilia a definir com segurança o volume a ser injetado em cada sessão, minimizando o risco de complicações tromboembólicas.[13,33]

Resultados e complicações

Em 84% dos casos, observamos sucesso terapêutico,[34] e a maioria das úlceras cicatriza com uma sessão de espuma.[35] Preconiza-se avaliação clínico-ecográfica em 3 semanas e ecográfica a cada 6 meses por 2 anos.[32]

A imagem de um cordão ecogênico ou o desaparecimento da safena ocorre em 63% em 12 meses, 80% em 18 meses e 85% em 24 meses. Não há diferença nas taxas de oclusão e recanalização das safenas ≤ 7 mm, quando utilizada espuma a 1% ou a 3%. A média de volume para tratar a safena magna de coxa foi de 4,5 ml.[32] O "esclerus" (sangue residual liquefeito que se mantém no lúmen venoso) acontece com certa frequência, necessitando de drenagem com agulha para evitar hiperpigmentação e/ou tromboflebite; ocorre por preenchimento incompleto da veia e/ou baixa concentração da espuma, em geral em veias dérmicas e que não foram completamente ocluídas pelo espasmo e pela compressão,[13,17] levando à hiperpigmentação.

A hiperpigmentação da pele é importante inconveniente estético: 17,8%-30% dos casos; seu clareamento espontâneo ocorre em 70% dos casos nos primeiros 6 meses.[36,37] Depende ainda da cor da pele, do diâmetro e da profundidade da veia e da espuma em altas concentrações.

O grande temor para os iniciantes do método é a descrição de distúrbios neurológicos pós-espuma: distúrbios visuais, enxaqueca e até relatos de isquemia cerebral transitória. O mecanismo dessas alterações seria por alta liberação de endotelinas, causada por destruição endotelial. Esses fenômenos apresentavam forte associação com persistência assintomática do forame oval.[38-40] É relatado, também, tosse seca por broncoconstrição induzida por liberação de endotelinas.

TVP femoral e/ou poplítea é descrita em 0,2% dos casos e geralmente é associada à injeção de altos volumes de espuma nas safenas em uma mesma sessão. Utilizando o volume máximo de 10 ml por sessão de escleroterapia, conforme os Consensos,[12-14] minimizamos o risco de TVP.[13,41]

Atualmente, podemos considerar a escleroterapia com espuma ecoguiada o método de melhor custo-efetividade para a cicatrização das úlceras venosas e prevenção de suas recidivas. O tratamento é relativamente simples e rápido, minimamente invasivo, realizado em ambulatórios com baixo risco de complicações, e os pacientes retornam às suas atividades cotidianas num curto período de tempo. A terapia compressiva é fundamental para os bons resultados nesses CEAPs avançados e deve ser estimulada.

Referências

1. Orbach EJ, Petegretti AK. The thrombogenic property of a foam of a synthetic anionic detergent (sodium tetradecil sulfato). Angiology 1950;1:237.
2. Orbach EJ. Contribution to the therapy of the varicose complex. J Int Coll Surg 1950;13:7765-7.
3. Cabrera Garrido JR, Cabrera Garcia-Olmedo JR, Garcia-Olmedo DMA. Elargissement des limites de la schlérothérapie: noveaux produits sclérosants. Phlébologie 1997;50:181:8.
4. Monfreux A. Traitement sclérosant des troncs saphéniens et leur collatérales de gros calibre par le méthode MUS. Phlébologie 1997;50:351-3.
5. Tessari L, Cavezzi A, Frulinni A. Preliminary experience with a new sclerosing foam in the treatment of varicose veins. Dermatol Surg 2001;27:58-60.
6. Hamel-Desnos C, Desnos P, Wollmann JC, Ouvry P, Mako S, Allaert FA. Evaluation of the efficacy of polidocanol in the form of foam compared with liquid form in sclerotherapy of the greater saphenous vein: initial results. Dermatol Surg 2003; 29(12):1170-5.
7. Breu FX, Guggenbichler S, Wollmann JC. Second European Consensus Meeting on Foam Sclerotherapy. Tergernsee, Germany. Vasa 2008;3790-5.
8. www.club-mousse.com 2007. Référentiel de traitement endovasculaire des varices par injection écho-guiadée de mousse fibrosante. Le Consensus de Grenoble, version 2011.
9. Gobin JP, Benigni JP. La Sclérothérapie 2007, edition Eska.
10. Bergan J; Cheng V. Foam sclerotherapy: a textbook. Royal Society of Medicine Press Ltd 2008. Elservier.
11. Meissner MH, Gloviczki P, Bergan J, Kistner RL, Morrison N, Pannier F, Pappas PJ, Rabe E, Raju S, Villavicencio JL. Primary chronic venous disorders. J Vasc Surg 2007;46:54S-67S.
12. O'Donnell Jr TF, Passman MA, Marston WA, Ennis WJ, Dalsing M, Kistner RL, Laurie F, Henke PK, Gloviczki ML, Eklöf BG, Stoughton J, Raju S, Shortell CK, Raffetto JD, Partsch H, Pounds LC, Cummings ME, Gillespie DL, McLafferty RB, Hassan Murad M, Wakefield TW, Gloviczki P. Management of leg ulcers: Clinical practice guidelines of the Society for Vascular Surgery and the American Venous Forum. J Vasc Surg 2014;60:3S-59S.

13. Rabe E, Cavezzi A, Coleridge Smith P, Frullini A, Gillet JL, Guex JJ, Hamel-Desnos C, Kern P, Partsch H, Ramelet AA, Tessari L, Pannier F. European guidelines for sclerotherapy in chronic venous disorders. Phlebology, 2013 may.

14. Bradbury AW, Bate G, Pang K, Darval KA, Adam DJ. Ultrasound-guided foam sclerotherapy is a safe and clinically effective treatment for superficial venous reflux. J Vasc Surg 2010;52:939-45.

15. Bastos FR, Pinotti M. Escleroterapia com Espuma/O efeito espuma. BH/MG: Editora Folium, 2012. 242 p. il.

16. Rabe E, Pannier-Fisher F, Gerlach H et al. Guidelines for sclerotherapy of varicose veins. Dermatol Surg 2004;30:687-93.

17. Vin F, Benigni JP. Compression therapy International Consesus Document Guidelines according to scientific evidence. International Angiology 2004;23:317-45.

18. Portal.anvisa.gov.br>consultas-produtos.

19. http://www.aethoxysklerol-internacional.com/50-years-of-aethoxysklerol-health-legs.

20. Ouvry P, Allaert FA, Desnos P, Hamel-Desnos C. Efficacy of polidocanol foam versus liquid in sclerotherapy of the great saphenous veins: a multicentrer randomised controlled trial with a 2-year follow-up. Eur J Vasc Surg 2008;36:366-70.

21. Guex JJ. Ultrasound guided sclerotherapy (USGS) for perforating veins. Hawaii Med J 2000;59:261-2.

22. Masuda EM, Kessler DM, Laurie F, Puggioni A. Kistner RL, Eklöf B. The effect of ultrasound-guided sclerotherapy of incompetent perforator veins on venous clinical severity and disability scores. J Vasc Surg 2006;43:551-6.

23. Stücker M, Reich S, Hermes N. et al. Safety and efficiency of perilesional sclerotherapy in leg ulcer pacients with postthrombotic syndrome and/or oral anticoagulation with phenprocoumon. JD DG 2006;4:734-8.

24. Hertzman PA, Owens R. Rapid healing of chronic venous ulcers following ultrasound-guided foam sclerotherapy. Phlébology 2007;22:34-9.

25. Presti C, Miranda F, Merlo I, Moraes MRS, Kikushi R, Campos Jr W, Moura MRL. Insuficiência venosa crônica: diagnóstico e tratamento. Projeto Diretrizes – SBACV. 2015. 34 p.

26. Beckitt et al. Air versus phisiological gas for ultrasound guided foam sclerotherapy treatment of varicose veins. European J Vasc Endovasc Surg 2011;1:5.

27. De Roos KP, Groen L and Leenders AC. Foam sclerotherapy: investigating the need for sterile air. Dermatol Surg 2011;37:1119-24.

28. Tratamento esclerosante não estético de varizes dos membros inferiores. Conitec nº 247; jan./2017.

29. Obermayer A, Garzon K. Identifying the source of superficial reflux in venous leg ulcers using duplex ultrasound. J Vasc Surg 2010; 52:1255-61.

30. Perrin M. Rationale for surgery in the treatment of venous ulcer of the leg. Phlebolimphology 2004;45:276-80.

31. Danielsson G, Arfvidsson B, Eklöf B, Kistner RL, Masuda EM, Satoc DT. Reflux from thigh to calf, the major pathology in chronic venous ulcer disease: surgery indicated in the majority of pacients. Vascular Endovasc Surg 2004;38:209-19.

32. Hamel-Desnos C, Ouvry P, Benigni JP, Boitelle G, Schadeck M, Desnos P, Allaert FA. Comparison of 1% and 3% polidocanol foam in ultrasound guided sclerotherapy of the great safenous vein: a randomised, double-blind trial with two year-follow-up. The 3/1 study. European J Vasc Endovasc Surg 2007;34:723-29.

33. Coleridge-Smith P. Chronic venous disease treated by ultrasound guided foam sclerotherapy. European J Vasc Surg 2006;32:577-83.

34. Figueiredo M, Araújo SP, Penha-Silva N. Escleroterapia com microespuma em varizes tronculares primárias. J Vasc Bras 2006; v. 5, n. 3.

35. Silva MAM, Burihan MC, Barros OC, Nesser F, Ingrund JC, Neser A. Resultados do tratamento da insuficiência venosa crônica grave com espuma de polidocanol guiada por ultrassom. J Vasc Bras 2012; v. 11, n. 3.

36. Guex JJ, Allaert FA, Gillet JL et. al. Immediate and midterm complications of sclerotherapy: report of a prospective multicenter registry of 12,173 sclerotherapy sessions. Dermatol Surg 2005;31:123-8.

37. Jia X, Mowatt G, Burr JM et al. Systematic review of foam sclerotherapy for varicose veins. Br J Surg 2007;94:925-36.

38. Raymond-Martimbeau P. Transient adverse events positively associated with patent foramen ovale after ultrasound-guided foam sclerotherapy. Phlébology 2009;24:1114-9.

39. Frulini A, Felice F, Burchielli S, Di Stefano R. Neurological complications of foam sclerotherapy: fears and reality. Phlébology 2011;26:277-79.

40. Sarvananthan T, Shepherd AC, Willenberg T, Davies AH. Neurological complications of scleroherapy for varicose veins. J Vasc Surg 2012;(55)1:243-51.

41. Kulkarni SR, Messenger DE, Slim FJA, Emerson LG, Balbulia RA, Whyman MR, Poskitt KR. The incidence and characterization of deep vein thrombosis following ultrasound-guided foam sclerotherapy in 1000 legs with superficial venous reflux. J Vasc Surg; Venous and Lymphatic Disorders 2013;1:231-8.

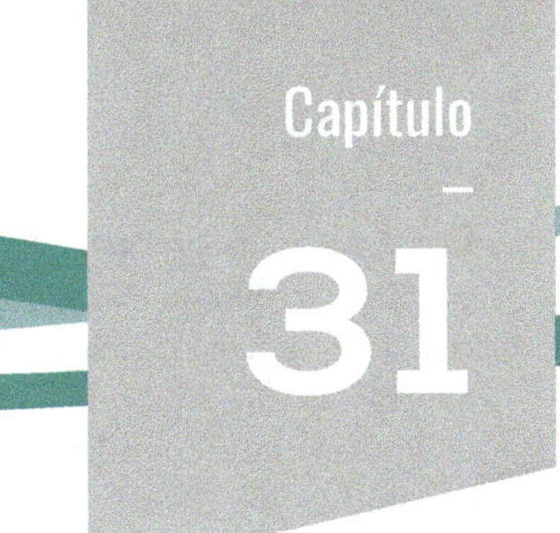

Dicas e truques na escleroterapia com espuma (EE) de varizes MMII

FRANCISCO REIS BASTOS

Para executar a EE, que visa controlar a insuficiência venosa crônica (IVC), devemos respeitar três pré-requisitos: conhecer a fisiopatologia venosa, dominar o uso do eco-Doppler e saber como fazer a espuma esclerosante.

Primeiro, é preciso conhecer bem a fisiopatologia da IVC e as alterações da rede venosa que vamos corrigir; depois, quanto ao eco-Doppler, devemos conhecê-lo bem, pois é por meio desse recurso tecnológico que vemos o que está acontecendo. Corrigem-se os erros e consolidam-se os acertos. Finalmente, saber fabricar uma boa espuma esclerosante com boa capacidade de aderir à parede da veia. Esses são os três pilares da EE.

Devemos prestar bastante atenção em nossos tratamentos e assimilar a experiência adquirida, o que no final resultará em uma curva de aprendizado importante e necessária. Esse aprendizado demanda tempo. Só com experiência é que detalhes importantes podem ser adquiridos para nossa boa formação profissional. Ser humilde, estudar muito e estar aberto ao aprendizado fazem parte da boa prática do médico. Sugerimos revisão da literatura sobre EE publicada no Brasil.[1]

O método da EE consiste em injetar uma substância esclerosante, sob forma de espuma, nas veias doentes, para cicatrizá-las, e com isso suprimir os efeitos danosos causados por elas. Esse procedimento é acompanhado por tecnologias modernas como o eco-Doppler, a transiluminação a LED, a meia elástica e a própria espuma, permitindo melhor diagnóstico e controle da doença. Tais tecnologias permitem o diagnóstico minucioso prévio, além de revelar detalhes importantes durante o tratamento. A transiluminação a LED dá à pele e à parede da veia aparência fina e translúcida, o que facilita a visão do sangue intravenoso subcutâneo de forma mais nítida. Vê-se, então, o sangue ou a espuma dentro da veia. Lembre-se de que a veia é estrutura muito fina constituída por camadas delgadas. O endotélio é pavimentar, ou seja, é composto de uma só camada de células. A camada média é a estrutura que realmente dá a forma da veia. Embora muito discreta, ela é composta de elementos musculares e principalmente de tecido conjuntivo. Já a camada adventícia é uma fina superposição de fibras conjuntivas esparsas e delgadas. A espessura das veias varia muito de paciente para paciente. Os médicos dos hospitais de pronto-socorros sabem que os eventuais traumas de veias são de difícil solução, uma vez que quase não existem estruturas a permitir uma boa sutura cirúrgica. Durante a escleroterapia, é possível ver onde está a ponta da agulha ou do cateter e onde será injetada a espuma, isto é, dentro ou fora da veia doente. O eco-Doppler permite também analisar a fisiopatologia das veias superficiais ao longo do processo de tratamento e ajuda a determinar o acesso venoso no momento da punção de veias mais profundas; além disso, auxilia a identificar se o volume de espuma injetado foi suficiente para preencher a veia. Ademais, deixa localizar o esclerus, de Vin, F., (coleção de sangue a ser drenada) após o tratamento, caso seja preciso. O uso de cateter curto, longo ou mesmo de um butterfly nos dá o controle da colocação de espuma na veia, oferece mais segurança, possibilita refazer nova injeção de mais espuma, se necessário, permite interromper antes o procedimento e injetar menos quantidade de espuma se o médico assim perceber que foi suficiente. O eco-Doppler, entretanto, não consegue distinguir a imagem da espuma da imagem da bolha de gás fisiológico que surge após a absorção do AET (polidocanol) pela parede da veia tratada. Isso quer dizer que aos olhos do ecodopplerista não é possível distinguir espuma com ou sem esclerosante. Ambas aparecem dentro das veias como imagens claras e semelhantes. O sequestro do esclerosante pela parede da veia é um processo rápido, facilitado pelo efeito espuma, e dá segurança ao método. Pouco sobra para ser neutralizado pela albumina.

O método de preparo da espuma mais usado é o do turbilhão, também chamado método das "três vias", em que se misturam melhor a 4 mL de gás biológico (oxigênio ou dióxido de carbono) ou ar atmosférico a 1 mL de solução esclerosante.

A espuma, após sua confecção, é introduzida na veia por intermédio de uma agulha (0,30 × 13 mm), o que torna o processo pouco doloroso. Vê-se a espuma esclerosante entrar na luz da veia e se misturar com o sangue. Isso apaga a imagem do sangue dentro da veia doente.

Teremos uma imagem semelhante à de uma "tábua de tiro ao alvo" no seu corte transversal. A imagem do corte longitudinal se assemelha àquela de duas faixas de uma estrada. A espuma carrega o esclerosante para a parede média das veias depois de destruir o endotélio e atravessar a camada de elastina que o sustenta.

O polidocanol que chega à camada média (muscular) da veia provoca uma reação de edema e contração das miofibrilas musculares da parede da veia, causando espasmo venoso de até 50% do seu volume pela liberação das endotelinas, que são poderosos vasoconstritores. A adesão intensa do medicamento à parede da veia se dá pelo "efeito espuma". O medicamento é absorvido em 94% de seu volume pela parede da veia. O efeito espuma é maior próximo ao local de punção venosa e menor à medida que se afasta daquele ponto. Uma pequena porção do esclerosante circulará pelo corpo humano, o que pode explicar seu baixo índice de complicação. A cicatrização restante será feita pelo paciente e pela aplicação de meia elástica, que faz a compressão externa, gerando cicatriz do tipo "primeira intenção" semelhante àquela que acontece com os pontos cirúrgicos. O efeito final representa alívio para as veias sadias, que terão melhor fisiologia se houver cicatrização daquelas que estão doentes.

O paciente permanece deitado no leito, durante o tratamento, por cerca de quinze minutos após a colocação das meias elásticas. Esse tempo parece retardar a liberação do total da endotelina da destruição do endotélio venoso e com isso evitar as reações tipo enxaqueca causadas por ela. Orientações prévias são dadas aos pacientes para melhor colaboração com o tratamento. A intenção é tranquilizar e esclarecer.

Trata-se de um processo de cicatrização que pode reter o sangue na veia tratada, além de promover a formação de uma cicatriz na parede da veia. É diferente da formação de tromboflebite, cujo produto pode migrar, tornando-se um êmbolo. O trombo é o resultado da coagulação do sangue e ocorre com elevação dos D-dímeros. Isso, geralmente, não acontece na formação da fibrose após escleroterapia. Nessa, ocorre formação de uma coleção de sangue presa pela fibrose em construção tanto na parede da veia quanto na luz venosa em segmentos diferentes. Em verdade, é possível que ocorram os dois processos, o esclero-trombo, de Parsi, K.[2]

O volume de espuma deve levar em consideração, além do tipo, o comprimento e o calibre da veia, bem como sua reação à espuma injetada. Ao verificar, ao eco-Doppler, o bom fechamento da veia doente, esse fato indica a necessidade de menos espuma. O não fechamento de parte da veia a ser tratada indica que devemos fazer nova injeção de espuma nesse lugar. A venocontração depende da endotelina liberada. A EE pode ser usada nas grandes veias encontradas nos pacientes com úlceras de estase, nos hemangiomas e nas malformações venosas, nos idosos e em recidivas complicadas de varizes.

A punção venosa deve ser ecoguiada quando vemos a ponta de nossa agulha ou do cateter e temos a certeza de que estamos dentro da veia por visualização ou por aspiração. Uma pequena injeção de espuma mostra com mais clareza onde está a ponta da agulha. O aparelho permite acompanhar a injeção da espuma e as reações das veias. Podemos parar de injetar se houver sinais de injeção fora da veia. Um infiltrado dérmico ou subdérmico demonstra que a injeção foi feita fora da veia. A imagem ao eco-Doppler é a de uma borra esbranquiçada, com uma sombra acústica abaixo.

Ecomarcação

Nosso tratamento deve ser norteado por pontos importantes da IVC, e esses pontos devem ser marcados na pele. Os pontos estratégicos serão escolhidos e podem ser as veias safenas, as veias perfurantes ou as veias tributárias com refluxo. Definidos tais pontos, sabemos onde estão os "reservatórios varicosos" a serem eliminados da rede venosa. Ao final da sessão da EE, essa marcação servirá para nortear a colocação de "tufos" ou roletes de algodão para aumentar a compressão sobre as veias de maior calibre. Esse algodão ficará sob as meias elásticas, que representam um ponto de apoio para compressão eficaz. Devemos também definir o volume e a concentração da espuma que será usada. Deve-se evitar puncionar a virilha e a fossa poplítea, pois são regiões de risco de punção arteriolar e estão próximas às veias profundas. Devem-se evitar também injeções em regiões de veias perfurantes, pois nessa região temos arteríolas. A injeção de arteríolas pode levar à necrose do setor irrigado por elas.

Tipos de técnica

Existem várias técnicas para fazer a escleroterapia com espuma: a técnica da punção direta e a do cateter curto ou longo. Nossa escolha deve priorizar os procedimentos mais simples, como a da punção direta, que busca ser menos invasiva. Tal técnica consiste em escolher as veias doentes a tratar, ou uma de suas tributárias, e aí efetuar a injeção da espuma esclerosante. É importante localizar o reservatório varicoso e atuar sobre ele, eliminando-o. Veja na figura 31.1 a punção da veia safena magna abaixo do joelho, com a sonda do eco-Doppler colocada em posição transversa, mostrando um "corte" da veia e uma imagem circular negra. O acesso pela punção direta deve ser no começo do terço médio da coxa, quando a veia safena magna está toda doente, e ao nível do terço médio da perna no caso da safena parva.

Usa-se o conceito de "porta de entrada", ou seja, uma veia tributária poderá servir de entrada para que a espuma possa alcançar a parte doente da veia safena. O produto esclerosante passará da veia tributária para a safena magna. Tanto a veia tributária quanto a safena serão esclerosadas. Melhor seria dizer que a intenção é fazer a espuma esclerosante chegar ao reservatório varicoso para corrigir as alterações da rede venosa. Por outro lado, a punção das veias safenas com agulha, diretamente, exige mais prática. Se fizermos a punção dessa "porta de entrada" com um cateter do tipo butterfly, teremos um dispositivo que permite lavar a veia com soro antes e repetir injeções de espuma. Após fixação do dispositivo com um pedaço de Micropore 3M, poderemos por ali fazer a injeção de soro e espuma.

Lavar a veia e evitar o sangue são procedimentos importantes antes da injeção de espuma, pois foi demonstrado por Connor e Parsi que o sangue possui elementos neutralizadores da ação esclerosante.

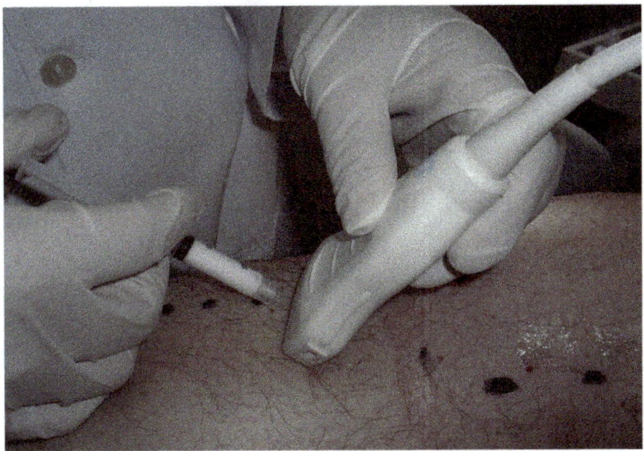

Figura 31.1 – Punção direta da veia safena magna, guiada pelo eco-Doppler.
Fonte: o autor.

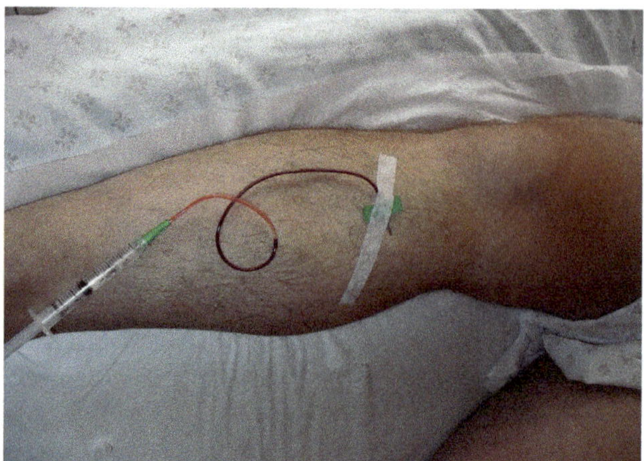

Figura 31.2 – Butterfly, foto mostrando veia tributária puncionada.
Fonte: o autor.

A média do volume de espuma mais usada é de 6 mL em 80% dos casos, sendo que o Consenso de Tergensee recomenda não ultrapassar 10 mL em cada sessão de escleroterapia. O melhor é injetar pequenas quantidades em locais variados e sempre sob baixa pressão. O produto mais utilizado no mundo para escleroterapia é o polidocanol, na concentração de 0,25%-3%.

Em veias safenas de menor calibre que 4 mm, recomenda-se usar a espuma feita com 0,5% de polidocanol. Para veias de calibre entre 4 mm-6 mm, a concentração de 1% é boa opção. Nas veias safenas de 7 mm-9 mm, podemos usar 2%, e nas de calibre superior a 9 mm devemos usar o polidocanol a 3%.[1] Podemos fazer injeções cuidadosas ao redor de úlceras de estase, sempre com baixa pressão. Deve-se evitar também a proximidade de veias perfurantes que podem drenar a espuma para o sistema venoso profundo.

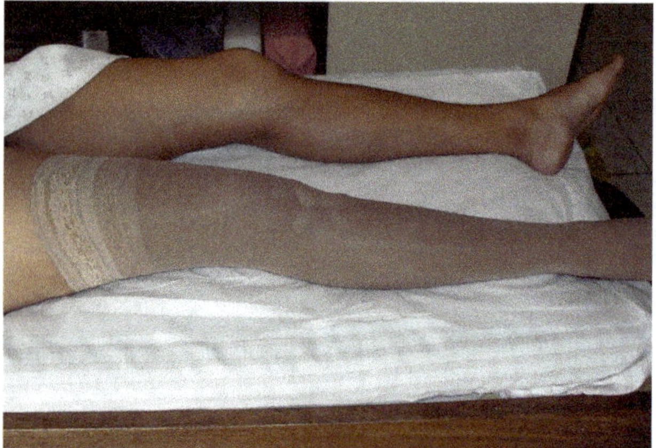

Figura 31.3 – Superposição de meias elásticas.
Fonte: o autor.

Nossa estratégia deve ser elaborada a partir de um bom diagnóstico inicial da IVC feito com o eco-Doppler. Devemos localizar o "reservatório varicoso" principal a ser contemplado com o nosso tratamento. Esse elemento de patologia atua alterando a rede venosa vizinha, conforme detalhado na obra *Escleroterapia com espuma*.[3]

Compressão elástica

O uso de meias elásticas medicinais após a EE é recomendado por vários autores e parece nos permitir melhores resultados tanto na cicatrização das veias tratadas como na menor incidência de complicações. No tratamento das veias de menor calibre há tendência em se utilizarem meias de 20 mmHg-30 mmHg, e nas veias de maior calibre recomenda-se dobrar a compressão, ou seja, 30 mmHg-40 mmHg. Pode-se usar a mesma meia de 20 mmHg-30 mmHg em compressão dupla, quer dizer, uma meia sobre a outra, dobrando a compressão (figura 31.3). Duas meias de compressão 20 mmHg-30 mmHg, uma sobre a outra, nos dá uma pressão de 36 mmHg, segundo Benigni, JP. É a superposição de meias!

Recomenda-se a marcação, na pele, das veias tributárias mais calibrosas, que depois devem ser comprimidas por roletes de algodão fixados também na pele.

Uma compressão a mais poderá ser dada sob a meia pela faixa enrolada, colocada sobre o trajeto da veia safena magna esclerosada, segundo Ulh e Benigni. Usamos esse expediente nos casos mais graves, em que o calibre da veia safena era superior a 6 mm. Menos trabalho para a fibrose pela compressão e aproximação das paredes da veia tratada. Finalizando, sempre recomendamos a nossos pacientes um período de repouso de 15 minutos na sala de espera, após o que o paciente é liberado para voltar para casa e para exercícios leves.

Referências

1. Bastos FR, Lima A, Assumpção AC. Escleroterapia de varizes com espuma. Revisão. Rev Med MG 2009;19(1):38-43.
2. Parsi K a,b,* et al. In Vitro. Effects of detergent Sclerosants on Antithrombotic Mechanisms - Eur J vasc Endovasc Surg (2009) 38,220 e 228.
3. Bastos FR. Escleroterapia com espuma, e-Book, Apple.com. Editora Folium Ltda., Belo Horizonte, MG.

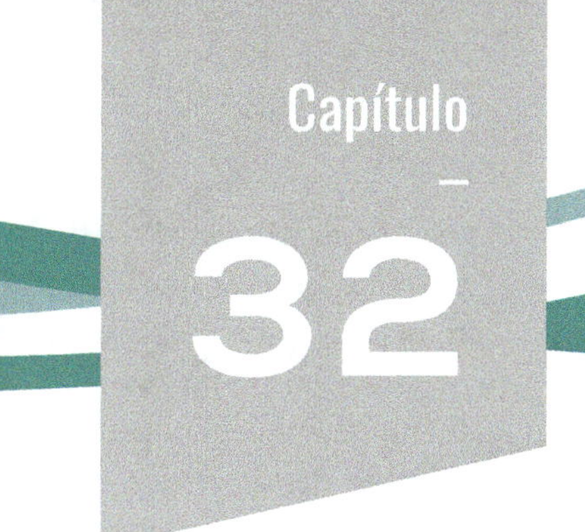

Escleroterapia química no tratamento estético de varizes: o que realmente é útil

MARCELO RODRIGO DE SOUZA MORAES

Contextualização

A escleroterapia química é a modalidade de tratamento mais difundida entre os especialistas que manejam a doença venosa no Brasil,[1] em particular em veias ou vasos de menor diâmetro (tipos I a III) – quadro 32.1. Varizes de maior calibre (tipos IV e V) também são passíveis de tratamento por esse método, mas em proporção relativamente alta[2] tal procedimento cursa com manchas ou pigmentação, o que torna sua utilização com finalidade estética no mínimo controversa, e, assim sendo, esse tópico não será discutido neste capítulo.

Quadro 32.1 – Classificação das veias.

Tipo I	Telangiectasias	0,1 mm-1 mm	Avermelhadas (inclui matting vermelho)
Tipo II	Venulectasias	1 mm-2 mm	Geralmente violáceas (matting arroxeado)
Tipo III	Reticulares	2 mm-4 mm	Azuladas ou esverdeadas
Tipo IV	Varizes	3 mm-8 mm	Azuladas/esverdeadas ou sem cor (profundas)
Tipo V	Veias tronculares	> 5 mm	Azuladas/esverdeadas ou sem cor (profundas)

Fonte: adaptado de Weiss e Weiss, 1994.[3]

Apesar da queixa estética ser muito frequente, é importante lembrar que muitos desses pacientes demonstram dor, com múltiplas apresentações, associada ao quadro. Um ponto interessante é que essa dor pode se manifestar independentemente do tamanho ou da classificação dessas veias. Como seria esperado, veias maiores apresentam sintomas com mais frequência (65% em CEAP 2 e 3), mas mesmo em pacientes com veias menores (CEAP 0 e 1 ou tipos I-III) cerca de 45% relataram sintomas.[4] Uma história cuidadosa, focada na pesquisa de fatores de risco genéticos e pessoais, associada a um exame físico minucioso dos membros inferiores e algumas vezes da pelve, é útil para alertar sobre a necessidade da utilização de exames complementares a fim de afastar refluxos e dilatações em troncos venosos e perfurantes adjacentes à região a ser tratada, o que certamente interferirá nos resultados.

Pré-procedimento

A utilização de consentimento informado tem particular utilidade. Apesar de estarmos tratando uma doença em sua ampla conceituação, como já citado, existe também uma expectativa estética associada ao procedimento. Entre os principais pontos que devem estar destacados, incluem-se:

- informar as possíveis complicações, sendo as mais frequentes: manchas, úlceras, reações alérgicas locais e sistêmicas, trombose venosa superficial e profunda;
- esclarecer que a resposta ao tratamento é individual e que algumas veias não vão desaparecer com rapidez, sendo normalmente necessárias múltiplas sessões para um resultado final satisfatório.

Não é infrequente os doentes se esquecerem do aspecto inicial das pernas. Quando possível, um registro fotográfico inicial pode ser muito útil. Outras orientações práticas incluem evitar cremes e depilação no dia do tratamento e estimular a ingestão de alimentos leves previamente às sessões, diminuindo, assim, a ocorrência de reação vasovagal.

Procedimento

Uma vez afastada uma insuficiência venosa mais severa e outros fatores interferentes, o tratamento a ser instituído consiste na injeção de substâncias que promovam de maneira aguda uma alteração endotelial e posteriormente a oclusão do vaso-alvo.[4] Segundo a versão mais recente do *guideline* europeu[5] sobre escleroterapia, esse tratamento é suportado com grau de evidência 1A para os vasos dos tipos I-III de Weiss.[3] A escleroterapia líquida no CEAP C1[6] foi considerada o tratamento de primeira escolha,[7] mas a utilização de espuma pode ser utilizada como tratamento adicional.[6] Em nosso país, a substância líquida mais utilizada é a glicose hipertônica,[1] com resultados conhecidos e muito satisfatórios na maioria dos casos. Para vasos resistentes (muitas vezes ligados ao sistema profundo ou às safenas), a injeção de substâncias na forma de espuma parece aumentar a chance de erradicação.[8]

Normalmente, para glicose 75%, uma seringa de 3 cc acoplada a uma agulha entre 26 G-30 G de diâmetro oferece excelente forma de aplicação. Um ângulo baixo de injeção (por volta de 30° em relação à pele), com a agulha direcionada na extensão do vaso (e não perpendicular), a mão dominante com a seringa apoiada no próprio paciente (minimizando a chance de perda da punção caso o paciente se movimente) e a outra mão exercendo discreta tração da pele próxima ao sítio de injeção consiste numa forma confortável e eficaz de realizar o procedimento.

Apesar de não serem fundamentais para o procedimento, o auxílio de fontes de luz auxiliares (fleboscópio) ou projeção em realidade aumentada (tipo VeinViewer®) ajudam a identificar veias nutridoras e comunicações venosas, em especial as situadas mais profundamente.

Alguns especialistas propõem o resfriamento do esclerosante e/ou da pele sobre o vaso-alvo com o intuito de diminuir a dor e aumentar a eficiência pela maior vasoconstrição e o próprio efeito lesivo do frio ao endotélio. Apesar dessa suposição parecer interessante, e de fato ser corroborada por vários colegas atuantes na área, não foi possível encontrar trabalhos comparativos que a confirmem.

Ao se optar pela utilização de uma substância detergente em forma de espuma, um ponto importante a ser destacado é que não se pode usá-la da mesma forma que se usa um esclerosante líquido. O volume, os cuidados na injeção e mesmo os materiais podem e devem ser um pouco diferentes. Agulhas e seringas podem ser as mesmas, porém será necessária uma torneira de três vias ou um conector curto para realizar o turbilhonamento indispensável à formação de uma espuma de boa densidade. O ar ambiente pode ser usado, não havendo evidência de qualquer vantagem ao se utilizar outros gases ou mistura de gases como CO_2.[9] A concentração do esclerosante deve ser a menor possível para obter o efeito desejado; em se tratando de polidocanol, deve ser algo entre 0,25%-0,5%, e o volume não deve exceder 2 ml-3 ml por sessão, dividido em vários pontos de punção com 0,5 ml por ponto ou menos nas telangiectasias.[9,5] Por ser muito fluida, a espuma deve ser injetada com muito pouca pressão, evitando assim o refluxo para o sistema arterial (ligado ao surgimento de úlceras) ou o extravasamento por ruptura do vaso, aumentando o risco de manchas. A escolha da seringa nesse quesito parece ser fundamental, devendo ter esta a mobilidade do êmbolo extremamente suave.[5] Segundo a experiência deste autor, as seringas de plástico comum normalmente disponíveis no mercado nacional não são ideais nesse ponto. Uma alternativa que parece contribuir para um resultado mais seguro e eficiente é o emprego de seringas de 1 cc ou 3 cc confeccionadas em acrílico e com êmbolos plásticos ou de silicone que proporcionam movimento extremamente preciso. Outro ponto a ser destacado é quanto à presença de lubrificantes nas seringas, a maioria à base de glicerina ou silicone líquido. Tais lubrificantes alteram a tensão superficial das bolhas e tornam a espuma (que é confeccionada com polidocanol menos concentrado nos vasos pequenos) menos estável, durando menos que 2 ou 3 minutos, tempo normalmente insuficiente para completar todas as punções.[10] Por outro lado, esses lubrificantes tornam o movimento do êmbolo mais suave, ponto já descrito como crítico. Uma solução interessante para contornar esse problema é a utilização de seringas livres de lubrificantes ou a limpeza das convencionais com álcool absoluto ou glicose por meio de múltiplas passagens, como se estivesse confeccionando a espuma. Após algumas passagens, a solução de limpeza é descartada, e as seringas são preenchidas com o esclerosante. Quando a espuma atinge a densidade desejada (em geral, após pelo menos 20 passagens), esta é transferida a uma terceira seringa (com lubrificante) para a injeção final.

Cuidados pós-procedimento

Vários pontos nessa fase do tratamento são controversos; entre os principais, estão cuidados com o sol, recomendação sobre repouso, intervalo entre sessões e terapia compressiva adjuvante. A literatura sobre esses temas é bastante dispersa, e claramente não podemos afirmar que uma orientação seja definitivamente superior a outra; portanto, esse talvez seja o ponto em que a experiência pessoal tenha mais espaço dentro do tópico. Seguem algumas impressões do autor e as respectivas justificativas.

Sol em excesso causa um processo inflamatório mediado por polimorfonucleares na derme, exatamente onde estão alojadas as pequenas veias. Esse processo é mais acentuado nos primeiros 3-5 dias, podendo perdurar por até 1 mês;[11] paralelamente, a presença de células inflamatórias e a oxidação da melanina aumentam o risco de manchas, sendo, portanto, de bom senso evitar abuso de sol nesse período. Como a sensibilidade individual ao sol é muito variável e a resposta inflamatória secundária ao tratamento, virtualmente imprevisível, a melhor conduta seria evitar o sol por pelo menos 5 dias e prevenir com o uso de filtros potentes (fator de proteção acima de 30) por pelo menos 30 dias.

Alguns especialistas sugerem deambulação precoce após a escleroterapia de pequenos vasos. A justificativa provável refere-se à prevenção de trombose venosa profunda (TVP). A TVP pós-esclero em pequenos vasos é classificada como muito rara (< 0,01%);[6] por outro lado, complicações como dor e hematomas, que certamente pioram com o esforço, são bastante frequentes. A racionalização dessa equação leva a indicar certo repouso nas horas que seguem o tratamento.

Eventualmente, ou havendo de forma objetiva algum fator de preocupação em relação à TVP, o emprego de meias elásticas é bastante útil na sua prevenção, bem como para proporcionar algum alívio ao membro tratado. Isso nos leva a outra sugestão, que seria o uso, não obrigatório, mas frequente, de compressão; no entanto, se for essa a opção, o melhor é que seja associada a meios de realizar uma compressão chamada excêntrica. A compressão concêntrica, que geralmente é oferecida pelos dispositivos de compressão, tem pouco efeito sobre as veias superficiais;[12] assim sendo, para otimizar o efeito benéfico, devemos lançar mão de formas para aumentar a compressão diretamente sobre as veias tratadas.

A chamada compressão excêntrica pode ser conseguida colocando-se sobre os vasos tratados pequenos rolos de gaze, barras de silicone pré-cortado ou qualquer forma que aumente localmente a compressão.

O intervalo entre sessões em diferentes locais não tem uma regra específica, podendo ser feito tão precocemente quanto o paciente e o médico assim o desejarem. A repetição em um mesmo local, entretanto, deve respeitar um intervalo de pelo menos duas semanas,[13] tempo em geral suficiente para a veia demonstrar sua resposta à terapia e diminuir a resposta inflamatória inicial.

Considerações finais

A escleroterapia é um método extremamente eficaz e seguro para o tratamento da doença venosa que apresenta comprometimento estético. Deve ser realizada por médico habilitado e treinado, tendo em vista não ser isenta de complicações, cujo manejo demanda formação e qualificações específicas.

Referências

1. Figueiredo M, Figueiredo MF. Pesquisa sobre escleroterapia líquida em varizes dos membros inferiores. J Vasc Bras 2013;12(1):10-5.
2. Reich-Schupke S, Weyer K, Altmeyer P SM. Treatment of varicose tributaries with sclerotherapy with polidocanol 0.5% foam. Vasa – J Vasc Dis 2010;39(2):169-74.
3. Weiss RA, Weiss WM. Sclerotherapy. In: RG W, editor. Cutaneous surgery. Philadelphia: Saunders WB; 1994. p. 951-81.
4. Amsler F, Rabe E, Blättler W. Leg symptoms of somatic, psychic, and unexplained origin in the population-based Bonn vein study. Eur J Vasc Endovasc Surg [Internet]. Elsevier Ltd.; 2013;46(2):255-62. Available from: http://dx.doi.org/10.1016/j.ejvs.2013.04.026.
5. Rabe E, Breu FX, Cavezzi A, Coleridge Smith P, Frullini A, Gillet JL et al. European guidelines for sclerotherapy in chronic venous disorders. Phlebol J Venous Dis [Internet]. 2014;29(6):338-54. Available from: http://phl.sagepub.com/lookup/doi/10.1177/0268355513483280%5Cnpapers3://publication/doi/10.1177/0268355513483280.
6. Eklöf B, Rutherford RB, Bergan JJ, Carpentier PH, Gloviczki P, Kistner RL et al. Revised CEAP classification for chronic venous disorders: Consensus statement. Phlébologie [Internet] 2005;34(4):220-5. Available from: http://www.embase.com/search/results?subaction=viewrecord&from=export&id=L41322844%5Cnhttp://sfx.library.uu.nl/utrecht?sid=EMBASE&issn=0939978X&id=doi:&atitle=Revised+CEAP+classification+for+chronic+venous+disorders%3A+Consensus+statement&stitle=Phlebologie&.
7. Wittens C, Davies AH, Bækgaard N, Broholm R, Cavezzi A, Chastanet S, et al. Editor's choice – Management of chronic venous disease: Clinical practice guidelines of the European Society for Vascular Surgery (ESVS). Eur J Vasc Endovasc Surg [Internet]. Elsevier Ltd.; 2015;49(6):678-737. Available from: http://dx.doi.org/10.1016/j.ejvs.2015.02.007.
8. Schuller-Petrovic S, Pavlovic MD, Schuller S, Schuller-Lukic B, Adamic M. Telangiectasias resistant to sclerotherapy are commonly connected to a perforating vessel. Phlébology [Internet] 2012;(August):1-4. Available from: http://www.ncbi.nlm.nih.gov/pubmed/22865418.
9. Breu FX, Guggenbichler S WJ. 2nd European Consensus Meeting on foam sclerotherapy 2006. VASA 2008;37(s71):0-30.
10. Whiteley MS, Patel SB. Modified Tessari Tourbillon technique for making foam sclerotherapy with silicone-free syringes. Phlébology [Internet] 2014;0(October):1-4. Available from: http://www.ncbi.nlm.nih.gov/pubmed/25288590.
11. Schalka S, Steiner D, Ravelli F, Steiner T, Terena A, Al MC et. Brazilian Consensus on Photoprotection. An Bras Dermatol 2014;89:1-74.
12. Flour M, Clark M, Partsch H, Mosti G, Uhl JF, Chauveau M, et al. Dogmas and controversies in compression therapy: Report of an International Compression Club (ICC) meeting, Brussels, May 2011. Int Wound J 2013;10(5):516-26.
13. Goldman MP. My sclerotherapy technique for telangiectasia and reticular veins. Dermatologic Surg 2010;36(SUPPL. 2):1040-5.

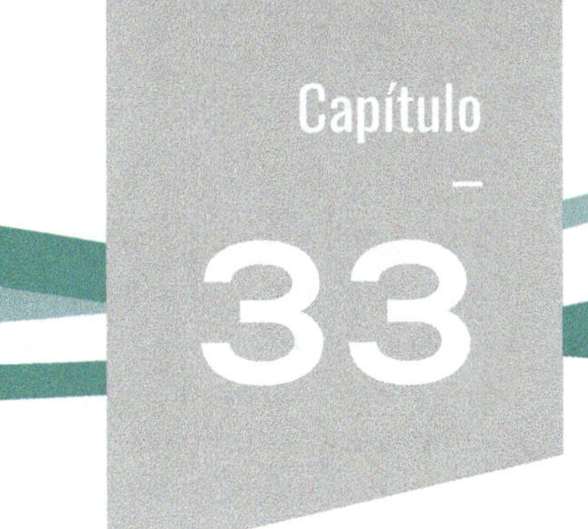

Fleboextração de safenas: melhores resultados que termoablação

JORGE AGLE KALIL
MARCELO KALIL DI SANTO

Aspectos históricos da fleboextração

Madelung (1885) descreveu a retirada completa da veia safena interna (VSI), combinada com a ligadura de veias tributárias. Babcock (1907) desenvolveu o fleboextrator, que consistia em uma vareta metálica com extremidade em forma de oliva, protótipo dos materiais usados nos dias de hoje.[1] Desenvolveu-se, a partir desses autores, o conceito de interrupção dos pontos de refluxo venoso com a fleboextração da VSI e externa (VSE), a ligadura das veias perfurantes insuficientes e a ressecção escalonada das tributárias varicosas, conhecida como cirurgia radical de varizes, procedimento ainda praticado na atualidade.

Introdução

A doença varicosa de membros inferiores é a sétima patologia crônica do mundo, com prevalência de 30%-35% da população; independe de classe social, é menos frequente na raça negra, mais frequente em mulheres e atinge 50% da população do sexo feminino,[2,3] além de acometer cerca de 80% dos indivíduos com idade média de 60 anos.[4] No Brasil, Maffei et al. avaliaram 1.755 adultos com mais de 15 anos de idade. Houve prevalência de veias varicosas em 47,6% dessa amostragem, sendo 37,9% em homens e 50,9% em mulheres,[3] com presença de úlceras de estase em 3,6% da população.

A recidiva de varizes dos membros inferiores varia entre 20%-30% dos casos em até cinco anos.[5-9] Cerca de 60% desses pacientes necessitam de novo tratamento cirúrgico;[7] dessa forma, é de fundamental importância a compreensão dos mecanismos que levam à recorrência e a possíveis procedimentos para impedir o reaparecimento da doença.[10]

É essencial prudência para indicar novas tecnologias minimamente invasivas, em razão dos resultados duvidosos na eficácia desses métodos a médio e longo prazo.

Tratamento

O tratamento das varizes de MMII tem como principais objetivos reduzir a hipertensão venosa, aliviar a sintomatologia, auxiliar na cicatrização de úlceras, prevenir recorrências e proporcionar satisfação cosmética, com mínimo de efeitos colaterais. Para um resultado satisfatório, a fleboextração de safenas deve respeitar alguns critérios a seguir, de acordo com a literatura e enfatizando o Projeto Diretrizes da Sociedade Brasileira de Angiologia e de Cirurgia Vascular (SBACV).

FLEBOEXTRAÇÃO DAS VEIAS SAFENAS

O tratamento cirúrgico demonstrou melhores resultados sob análise cosmética e de sintomas atribuídos à doença venosa quando comparado ao tratamento conservador.[11]

A veia safena magna pode ter um sistema duplo ou um sistema duplo ramificado entre o joelho e a junção safenofemoral (JSF), fato esse de relevância para a fleboextração e a ligadura da crossa. Kupinski e o grupo de Albany registraram mediante análise com Duplex Scan, em 1.500 membros, 60% das safenas magnas com sistema único, sistema duplo ramificado em 20%, sistema duplo completo em 10% e sistema de alça fechada em outros 10% dos casos observados na coxa. Na panturrilha, 65% dos membros possuíam um único sistema, e a proporção restante tinha como característica sistema duplo.[12,13] Vários cirurgiões vasculares comparam a safena magna ao tridente de Netuno, em função de suas ramificações no terço superior da coxa e no joelho.

Destacamos a importância da preservação da VSI sempre que possível, uma vez que essa veia pode servir como substituto arterial nas revascularizações dos membros inferiores e do miocárdio; pode ser utilizada em cirurgias do sistema venoso e nos traumas, além de tornar a operação menos invasiva.

Recomenda-se não tratar invasivamente o refluxo de veias safenas sem associação com sintomas de doença venosa no CEAP C1 e C2 (evidência D).[14-16] Koyano e Shukichi relatam 12,5% de recidiva em 3,2 anos nos pacientes cujas safenas foram preservadas, contra 10,6% naqueles submetidos a safenectomia. Large refere 15,6% de recorrência após 4 anos naqueles com safena preservada, contra 12,5% nos submetidos a safenectomia.[17] Não houve diferença muito significativa quando a VSM foi removida. Numerosos relatos apoiam a preservação seletiva da safena magna.

É possível a fleboextração parcial da VSI, levando em consideração preservar um segmento normal de veia e evitar lesão de nervos superficiais (especificamente o nervo safeno interno) e vasos linfáticos, proporcionando um procedimento menos invasivo.

Negus[17] propôs fleboextração limitada, na qual a safena da perna era preservada. Seus resultados revelaram baixa taxa de lesão neural (4,2%) e baixa taxa de recidiva (12,5%) com acompanhamento médio de 3,7 anos. Acreditamos que o conceito da preservação da VSM é um objetivo a ser seguido.

Nos refluxos pouco significativos (assintomáticos) – VSI com diâmetro inferior a 8 mm e VSE inferior a 6 mm –, o tratamento adequado das safenas não deve ser invasivo. A safenectomia total ou parcial pode ser indicada nos refluxos sintomáticos – VSI com diâmetro superior a 8 mm e VSE superior a 6 mm.[3]

Para alcançar resultados de excelência, a operação primária de varizes deve ser realizada com rigorosos critérios de seleção e de técnica selecionada; atenção aos detalhes; considerar efeitos satisfatórios a curto, médio e longo prazos, reduzindo ao menor grau as recidivas; concorrer para menor custo e desconforto de uma reoperação, aliviando sintomas e/ou cicatrização de úlceras.

A safenectomia efetiva deve ter entre 3 e 5 ramos da crossa identificados, submetidos a secção e ligadura safenofemoral próximo à junção com o sistema venoso profundo (figura 33.1). É essencial abordar possível crossa (do "pé") no segmento distal da VSM (figura 33.2). Esses procedimentos somente podem ser efetuados mediante a cirurgia convencional.

As variações anatômicas da safena e de suas tributárias são consideráveis e desempenham papel importante na abordagem cirúrgica.

Os principais inconvenientes da fleboextração das safenas são sangramento provocado pela avulsão dos seus ramos, lesão tecidual no trajeto da veia e dor de intensidade leve na maioria das vezes; entretanto, a compressão após os procedimentos invasivos no tratamento da doença das veias tronculares (Evidência A)[18-20] mostrou-se efetiva no alívio de dor ou desconforto, reduziu o edema, a incidência de hematomas e TVP, além de ter abreviado o período de retorno às atividades habituais.[11]

A incidência de varizes recidivadas (VR) é significativamente maior quando o tratamento da crossa da VSI proximal (inguinal) e/ou distal (pé) não é realizado de maneira adequada.

Estudo[16] incluindo 23 membros operados de 18 pacientes demonstrou que em 15 destes havia coto residual de VSI com tributárias. Em 7, a exploração demonstrou uma crossa de safena intacta, sem abordagem direta prévia (ligadura em região muito distante).

A ligadura imprecisa da VSM e de seus ramos na JSF (safena acessória, ilíaca circunflexa e pudenda externa) pode promover dilatação e participação da formação de novas tributárias, com possibilidade de ocorrerem varizes de coxa e perna[10] e serem responsáveis por VR em 70%-90% dos casos, conforme a série estudada.[21-23] Outra falha técnica importante é a falta de identificação de veias perfurantes, em especial a de Hunter, que, quando insuficientes, devem ser tratadas. Jones e colaboradores[24] publicam como causa frequente de recidiva a neovascularização, principalmente em casos em que a veia safena foi somente ligada ou mantida, sem ter sido retirada, tal como ocorre com técnicas termoablativas.

Na termoablação endovenosa com laser (EVLA) ou radiofrequência (RFA), que são as técnicas mais utilizadas de tratamento endovascular, especialmente nas safenas, as complicações incluem TVP (0,2%-1,3% dos casos)[25,26] e TEP (0%-3%),[27] tromboflebite superficial (7%),[28] queimaduras de pele (1%),[28] hematomas (3%-7%),[29,30] hiperpigmentação (5%)[28] (figura 33.3) e parestesias (1%-2%).[29,30]

Ao contrário da fleboextração da VSM e VSP, na termoablação é quase impossível tratar veias safenas muito tortuosas em função da dificuldade da progressão da fibra. O mesmo acontece com as veias flebitadas. A termoablação não é eficaz também em safenas muito calibrosas, em especial acima de 10 mm de diâmetro (apesar da tumescência perivenosa).

Somente com a cirurgia convencional é possível abordar a crossa proximal e distal da VSI, com pequenas incisões e relativa facilidade (figuras 33.1 e 33.4 a 33.6).[5]

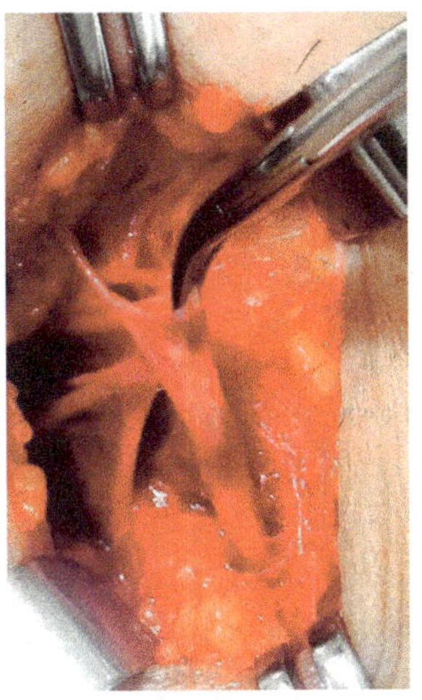

Figura 33.1 – Dissecção e identificação das tributárias da crossa da veia safena magna.

Fonte: acervo de cirurgias do autor. Dr. Jorge Agle Kalil – Angiologia e Cirurgia Vascular.

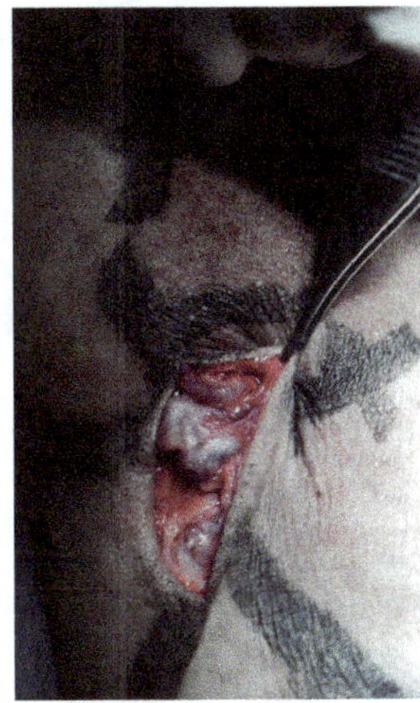

Figura 33.2 – Identificação da crossa no segmento distal da veia safena magna.

Fonte: acervo de cirurgias do autor. Dr. Jorge Agle Kalil – Angiologia e Cirurgia Vascular.

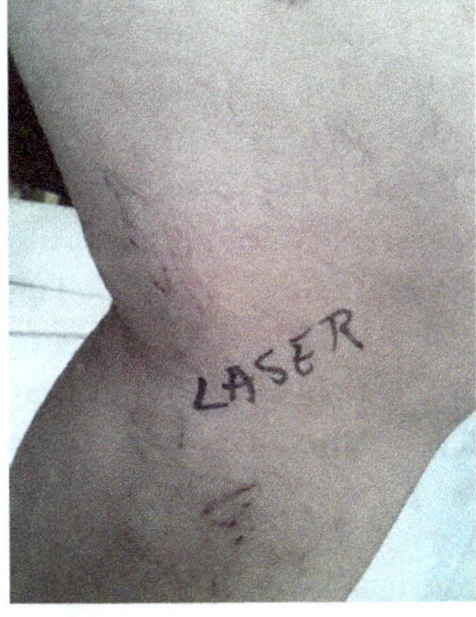

Figura 33.3 – Hiperpigmentação, complicação associada a técnicas termoablativas.

Fonte: acervo de cirurgias do autor. Dr. Jorge Agle Kalil – Angiologia e Cirurgia Vascular.

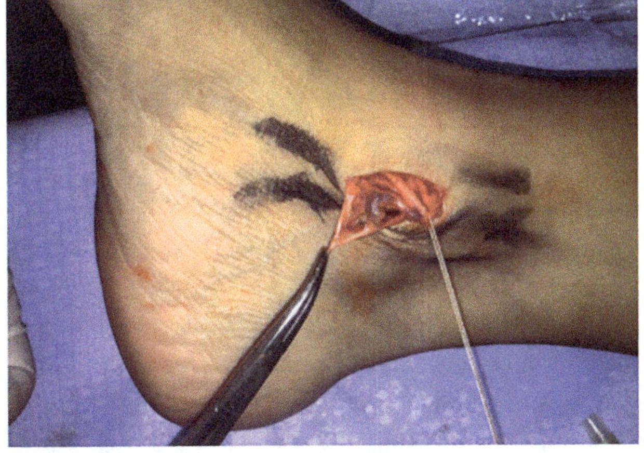

Figura 33.4 – Abordagem da crossa distal da VSM, cujo tratamento é fundamental na prevenção de recidivas.

Fonte: acervo de cirurgias do autor. Dr. Jorge Agle Kalil – Angiologia e Cirurgia vascular.

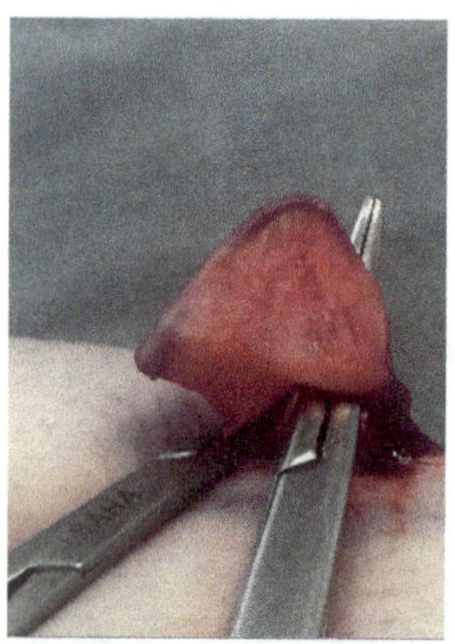

Figura 33.5 - Aneurisma venoso identificado durante abordagem da crossa distal da veia safena magna.

Fonte: acervo de cirurgias do autor. Dr. Jorge Agle Kalil - Angiologia e Cirurgia Vascular.

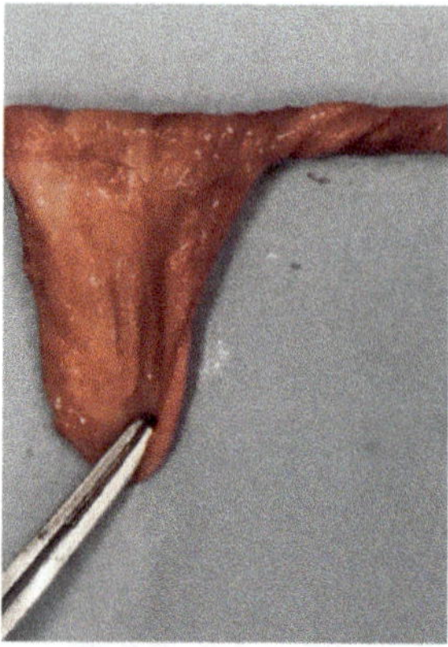

Figura 33.6 - Ressecção de aneurisma venoso, possível somente com a cirurgia convencional.

Fonte: acervo de cirurgias do autor. Dr. Jorge Agle Kalil - Angiologia e Cirurgia Vascular.

SAFENECTOMIA CONVENCIONAL E TÉCNICAS TERMOABLATIVAS: ESTUDOS COMPARATIVOS

O índice de sucesso imediato em ambas as técnicas é muito alto, próximo a 100% e entre 77%-99% após 1 ano.[31] Não foi observada diferença estatística em termos de segurança entre cirurgia e termoablação, sendo todas consideradas de baixo risco quando executadas de forma apropriada.[32]

Técnicas termoablativas apresentam, a curto prazo, menor incidência de hematomas, menos infecções de sítio operatório, menos dor e retorno mais rápido às atividades normais do paciente;[33] entretanto, pode haver recanalização de 20%-30% da VSM entre 6 meses a 2 anos após a termoablação.[34] Cho BS, et al.[35] relatam 21% de recanalização da VSM em 36,6 meses e que os resultados não foram excepcionais. Rass K, et al.[36] demonstraram que em 5 anos a fleboextração da VSM teve menor incidência de recorrência e de refluxo safenofemoral.

A eficácia da EVLA é inferior quando comparada à ligadura de tributárias e à fleboextração da safena (High Ligation and Stripping, ou HLS), ocorrendo recorrência em 18% dos pacientes submetidos a EVLA e 5% para a HSL 3 anos após o procedimento.[36] Fatores associados incluíram, em ordem decrescente de frequência, tratamento inadequado de veias perfurantes, recanalização da VSI (principalmente em razão do tratamento impróprio das tributárias da crossa) e novo refluxo proveniente da veia safena acessória anterior e da VSE.

Pacientes submetidos a tratamento com RFA apresentaram taxas de recanalização estatisticamente maiores em relação àqueles tratados com laser endovenoso e fleboextração.[17]

A trombose endotérmica induzida pelo calor (EHIT) é uma manifestação esperada durante o seguimento após EVLA da veia safena. O que não está totalmente claro na literatura é a progressão clínica de pacientes que exibem EHIT próximo ou estendendo-se para a JSP, com incidência de até 6% dos casos.[37]

Com a proposta de serem menos invasivas, as técnicas de termoablação não tratam as crossas das VSMs, principal sítio de refluxo de veias tributárias insuficientes e causa de VR, levam a maiores complicações e à maior taxa de recanalização das veias tratadas.

Vantagens a curto prazo aparentam ser associadas a tratamentos endovenosos, enquanto a médio e longo prazos foram mais evidentes após o tratamento cirúrgico convencional. A fleboextração da safena é mais rápida de ser executada, e, quando se faz necessário o tratamento da VSM, varizes colaterais estão presentes na maioria dos casos. Essas flebectomias são realizadas mediante cirurgia convencional, com múltiplas mini-incisões; portanto, raramente justifica-se o tratamento híbrido. Os custos do equipamento de laser e RFA são elevados, o apelo lucrativo das indústrias deve ser analisado com prudência e não se justificam esforços financeiros para adquiri-los.

Realizada há mais de um século, a fleboextração da VSM é considerada técnica consagrada, simples de ser executada, bem estabelecida, segura, custo-efetiva e demonstra maiores benefícios sobre as técnicas termoablativas a médio e longo prazos, com resultados de excelência. Não há nenhum estudo que comprove maior eficácia da termoablação sobre a safenectomia e a cirurgia convencional.

Referências

1. Babcock WW. A new operation for the extirpation of varicose veins of the leg. NY Med J 1907;86:153-6.

2. Evans CJ, Fowkes FG, Ruckley CV, Lee AJ. Prevalence of varicose veins and cronic venous insuficiency in men and women in the general population: Edimburgh Vein Study. J Epidemiol Community Health 1999 Mar;53(3):149-53.

3. Maffei FH, Magaldi C, Pinho SZ, Lastoria S, Pinho W, Yoshida WB, Rollo HA. Varicose veins and chronic venous

insufficiency in Brazil: prevalence among 1755 inhabitants of a country town. Int J Epidemiol 1986 Jun;15(2):210-7.

4. Marston WA. Evaluation of varicose veins: what do the clinical signs and symptoms reveal about the underlying disease and need for intervention? Semin Vasc Surg 2010;23:78-84.

5. Darke S. The morphology of recurrent varicose veins. Eur J Vasc Surg 1992;6:512- 517.

6. Jakobsen B. The value of different forms of treatment for varicose veins. Br J Surg 1979;66:182-184.

7. Loefgren EP, Loefgren KA, Recurrence of varicose veins after the stripping operation. Arch Surg 1971;102:111-115.

8. Royle JP. Recurrent varicose veins. World J Surg 1986;10:944-953.

9. Sheppard M. A procedure for the prevention of recurrent saphenofemoral incompetence. Aust N Z J Surg 1978;48:322-326.

10. De Maeseneer MG, Schil PEV, Philippe MM, Vanmaele RG, Eyskens EJ. Is recurrence of varicose veins after surgery unavoidable? Acta Chir Belg 1995;95:21-26.

11. Huang TW, Chen SL, Bai CH, Wu CH, Tam KW. The optimal duration of compression therapy following varicose vein surgery: a meta-analysis of randomized controlled trials. Eur J Vasc Endovasc Surg 2013;45:397e402.

12. Michaels JA, Campbell WB, Brazier JE, Macintyre JB, Palfreyman SJ, Ratcliffe J, et al. Randomised clinical trial, observational study and assessment of cost-effectiveness of the treatment of varicose veins (REACTIV trial). Health Technol Assess 2006;10:1-196, iii-iv.

13. Kupinski A, Evans S, Khan A. Ultrasonic characterization of the saphenous vein. J Cardiovasc Surg 1977;112:31-35.

14. Wright D, Gobin JP, Bradbury A, Coleridge-Smith P, Spoelstra H, Berridge D, et al. Varisolve polidocanol microfoam compared with surgery or sclerotherapy in the management of varicose veins in the presence of trunk vein incompetence: European randomized controlled trial. Phlébology 2006;21:180e90.

15. Murad MH, Coto-Yglesias F, Zumaeta-Garcia M, Elamin MB, Duggirala MK, Erwin PJ et al. A systematic review and meta-analysis of the treatments of varicose veins. J Vasc Surg 2011;53:49Se65S.

16. Uehara Y, Rabahie GN, Zorn WG, Bellen BV. Diagnóstico da recidiva de varizes – a eficácia do exame físico. Cir Vasc Ang 2001;17:136-140.

17. Henry Haimovici, 5ª ed., v. 2, 1192-1204.

18. Ratcliffe J, Brazier JE, Campbell WB, Palfreyman S, MacIntyre JB, Michaels JA. Cost-effectiveness analysis of surgery versus conservative treatment for uncomplicated varicose veins in a randomized clinical trial. Br J Surg 2006 Feb;93(2):182-6.

19. Leopardi D, Hoggan BL, Fitridge RA, Woodruff PW, Maddern GJ. Systematic review of treatments for varicose veins. Ann Vasc Surg 2009 Mar;23(2):264-76. DOI: 10.1016/j.avsg.2008.10.007.

20. Biswas S, Clark A, Shields DA. Randomised clinical trial of the duration of compression therapy after varicose vein surgery. Eur J Vasc Endovasc Surg 2007;33:631e7.

21. Benabou JE, Lazlo M, Giovanni GC. Duplex sonographic evaluation of sapheno-femoral venous junction in pacients with recurrent varicose veins after surgical treatment. J Clin Ultrasound 1998;9:401-404.

22. Corbett C, Runcie I, Thomas M, Jamieson C. Reasons to strip the long saphenous vein. Phlébologie 1998;41:766-769.

23. Brar R, Nordon IM, Hinchliffe RJ, Loftus IM, Thompson MM. Surgical management of varicose veins: meta-analysis. Vascular 2010;18:205e20.

24. Jones L, Braithwaite BD, Selwyn D, Cooke S, Earnshaw J. Neovascularization is the principal cause of varicose vein recurrence: results of a randomised trial of stripping the long saphenous vein. Eur J Vasc Endovasc Surg 1996;12:442-445.

25. Puggioni A, Kalra M, Carmo M, Mozes G, Gloviczki P. Endovenous laser therapy and radiofrequency ablation of the great saphenous vein: analysis of early efficacy and complications. J Vasc Surg 2005;42:488e93.

26. Knipp BS, Blackburn SA, Bloom JR, Fellows E, Laforge W, Pfeifer JR et al. Endovenous laser ablation: venous outcomes and thrombotic complications are independent of the presence of deep venous insufficiency. J Vasc Surg 2008;48:1538e45.

27. Lawrence PF, Chandra A, Wu M, Rigberg D, DeRubertis B, Gelabert H et al. Classification of proximal endovenous closure levels and treatment algorithm. J Vasc Surg 2010;52: 388e93.

28. Darwood RJ, Theivacumar N, Dellagrammaticas D, Mavor AI, Gough MJ. Randomized clinical trial comparing endovenous laser ablation with surgery for the treatment of primary great saphenous varicose veins. Br J Surg 2008;95:294e301.

29. Rasmussen LH, Bjoern L, Lawaetz M, Blemings A, Lawaetz B, Eklof B. Randomized trial comparing endovenous laser ablation of the great saphenous vein with high ligation and stripping in patients with varicose veins: short-term results. J Vasc Surg 2007;46:308e15.

30. Van Rij AM, Chai J, Hill GB, Christie RA. Incidence of deep vein thrombosis after varicose vein surgery. Br J Surg 2004;91:1582e5.

31. Lurie F, Creton D, Eklof B, Kabnick LS, Kistner RL, Pichot O et al. Prospective randomised study of endovenous radiofrequency obliteration (closure) versus ligation and vein stripping (EVOLVeS): two-year follow-up. Eur J Vasc Endovasc Surg 2005;29:67e73.

32. Kalteis M, Berger I, Messie-Werndl S, Pistrich R, Schimetta W, Polz W et al. High ligation combined with stripping and endovenous laser ablation of the great saphenous vein: early results of a randomized controlled study. J Vasc Surg 2008;47: 822e9.

33. Siribumrungwong B, Noorit P, Wilasrusmee C, Attia J, Thakkinstian A. A systematic review and meta-analysis of randomised controlled trials comparing endovenous ablation and

surgical intervention in patients with varicose vein. Eur J Vasc Endovasc Surg 2012;44:214e23.

34. Fukuda JM, Mendes CA, Martins AA, Parente JB, Munia MA, Fioranelli A et al. Tratamento da insuficiência venosa superficial com ablação por radiofrequência *versus* cirurgia convencional. Se você não contar, eles não vão saber. Reunião Científica Mensal SBACV – Regional São Paulo 2016.

35. Go SJ, Cho BS, Mun YS, Kang YJ, Ahn HY. Study on the Long-Term Results of Endovenous Laser Ablation for Treating Varicose Veins. Int J Angiology 2016;Jun25(2):117-20.

36. Rass K, Frings N, Glowacki P, Graber S, Tilgen W, Vogt T. Same site recurrence is more frequent after endovenous laser ablation compared with high ligation and stripping of the great saphenous vein: 5 year results of a randomized clinical trial (RELACS study). Eur J Vasc Endovasc Surg 2015 Aug 26. pii: s1078-5884(15)00544-4. DOI: 10.1016/ejvs.2015.07.020.

37. Kabnick LS, Berland TL. Endovenous heat induced thrombosis (EHIT). In: Proceedings of the 38th Annual Vascular and Endovascular Issues, Techniques and Horizons (VEITHsymposium) 2011; New York. New York, 2011.

O uso de flebotônicos na insuficiência venosa crônica

MARCELO FERNANDO MATIELO
EDSON T. NAKAMURA

O tratamento com flebotônicos tem sido utilizado por décadas, mas essa modalidade de tratamento para a insuficiência venosa crônica (IVC) é um tópico ainda controverso na literatura. Na revisão da literatura, há artigos que defendem seu uso e os que não encontraram evidências de sua eficácia nas diferentes fases da doença venosa. Porém, os flebotônicos têm sido amplamente prescritos. Atualmente, há melhor entendimento da IVC não só em sua importância macrocirculatória como em sua ação na microcirculação.

Na IVC, hoje há entendimento do envolvimento da microcirculação para o desenvolvimento de sintomas e complicações. Com certeza, as alterações hemodinâmicas são o primeiro evento relevante da fisiopatologia da IVC, com alterações da permeabilidade e disfunção endotelial; com a evolução dessas alterações, vamos ter aumento da perfusão de células brancas e, consequentemente, aumento de células inflamatórias mediadas por histamina, prostaglandinas e leucotrienos.[1,2] Quanto à estase venosa, esta ocorre por diminuição da motilidade do vaso (manutenção da dilatação venosa distal, aumento do hematócrito local), levando ao aumento da pressão hidrostática, ao decréscimo no fluxo sanguíneo e à elevação da pressão osmótica intersticial.[3,4] Ocorre ainda estresse oxidativo por aumento dos radicais livres e desestabilização do colágeno pela matrix metaloproteínase, além de distúrbios do metabolismo das enzimas[5] (figura 34.1), levando a uma disfunção microcirculatória, como evidenciado no artigo de Junger M et al.,[6] em que se observou que a pressão parcial de oxigênio transcutâneo nos indivíduos sem a presença de IVC era de 57 mmHg e, naqueles com IVC, somente de 30 mmHg. Por isso, os principais meios de ação dos flebotônicos são diminuir a permeabilidade capilar e a liberação de mediadores inflamatórios ou melhorar o tônus venoso.

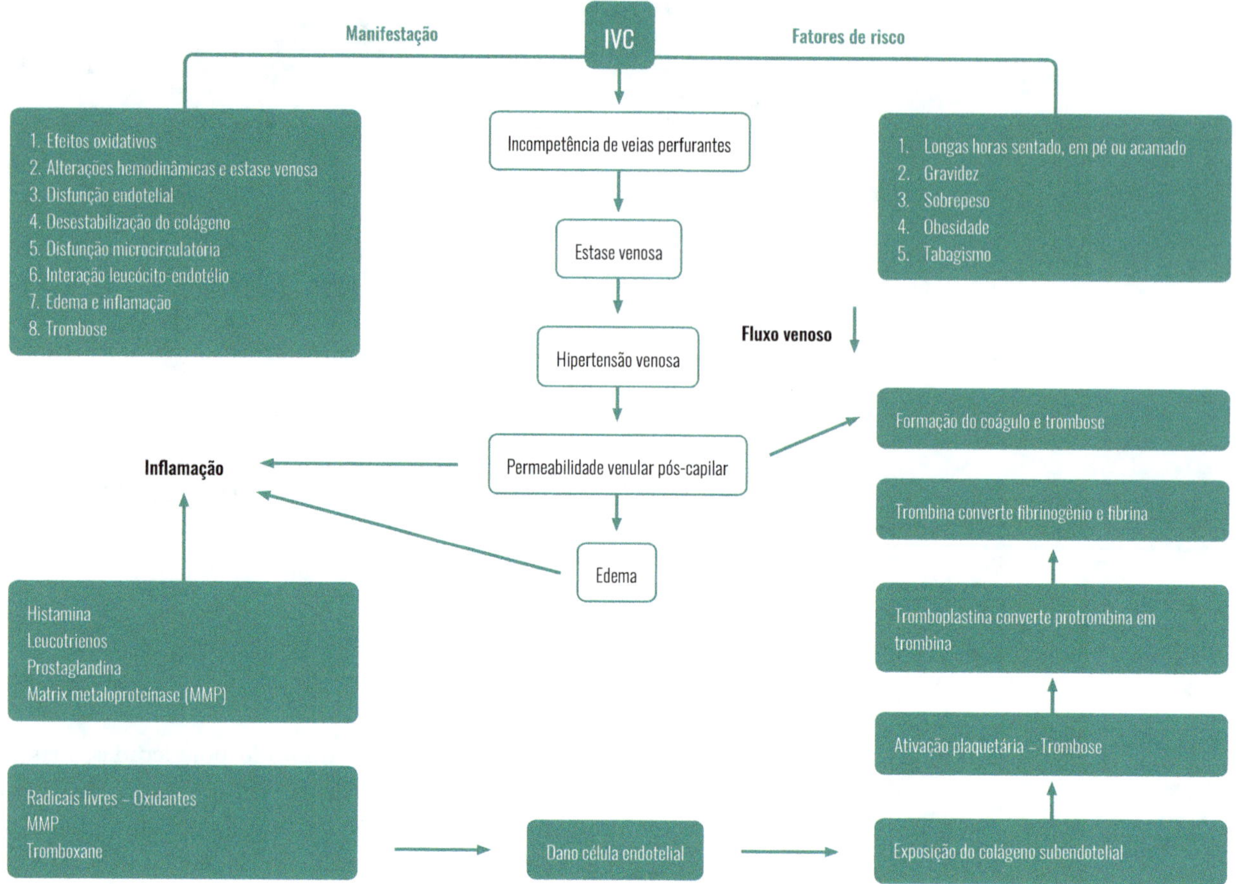

Figura 34.1 – Fisiopatologia da IVC.
Fonte: adaptada de Gulati OP. Pycnogenol in chronic venous insufficiency and related venous disorders. Phytother Res 2014; 28(3):348-62.

As diferentes classes de flebotônicos podem ser observadas no quadro 34.1. Não vamos nos preocupar em dar os nomes comerciais aos medicamentos, mas seus princípios ativos, principalmente nos mais utilizados em nosso meio.

Segundo artigo de metanálise publicado por Perrin et al.[7] avaliando diversos tipos de flebotônicos, podemos observar, de acordo com o quadro 34.2, que houve melhora da sintomatologia em todos os itens avaliados. Em outro artigo de metanálise,[8] em que foram incluídos 66 estudos randomizados envolvendo 6.013 pacientes, sendo utilizados flebotônicos (rutosídeo, flavonoide micronizado, dobesilato de cálcio, centelha asiática, Pycnogenol, aminaftona e vitus vinífera), observou-se melhor eficácia dos flebotônicos quando comparados ao placebo no que se refere à diminuição do edema, alterações tróficas, parestesias, cãibras, sensação de peso e prurido.

No artigo de Rabe E et al.[9] avaliando 592 pacientes sintomáticos (dor e sensação de peso), randomizados em 2 grupos (uso de flebotônico e placebo), observou-se significância estatística com melhores resultados na escala analógica visual e questionário de qualidade de vida no grupo que utilizou flebotônico (P = 0,031 e P = 0,04, respectivamente).

O estudo Relief[10] avaliou 5.052 pacientes sintomáticos (C0-C4), sendo que 57% dos indivíduos não apresentavam refluxo de safenas, e observou na população estudada que a maior sintomatologia estava associada ao refluxo (dor, pernas pesadas, sensação de edema e cãibras). Além disso, constatou que houve bons resultados para ambos os grupos quando utilizado flavonoide micronizado, mas com resultados melhores para pacientes sem refluxo quando avaliadas dor, sensação de edema e cãibras, e resultados semelhantes para pernas pesadas e edema.

Em outra metanálise,[11] que avaliou 10 publicações com 1.010 pacientes com diferentes tipos de flebotônicos (flavonoides e rutosídeos), observou-se diminuição da circunferência do tornozelo quando comparada com placebo (independentemente do tipo de flebotônico utilizado). Já em nosso meio, Belczak et al.,[12] avaliando 136 pacientes (C2-C5), randomizados em 4 grupos (flavonoide, cumarina-troxerrutina, aminaftona e placebo), utilizando questionário de qualidade de vida e pletismografia a água, observaram melhora da qualidade de vida e no edema, independentemente do flebotônico, comparado com o placebo.

Em trabalho avaliando a melhora dos sintomas na síndrome do viajante,[13] o flebotônico (Pycnogenol), comparado com o placebo em viagens de longa distância, demonstrou redução acentuada do edema, do peso, do cansaço e da vermelhidão nas pernas, bem como ausência de complicações trombóticas (trombose venosa superficial e profunda), quando comparados ao placebo. Em outro trabalho sobre o mesmo flebotônico, foram encontradas evidências da redução do edema quando estes são causados por anti-hipertensivos do tipo bloqueador de cálcio.[14]

Quando avaliada a utilização de flebotônicos em pós-operatório de cirurgia de varizes, em estudo de Pokrovsky et al.[15] analisando 245 pacientes, sendo que 200 deles fizeram uso de flavonoide micronizado 2 semanas antes e até 30 dias pós-operatório (45 pacientes do grupo placebo), avaliando escala visual analógica para dor, hemorragia subcutânea, sensação de pernas cansadas e fadiga, foram observados melhores resultados para o uso de flebotônicos para todos os parâmetros analisados. Na mesma linha de estudo,[16] confrontando o uso de flavonoide micronizado no mesmo intervalo do estudo anterior à utilização somente de meias elásticas, com 230 pacientes randomizados (126 do grupo flebotônico e 104 do grupo de meias elásticas), observaram-se em ambos os grupos diminuição significativa dos sintomas pelo escore de severidade (VCSS) e melhora de qualidade de vida (CIVIQ-14), mas com

Quadro 34.1 – Classificação das principais drogas venoativas.

Grupo	Substância	Origem
Alfa-benzopironas	Coumarinas	Melilot (*Melilotus officinalis*) Woodruff (*Asperula odorata*)
Gama-benzopironas (Flavonoides)	Diosmina Fração purificada do flavonoide micronizado Rutina e rutosídeos O-(beta-hidroxietil)- rutosídeos (Troxerutina, HR)	Citrus spp. (*Sophora japonica*) *Rutaceae aurantiae* *Sophora japonica* *Eucalyptus spp.* *Fagopyrum esculentum*
Saponinas	Escina	Extratos de sementes de castanha de cavalo
	Extrato de ruscus	Vassoura de açougueiro (*Ruscus aculeatus*)
Outros extratos	Antocianinas Proantocianidinas(oligômeros)	Mirtilo (*Vaccinium myrtillus*) Extrato de folhas de vinho tinto Pinheiro marítimo
	Extratos de Ginkgo, heptaminol e troxerutina Fração total de triterpeno	Ginkgo biloba Centella asiática
Produtos sintéticos	Dobesilato de cálcio Benzaron Naftazone	Sintético Sintético Sintético

Fonte: adaptado de Perrin M, Ramelet AA, 2010.[7]

melhora significativa dos sintomas nos pacientes operados e com uso de flebotônico.

Quando estudados indivíduos com a presença de úlcera venosa ativa, foi encontrada na literatura uma metanálise comparando pacientes com terapia compressiva e cuidados locais associados a flavonoide micronizado e placebo, e evidenciou-se uma taxa de 32% de melhor cicatrização para o grupo flebotônico em 6 meses, sendo essa diferença presente a partir de 2 meses (RR: 44%; CI 7 - 94%) e associada a menor tempo para cicatrização (16 × 21 semanas, P = 0,0034).[17]

Em outro estudo avaliando Pycnogenol e flavonoide micronizado, quanto à influência na cicatrização de úlceras venosas, não foi encontrada diferença entre os medicamentos estudados, com bons resultados em ambos os grupos.[18] Sempre há dúvida de se podemos utilizar algumas dessas medicações durante a gravidez, e o único artigo concreto encontrado foi o publicado na Cochrane em 2015 falando sobre o uso de rutosídeos em 69 gestantes, em que se evidenciou melhora significativa dos sintomas associada a varizes em gestantes (RR: 1,89; CI 1,11 a 3,22). A incidência de trombose venosa profunda não foi diferente entre os dois grupos, sem diferenças também quanto aos efeitos colaterais, mas ao final afirma-se que não há dados suficientes do seu uso seguro, por se tratar de apenas um estudo

Quadro 34.2 – Resultados globais de análises combinadas para todos os fármacos venoativos e todos os resultados analisados, como porcentagem de doentes com melhora, adaptados da revisão Cochrane de flebotônicos para insuficiência venosa e metanálise de adjuvância do FPFM em úlcera venosa.

Variável de resultado	Nº pacientes na revisão Cochrane	Nº no grupo de tratamento	Nº no grupo placebo	Pacientes assintom. (%) grupo Tt	Pacientes assintom. (%) grupo placebo (P)	Teste para trat. efetivo (P)	Heterog. do estudo
Edema	1245	626	619	59,4	42,5	5,81 (< 0,00001)	Não
Alter. tróficas	705	355	350	33,8	23,7	3,76 (< 0,0001)	Não
Dor	2247	1294	953	63,4	37,0 (< 0,00001)	4,70	Sim
Dor tipo aperto	1793	1072	721	67,6	45,5 (= 0,003)	3,02	Sim
Pernas cansadas	652	329	323	46,2	33,4 (= 0,006)	2,77	Não
Prurido	405	206	199	64,6	41,2	0,83 (NS)	Sim
Peso	2166	1257	909	59,8	33,1 (< 0,00001)	5,38	Sim
Inchaço	1072	544	528	62,9	38,4 (< 0,0001)	3,86	Sim
Parestesia	1456	896	560	71,0	50,7 (= 0,005)	2,82	Sim
	Nº pacientes na metanálise	**Nº no grupo tratamento**	**Nº no grupo-controle**	**Pacientes sem lesão (%) grupo Tt**	**Pacientes sem lesão (%) grupo-controle**	**Teste efeito global**	**Heterog. do estudo**
Úlcera venosa em 6 meses	616	318	298	61,3	47,7	0,03	Sim

Fonte: adaptado de Perrin M, Ramelet AA, 2010.

utilizando essa medicação durante a gravidez.[19] Há outro estudo avaliando o uso de Pycnogenol ou meia elástica em mulheres após a segunda gravidez, em que se observam melhores resultados nas puérperas que utilizaram a medicação quanto ao edema (3,2% × 13,3%), e ambos os grupos têm melhoras significativas no que se refere à sintomatologia, mas com melhores resultados com o uso do flebotônico.[20]

Nos pacientes que apresentam síndrome pós-trombótica, há na literatura artigo que evidencia melhora de 29% dos sintomas com o uso de flebotônico (rutosídeo) nesses casos, quando comparados ao placebo ou sem tratamento, mas sem diferenças quando comparados ao uso de meias elásticas.[21]

Em outro estudo utilizando flebotônico (Pycnogenol) na prevenção da síndrome pós-trombótica comparado ao uso de meia elástica, observou-se que os resultados quanto à prevenção de complicações foi semelhante nos dois grupos quando estudados separadamente, mas com resultados superiores quando associados os dois métodos (flebotônico + meia elástica).[22]

Considerações finais

Como anteriormente citado, o uso de flebotônicos é bastante utilizado em nosso meio, mas como referido nas Diretrizes da Sociedade Brasileira de Angiologia e de Cirurgia Vascular,[23] no que concerne à IVC, apesar das controvérsias existentes quanto ao seu uso, estudos disponíveis e em metanálises indicam pelo menos dois pontos em que a utilização dos flebotônicos pode contribuir para o tratamento, a saber: diminuição do edema e controle dos sintomas. Devemos deixar claro aqui que nenhum artigo faz referência à não evolução do calibre das varizes ou ao seu surgimento. Como a maioria dos artigos referem, há necessidade de publicações prospectivas e randomizadas, com número mais expressivo de pacientes, para chegarmos a uma conclusão efetiva do papel dos flebotônicos nas diferentes fases da IVC.

Referências

1. Gulati OP et al. The local edemogenic effects of leukotriene C4 and prostaglandin E2 in rats. Leukot Med 1983;10(1):11-17.
2. Smith PD. Neutrophil activation and mediators of inflamation in chronic venous insufficiency. J Vasc Res 1999;36(Suppl 1):24-36.
3. Stucker M et al. Local oxiden content in the skin is increased in chronic venous incompetence. Microvasc Res 2000;59(1):99-106.
4. Nordmann H, Gulati OP. Acute venous stasis and chronic venous insufficiency models in rat. Methods Find Exp Clin Pharmacol 1983;5(6):347-355.
5. Flore R et al. Reduction of oxidative stress by compression stockings in standing workers. Occup Med 2007;57(5):337-341.
6. Junger M et al. Microcirculatory dysfunction in chronic venous insufficiency (CVI) Microcirculation 2000;7(6 Pt 2):S3-12.
7. Perrin M, Ramelet AA. Pharmacological treatment of primary chronic venous disease: rationale, results and unanswered questions. Eur J Vasc Endovasc Surg 2010; 41(1):117-125.
8. Martinez-Zapata MJ et al. Phlebotonics for venous insufficiency. Cochrane Database Syst Rev 2016 April 6:CD006899.
9. Rabe E et al. Analysis of the effects of micronized purified flavonoid fraction versus placebo on symptoms and quality of life in patients suffering from chronic venous disease: from a prospective randomized trial. Int Angiol 2015;34(5):428-36.
10. Janet G. Chronic venous insufficiency: Wordwide results of the RELIEF Study. Angiology 2002;53(3):245-56.
11. Allaert FA. Meta-analisys of the impact of the principal venoactive drugs agents on malleolar venous edema Int Angiol 2012;31(4):310-5.
12. Belczak SQ et al. Veno-active drugs for chronic venous disease: a randomized, double-blind, placebo-controlled parallel-design trial. Phlebology 2014;29(7):454-60.
13. Cesarone MR et al. Prevention of venous thrombosis in long--haul flights with flite tabs: The LONFLIT-FLITE randomized, controlled trial. Angiology 2003;54(5):531-539.
14. Belcaro G et al. Control of edema in hypertensive subjects treated with calcium antagonists (Nifedipine) or angiotensin converting enzyme inhibitors with Pycnogenol. Clin Appl Thrombosis/Hemostasis 2006;12(4):440-444.
15. Pokrovsky AV et al. Surgical correction of varicose vein under micronized Diosmin protection (results of the Russian multi center controlled trial DEFANS). Angiol Sosud Khir 2007;13(2):47-55.
16. Bogachev VIu et al. On advisability of preoperative phleboprotection in endovascular treatment of lower in varicose disease:

first initial results of the decision study. Angiol Sosud Khir 2012;18(2):90-5.

17. Coleridge-Smith P et al. Venous leg ulcer: a meta-analysis of adjunctive therapy with micronized purified flavonoid fraction. Eur J Vasc Endovasc Surg 2005;30(2):198-208.

18. Toledo RR et al. Effect of Pycnogenol on the healing of venous ulcers. Ann Vasc Surg. 2017;38:212-19.

19. Smyth, RM et al. Interventions for varicose veins and leg oedema in pregnancy. Cochrane Database Syst Rev 2015 oct 19;(10):CD001066.

20. Belcaro, G et al. Postpartum varicose veins: supplementation with Pycnogenol or elastic compression – a 12 month follow-up. Int J Angiol 2017;26(1):12-19.

21. Morling, JR et al. Rutosides for treatment of post-thrombotic syndrome. Cochrane Database Syst rev 2015 sep 16;(9):CD005625.

22. Errichi BM et al. Prevention of post thrombotic syndrome with Pycnogenol in a twelve month study. Panminerva Med 2011 53(3 suppl 1):21-7.

23. Merlo I et al. Insuficiência venosa crônica: diagnóstico e tratamento, site www.sbacv.org.br/diretrizes 2015.

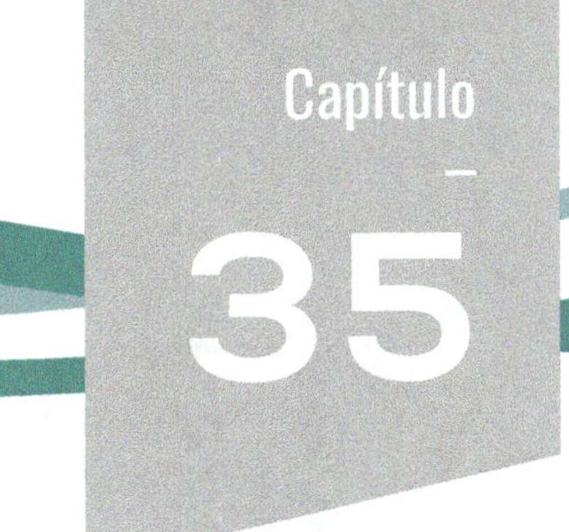

Tratamento das varizes e malformações vasculares da região pélvica

JOSÉ LUIZ ORLANDO

As malformações vasculares congênitas (MVCs) compreendem uma grande variedade de lesões e podem ocorrer em qualquer região do organismo – inclusive, de maneira mais rara, na pélvis feminina. Surgem de forma focal ou difusa, envolvendo planos teciduais superficiais e profundos e, eventualmente, órgãos, sendo responsáveis por elevada morbidade em crianças e adultos.[1,2]

As malformações venosas (MVs) são as mais comuns entre todas as malformações vasculares.[3,4] Podem se manifestar como anomalia isolada[5] ou associadas a síndromes como a de Klippel-Trenaunay, a de Parks Weber, a Blue Rubber Bleb Nevus, a de Proteus e a de Maffucci.[6]

As anomalias venosas que envolvem a pélvis feminina incidem com mais frequência no períneo, em geral com extensão para os grandes lábios vaginais, as nádegas e a extremidade inferior,[7] podendo atingir mais raramente a mucosa retal, a vagina, o útero e a bexiga. Sintomas dolorosos e aumento de volume são frequentes, e há ocorrência de complicações trombóticas.[8-10]

Apesar de as MVs estarem presentes ao nascimento, sua sintomatologia pode se manifestar mais tardiamente, na adolescência ou na idade adulta.[11] De apresentação clínica diversa, os sintomas dependem da extensão e da profundidade de seu acometimento, variando desde o incômodo estético até a presença de dor acentuada. Queixas de edema e dor podem ser relatadas, especialmente durante a permanência de longos períodos em pé ou durante a prática de exercícios, e esses sintomas podem ser agravados ao longo da gestação.

As lesões superficiais apresentam cor azulada ou arroxeada e consistência amolecida, são depressíveis à palpação sem frêmito ou sopro e aumentam de tamanho de acordo com a posição do paciente.[11]

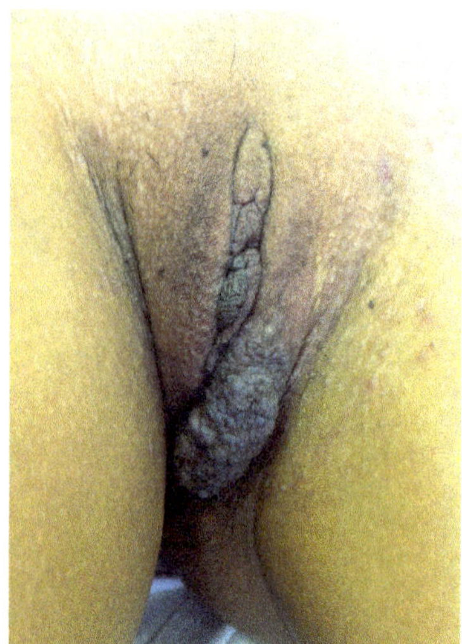

Figura 35.1 – Malformação venosa localizada no grande lábio vaginal à esquerda.

Fonte: o autor.

Os trajetos varicosos podem, por sua vez, serem facilmente identificados ao exame clínico com a paciente em ortostatismo. As varizes vulvares e perineais são veias dilatadas e sinuosas que ocorrem na genitália externa feminina. São geralmente unilaterais e com frequência surgem durante a gestação, especialmente em mulheres susceptíveis. Após o parto, as varizes dessa região tornam-se mais atenuadas, mas podem não desaparecer totalmente. Já nas mulheres não gestantes, as manifestações clínicas são menos frequentes, e sua identificação ao exame clínico torna-se mais difícil.

As MVs de útero e ovários são tipicamente relacionadas com a insuficiência de veia ovariana, podendo coexistir com a síndrome da congestão pélvica. Uma MV isolada do útero é rara, e o envolvimento do sistema urinário pode ocasionar hematúria severa.[11]

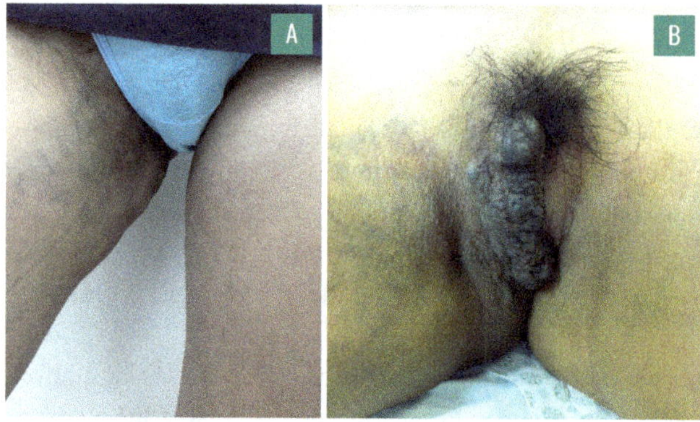

Figura 35.2 – Paciente portadora de síndrome de Klippel-Trenaunay. (A) Note varizes em face medial da coxa associadas à malformação vascular capilar cutânea. (B) Detalhe do envolvimento perineal especialmente do grande lábio vaginal à direita.

Fonte: o autor.

Diagnóstico complementar

O diagnóstico clínico de varizes vulvares ou da região pudenda implica uma avaliação mais abrangente envolvendo a região pélvica, e o diagnóstico diferencial deve ser realizado com a síndrome pós-flebítica e com as malformações vasculares venosas.

O ultrassom Doppler permite avaliar a participação ou não de troncos venosos profundos na presença de varizes vulvares e auxilia de forma decisiva no diagnóstico das malformações vasculares, tanto na diferenciação entre lagos venosos e cistos linfáticos como na avaliação das síndromes vasculares complexas, fornecendo vários detalhes a respeito do calibre, do trajeto e da competência valvular das estruturas venosas.

A ressonância magnética (RM) combinada com a angiografia por ressonância magnética (three-dimensional 3D dynamic time-resolved) contribui para a avaliação da extensão da lesão, em particular em lesões profundas, e da sua relação com as demais estruturas anatômicas e, ainda, para a avaliação da perfusão da lesão, permitindo uma diferenciação hemodinâmica entre lesões de alto e baixo fluxo.[6]

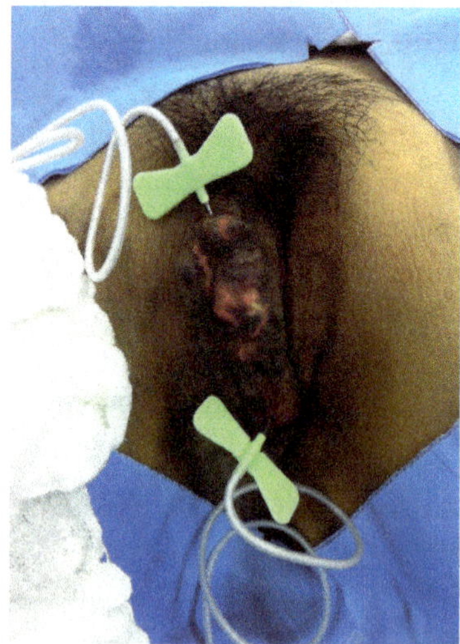

Figura 35.3 – Malformação venosa do grande lábio vaginal durante injeção de espuma de polidocanol a 3% em dois sítios de punção.

Fonte: o autor.

Tratamento

As malformações vasculares de baixo fluxo – ou seja, venosas e linfáticas ou mistas – são efetivamente tratadas por meio de injeção intralesional de agentes líquidos esclerosantes.[12] A via de acesso utilizada para a abordagem da lesão é percutânea e deve ser preferencialmente guiada por US-Doppler. O uso da Bleomicina é restrito ao tratamento das lesões de origem linfática ou mistas (em que o ultrassom identifica um arcabouço linfático, ou seja, presença de septos porém com conteúdo sanguíneo). Para o tratamento de varicosidades ou malformação venosa, a espuma obtida com o polidocanol a 3% é o mais indicado. O álcool absoluto tem uso restrito a lesões de grande extensão.

TRATAMENTO DE MVS ISOLADAS DA REGIÃO PÉLVICA

Para a abordagem terapêutica das malformações venosas de genitália externa são recomendadas a punção direta e a injeção de agentes esclerosantes, como a espuma densa de polidocanol a 3% e o alcool absoluto, que deve ser usado com cautela por apresentar maior risco de complicações locais, como edema, escara e infecção.

O tratamento cirúrgico pode complementar o resultado final, em especial na presença de excesso de pele resultante de sessões de esclerose bem conduzidas.

TRATAMENTO DAS MALFORMAÇÕES DO RETO

As ressecções e os procedimentos percutâneos estão indicados para o controle de sangramento de malformações vasculares que ocorrem nesse nível. Lesões localizadas no canal anal podem ser abordadas por punção direta. Entretanto, nas MVs localizadas no reto devemos utilizar técnicas endoscópicas para abordagem da lesão e realização da escleroterapia.[13-15]

Em casos de maior complexidade, ou seja, lesões que envolvem o reto circunferencialmente, a ressecção cirúrgica passa a ser o tratamento de escolha mais recomendável.[13]

TRATAMENTO DAS MALFORMAÇÕES VASCULARES COMPLEXAS

A síndrome de Klippel-Trenaunay é a mais comum entre as síndromes vasculares complexas e apresenta quadro clínico muito variável, afetando, com certa frequência, a região pélvica e perineal. Nessa síndrome, as alterações venosas constituem a maior fonte de morbidade nos pacientes. As varizes podem se manifestar desde a infância, apresentando grande calibre, além de estarem associadas a insuficiência valvular. Veias de trajeto anormal incluem a veia marginal lateral (persistência da veia embrionária) em geral de grande calibre, localizada no subcutâneo da face lateral da panturrilha, coxa e nádega, drenando para a veia femoral ou ilíaca. Espaços venosos anômalos (lagos venosos) localizados ou acometendo grandes extensões – seja no tecido subcutâneo, seja no compartimento muscular – estão associados a graus variados de sintomas dolorosos. O risco de complicações relacionadas a sangramento pela vagina e pelo reto deve ser considerado, além do risco de tromboembolismo pulmonar.[16,17] São frequentes ainda alterações do sistema venoso superficial, como insuficiência de veias safenas e veias colaterais varicosas.

É possível adotar o tratamento esclerosante com espuma densa de polidocanol a 3% de forma isolada ou em associação ao laser endovenoso, especialmente na presença de veias de grande calibre. O tratamento cirúrgico pode ser considerado para casos selecionados e deve ser bem planejado, uma vez que há risco elevado de sangramento intraoperatório.

Considerações finais

O diagnóstico das varizes e malformações da região pélvica deve ser complementado por US e RM.

A esclerose percutânea com polidocanol a 3% ou álcool absoluto constitui a principal abordagem terapêutica para o tratamento das malformações venosas, sejam superficiais, sejam localizadas no compartimento muscular. Lesões de etiologia mista – ou seja, venosa e linfática – devem ser tratadas com Bleomicina. O procedimento cirúrgico estaria indicado no tratamento convencional das varizes, na remoção de massas tumorais e como medida complementar no tratamento de lesões venosas do períneo, especialmente do grande lábio vaginal.

Referências

1. Burrows PE. Vascular malformations involving the female pelvis. Semin Intervent Radiol 2008;25(4):347-360.

2. Mulliken JB, Glowacki J. Hemangiomas and vascular malformations in infants and children: a classification based on endothelial characteristics. Plast Reconstr Surg 1982;69(3):412-422.

3. Dubois J, Soulez G, Oliva VL, Berthiaume MJ, Lapierre C, Therasse E. Soft-tissue venous malformations in adult patients: imaging and therapeutic issues. Radiographics 2001;21(6):1519-1531.

4. Laor T, Burrows PE. Congenital anomalies and vascular birthmarks of the lower extremities. Magn Reson Imaging Clin N Am 1998;6(3):497-519.

5. Dubois J, Garel L. Imaging and therapeutic approach of hemangiomas and vascular malformations in the pediatric age group. Pediatr Radiol 1999;29(12):879-893.

6. Flors L, Leiva-Salinas C, Maged IM et al. MR imaging of soft-tissue vascular malformations: diagnosis, classification, and therapy follow-up. Radiographics 2011;31(5)1321-1340. Discussion 1340-1341.

7. Herman AR, Morello F, Strickland JL. Vulvar venous malformations in an 11-year-old girl: a case report. J Pediatr Adolesc Gynecol 2004;17(3):179-181.

8. Marrocco-Trischitta MM, Nicodemi EM, Nater C, Stillo F. Management of congenital venous malformations of the vulva. Obstet Gynecol. 2001;98(5Pt1):789-793.

9. Enjolras O, Chapot R, Merland JJ. Vascular anomalies and the growth of limbs: a review. J Pediatr Orthop B 2004;13(6):349-357.

10. Enjolras O, Ciabrini D, Mazoyer E, Laurian C, Herbreteau D. Extensive pure venous malformations in the upper or lower limb: a review of 27 cases. J Am Acad Dermatol 1997;36(2Pt1):219-225.

11. Burrows PE. Vascular malformations involving the female pelvis. Semin Intervent Radiol 2008;25(4):347-360.

12. Burrows P E, Mason K P. Percutaneous treatment of low flow vascular malformations. J Vasc Interv Radiol 2004;15(5):431-445

13. Krokidis M, Venetucci P, Hatzidakis A, Iaccarino V. Sodium tetradecyl sulphate direct intralesional sclerotherapy of venous malformations of the vulva and vagina: report of five cases. Cardiovasc Intervent Radiol 2011;34 02:S228-S231.

14. Keljo D J, Yakes W F, Andersen J M, Timmons C F. Recognition and treatment of venous malformations of the rectum. J Pediatr Gastroenterol Nutr 1996;23(4):442-446.

15. Azoo EM. Hematuria, rectal bleeding and pelvic phleboliths in children with the Klippel-Trenaunay syndrome. Pediatr Radiol 1983;13(2):82-88.

16. Servelle M, Bastin R, Loygue J. et al. Hematuria and rectal bleeding in the child with Klippel and Trenaunay syndrome. Ann Surg 1976;183(4):418-428.

17. Walder B, Kapelanski D P, Auger W R, Fedullo P F. Successful pulmonary thromboendarterectomy in a patient with Klippel-Trenaunay syndrome. Chest 2000;117(5):1520–1522.

PARTE V

EDITORIAL
Novos tratamentos das varizes: estamos evoluindo ou retrocedendo?

PEDRO PABLO KOMLÓS

Desde que o homem começou a se preocupar com enfermidades, buscando tratamentos, a doença varicosa sempre representou um dos principais desafios. Talvez por se tratar de uma doença amplamente visível pelas deformidades óbvias que causa ou mesmo pela sintomatologia e pelas consequências que pode determinar. O fato é que os relatos históricos nos dão conta da constante preocupação com o tratamento das varizes. Prova disso é que há dois mil anos Hipócrates já descrevia nos seus trabalhos compilados no "Corpus Hipocraticum" a cauterização de veias varicosas com ferro em brasa para favorecer a cicatrização de úlceras.

Ao longo dos milênios surgiram inúmeras e até bizarras propostas terapêuticas, como o uso de uma bexiga de porco como seringa e um espinho perfurado fazendo o papel de agulha para injetar fluidos, ensaiando uma escleroterapia. Foi no século XIX e nos primórdios do século seguinte que surgiram os grandes avanços que dominariam todo o século XX no tratamento das varizes primárias dos membros inferiores. A descrição da primeira seringa por Charles Pravaz, na França, com a agulha hipodérmica do escocês Alexander Wood e os fleboextratores dos irmãos Mayo induziram o desenvolvimento das modernas técnicas de escleroterapia e cirurgia de varizes.

As técnicas de tratamento de varizes sempre foram invasivas e agressivas, principalmente em mãos despreparadas. A enfermidade é genética e evolutiva, portanto nunca foi possível garantir a cura definitiva. Independentemente do método utilizado para tratar o refluxo venoso e eliminar varizes, sua recidiva ainda é muito elevada.

Combinando todas essas afirmações, nos últimos 20 anos vêm sendo descritas técnicas ditas revolucionárias. Para algumas – por exemplo, as técnicas de termoablação –, a comparação com a cirurgia de varizes, apontando para um pós-operatório fantasioso e limitante, é fundamental para justificá-las. Além disso, omitir que a cirurgia ainda é necessária para a eliminação de colaterais insuficientes também é conveniente. Mas é indiscutível que publicações norte-americanas, como a do American Venous Forum, colocam a termoablação num nível de evidência (1B) superior ao da cirurgia de varizes (2B). Além do fato de nos Estados Unidos os cirurgiões vasculares sempre terem se dedicado preferencialmente à cirurgia arterial, voltando-se para enfermidade venosa apenas quando perceberam que dermatologistas e outras especialidades haviam dominado o mercado. É necessário destacar que alguns planos de saúde chegam a remunerar quatro vezes mais a termoablação, realizada frequentemente em ambientes nos quais a nossa Agência Nacional de Vigilância Sanitária (Anvisa) não nos permitiria sequer atender consultas. Segue a evolução. Com finalidade social, a espuma ecoguiada para solucionar CEAPs altos introduziu clara vantagem aos pacientes sofredores e mal servidos pela saúde pública.

O homem segue curioso e inquieto. As invenções se sucedem na velocidade dos tempos modernos. Tratamentos a Vapor, VenaSeal, ClariVein e até técnicas híbridas vêm sendo insistentemente propostos. São terapêuticas ainda muito dispendiosas, mas que prometem trazer grandes benefícios a pessoas com insuficiência venosa crônica e suas indesejáveis varizes. Especialistas dos Estados Unidos já estão convictos de que a termoablação e outros métodos serão rapidamente superados pelo cianoacrilato ou por congêneres.

Em resumo, todos que se dedicam à doença varicosa devem se alegrar com o interesse despertado e com os avanços recentemente alcançados. Seria um grande erro lutar contra novas tecnologias. Faz lembrar a resistência recente ao telefone celular. Agora os *smartphones* já vêm limitando o uso dos computadores pessoais. Estamos certamente evoluindo em busca de soluções melhores para nossos pacientes. Mas temos que evoluir usando os verdadeiros resultados como argumento. Não podemos omitir limites e complicações. Não devemos magnificar as dificuldades dos métodos tradicionais. E, acima de tudo, não temos o direito de empregar técnicas ditas revolucionárias para benefício econômico pessoal. Isso seria um abuso do direito de escolha do terapeuta.

PARTE VI.
TROMBOSE VENOSA PROFUNDA

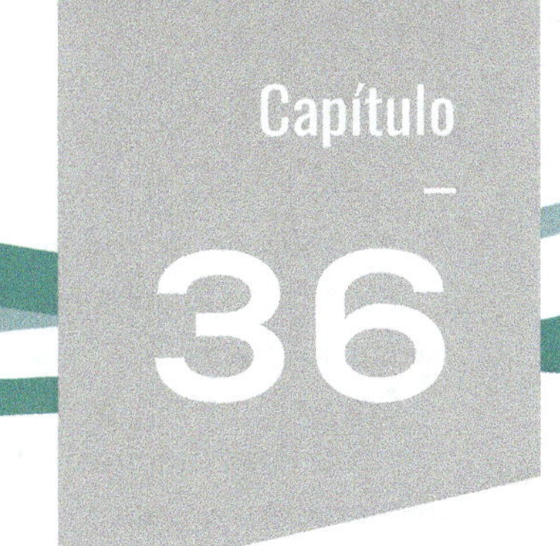

Critérios ultrassonográficos para o diagnóstico da trombose venosa

ÉRICA PATRICIO NARDINO

Introdução

Como os sinais e sintomas clínicos não são confiáveis e/ou exclusivos da trombose venosa (TV), existe a necessidade da confirmação da suspeita por exame.[1] Estima-se que 1 milhão de pacientes por ano sejam submetidos a exame de ultrassonografia (USG) por suspeita de trombose venosa profunda (TVP), e destes apenas 12%-25% serão positivos.[2]

O US-Doppler tem se tornado o exame diagnóstico mais usado para confirmar ou excluir TVP aguda,[2] com alta sensibilidade (94%-100% – TVP proximal; 64%-73% – TVP distal) e especificidade (94%).[3-7] A sensibilidade excede 90% para veias de perna, em pacientes sintomáticos, com o uso do Doppler colorido (DC).[8]

Diagnóstico ultrassonográfico da TVP

Na literatura, não há um protocolo padrão para a realização do exame de ultrassonografia venosa para o diagnóstico da TVP. Entre as variações, temos a avaliação de todas as veias do membro ou somente das veias proximais (veias femorais comum e superficial, poplítea e a confluência das veias da perna), estudo apenas do membro sintomático ou bilateral.[2,9]

O método de avaliação exclusivo das veias proximais tem sensibilidade e especificidade de 95% para o primeiro episódio de TVP proximal. Entretanto, o resultado negativo não pode excluir TVP, em razão da possibilidade de acometimento isolado distal que pode, posteriormente, estender-se para veias proximais; por isso, o exame deve ser repetido em 1 semana.[9,10]

A avaliação de todo o membro, se negativa, afasta TVP, evitando assim a necessidade de repetição do exame em 1 semana.[9]

Segundo Zierler B. K.,[2] o exame inicial incompleto (somente das veias proximais) leva à necessidade de exames seriados ou outras estratégias para detectar trombo incialmente isolado em veias de perna. Essas estratégias provavelmente não tenham custo × benefício melhor, se comparado com a moderna prática de um único estudo com DC de todas as veias do membro inferior nos pacientes com suspeita de TVP. Assim, o DC de todo o membro tem se tornado o exame padrão na avaliação da TVP dos membros inferiores.

O exame de USG para TV dos membros superiores segue as mesmas prerrogativas do exame para o membro inferior, tendo alto valor preditivo negativo e podendo ser repetido em 4-7 dias se os achados ultrassonográficos forem indeterminados ou na presença de escore clínico alto.[9,11]

TRANSDUTORES

Para veias pélvicas, veia subclávia, tronco braquiocefálico e situações em que a veia é muito profunda, utiliza-se transdutor convexo de 2,0 MHz-3,5 MHz. Para as veias do membro superior e inferior, utiliza-se transdutor linear de 5 MHz-10 MHz.[12,13]

CRITÉRIOS DIAGNÓSTICOS

O exame deve ser iniciado no Modo B, sendo os modos cor e espectral utilizados para auxiliar no diagnóstico. A pesquisa de refluxo na fase crônica deve ser feita com o paciente em ortostatismo.

Modo B

O Modo B faz uma avaliação morfológica[13] das estruturas tanto vasculares quanto perivasculares. Na presença de TV, pode-se ter a visibilização direta do trombo. A manobra de compressão deve então ser realizada, com o transdutor em posição transversa em relação à veia, em todo o trajeto venoso, e sua compressibilidade total exclui a presença de trombo nesse local, sendo confiável e o único critério diagnóstico validado para descartar TVP[12,14] (figura 36.1).

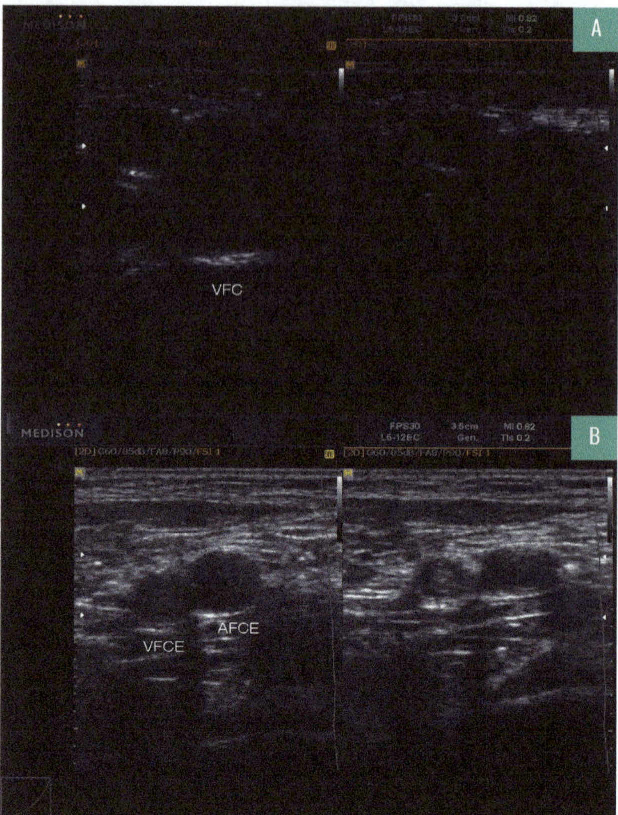

Figura 36.1 – (A) Veia femoral comum (VFC) totalmente compressível – normal. (B) VFC incompressível e com calibre menor que o da artéria femoral comum (AFC) – trombo antigo.

Fonte: a autora.

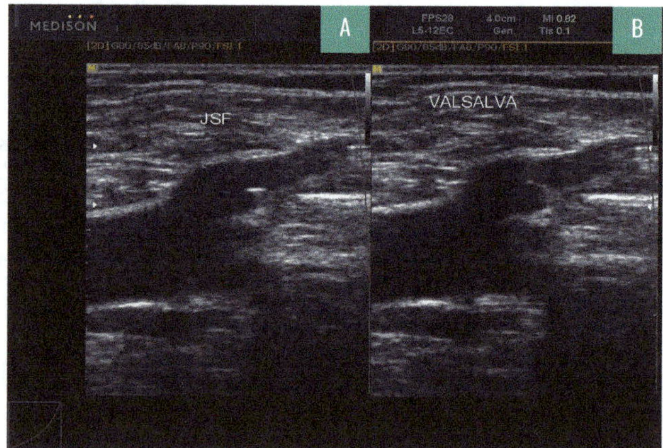

Figura 36.2 – (A) Junção safeno-femoral com a respiração normal (B) e aumento do seu calibre na manobra de Valsalva.

Fonte: a autora.

Na região inguinal, o diâmetro da veia é comparado ao da artéria homolateral e da veia contralateral para avaliar a presença de dilatação na TV aguda,[13] e a perda da dilatação venosa na manobra de Valsalva é um sinal indireto de TV proximal (figura 36.2).

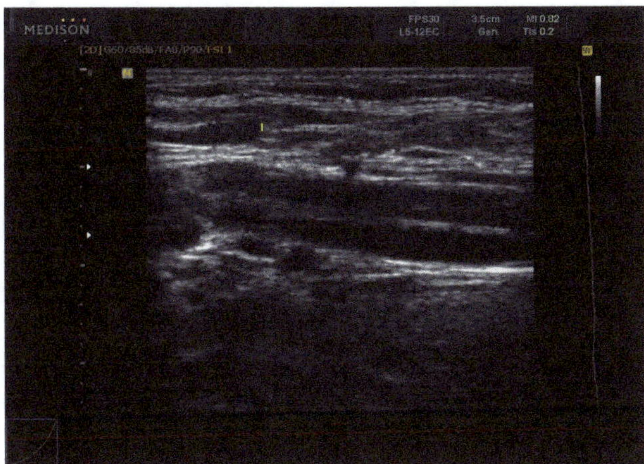

Figura 36.3 – Presença de trave fibrótica na trombose venosa antiga.
Fonte: a autora.

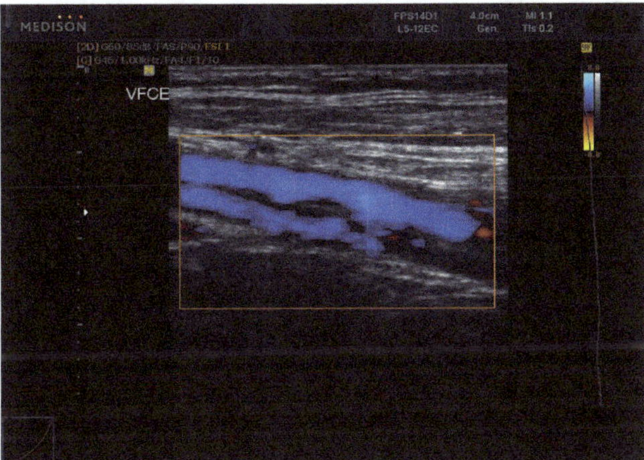

Figura 36.4 – Trombo antigo recanalizado por fluxo sanguíneo.
Fonte: a autora.

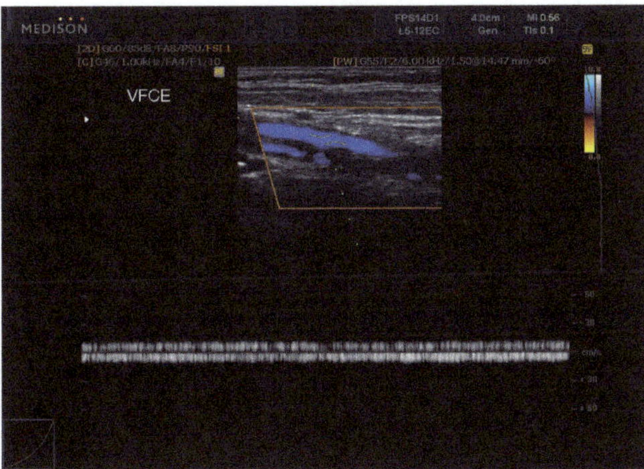

Figura 36.5 – Fluxo com perda da fasicidade respiratória por obstrução proximal.
Fonte: a autora.

Durante essa fase, é necessário definir a extensão do trombo (com seus limites superior e inferior), suas características ecográficas, se está ou não aderido à parede da veia (flutuando), total ou parcialmente oclusivo[3] e presença de traves na luz da veia (figura 36.3).

Modo cor e espectral

O DC permite avaliar o preenchimento completo da luz do vaso pelo fluxo e sua fisiologia, tanto com o vaso no transverso quanto no longitudinal. É importante, principalmente em locais que não podem ser comprimidos, como as veias ilíacas, a veia subclávia,[15] a veia femoral no Hunter e o segmento proximal das veias da perna. Nos casos crônicos, identifica locais de refluxo e seus pontos de drenagem.

Além disso, possibilita a avaliação de sinais diretos de TV, como o preenchimento parcial (figura 36.4) ou não da luz pelo fluxo e os sinais indiretos, como a ausência de fasicidade respiratória (figura 36.5) e/ou pulsatilidade, a perda do incremento com a manobra de compressão distal[13,15] e a inversão de fluxo em tributárias, de acordo com a localização da obstrução (figura 36.6).

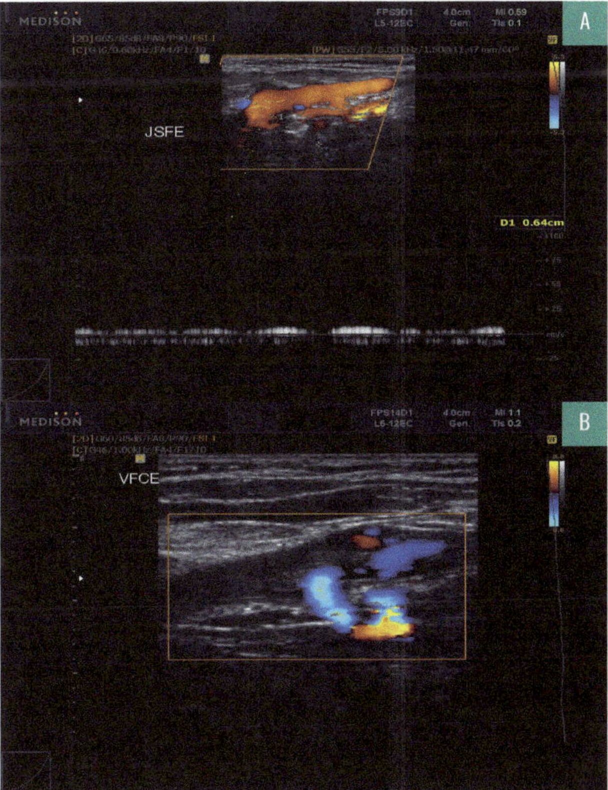

Figura 36.6 – (A) Inversão de fluxo na junção safeno-femoral e (B) inversão de fluxo em tributária da veia femoral comum, por obstrução proximal.
Fonte: a autora.

DIFERENCIAR TROMBO AGUDO DE CRÔNICO

Na TV aguda, o trombo apresenta-se hipoecoico e homogêneo. À medida que aumenta o tempo de evolução, o trombo vai se tornando mais heterogêneo, o que indica sangue coagulado em diferentes estágios.[12] Trombo em local novo, ou em segmento recanalizado, presença de material ecoluscente em local sabidamente de trombose venosa antiga, dilatação do lúmen da veia maior que 2 mm são alguns dos sinais que sugerem trombo recorrente.[9,14] O quadro 36.1 mostra algumas das características ecográficas da TV nas fases aguda e crônica.

Ultrassom com uso de contraste no diagnóstico da TVP

O agente de contraste ultrassonográfico consiste em microbolhas de gás hexafluoreto de enxofre, estabilizadas por uma concha de fosfolipídios (SonoVue®).[16] Não é nefrotóxico,[17] não interfere na tireoide, é relativamente mais barato que métodos diagnósticos como a TC e a RNM e apresenta pouquíssimos efeitos colaterais (apenas 0,0012% de eventos graves documentados até o momento).[18,19]

O contraste atua aumentando a ecogenicidade, o que facilita a visibilização de vasos profundos[17] e muito finos,[18] com diâmetros menores que 40µm.[18,20] Aumenta significativamente a sensibilidade para a detecção de TVP em paciente com índice de massa corpórea (IMC) elevado, edema e/ou inflamação periférica,[17] além de poder prevenir o uso de exame seriado de USG por melhorar a visibilização das veias de todo o membro, incluindo as veias da perna, o que potencialmente diminui custos.[17]

O uso do contraste otimiza o diagnóstico da TVP feito pela compressão e pela presença de defeitos na opacificação das veias.[17]

Técnica da compressão em dois pontos

A técnica de compressão venosa em dois pontos pelo ultrassom é realizada com visibilização direta e compressão no plano transverso, em Modo B, da veia femoral comum (VFC) na virilha e da veia poplítea na fossa poplítea (não inclui o Doppler colorido e/ou espectral). A incompressibilidade venosa é o único critério diagnóstico utilizado para confirmar a TVP.[21] É realizada somente no primeiro episódio da suspeita clínica de TVP[22,23] e muito utilizada por médicos da emergência.[5]

Na presença de exame de USG normal, deve ser realizado o teste de D-dímero, que, se elevado, indica a necessidade de repetir o exame de USG em 1 semana para avaliar a possibilidade de progressão de um trombo de outra localidade não vista.[5]

Quadro 36.1 – Características da trombose venosa ao Doppler colorido.[3,9,14,24,25]

	Fase aguda	Fase crônica
Compressibilidade	Veia incompressível ou parcialmente compressível	Veia incompressível ou parcialmente compressível
Calibre da veia	Aumentado	Normal ou diminuído
Característica ecográfica do trombo	Ecoluscente, homogêneo	Ecogênico, heterogêneo
Parede da veia	Fina	Espessada e/ou irregular
Aderência do trombo	Pouco aderido e/ou cabeça flutuante	Aderido/retração do trombo
Colaterais	Ausentes	Presentes
Fluxo no local do trombo	Ausente ou peritrombo	Irregular, formando canais de recanalização
Refluxo	Ausente	Presente por lesão valvular

Fonte: a autora.

Referências

1. Bradley W. Frazee et al. Emergency department compression ultrasound to diagnose proximal deep vein thrombosis. The Journal of Emergency Medicine 2001;20(2):107-111.

2. Brenda K. Zierler. Ultrasonography and Diagnosis of Venous Thromboembolism. Circulation 2004;109[suppl I]:I-9-I-14.

3. Gaitini D. Current Approaches and Controversial Issues in the Diagnosis of Deep Vein Thrombosis via Duplex Doppler Ultrasound. Journal of Clinical Ultrasound 2006 Jul/Aug;34(6):289-97.

4. Steve Goodacre, Fiona Samp et al. Systematic review and meta-analysis of the diagnostic accuracy of ultrasonography for deep vein thrombosis. BMC Medical Imaging 2005, 5.

5. Srikar Adhikari, Wes Zeger et al. Isolated Deep Venous Thrombosis: Implications for 2-Point Compression Ultrasonography of the Lower Extrem. Annals of Emergency Medicine 2015 Sept;66(3).

6. S Goodacre, F Sampson et al. Measurement of the clinical and cost-effectiveness of non-invasive diagnostic testing strategies for deep vein thrombosis. Health Technology Assessment 2006;10(5).

7. Dimitrios Scarvelis, Philip S. Wells. Diagnosis and treatment of deep-vein thrombosis. CMAJ. October 24, 2006, p. 175(9).

8. Mattos MA, Londrey GL. Color-flow duplex scanning for the surveillance and diagnosis of acute deep venous thrombosis. J Vasc Surg 1992 Feb;15(2):366-75.

9. Clive Kearon. Diagnosis of suspected venous thromboembolism. Hematology Am Soc Hematol Educ Program. 2016 Dec 2;2016(1):397-403.

10. Le Gal G et al. Controversies in the diagnosis of venous thromboembolism. J Thromb Haemost. 2015 Jun;13(Suppl 1):S259-65.

11. Kleinjan A et al. Safety and feasibility of diagnostic algorithm combining clinical probability, d-dimer testing, and ultrasonography for suspected upper extremity deep venous thrombosis: a prospective management study; Ann Intern Med. 2014 Apr; 160(7):451-7.

12. Tilve-Gómez A et al. Técnicas de imagen diagnósticas empleadas en la presentación aguda de la enfermedad tromboembólica venosa. Radiología 2016.

13. Tanaka S et al. Criteria for ultrasound diagnosis of deep venous thrombosis of lower extremities; J Med Ultrasonics 2008;35:33-36.

14. Nicos Labropoulos, Kimon Bekelis et al. Thrombosis in unusual sites of the lower extremity veins. J Vasc Surg 2008;47:1022-7.

15. Di Nisio, Van Sluis GL. Accuracy of diagnostic tests for clinically suspected upper extremity deep vein thrombosis: a systematic review. J Thromb Haemost. 2010 Apr;8(4):684-92.

16. I. Zuber-Jerger, D. Schacherer et al. Contrast-enhanced ultrasound in diagnosing liver malignancy. Clinical Hemorheology and Microcirculation 2009; 43:109-118.

17. AGW Smith, P Parker et al. Contrast sonovenography – Is this the answer to complex deep vein thrombosis imaging? Ultrasound 2016;24(1):17-22.

18. Verena Spiss, Alexander Loizides et al. Contrast enhanced ultrasound of the lower limb deep venous system: a technical feasibility study. Medical Ultrasonography 2011;13(4):267-271.

19. Claudon M, Cosgrove D, Albrecht T et al. Guidelines and good clinical practice recommendations for contrast enhanced ultrasound (CEUS) – update 2008. Ultraschall Med 2008;29:28-44.

20. Lassau N, Koscielny S et al. Evaluation of contrast enhanced color doppler ultrasound for the quantification of angiogenesis in vivo; Invest Radiol. 2001 Jan;36(1):50-5.

21. Enrico Bernardi, Giuseppe Camporese et al. Serial 2-Point Ultrasonography Plus D-Dimer vs Whole-Leg Color-Coded Doppler Ultrasonography for Diagnosing Suspected Symptomatic Deep Vein Thrombosis. JAMA 2008;300(14):1653-1659.

22. Melanie Tan, Cornelis J et al. Diagnostic management of clinically suspected acute deep vein thrombosis. British Journal of Haematology, 146:347-360.

23. N. S. GIBSON, S. M. SCHELLONG et al. Safety and sensitivity of two ultrasound strategies in patients with clinically suspected deep venous thrombosis: a prospective management study; Journal of Thrombosis and Haemostasis, 7:2035-2041.

24. Bressollette L, Nonent M, Oger E et al. Diagnostic accuracy of compression ultrasonography for the detection of asymptomatic deep venous thrombosis in medical patients. The TADEUS project. Thromb Haemost 2001;86:529.

25. Gita Yashwantrao Karande, Sandeep S. Hedgire et al. Advanced imaging in acute and chronic deep vein thrombosis. Cardiovasc Diagn Ther 2016;6(6):493-507.

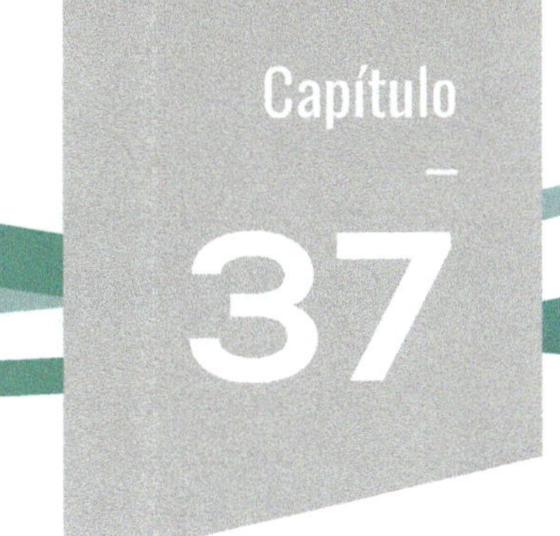

Avaliação da TVP com tomografia computadorizada e ressonância magnética

THAIS CARNEIRO LIMA
THIAGO DIEB RISTUM VIEIRA

Introdução

A trombose venosa profunda (TVP) tem incidência de 70.000 a 100.000 novos casos por ano e é responsável por mais de 200.000 hospitalizações anuais nos Estados Unidos. Os principais fatores de risco são coagulopatias, imobilidade prolongada, história recente de procedimentos cirúrgicos, gestação e puerpério, uso de terapia hormonal, obesidade, tabagismo, neoplasias, infusão medicamentosa por cateteres periféricos e história familiar de trombose ou tromboembolismo pulmonar (TEP).[1]

Apenas 20%-30% dos pacientes apresentam sintomas no momento do diagnóstico. Em pacientes de baixo risco para TVP com níveis séricos elevados de dímero D, é importante a realização de ultrassonografia (US) com Doppler das veias dos membros inferiores. Para pacientes com risco elevado, uma US com Doppler negativa para TVP não descarta essa possibilidade, devendo-se prosseguir a investigação diagnóstica.

A ultrassonografia é um método acurado, amplamente disponível, de baixo custo, não invasivo e seguro para o diagnóstico de TVP, sendo o exame mais utilizado para esse objetivo. Entretanto, a tomografia computadorizada (TC) e a ressonância magnética (RM) também podem ser empregadas, sobretudo para a avaliação de veias centrais, como cava inferior e ilíacas.[2]

Tomografia computadorizada

Os importantes avanços tecnológicos da TC nas últimas décadas, em especial o desenvolvimento da técnica de multidetectores, tornaram-na uma importante ferramenta para a detecção de TVP. Esse método pode ser utilizado de forma isolada para a avaliação das veias dos membros inferiores, mas tem sido mais frequentemente empregado em associação com o exame das artérias pulmonares para o diagnóstico de tromboembolismo. Assim, a maioria dos protocolos de angiotomografia das artérias pulmonares envolve a aquisição de imagens das veias dos membros inferiores até o nível poplíteo para a identificação de trombose e eventuais fontes de êmbolos.

O diagnóstico de TVP por TC só é possível com a opacificação venosa adequada e homogênea pelo meio de contraste, sendo muitas vezes necessária a administração intravenosa de um volume maior que o que seria utilizado apenas para o diagnóstico de tromboembolismo pulmonar. Além disso, é imprescindível o ajuste adequado do tempo de aquisição das imagens em relação ao início da injeção. A opacificação heterogênea ou insuficiente de alguns segmentos pode mimetizar trombose (figura 37.1).

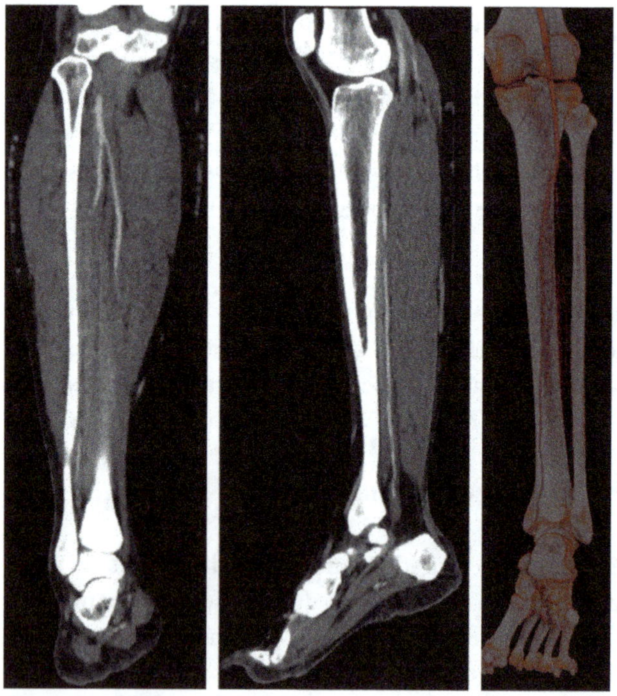

Figura 37.1 – Angiotomografia computadorizada dos membros inferiores evidenciando contrastação insuficiente e heterogênea das veias poplítea, tibial anterior, tibial posterior e fibular, simulando tromboses segmentares. Essas veias apresentavam-se pérvias à US com Doppler.

Fonte: os autores.

A sensibilidade da TC para a detecção de TVP varia de 71%-100%, e a especificidade, de 93%-100%.[3] Além disso, diagnostica-se adicionalmente trombose de veias centrais (veias cava inferior e ilíacas) em até 17% dos pacientes com TVP por TC, em segmentos venosos cujo acesso à US seria difícil ou impossível.[3,4] A TC também é menos dependente do examinador e permite o diagnóstico em outras situações nas quais a US com Doppler tem limitações, como em pacientes obesos.[3,4]

Limitações da TC para o diagnóstico de TVP incluem artefatos provenientes de implantes metálicos ortopédicos, opacificação venosa inadequada pelo meio de contraste decorrente de problemas na aquisição ou de comorbidades como insuficiência cardíaca e erros de interpretação das imagens em razão de patologias adjacentes e falta de experiência do profissional.

A TVP é identificada à TC como falhas de enchimento com atenuação intermediária ou baixa ocluindo parcial ou totalmente as veias. Quando agudas, associam-se ao aumento do calibre dos vasos e à densificação dos planos adiposos perivasculares. Além disso, pode ser caracterizado edema subcutâneo do membro acometido, representado por densificação com estriações nessa região. Entretanto, a diferenciação entre tromboses agudas e crônicas pela TC é limitada e, caso necessária, pode ser realizada por US ou RM.[3] Conforme previamente mencionado, em casos de

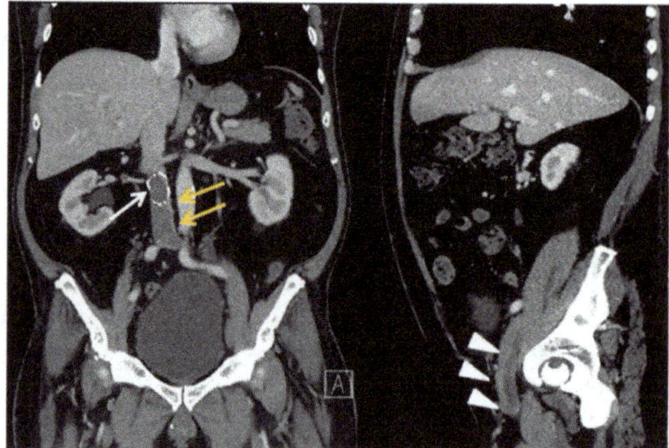

Figura 37.2 – Trombose venosa central e periférica. Imagens de TC reformatadas nos planos coronal e sagital evidenciando filtro na veia cava inferior (seta branca). Associa-se à falha de enchimento junto ao filtro metálico, com extensão às porções proximais das veias ilíacas comuns (setas amarelas), ilíacas externas e femorais comuns (pontas de seta).

Fonte: os autores.

suspeita de trombose de veias centrais, como cava inferior e ilíacas, a tomografia computadorizada deve ser utilizada em razão da dificuldade de acesso pela US (figura 37.2).

Ressonância magnética

A RM também pode ser utilizada para a avaliação da TVP. É um método seguro, minimamente invasivo ou não invasivo, que não envolve radiação ionizante. Além disso, pode ser realizada em pacientes alérgicos a iodo e com insuficiência renal crônica, uma vez que o meio de contraste administrado nesses exames não é iodado, é à base de gadolínio, e existem técnicas que não empregam meio de contraste.

A principal técnica de angiorressonância magnética que não emprega meio de contraste é denominada time of flight (TOF). Trata-se de uma sequência sensível a fluxo, na qual tecidos estacionários não são evidenciados nas imagens, somente aqueles cujos átomos estão em movimento, como o sangue. Desvantagens dessa técnica incluem aquisição lenta das imagens e artefatos relacionados a fluxo, movimentação e saturação. Esses artefatos comprometem a avaliação das imagens e seu pós-processamento, sobretudo as reconstruções multiplanares e tridimensionais. Essa sequência é reservada, então, para a avaliação das veias cava inferior e ilíacas de pacientes com insuficiência renal crônica, nos quais não é possível a administração intravenosa de meio de contraste.

Outra técnica de RM que permite a avaliação vascular sem a administração intravenosa de meio de contraste é a denominada balanced steady state free precession (SSFP). Essa é uma sequência de aquisição mais rápida, não especificamente angiográfica, na qual os vasos sanguíneos apresentam alto sinal, e os trombos, sinal reduzido. A técnica SSFP tem sensibilidade de 94,7% e especificidade de 100% para o diagnóstico de TVP.[3] As principais limitações dessa técnica são os artefatos de susceptibilidade magnética, especialmente determinados por implantes metálicos.

As sequências de RM que utilizam o meio de contraste são de aquisição rápida e apresentam melhor resolução espacial que as TOF. Como sua aquisição é volumétrica, as reconstruções multiplanares e tridimensionais têm excelente qualidade (figura 37.3). Assim como na TC, é importante a coordenação do tempo de aquisição das imagens com o início da injeção do meio de contraste, para que as veias estejam contrastadas de maneira adequada. Existe, ainda, uma técnica específica de angiorressonância magnética com contraste na qual são adquiridas múltiplas sequências volumétricas rápidas repetidas sequencialmente sobre determinado segmento. Dessa forma, quando pós-processadas, essas imagens apresentam efeito angiográfico, possibilitando a identificação do meio de contraste em diversas fases, desde arterial precoce até venosa tardia. Essa técnica é denominada time resolved method e é particularmente útil em condições nas quais a circulação do meio de contraste é rápida, como em crianças. A sensibilidade e a especificidade das técnicas de RM com contraste intravenoso para o diagnóstico de TVP são de 100%.[3]

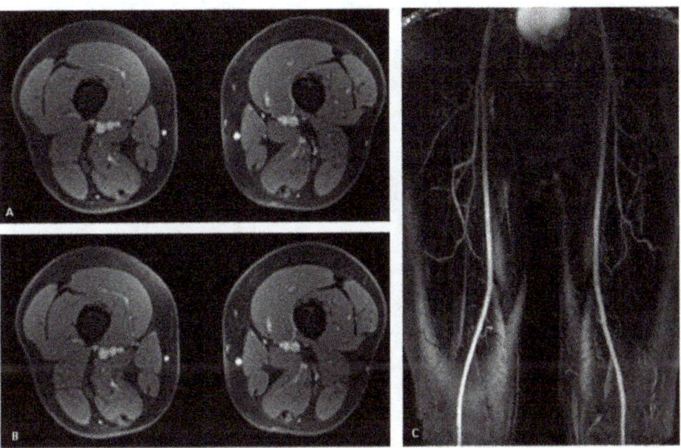

Figura 37.3 – Imagens axiais de angiorressonância magnética (A e B) evidenciando as veias poplíteas pérvias, sem sinais de trombose. Reconstrução tridimensional (C) demonstrando as artérias e veias do segmento femoropoplíteo.
Fonte: os autores.

Assim como na TC, a TVP apresenta-se à RM como falhas de enchimento de baixo sinal que ocluem parcial ou completamente as veias, cujo sinal é elevado, tanto nas técnicas que empregam o meio de contraste intravenoso quanto nas sensíveis a fluxo. A RM permite, ainda, a diferenciação entre tromboses venosas agudas e crônicas e a identificação de tromboses tumorais. A trombose aguda é caracterizada por aumento do calibre do vaso com falha de enchimento central parcial ou total, associado a edema dos planos adiposos adjacentes. Já na trombose venosa crônica, pode ocorrer redução do calibre do vaso, irregularidade dos seus contornos e formação de circulação colateral. O trombo tumoral apresenta sinal intermediário e realce pelo meio de contraste, de forma semelhante à lesão primária, ao contrário do trombo hemático, que não sofre realce pelo contraste.

Conclusão

A US com Doppler é o método mais utilizado para o diagnóstico da TVP, por ser amplamente disponível, ter custo relativamente baixo e apresentar boa acurácia. Entretanto, a TC e a RM também podem ser empregadas, uma vez que têm bom desempenho diagnóstico e são extremamente úteis para a identificação de trombose das veias cava inferior e ilíacas, cujo acesso à US pode ser difícil ou impossível.

Referências

1. Kyrle PA, Eichinger S. Deep vein thrombosis. Lancet 2005;365:1163-1174.
2. Khosa F, Otero HJ, Prevedello LM, Rybicki FJ, Di Salvo DN. Imaging Presentation of Venous Thrombosis in Patients with Cancer. AJR 2010;194:1099-1108.
3. Karande GY, Hedgire SS, Sanchez Y, Baliyan V, Mishra V, Ganguli S, Prabhakar AM. Advanced imaging in acute and chronic deep vein thrombosis. Cardiovascular Diagnosis and Therapy 2016; 6:493-507.
4. Smillie RP, Shetty M, Boyer AC, Madrazo B, Jafri SZ. Imaging Evaluation of the Inferior Vena Cava. RadioGraphics 2015;35:578-592.

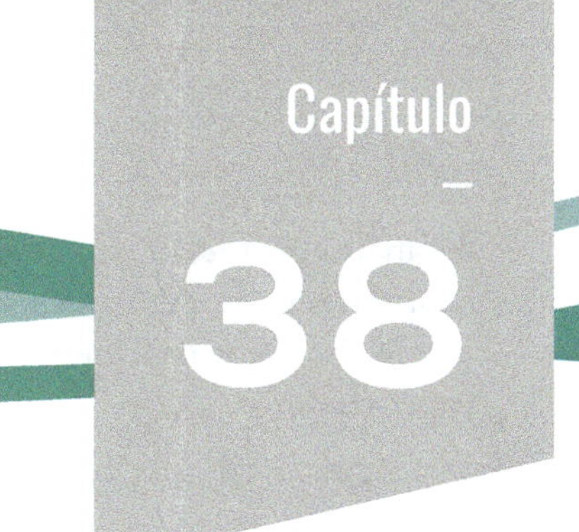

Pesquisa das trombofilias por meio da lógica do raciocínio clínico

ELBIO ANTONIO D'AMICO

Introdução

Em 1937, Nygaard e Brown empregaram o termo trombofilia para descrever pacientes com tendência não explicada para eventos trombóticos, principalmente arteriais.[1] Egeberg usou a palavra trombofilia, em 1965, ao descrever uma família norueguesa com importante tendência a episódios de tromboembolismo venoso, decorrente da deficiência hereditária da antitrombina.[2] Hoje, emprega-se o termo trombofilia para descrever a tendência ao desenvolvimento de tromboembolismo venoso e não trombose arterial.[3] Nos anos 1980, foram descritas as deficiências das proteínas C e S, e desde então foram demonstradas outras anormalidades laboratoriais, hereditárias e adquiridas que aumentam o risco de tromboembolismo venoso, sendo as mais prevalentes as mutações que causam ganho-funcional, fator V Leiden e mutação G20210A do gene da protrombina.[4] Hoje, a trombofilia hereditária pode ser identificada em cerca de 50% dos pacientes com episódios de tromboembolismo venoso, aparentemente fornecendo uma explicação parcial para uma doença previamente pouco esclarecida.[4] Nas últimas décadas, a realização de testes laboratoriais para a pesquisa de trombofilia hereditária apresentou grande aumento, com várias indicações, mas sem concordância se os resultados desses testes auxiliam na abordagem clínica dos pacientes.[4]

O termo trombofilia descreve a tendência ao desenvolvimento de tromboembolismo venoso (trombose venosa profunda e embolia pulmonar), havendo como base um estado de hipercoagulabilidade, decorrente de alterações hereditárias ou adquiridas da coagulação ou fibrinólise.[5] Em 1856, Rudolf Virchow criou a teoria da tríade, formada por lesão da parede vascular, estase sanguínea e hipercoagulabilidade, para explicar a etiologia da trombose.[3] Hoje é aceito que a combinação de estase e hipercoagulabilidade, mais que a lesão endotelial, é fundamental para a ocorrência do tromboembolismo venoso, enquanto no desenvolvimento da trombose arterial as plaquetas têm papel-chave.[3]

Trombofilias hereditárias

O termo trombofilia hereditária ou hipercoagulabilidade hereditária refere-se à presença de um fator hereditário que predispõe ao desenvolvimento do evento trombótico, mas que necessita da interação com outros componentes (hereditários ou adquiridos) para que ocorra o desencadeamento da trombose.[6] Esses defeitos predisponentes não causam necessariamente prejuízo clínico contínuo, mas reduzem a capacidade do organismo de se confrontar com as flutuações induzidas por interações com o meio ambiente.[6] Embora sejam observados pacientes que evoluem continuamente com eventos trombóticos, na maioria dos casos a trombose é um fato episódico, e, quando recorrente, com longos períodos assintomáticos, o que sugere que deve haver algum fator desencadeante, talvez um estímulo direto ou uma combinação de fatores, que determina uma deteriorização temporária da resistência intrínseca.[6-8]

Quanto aos fatores adquiridos precipitantes, estes podem ser considerados ambientais, como idade avançada, sexo masculino e obesidade, ou ainda "temporários", nos quais se incluem cirurgia, trauma, câncer, imobilização/hospitalização, gestação, uso de contraceptivos orais combinados e terapia de reposição hormonal.[7,9]

As trombofilias hereditárias estabelecidas até o momento causam impacto nos mecanismos procoagulantes ou anticoagulantes[4] e as mais frequentemente testadas incluem deficiência da antitrombina, deficiência das proteína C e S, mutações com ganho de função, fator V Leiden e mutação G20210A do gene da protrombina.[4,10] O anticoagulante lúpico, os anticorpos anticardiolipina e anti-β2-glicoproteína I, todos características laboratoriais da síndrome antifosfolípide, também são incluídos no painel de testes para trombofilia.[10]

DEFICIÊNCIA DE ANTITROMBINA

A antitrombina é uma glicoproteína da superfamília das serpinas, sintetizada pelo fígado, que inibe praticamente todas as enzimas ativas da coagulação, em particular a trombina e o fator X ativado (FXa).[3,11] Por si, a antitrombina é um inibidor lento da geração e a meia-vida da trombina. Porém, essa atividade é estimulada ao se ligar com o sulfato de heparan endógeno, presente na superfície das células endoteliais, ou com a heparina exógena.[3,11] Mais de 250 mutações já foram identificadas no gene da antitrombina (cromossomo 1q 23-25), a maioria delas levando à redução da concentração da antitrombina ou à sua menor capacidade de interagir com fatores ativados da coagulação ou heparina. A deficiência de antitrombina é transmitida de maneira autossômica dominante, com penetrância muito elevada. Na população geral, a prevalência da deficiência de antitrombina é estimada entre 0,02%-0,2%, e de 1% na população não selecionada de pacientes com tromboembolismo venoso.[3]

DEFICIÊNCIA DE PROTEÍNA C

A proteína C é uma glicoproteína de síntese hepática, dependente da vitamina K, que circula em uma forma inativa. Sua ativação acontece por ação da trombina, em um processo catalisado pelo complexo formado pela trombina, receptor endotelial da proteína C (EPCR), e trombomodulina.[3] A proteína C ativada, em conjunto com a proteína S, reduz a geração de trombina ao inativar o fator V ativado (FVa) e o fator VIII ativado (FVIIIa).[3] A deficiência hereditária da proteína C é transmitida como característica autossômica dominante, já tendo sido descritas mais de 200 mutações no gene da proteína C (2q13-q14). A deficiência da proteína C ocorre em aproximadamente 0,2% da população geral e é encontrada em 3% dos pacientes não selecionados com tromboembolismo venoso.[3]

DEFICIÊNCIA DE PROTEÍNAS

A proteína S é uma proteína de síntese hepática, dependente de vitamina K, que circula no plasma em uma forma livre, funcionalmente ativa, e em uma forma inativa, unida à proteína ligadora da fração C4b do complemento. A proteína S atua como cofator da proteína C ativada, para a degradação dos fatores Va e VIIIa, e como cofator para o inibidor da via do fator tecidual na inibição do fator Xa.[3] O gene da proteína S localiza-se no cromossomo 3q11.2, e aproximadamente 200 mutações já foram descritas, resultando na redução funcional da proteína S. A deficiência hereditária da proteína S é transmitida como característica autossômica dominante, com prevalência de 0,03%-0,1% na população geral e de aproximadamente 2% em pacientes com tromboembolismo venoso.[3]

FATOR V LEIDEN

O fator V Leiden é uma mutação decorrente de uma substituição de adenina por guanina na posição 1691 (G1691A) no exon 10 do gene do fator V. Essa é uma porção do gene que codifica um dos sítios de clivagem do fator V (Arg506), envolvidos na inativação do FVa. Dessa maneira, a molécula ativada do fator V mutante torna-se resistente à atividade proteolítica da proteína C ativada e mantém sua capacidade procoagulante total.[3,11] O fator V Leiden é transmitido como característica autossômica dominante e, na forma heterozigótica, é a mutação genética protrombótica mais comum na população caucasiana, com prevalência de aproximadamente 5%. Nos pacientes não selecionados com tromboembolismo venoso, a prevalência da forma heterozigota do fator V Leiden chega até 20%. A forma homozigota do fator V Leiden é observada em aproximadamente 0,1% da população geral e em 1% dos pacientes não selecionados com tromboembolismo venoso.[3,11]

MUTAÇÃO G20210A DO GENE DA PROTROMBINA

A mutação do gene da protrombina consiste na substituição de uma guanina por adenina na posição 20210 dentro da região 3' não traduzida do gene, resultando em elevação de aproximadamente 30% da concentração plasmática de protrombina. A mutação do gene da protrombina é transmitida como característica autossômica dominante. É a segunda mais frequente anormalidade trombofílica, com prevalência, em heterozigose, de 2%-3% na população caucasiana e de até 6% nos pacientes com tromboembolismo venoso. A forma homozigota é descrita em 0,04%.[3,11]

O quadro 38.1 descreve a prevalência de várias trombofilias na população geral, bem como suas relações com a ocorrência de um primeiro episódio de tromboembolismo venoso, recorrência de tromboembolismo venoso, trombose arterial e complicações obstétricas. Observa-se que essas alterações se associam de maneira consistente com um primeiro episódio de tromboembolismo venoso (risco relativo de 2 a 10), mas aumentam pouco o risco de recorrência trombótica. Além disso, a associação das trombofilias com trombose arterial e complicações obstétricas não é consistente.[10]

Quadro 38.1 – Prevalência estimada das anormalidades trombofílicas mais frequentes, com respectivos riscos relativos de evento trombótico.

	Deficiência de antitrombina	Deficiência de proteína C	Deficiência de proteína S	Fator V Leiden	Mutação G20210A gene protrombina	Anticoagulante lúpico	Anticorpos anticardiolipina	Anticorpos anti-β2-GPI
Prevalência na população geral	0,02%	0,2%	0,03%-0,13%	3%-7%	0,7%-4%	1%-8%	5%	3,4%
Risco relativo de primeiro evento de TEV	5-10	4-6,5	1-10	3-5	2-3	3-10	0,7	2,4
Risco relativo de recorrência de TEV	1,9-2,6	1,4-1,8	1,0-1,4	1,4	1,4	2-6	1-6	
Risco relativo de trombose arterial	Sem associação	Sem associação consistente	Sem associação consistente	1,3	0,9	10	1,5-10	

Fonte: adaptado de Middeldorp S, 2011.

Investigação laboratorial das trombofilias hereditárias

A trombose é considerada de etiologia multifatorial, sendo a presença de uma anormalidade trombofílica somente um dos muitos elementos que determinam o risco trombótico. Portanto, é controversa a utilidade dos testes de trombofilia para dar orientações sobre decisões de prevenção e tratamento da trombose.[12] Contudo, deve-se considerar que as evidências são obtidas a partir de estudos epidemiológicos, já que não foram realizados trabalhos randomizados e prospectivos testando a utilidade da investigação para trombofilia.[12]

A avaliação laboratorial para as trombofilias deveria ser realizada somente visando melhorar ou modificar o tratamento proposto. Essa avaliação laboratorial tem sido sugerida para auxiliar na prevenção secundária (duração da anticoagulação após um evento trombótico) e, para as doenças hereditárias, ajudar na prevenção primária de familiares acometidos.[12] A realização dos testes de trombofilia não teria indicação para orientar a interrupção do tratamento anticoagulante em pacientes com risco trombótico elevado (expondo-os ao risco de novo evento trombótico) ou a manutenção do tratamento anticoagulante em pacientes com baixo risco de trombose (submetendo-os a maior risco hemorrágico).[13] São acrescentados ainda outros potenciais problemas quanto à realização dos testes laboratoriais para trombofilia hereditária, como custo financeiro, resultados espúrios em razão do momento da realização dos exames, interpretação errônea dos resultados, desencadeando de sensação de angústia e ansiedade, e possibilidade de discriminação genética.[4,13] As potenciais utilidades da realização dos testes são a satisfação do paciente na identificação de um fator de risco biológico relacionado ao evento trombótico e a maior probabilidade do emprego de medidas profiláticas em situações de risco.[13] O diagnóstico de trombofilia hereditária não afeta a sobrevida dos pacientes com diagnóstico de tromboembolismo venoso ou o risco de síndrome pós-trombótica.[13]

Antes, porém, de empregar os testes para trombofilia hereditária, deve-se considerar que:

1. as condições trombofílicas hereditárias identificadas até o momento são encontradas em apenas aproximadamente 50% dos pacientes com tromboembolismo venoso, de modo que um resultado negativo não exclui um risco hereditário por meio de mecanismos até o momento desconhecidos;
2. todos os pacientes com tromboembolismo venoso podem ser considerados como tendo tendência protrombótica, ou trombofilia, não havendo justificativa para tratar de maneira diferente os pacientes com pesquisa negativa para trombofilia hereditária; e
3. a mesma condição trombofílica pode ter diferentes expressões clínicas dentro das famílias, de modo que os resultados dos testes fornecem pequena orientação na determinação do plano de abordagem para os pacientes individualmente. Dando-se ênfase aos resultados genéticos, pode-se perder a possibilidade de identificar e abordar fatores de risco modificáveis no tratamento dos pacientes.[14]

Muitos autores dividem o tratamento do tromboembolismo venoso em várias fases, após o diagnóstico inicial, baseando-se no risco de recorrência trombótica.[13,15,16] Na primeira fase, "fase aguda" ou de "tratamento ativo", que corresponde aos primeiros 5-10 dias após a apresentação da trombose venosa profunda ou embolia pulmonar, o objetivo é tratar o episódio trombótico agudo, visando à melhora dos sintomas agudos, à prevenção da extensão e recorrência do trombo, à redução do risco de embolia pulmonar e da mortalidade.[13,17,18] Como nessa "fase aguda" é muito elevado o risco de progressão trombótica, isso suporta o emprego de doses mais elevadas da medicação anticoagulante em relação à empregada posteriormente.[15] Após a fase inicial de tratamento anticoagulante, segue-se a fase de tratamento prolongado, que tem duas finalidades:

1. completar o tratamento do episódio agudo de tromboembolismo venoso; e
2. prevenir novos episódios de tromboembolismo venoso que não se relacionam diretamente com o evento agudo.

Durante o período inicial dessa fase (primeiros 3-6 meses), há predomínio do tratamento do episódio trombótico agudo; após os primeiros 3 meses de tratamento prolongado, predomina a prevenção de novos episódios de tromboembolismo venoso.[19] Na fase de "prevenção secundária", o objetivo é a prevenção de novos episódios de tromboembolismo venoso, que não são diretamente decorrentes do episódio trombótico agudo.[15]

Após os primeiros 3 meses de tratamento, a decisão de interromper ou continuar com a terapia anticoagulante deverá ser analisada individualmente, tomando-se em consideração o risco de recorrência trombótica, sem o tratamento anticoagulante, e o risco de sangramento, durante o emprego da medicação anticoagulante.[20] De modo ideal, o tratamento anticoagulante deveria ser mantido enquanto os benefícios do tratamento (prevenção dos eventos recorrentes de tromboembolismo venoso) sejam superiores aos riscos (sangramento maior), sabendo-se que cada paciente tem suas características individuais de fatores de risco de recorrência e de sangramento.[20]

Vários são os fatores que modificam o risco de recorrência trombótica após a suspensão do tratamento anticoagulante de um evento de tromboembolismo venoso, sendo a presença de um fator de risco desencadeante, transitório ou reversível o mais importante,[21] com trabalhos mostrando que o risco de recorrência é baixo se o fator desencadeante foi cirúrgico, intermediário quando não cirúrgico e elevado na ausência de fatores de risco desencadeantes.[22] Essas observações dão suporte ao tratamento anticoagulante por 3 meses nos pacientes com tromboembolismo venoso provocado, enquanto os pacientes com tromboembolismo venoso não provocado devem receber anticoagulação por tempo prolongado.[22]

Alguns trabalhos mostraram que a presença de trombofilia hereditária não aumentou o risco de recorrência trombótica em pacientes que tiveram um episódio de tromboembolismo venoso provocado ou desencadeado.[23-25] Desse modo, a relação risco-benefício favorece o tratamento anticoagulante por tempo limitado, independentemente do diagnóstico de trombofilia hereditária,[26] portanto não se indicando a realização de testes para trombofilia hereditária após um episódio de tromboembolismo venoso provocado.[13]

Como é elevado o risco de recorrência trombótica em pacientes com tromboembolismo venoso não provocado (até 30% em 5 anos), recomenda-se a anticoagulação estendida após um evento não provocado de tromboembolismo venoso, a menos que o risco hemorrágico seja elevado ou que seja contrário aos desejos e valores do paciente.[16] Como a terapia anticoagulante se associa a maior risco hemorrágico, e nem todos os pacientes apresentarão recorrência trombótica, seria ideal que esse tratamento fosse indicado somente para os pacientes que teriam real benefício do seu uso, e, para isso, a pesquisa da trombofilia hereditária foi sugerida como uma medida para identificar esses pacientes.[13] Contudo, alguns trabalhos não mostraram diferenças nas taxas de recorrência trombótica em pacientes que foram ou não foram testados, e mesmo naqueles com e sem identificação de trombofilia hereditária.[13] Não há consenso, entre as várias publicações, sobre a indicação da investigação de trombofilia hereditária após um evento de tromboembolismo venoso não provocado, embora sejam descritos vários modelos de predição de risco, onde não se incluem os testes para trombofilia hereditária, visando dar embasamento para a duração do tratamento anticoagulante. Deve-se considerar que, se a manutenção do tratamento anticoagulante por tempo prolongado se baseia na taxa de recorrência trombótica, os testes para trombofilia hereditária não apresentariam utilidade, e seu valor seria limitado aos pacientes que iriam interromper o tratamento anticoagulante, mas com risco de recorrência trombótica superior prevista pelo evento trombótico inicial não provocado.[13]

Por definição, os pacientes com trombofilia apresentam maior risco de tromboembolismo venoso que a população geral.[4] Contudo, vários trabalhos demonstram que a história familiar de trombose já aumenta o risco, mesmo sem a presença de uma trombofilia identificada. Dessa maneira, não se sugere a pesquisa de trombofilia hereditária para familiares assintomáticos de pacientes com tromboembolismo venoso ou trombofilia hereditária, mas se sugere o emprego de medidas profiláticas em situações de maior risco trombótico.[4,13]

Referências

1. Nygaard KK, Brown GE. Essential thrombophilia: report of five cases. Archives of Internal Medicine 1937;59(1):82-106.
2. Egeberg O. Inherited antithrombin III deficiency causing thrombophilia. Thrombosis and Diathesis Haemorrhagica 1965;13:516-30.
3. Mannucci PM, Franchini M. Classic thrombophilic gene variants. Thrombosis and Haemostasis 2015;114:885-9.
4. Middeldorp S. Evidence-based approach to thrombophilia testing. Journal of Thrombosis and Thrombolysis 2011;31:275-81.
5. Martinelli I, Stefano VD, Mannucci PM. Inherited risk factor for venous thromboembolism. Nature Reviews Cardiology 2014;11:140-56.
6. Lane DA, Mannucci PM, Bauer KA, Bertina RM, Bochkov NP, Boulyjenkov V et al. Inherited thrombophilia*: Part 1. Thrombosis and Haemostasis 1996;76:651-662.

7. Cushman M. Inherited risk factors for venous thrombosis. Hematology 2005 American Society of Hematology Education Program Book 2005:452-7.

8. Schafer AI. Inherited and acquired causes of thrombosis. Hematology 2003 American Society of Hematology Education Program Book 2003:520-2.

9. Favaloro EJ, McDonald D, Lippi G. Laboratory investigation of thrombophilia: the good, the bad, and the ugly. Seminars in Thrombosis and Hemostasis 2009;35(7):695-710.

10. Middeldorp S. Is thrombophilia testing useful? Hematology 2011 American Society of Hematology Education Program Book 2011:150-5.

11. Dahlbäck B. Advances in understanding pathogenic mechanisms of thrombophilic disorders. Blood 2008;112:19-27.

12. Stevens SM, Woller SC, Bauer KA, Kasthuri R, Cushman M, Streiff M, et al. Guidance for the evaluation and treatment of hereditary and acquired thrombophilia. Journal of Thrombosis and Thrombolysis 2016;41:154-64.

13. Streiff MB, Agnelli G, Connors JM, Crowther M, Eichinger S, Lopes R, et al. Guidance for the treatment of deep vein thrombosis and pulmonary embolism. Journal of Thrombosis and Thrombolysis 2016;41:32-67.

14. Merriman L, Greaves M. Testing for thrombophilia: an evidence-based approach. Postgraduated Medical Journal 2006;82:699-704.

15. Kearon C. A conceptual framework for two phases of anticoagulant treatment of venous thromboembolism. Journal of Thrombosis and Haemostasis 2012;10:507-11.

16. Kearon C, Akl EA, Comerota AJ, Prandoni P, Bounameaux H, Goldhaber SZ, et al. Antithrombotic Therapy and Prevention of Thrombosis, 9th ed: American College of Chest Physicians Evidence-Based Clinical Practice Guidelines. CHEST 2012;141(2 Suppl):e419S-e94S.

17. McRae SJ, Ginsberg JS. Initial Treatment of Venous Thromboembolism. Circulation 2004;110(Suppl I):I-3-I-9.

18. Hills CM, Crowther M. Acute-phase treatment of VTE: Anticoagulation, including non-vitamin K antagonist anticoagulants. Thrombosis and Haemostasis 2015;114:1193-202.

19. Kearon C, Kahn SR, Agnelli G, Goldhaber S, Raskob GE, Comerota AJ. Antithrombotic therapy for venous thromboembolic disease: American College of Chest Physicians evidence-based clinical practice guidelines (8th edition). CHEST 2008;133:454-545.

20. Vink R, Kraaijenhagen RA, Levi M, Büller HR. Individualized duration of oral anticoagulant therapy for deep vein thrombosis based on a decision model. Journal of Thrombosis and Haemostasis 2003;1:2523-30.

21. Kearon C, Ageno W, Cannegieter SC, Cosmi B, Geersing G-J, Kyrle PA. Categorization of patients as having provoked or unprovoked venous thromboembolism: guidance from the SSC of ISTH. Journal of Thrombosis and Haemostasis 2016;14:1480-3.

22. Iorio A, Kearon C, Filippucci E, Marcucci M, Macura A, Pengo V, et al. Risk of Recurrence After a First Episode of Symptomatic Venous Thromboembolism Provoked by a Transient Risk Factor a Systematic Review. Archives Internal Medicine 2010;170(19):1710-6.

23. Coppens M, Reijnders JH, Middeldorp S, Doggen CJ, Rosendaal FR. Testing for inherited thrombophilia does not reduce the recurrence of venous thrombosis. Journal of Thrombosis and Haemostasis 2008;6:1474-7.

24. Christiansen SC, Cannegieter SC, Koster T, Vandenbroucke JP, Rosendaal FR. Thrombophilia, clinical factors, and recurrent venous thrombotic events. JAMA 2005;293:2352-61.

25. Baglin T, Luddington R, K KB, C CB. Incidence of recurrent venous thromboembolism in relation to clinical and thrombophilic risk factors: prospective cohort study. Lancet 2003;362:523-6.

26. Hicks LK, H HB, Carson K. The ASH Choosing Wisely(R) campaign: five hematologic tests and treatments to question Hematology 2003 American Society of Hematology Education Program Book 2013:9-14.

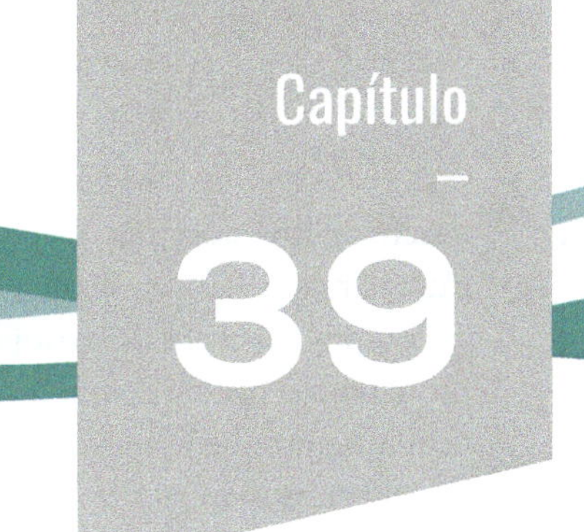

Anticoagulantes orais diretos no tratamento do tromboembolismo venoso

IVAN BENADUCE CASELLA
CALÓGERO PRESTI

O termo “novos anticoagulantes orais”, do original inglês “Novel Oral Anticoagulants”, ou “NOACs”, foi recém-substituído por “anticoagulantes orais diretos” (também citados como “DOACs”, da sigla em inglês), descrição que melhor define as propriedades farmacológicas dessa nova classe de agentes. Introduzidos há menos de uma década, a chegada de novos fármacos possibilitou mudanças expressivas na área geral da anticoagulação terapêutica.

Os dicumarínicos, também conhecidos como antagonistas da vitamina K (AVK), eram, até aquele momento, a única opção de tratamento anticoagulante oral para pacientes com tromboembolismo venoso (TEV). No entanto, as conhecidas limitações dessa classe de fármacos eram notórias, e existia uma demanda natural por novas alternativas terapêuticas.

Em linhas gerais, os DOACs trouxeram progressos expressivos no tratamento do TEV por apresentarem baixo perfil de interação medicamentosa e alimentar, comportamento farmacocinético e farmacodinâmico estável, ausência de necessidade de monitorização laboratorial, além de serem superiores em segurança, por apresentarem incidência expressivamente menor de eventos de sangramento. Outro denominador comum dos DOACs é a estratégia de terapia antitrombótica intensificada na fase inicial do tratamento do TEV, seja pelo uso de heparinoides ou por doses orais aumentadas nos primeiros dias de tratamento.

O primeiro DOAC a ser aprovado para o tratamento do TEV foi a ximelagatrana,[1] aprovado para uso clínico no exterior nos anos 2000, sendo, porém, precocemente retirado do mercado em 2006 por eventos adversos graves de hepatotoxicidade.[2] No entanto, após um hiato de alguns anos, quatro novos DOACs estão disponíveis no tratamento do TEV: dabigatrana, rivaroxabana, apixabana, edoxabana, aqui apresentados na ordem cronológica de seus desenvolvimentos. Tais medicações estão aprovadas em muitos países para as seguintes indicações: profilaxia do TEV após cirurgia de artroplastia de quadril e joelho, profilaxia de eventos embólicos arteriais em pessoas com fibrilação atrial não valvar, tratamento do tromboembolismo venoso em sua fase aguda e profilaxia secundária de novo TEV após anticoagulação oral por 3-12 meses.

Os estudos científicos de fase III (fase de pré-comercialização) compararam os DOACs à então terapia padrão-ouro (heparina/dicumarínicos) no tratamento do TEV em sua fase aguda (até 12 meses após o diagnóstico, quadro 39.1) e na profilaxia secundária estendida de recorrência do TEV (quadro 39.2).[3-11]

Quadro 39.1 – Ensaios clínicos de tratamento do TEV agudo com os DOACs.

Droga	Dabigatrana	Rivaroxabana		Apixabana	Edoxabana
Nome do estudo	**RECOVER I + II*[3,4]**	**EINSTEIN-DVT[5]**	**EINSTEIN-EP[6]**	**AMPLIFY[7]**	**HOKUSAI-VTE[8]**
Desenho	Prospectivo, multicêntrico, randomizado e duplo-cego	Prospectivo, multicêntrico, randomizado e não cego	Prospectivo, multicêntrico, randomizado e não cego	Prospectivo, multicêntrico, randomizado e duplo-cego	Prospectivo, multicêntrico, randomizado e duplo-cego
Grupo-teste	Heparina 5d → dabigatran 150 mg 12 h/12 h (n = 2.553)	Rivaroxabana 15 mg 12 h/12 h por 3 sem → 20 mg/d (n = 1.731)	Rivaroxabana 15 mg 12 h/12 h por sem → 20 mg/d (n = 2.419)	Apixabana 10 mg 12 h/12 h por 7 d; → 5 mg 12 h/12 h (n = 2.691)	Heparina 5 d → edoxaban 60 mg/d (30 mg/d se < 60 kg ou clCr 30-50) (n = 4.143)
Grupo-controle	Heparina + varfarina INR 2 a 3 (n = 2.554)	Heparina + varfarina ou acecumarol INR 2 a 3 (n = 1.718)	Heparina + varfarina ou acecumarol INR 2 a 3 (n = 2.413)	Heparina + varfarina INR 2 a 3 (n = 2.704)	Heparina + varfarina INR 2 a 3 (n = 4.149)
Critérios de eficácia	Recorrência do TEV/ morte relacionada	Recorrência do TEV	Recorrência do TEV	Recorrência do TEV ou morte relacionada	Recorrência do TEV ou morte relacionada
Eficácia (ocorrência de eventos)	2,2% AVK 2,4% Dabi (não inferior)	3,0% AVK 2,1% Riva (não inferior)	1,8% AVK 2,1% Riva (não inferior)	2,7% AVK 2,3% Apixa (não inferior)	3,5% AVK 3,2% Edoxa (não inferior)
Sangramento maior	2,0% AVK 1,4% Dabi (não inferior)	1,2% AVK 0,8% Riva (não inferior)	2,2% AVK 1,1% Riva (superior)	1,8% AVK 0,6% Apixa (superior)	1,6% AVK 1,4% Edoxa (não inferior)
Sangramento maior + sangramento clinicamente relevante	8,5% AVK 5,3% Dabi (superior)	8,1% AVK 8,1% Riva (não inferior)	11,4% AVK 10,3% Riva (não inferior)	9,7% AVK 4,3% Apixa (superior)	10,3% AVK 8,5% Edoxa (superior)

*Estudos de desenho idêntico, o que permite a somatória dos casos e análise conjunta dos dados.
Fonte: os autores.

Quadro 39.2 – Ensaios clínicos na profilaxia secundária estendida de recorrência do TEV.

Fármaco	DABIGATRANA		RIVAROXABANA		APIXABANA
	RE-MEDY[9]	RE-SONATE[9]	EINSTEIN-EXT[5]	EINSTEIN CHOICE[10]	AMPLIFY-EXT[11]
Enfoque	Prevenção secundária estendida após tto. para TEV por 3-12 meses – pacientes com alto risco de recorrência	Prevenção secundária estendida após tto. para TEV por 3-18 meses – pacientes com baixo risco de recorrência	Prevenção secundária estendida após tto. para TEV por 3-12 meses	Prevenção secundária estendida após tto. para TEV por 6-12 meses	Prevenção secundária estendida após tto. para TEV por 6-12 meses (tto. por 12 meses)
Desenho	Prospectivo, multicêntrico, randomizado e duplo-cego	Prospectivo, multicêntrico, randomizado duplo-cego	Prospectivo, multicêntrico, randomizado e não cego	Prospectivo, multicêntrico, randomizado e duplo-cego	Prospectivo, multicêntrico, randomizado e duplo-cego
Grupo-controle	Varfarina (n = 1.426)	Placebo (n = 662)	Placebo (n = 594)	AAS 100 mg 1xd (n = 1.131)	Placebo (n = 829)
Grupo-teste	Dabi 150 mg 12 h/12 h (n = 1.430)	Dabi 150 mg 12 h/12 h (n = 681)	Riva 20 mg/d (n = 602)	Riva 20 mg/d (n = 1.107) Riva 10 mg/d (n = 1.127)	Apixa 2,5 mg 12h/12h (n = 840) Apixa 5,0 mg 12h/12h (n = 813)
Definição de eventos de falha de eficácia e % de eventos	TEV recorrente ou fatal Varf 1,3% Dabi 1,8%*	TEV recorrente ou fatal + morte por qualquer causa Placebo 5,6% Dabi 0,4%**	TEV recorrente + EP fatal Placebo 7,1% Riva 1,3%**	TEV recorrente AAS 4,4% Riva 20 mg 1,5%** Riva 10 mg 1,2%**	TEV recorrente ou fatal + morte por qualquer causa Placebo 11,6% Apixa 2,5 mg 3,8%** Apixa 5,0 mg 4,2%**
Sangramento maior	Varf 1,8% Dabi 0,9%*	Placebo 0,0% Dabi 0,3%	Placebo 0,0% Riva 0,7%	AAS 0,3% Riva 20 mg 0,5%* Riva 10 mg 0,4%*	Placebo 0,5% Apixa 2,5 mg 0,2%* Apixa 5,0 mg 0,1%*
Sangramento maior + SCRNM	Varf 10,2% Dabi 5,6%**	Placebo 1,8%** Dabi 5,3%	Placebo 1,2%** Riva 6,0%	AAS 2,0% Riva 20 mg 3,3%* Riva 10 mg 2,4%*	Placebo 2,7% Apixa 2,5 mg 3,2%* Apixa 5,0 mg 4,3%*
SCRNM	N/A	N/A	Placebo 1,2%** Riva 5,4%	AAS 1,8% Riva 20 mg 2,7%* Riva 10 mg 2,0%*	Placebo 2,3% (** vs Apixa 5,0 mg) Apixa 2,5 mg 3,0%* Apixa 5,0 mg 4,2%
Mortes	Varf 1,3% Dabi 1,2%	Placebo 0,3% Dabi 0,0%	Placebo 0,3% Riva 0,2%	AAS 0,6% Riva 20 mg 0,7% Riva 10 mg 0,2%	Placebo 1,7% Apixa 2,5 mg 0,8% Apixa 5,0 mg 0,5%

EP: embolia pulmonar.
SCRNM: sangramento clinicamente relevante não maior.
* indica não inferioridade estatística.
**indica superioridade estatística.

Fonte: os autores.

Dabigatrana

A dabigatrana é um inibidor direto e reversível da trombina (fator IIa), administrado na forma de sua prodroga, o etexilato de dabigatrana. No tratamento do TEV agudo, a dabigatrana deve ser precedida de um período mínimo de 5 dias de tratamento parenteral com heparina não fracionada, heparina de baixo peso molecular ou fondaparinux em doses terapêuticas. No entanto, esse período não deve ser confundido com a estratégia de "ponte" usada nos dicumarínicos, e a dabigatrana só deve ser iniciada 12 horas após a última dose do heparinoide utilizado. Sua posologia é de uma cápsula de 150 mg a cada 12 horas.

A dabigatrana foi estudada para uso em fase aguda e na profilaxia secundária estendida do TEV pós-tratamento, tendo sido o único DOAC comparado tanto à varfarina quanto ao placebo em estudos distintos para essa fase terapêutica. Sua via de excreção predominante é a renal, o que contraindica seu uso em indivíduos com clearance de creatinina inferior a 30 ml/min. É o único dos DOACs passível de remoção por hemodiálise.

Rivaroxabana

A rivaroxabana é um inibidor do fator Xa, sendo atualmente o DOAC mais utilizado em todo o mundo. Seus estudos de fase III no tratamento do TEV foram desenhados para testar uma proposta de terapia integralmente oral. Assim, o tratamento do TEV agudo é iniciado com uma dose de 15 mg de rivaroxabana a cada 12 horas, por 3 semanas, depois modificada para 20 mg ao dia. Seus estudos de profilaxia secundária estendida demonstraram que a droga é mais eficaz que o placebo e o ácido acetilsalicílico (o único a testar tal comparação) em baixas doses na prevenção de novos eventos tromboembólicos após o tratamento do TEV agudo. A dose reduzida de 10 mg ao dia também foi comprovada como segura e efetiva para essa indicação.

Apixabana

A apixabana é um inibidor do fator Xa com meia-vida curta e, tal qual a rivaroxabana, é uma proposta de monoterapia, isto é, sem a necessidade do uso inicial de heparinoides. A apixabana é utilizada na fase aguda do TEV em uma dose de 10 mg a cada 12 horas, por 7 dias, seguida de 5 mg a cada 12 horas, no período de tratamento. Seu estudo de fase aguda evidenciou superioridade da nova droga à varfarina em todos os critérios de sangramento. Foi a primeira droga a preconizar e testar uma dose reduzida para o uso na profilaxia secundária estendida de recorrência do TEV, em que provou que as doses de 2,5 mg e 5 mg em duas tomadas diárias eram superiores em eficácia ao placebo, mostrando ainda equivalência em segurança na comparação apixabana 2,5 mg *versus* placebo.

Edoxabana

Embora utilizada em outros países, a edoxabana ainda não havia sido liberada para uso no Brasil até a conclusão deste capítulo (primeiro semestre de 2017). É um inibidor direto do fator Xa, sendo o único a ter testado duas doses terapêuticas distintas para o período de terapia de fase aguda. De maneira similar à dabigatrana, o uso da edoxabana em fase aguda deve ser precedido de um período mínimo de 5 dias de tratamento parenteral com heparinoides. Após esse período, a posologia preconizada deverá ser de 60 mg em uma tomada diária para a maioria dos indivíduos, ou 30 mg ao dia para pacientes com menos de 60 quilogramas ou com clearance de creatinina entre 30 ml/min-50 ml/min. Seu ensaio clínico de tratamento do TEV na fase aguda estudou mais de 8.000 indivíduos, a maioria por até 12 meses, mas não há dados de fase III após esse período.

Agentes antagonistas dos anticoagulantes orais diretos

Embora os DOACs sejam medicações com expressivamente menos eventos de sangramento que os AVKs, existe uma demanda por agentes reversores de seus efeitos, a serem utilizados em casos de sangramento grave ou na necessidade de intervenções cirúrgicas emergenciais em pacientes anticoagulados.

O idarucizumab é um anticorpo monoclonal que antagoniza exclusivamente a dabigatrana, promovendo a desconexão entre a droga e a molécula da trombina, que volta a ter ação fisiológica imediata. Em um estudo de fase III,[12] pacientes anticoagulados com dabigatrana que receberam terapia reversora com idarucizumab apresentaram reversão completa da ação anticoagulante em 98% e 93% (sangramento grave ou necessidade de cirurgia emergencial, respectivamente), mensurada pelo teste de trombina diluído, em um intervalo inferior a 15 minutos.

O andexanet alfa[13] é um agente antagonista universal para todos os fármacos que atuam sobre o fator Xa, inclusive as herapinas de baixo peso molecular. Seu mecanismo de ação é por antagonismo competitivo, uma vez que sua molécula mimetiza o fator Xa endógeno, competindo com este na ligação com a droga. Em estudo de fase III,[14] o andexanet alfa foi utilizado para antagonizar os efeitos de diversos inibidores do fator Xa em pacientes com sangramento ativo grave. Após 2 horas de infusão do antagonista, 79% dos pacientes apresentaram padrões clínicos de hemostasia satisfatórios.

Utilizando dados científicos na escolha dos DOACs na prática diária

Não existem estudos comparativos entre os DOACs, e, portanto, não há evidências que permitam determinar a superioridade de uma droga sobre as demais. Metanálises que geraram comparações indiretas entre essas drogas com base nos dados dos estudos de fase III são extremamente questionáveis do ponto de vista da metodologia científica *per se*. Já os estudos de fase IV têm o potencial de apontar algumas diferenças entre essas drogas, em particular no campo da segurança. Contudo, tais investigações não são randomizadas (apesar de contarem com técnicas estatísticas de equalização de dados) e devem ser vistas como evidências científicas complementares aos ensaios clínicos randomizados.[15]

Assim, devem ser consideradas as características clínicas de cada paciente antes de determinar o DOAC mais adequado (quadro 39.3).

Quadro 39.3 – Características farmacológicas e doses preconizadas dos DOACs.

Droga/nome comercial	Dabigatrana "Pradaxa"	Rivaroxabana "Xarelto"	Apixabana "Eliquis"	Edoxabana
Meia-vida (h)[18]	12-17	5-13	12	10-14
Pico de concentração (h) [18]	1-2	2-4	3-4	1-2
% Excreção renal[18]	80	66	27	50
Metabolização via P450[18]	Não	Sim	Sim	Mínima
Terapia inicial na fase aguda	HNF, HBPM ou fondaparinux parenteral por 5 dias	Rivaroxabana 15 mg VO 12 h/12 h por 21 dias	Apixabana 10 mg VO 12 h/12 h por 7 dias	HNF, HBPM ou fondaparinux parenteral por 5 dias
Terapia no tratamento continuado	150 mg VO 12 h/12 h	20 mg VO 1 × ao dia	5 mg VO 12 h/12 h	60 mg VO 1 × ao dia; 30 mg VO 1 × ao dia para pacientes com menos de 60 kg ou clearance de creatinina entre 30 ml/min-50 ml/min
Terapia na profilaxia secundária estendida do TEV	150 mg VO 12 h/12 h	20 mg VO 1 × ao dia ou 10 mg VO 1 × ao dia	5 mg VO 12 h/12 h ou 2,5 mg VO 12 h/12 h	Não estudado após 12 meses

HNF: heparina não fracionada.
HBPM: heparina de baixo peso molecular.
Fonte: os autores.

Pacientes polimedicados devem ser considerados para DOACs com pouca ou nenhuma metabolização pela via do citocromo P450, visando menor probabilidade de interação medicamentosa.

Pacientes com baixa aderência ao tratamento podem ter a preferência por drogas em dose única diária. Por outro lado, drogas com duas tomadas diárias podem ser mais fáceis de manejar em caso de sangramento. Há uma superioridade de segurança das drogas de duas tomadas diárias em relação à varfarina também em investigações de fase IV.[16]

Indivíduos que já completaram o período de tratamento do TEV agudo (3-12 meses) e apresentam baixo risco de recorrência podem se beneficiar com os DOACs que testaram doses terapêuticas reduzidas para o período de profilaxia secundária estendida (apixabana e rivaroxabana). Por outro lado, pacientes que persistem com alto risco de recidiva após a terapia de fase aguda devem ser considerados para receber doses plenas de DOACs, desde que apresentem baixo risco de sangramento. Nessas circunstâncias, a única medicação com estudo randomizado para uso prolongado (até 3 anos) e comparado à varfarina foi a dabigatrana.

Pacientes com clearance de creatinina aproximado ou inferior a 30 ml/min não devem usar a dabigatrana. Indivíduos com clearance entre 15 ml/min-30 ml/min podem usar os inibidores do fator Xa, mas com acompanhamento diferenciado do paciente para que uma eventual piora da função renal seja precocemente detectada. A edoxabana é o único DOAC que testou uma dose terapêutica menor para pacientes com clearance diminuído. O FDA aprova a dose de 30 mg ao dia para pacientes com clearance entre 15 ml/min-50 ml/min.[17]

Referências

1. Schulman S, Wåhlander K, Lundström T, Clason SB, Eriksson H. THRIVE III Investigators. Secondary prevention of venous thromboembolism with the oral direct thrombin inhibitor ximelagatran. N Engl J Med 2003;349(18):1713-21.
2. Southworth H. Predicting potential liver toxicity from phase 2 data: a case study with ximelagatran. Stat Med 2014;33(17):2914-23.
3. Schulman S, Kearon C, Kakkar AK, Mismetti P et al. RE-COVER Study Group. Dabigatran versus warfarin in the treatment of acute venous thromboembolism. N Engl J Med 2009;361(24):2342-52.
4. Schulman S, Kakkar AK, Goldhaber SZ, Schellong S et al. RE-COVER II Trial Investigators. Treatment of acute venous thromboembolism with dabigatran or warfarin and pooled analysis. Circulation 2014;129(7):764-72.
5. EINSTEIN Investigators., Bauersachs R, Berkowitz SD, Brenner B, Buller HR et al. Oral rivaroxaban for symptomatic venous thromboembolism. N Engl J Med 2010;363(26):2499-510.
6. EINSTEIN-PE Investigators., Büller HR, Prins MH, Lensin AW, Decousus H et al. Oral rivaroxaban for the treatment of symptomatic pulmonary embolism. N Engl J Med 2012;366(14):1287-97.
7. Agnelli G, Buller HR, Cohen A, Curto M et al. AMPLIFY Investigators. Oral apixaban for the treatment of acute venous thromboembolism. N Engl J Med 2013;369(9):799-808.
8. Hokusai-VTE Investigators., Büller HR, Décousus H, Grosso MA, Mercuri M et al. Edoxaban versus warfarin for the treatment of symptomatic venous thromboembolism. N Engl J Med 2013;369(15):1406-15.
9. Schulman S, Kearon C, Kakkar AK, Schellong S et al. RE-MEDY Trial Investigators.; RE-SONATE Trial Investigators. Extended use of dabigatran, warfarin, or placebo in venous thromboembolism. N Engl J Med 2013 Feb 21;368(8):709-18.
10. Weitz JI, Lensing AWA, Prins MH, Bauersachs R et al. EINSTEIN CHOICE Investigators. Rivaroxaban or Aspirin for Extended Treatment of Venous Thromboembolism. N Engl J Med 2017;376(13):1211-1222.
11. Agnelli G, Buller HR, Cohen A, Curto M et al. AMPLIFY-EXT Investigators. Apixaban for extended treatment of venous thromboembolism. N Engl J Med 2013;368(8):699-708.
12. Pollack CV Jr, Reilly PA, Eikelboom J, Glund S et al. Idarucizumab for Dabigatran Reversal. N Engl J Med. 2015;373(6):511-20.
13. Siegal DM, Curnutte JT, Connolly SJ, Lu G et al. Andexanet Alfa for the Reversal of Factor Xa Inhibitor Activity. N Engl J Med 2015;373(25):2413-24.
14. Connolly SJ, Milling TJ Jr, Eikelboom JW, Gibson CM et al. ANNEXA-4 Investigators. Andexanet Alfa for Acute Major Bleeding Associated with Factor Xa Inhibitors. N Engl J Med 2016;375(12):1131-41.
15. Schulman S, Singer D, Ageno W, Casella IB, Desch M, Goldhaber SZ. NOACs for treatment of venous thromboembolism in clinical practice. Thromb Haemost 2017Apr 20 [Epub ahead of print].
16. Lip GY, Keshishian A, Kamble S, Pan X, Mardekian J, Horblyuk R, Hamilton M. Real-world comparison of major bleeding risk among non-valvular atrial fibrillation patients initiated on apixaban, dabigatran, rivaroxaban, or warfarin. A propensity score matched analysis. Thromb Haemost 2016;116(5):975-986.
17. https://www.accessdata.fda.gov/drugsatfda_docs/label/2015/206316lbl.pdf –página pesquisada em 14/5/2017.
18. Peacock WF, Rafique Z, Singer AJ. Direct-Acting Oral Anticoagulants: Practical Considerations for Emergency Medicine Physicians. Emerg Med Int 2016; Epub 2016 May 16.

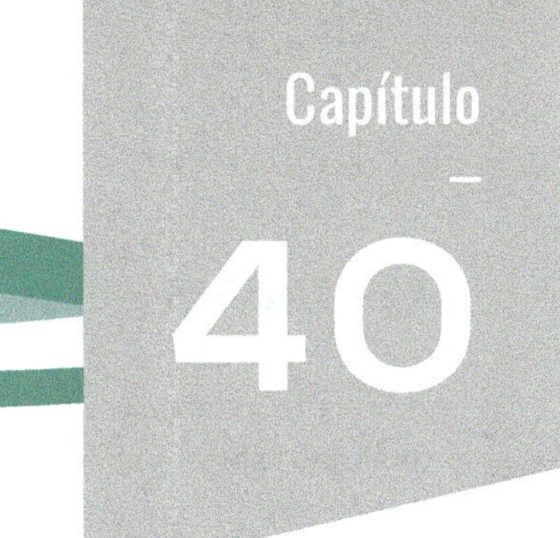

Tratamento atual da trombose venosa iliofemoral: tratamento combinado em um só procedimento definitivo – uma nova estratégia: protocolo de sessão única

JOÃO LUIZ SANDRI
GIULIANO DE ALMEIDA SANDRI
FELIPE MACHADO DOS SANTOS
CLAUDIO DE MELO JACQUES
NELIO ARTUR DE PAULA BRANDÃO
VINICIUS LOPES ADAMI
PIETRO DE ALMEIDA SANDRI

Introdução

Os pacientes com trombose venosa profunda iliofemoral (TVPIF) sofrem as mais severas sequelas pós-trombóticas, e seu tratamento continua sendo um desafio imposto ao cirurgião vascular, apesar dos avanços técnicos alcançados nessa patologia. A maioria dos médicos trata os pacientes com trombose venosa profunda (TVP) somente com anticoagulação, mesmo com as evidências de que a síndrome pós-trombótica (SPT), a ulceração de perna e a claudicação venosa são comuns em pacientes tratados apenas com anticoagulantes.[1] Tais comorbidades certamente serão o futuro da maioria desses pacientes se não forem tratados de forma a restaurar o fluxo venoso de maneira mais direta e mais breve possível.

O uso de novas técnicas farmacomecânicas, comparadas às técnicas de trombólise por meio de cateteres multiperfurados, não só é mais eficaz como reduz o tempo de tratamento, e a dose do agente trombolítico diminui suas complicações. Essa nova perspectiva começa a ganhar espaço, mas ainda necessita de mais estudos, e será apresentada aqui na forma de protocolo de sessão única.

Considerações gerais

A TVPIF refere-se à trombose parcial ou completa de qualquer parte das veias ilíacas ou da veia femoral comum, com ou sem envolvimento das outras veias do membro inferior ou da veia cava inferior.[2] A inclusão da veia femoral comum na designação "iliofemoral" é baseada em estudos clínicos, em observações clínicas concordantes de especialistas e no conhecimento da fisiologia venosa.[2] Quando a veia femoral trombosa, a primeira rota colateral pela qual o sangue deixa a extremidade é por drenagem pela veia femoral profunda.[3] Como resultado disso, a trombose venosa acima do ponto de entrada da veia femoral profunda, ou seja, trombose acima da veia femoral comum, causa uma obstrução da saída de fluxo venoso mais severa, o que, em geral, resulta em sintomas de TVP mais intensos a princípio e, tardiamente, sequelas clínicas.[4]

A trombólise ou fibrinólise dirigida por cateter (TDC) associada à trombólise farmacomecânica (TFM) com novos dispositivos de aspiração de trombo são opções que podem ser oferecidas para remover esses trombos com sucesso e com segurança. Neste capítulo, revemos as evidências atuais em favor da remoção de trombos e discutimos a abordagem que atualmente realizamos para tratar esses pacientes com TVPIF aguda com ação combinada em um só tempo, diminuindo os riscos da trombólise com a droga rTPA e encurtando o tempo de tratamento, incluindo a angioplastia com stent na veia ilíaca.

Vale ressaltar, no entanto, que as recomendações do Chest ainda sugerem que em pacientes com TVP proximal aguda do membro inferior indica-se somente a anticoagulação contra a TDC (Grade 2C). Porém, é feita uma ressalva: "que os pacientes aptos a se beneficiarem com a TDC (*vide* texto), e que agregam alto valor de prevenção de síndrome pós-flebítica (SPF) e baixo valor para a complexidade inicial, custo e risco de sangramento com a TDC, estariam predispostos a escolher a TDC comparada à anticoagulação".[5]

Essa recomendação foi mudada após a análise do Cavent e de outro estudo com 87 pacientes, que mostrou altos índices de perviedade, foi raramente associado a sangramento e demonstrou que apenas 6% dos pacientes tiveram SPT após 1 ano.[5]

Tal recomendação é válida para pacientes que tenham TVP iliofemoral, sintomas inferiores a 14 dias, bom estado funcional, expectativa de vida maior ou igual a 1 ano e baixo risco de sangramento.[5]

Já a Society for Vascular Surgery (SVS), entendendo de forma diversa os resultados dos estudos mais recentes, posicionou-se contra o uso rotineiro do termo "trombose venosa proximal", em favor de caracterização mais precisa da trombose, como envolvendo os segmentos iliofemoral ou femoropoplíteo (Grade 1A). E mais, sugere indicação de estratégias que visem à remoção precoce de trombos nessas localizações, em pacientes ambulantes com boa capacidade funcional e primeiro episódio de TVPIF com menos de 14 dias de duração (Grade 2C). Recomenda enfaticamente o uso da TDC em pacientes com isquemia com risco de perda do membro em razão de obstrução da saída venosa iliofemoral (Grade 1A), bem como estratégias farmacomecânicas (TFM) contra o uso isolado da TDC, se esses recursos estiverem disponíveis, e que seja considerada a trombectomia cirúrgica, se a terapêutica trombolítica estiver contraindicada (Grade 2C).[6]

Rutherford foi um dos primeiros a se posicionar a favor do tratamento com trombectomia em casos seletivos de TVPIF, como na flegmasia alba, em pacientes jovens e ativos, e, no outro extremo, na flegmasia cerulea dolens, com edema tenso e dolorido do membro, aumento da pressão compartimental e diminuição do índice pressórico de tornozelo, além de risco de viabilidade do membro, apesar de anticoagulação e elevação desse membro.[7]

Rutherford lembra a história natural da TVPIF, comparada às mais distais, em que três quartos dos casos ocorrem no membro inferior esquerdo, possivelmente em razão da compressão da veia ilíaca esquerda pela artéria ilíaca direita, o que conhecemos como síndrome de May-Thurner ou síndrome de Cockett,[8,9] e também com menor índice de recanalização que as tromboses venosas femoropoplíteas e as tibiais-soleares.[7]

Em trabalho recente, Foegh e colaboradores mostram resultados em longo prazo (7 anos), em uma coorte de 191 pacientes e 203 membros tratados, 79% com veias profundas permeáveis e sem refluxo. Os pacientes tratados com menos de 2 semanas tiveram melhor resultado, e aqueles com lesões crônicas pós-trombóticas tiveram resultado pior. O tempo médio de lise foi de 56 horas (variando de 22-146 horas), e stent foi aplicado em 106 membros (52%). Seis pacientes tiveram sangramentos maiores. As conclusões desses autores são idênticas à experiência global. Quanto mais recente o trombo, melhor e mais rápido o resultado da lise. Outra informação pertinente desse trabalho é que mostrou tempo de lise de até 146 horas, o que corresponde a 6 dias, com infusão contínua (e é exatamente isso que faz baixar o fibrinogênio e sangrar). Na conclusão, os autores afirmam que com o uso da técnica de pulse spray os resultados foram melhores.[10]

Esse é o protocolo modificado que vamos mostrar, dando ênfase ao pulse spray contra o uso de infusão contínua. Foegh muda no estudo o método de infusão de contínuo para pulse spray, com a hipótese de que a liberação em jet (pulse spray) exerce melhor efeito "mecânico" no trombo, bem como diminui o tempo de lise do coágulo.[10]

De nota, vale ressaltar que essa abordagem de tratamento trombolítico é aplicada a poucos pacientes com TVP elegíveis para o procedimento. Klein et al. mostraram em um grupo prospectivo de 576 pacientes referidos para diagnóstico de TVP que dos 112 diagnósticos confirmados 20 eram de TVPIF, dos quais 14 agudos, com 10 contraindicações, e que desses apenas 4 pacientes efetivamente foram tratados, o que mostra que existem critérios para uso da fibrinólise ou para o tratamento trombolítico que devem ser levados em consideração.[11]

Na realidade, os cateteres de infusão são feitos para a função pulse-spray (figura 40.1), cujo jato penetra no trombo e atua com fibrinólise mais rapidamente. Essa ação é a primeira parte do protocolo que realizamos. Se colocarmos uma solução com a droga em infusão em bomba, o resultado será uma liberação ao longo do cateter, cujo efeito lítico não penetrará no trombo, e assim o tempo necessário para a lise do trombo ocorrerá em muitas horas e dias, sofrendo os efeitos do uso do fibrinolítico e suas possibilidades de risco hemorrágico.

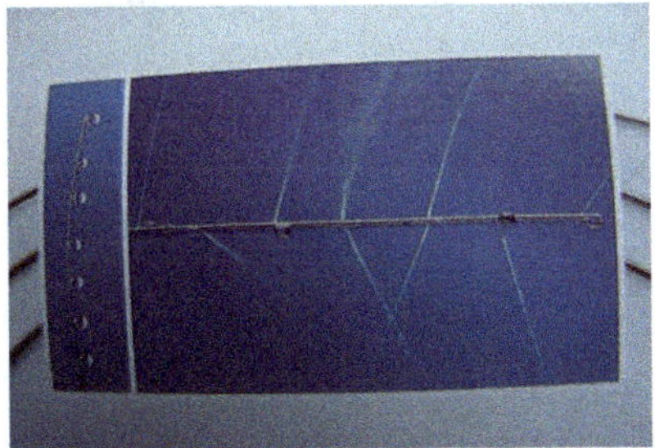

Figura 40.1 – Cateter multiperfurado Uni*Fuse® (AngioDynamics) mostrando os jatos de solução multidirecionados.

Fonte: os autores.

A evidência que confere importância em distinguir a TVPIF das TVPs menos extensas é dada por vários estudos contemporâneos que avaliam clinicamente os resultados dos pacientes. Num estudo prospectivo de 1.149 pacientes com TVP sintomática, os pacientes com TVPIF tiveram aumento de 2,4 vezes o risco de recorrência de eventos trombóticos venosos em 3 meses de acompanhamento, comparados àqueles que sofreram TVP menos extensa.[12] Em outro estudo multicêntrico com 387 pacientes diagnosticados com TVP aguda sintomática, aqueles com TVP envolvendo a veia femoral comum ou a veia ilíaca tiveram aumento significativo da gravidade da síndrome pós-trombótica (SPT) em um seguimento de mais de 2 anos.[13]

Esses achados corroboram estudos prévios em que a claudicação venosa, anormalidades fisiológicas, hiperpigmentação, úlceras venosas e qualidade de vida ruim foram observadas nos pacientes de TVPIF.[14,15]

Trombólise mecânica ou farmacomecânica

A trombectomia percutânea mecânica (TPM) refere-se ao uso de dispositivos que contribuem para a remoção de trombos por meio da fragmentação mecânica do trombo, maceração e/ou aspiração deste. Não existe evidência da eficácia do uso de apenas esses dispositivos, sem a utilização de agentes trombolíticos, e o uso desses dispositivos sem associação de trombolíticos pode estar associada à embolia pulmonar sintomática.[16,17]

Contudo, existem estudos comparativos retrospectivos sugerindo que a trombectomia dirigida por cateter associada à trombectomia mecânica, ou seja, a dissolução de trombos associando ambas as técnicas, a farmacológica e a mecânica – trombectomia farmacomecânica (TFM) –, mostra eficácia na remoção de trombos, com redução da necessidade de trombolíticos quanto à dose utilizada, ao tempo de infusão e ao uso dos recursos hospitalares, CTI, etc.[2,18]

Existem vários estudos não randomizados sugerindo que, com o uso de alguns dispositivos, a remoção dos trombos pode ser executada em uma sessão única, que evita a necessidade de infusão contínua por período maior (de um dia para outro). Entretanto, não existem trabalhos prospectivos com o rigor necessário para validar esses achados.[18,19]

Trombectomia farmacomecânica em sessão única

O protocolo de procedimento em sessão única vem ao encontro do conceito *fast-track*, em várias especialidades, que visa à redução da permanência hospitalar e à diminuição de riscos e complicações pós-operatórias, o que reflete na diminuição de custos e no retorno rápido às atividades normais do paciente, e principalmente na redução das complicações com a droga utilizada na trombólise, o alteplase, rTPA (Actilyse®, Boehringer Ingelheim).

Desde que iniciamos nossa experiência com a trombólise, em 2001, usamos o rTPA alteplase, ativador do plasminogênio tecidual humano recombinante (rTPA), uma glicoproteína que ativa o plasminogênio diretamente para a plasmina. O mecanismo de ação do alteplase funciona da seguinte forma: quando ligada à fibrina, a substância é ativada, induzindo a conversão do plasminogênio em plasmina, que, por sua vez, atua na dissolução da fibrinina do coágulo. Sua metabolização é hepática, e a meia-vida plasmática do alteplase (t1/2) é de 4-5 minutos, o que significa que, após 20 minutos, menos de 10% da dose inicial está presente no plasma.

No início de nossa experiência, a dose recomendada era um bolus de 10 mg de rTPA, seguido de infusão do rTPA na dose de 0,5 mg/h-1 mg/h, por meio de cateteres multiperfurados ou do guia de Mewissen (Boston Sci.). Em nossa experiência não publicada, o tempo de infusão variou de 2-4 dias. Esse tempo, associado no início a dissecções de safena parva retromaleolar, sempre teve sangramento menor em local da dissecção e punções venosas diversas.

As recomendações com o uso do rTPA e os cuidados com sangramentos são enfatizados constantemente. Vale lembrar que, ao iniciarmos os procedimentos diagnósticos e a indicação, as contraindicações da trombólise devem ser sempre observadas.[20]

Antes de iniciar o procedimento ou de ter a intenção de fazê-lo, existem restrições ao uso de fibrinolíticos que devem ser observadas. Recomendações com o uso do rTPA e cuidados com sangramentos devem ser sempre enfatizadas, bem como as contraindicações seguidas. Apesar de essa técnica – realizar a trombólise e finalizar com angioplastia em um só tempo – ter menos complicações, sua indicação continua sendo específica e restrita aos casos mais sintomáticos da TVPIF.[20,21]

Mas o que vimos ao longo da experiência foi que, quanto mais tempo decorrido de infusão do rTPA, maiores as chances de alteração do fibrinogênio e de sangramento em qualquer orifício de punção ou da dissecção da safena parva, quando esta era realizada.

Num caso extremamente crítico de embolia pulmonar, no qual utilizamos uma dose maior de rTPA e os trombos pulmonares foram quase totalmente lisados, em uma dose inferior a 40 mg em 3 horas, racionalizamos o uso da droga baseados em sua farmacocinética, anteriormente descrita.

Diagnóstico

É importante ter um diagnóstico benfeito da extensão da trombose. Vale salientar que o ecocolorDoppler nos dá uma boa avaliação do membro examinado, desde o ligamento inguinal até distalmente; porém, a avaliação dos vasos acima do ligamento inguinal é limitada, e por vezes não se consegue verificar as veias ilíacas e a veia cava inferior. Em pacientes com tromboses extensas, ou com suspeita de anormalidades anatômicas, ou na presença de filtro de veia cava inferior, é necessária uma avaliação mais detalhada da extensão da trombose com angiotomografia (angio-TC) ou angioressonância magnética (angio-RMN).[21]

Outros aspectos pré-tratamento importantes a respeito do diagnóstico prévio com angio-RMN ou angio-TC abdominal e pélvica são a necessidade ou não de filtro de veia cava. A RMN tem dois objetivos básicos: avaliar se existe extensão de trombo para a veia cava inferior (VCI) e verificar a região do cruzamento da artéria ilíaca direita sobre a veia ilíaca esquerda; no caso de trombose do lado esquerdo, averiguar se existe ou não compressão da veia sobre a quinta vértebra lombar. Na primeira hipótese, se existir trombo na VCI, deve-se obrigatoriamente utilizar um filtro retirável; caso contrário, não há necessidade da utilização de filtro. Na segunda hipótese, existindo compressão, já se deve preparar para o uso de stent ao término da trombólise, e nesse caso não há necessidade de uso de filtro de veia cava. A avaliação da veia cava inferior é importante, pois já observamos um caso de agenesia ou hipoplasia da VCI, e de antemão se fica sabendo do quadro anatômico.[22]

Descrição da técnica

O acesso é feito na veia poplítea, guiado por US, no qual é colocado um introdutor curto 6 Fr e pelo qual se faz a angiografia inicial. A estratégia utilizada é descrita a seguir. Usar uma dose inicial maior em pulse spray, 15 mg-20 mg de rTPA, realizando a entrega do fármaco com cateter multiperfurado, em geral o de 20 cm. Aguardar um tempo de ação da droga (25 minutos) e, em seguida, usar o dispositivo de aspiração AngioJet® (Boston Scientific) em todo o segmento trombosado, no sentido da ilíaca para a poplítea, e depois utilizá-lo pontualmente nos locais em que persistirem trombos, com uma injeção de solução contendo 1 mg-2 mg do rTPA, a cada 5 minutos (tempo de vida média da droga). Isso pode ser feito com o próprio cateter do dispositivo AngioJet, que tem o mecanismo pulse spray, fazendo-se a distribuição do fármaco e girando-se o cateter para melhor distribuição. Na solução preparada para o pulse spray no dispositivo, utiliza-se uma solução de 180 ml de soro fisiológico 0,9%, com 20 ml (20 mg) da solução de rTPA (cujo frasco contém 50 mg). Assim, temos em uso 20 mg do bolus e mais 20 mg no dispositivo. Ficam ainda no frasco 10 mg, que poderão ser utilizados em caso de necessidade. Lembramos aqui que a primeira distribuição do fármaco é realizada com os cateteres multiperfurados para uma distribuição uniforme ao longo do trombo, com os cateteres tendo comprimentos variados para infusão de 5 cm, 10 cm, 20 cm, 40 cm, 50 cm, de várias marcas.

Os cateteres para uso do AngioJet têm diâmetro 6 F e são o Solent Omni e o Solent Proxi, respectivamente, com 120 cm e 90 cm de (*shaft*) comprimento do cateter e 2 cm de comprimento do mecanismo de infusão e aspiração do trombo. O dispositivo de aspiração mecânica AngioJet® possui um limite de tempo de aspiração, nas indicações para uso, de 600 segundos.

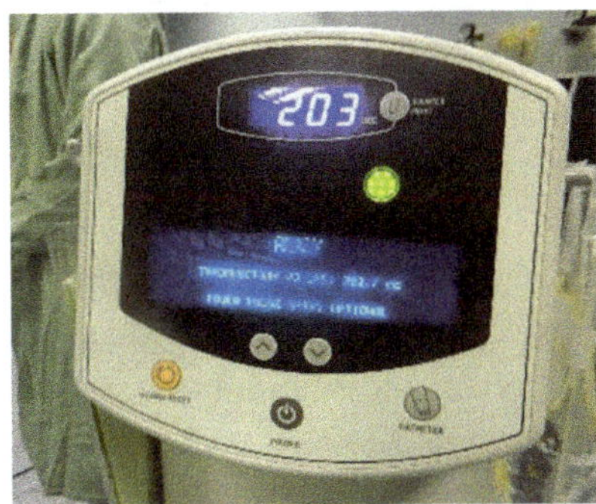

Figura 40.2 – Tela do dispositivo AngioJet mostrando 203 segundos de aspiração do caso demonstrado a seguir (figura 40.3), executado em 2 horas, com trombose apenas nas veias ilíacas.

Fonte: os autores.

Esse limite (600 segundos) nas TVPIFs é sempre alcançado quando a femoral superficial também está acometida. Quando a TVP se limita ao território ilíaco, é possível fazer o tratamento em menos tempo, como no caso mostrado a seguir (figura 40.3). Porém, como será lembrado adiante, em todos os pacientes em que essa marca de 600 segundos (10 minutos) foi alcançada, no somatório total da aspiração, os pacientes apresentaram hemólise intensa.

Importante lembrar que a heparina não fracionada também é utilizada durante o procedimento, em infusão contínua, na metade da dose preconizada para o peso do paciente, pois no pré-procedimento, desde o início do diagnóstico, o paciente deverá estar fazendo uso desse medicamento em dose ajustada para seu peso.

Geralmente, em menos de 3 horas atinge-se o objetivo da trombólise e, via de regra, apresenta-se a lesão na veia ilíaca comum, caracterizando a síndrome de May-Thurner. Aqui é realizada uma angioplastia inicial com cateter balão de 8 mm a 10 mm × 80 mm, em que se observa o ponto mais crítico da lesão (cintura do balão), e já é feita a escolha de um stent para tratar essa lesão, em geral de 14 mm, 16 mm ou 18 mm de diâmetro pela extensão desejada. Ultimamente, quando usamos stents

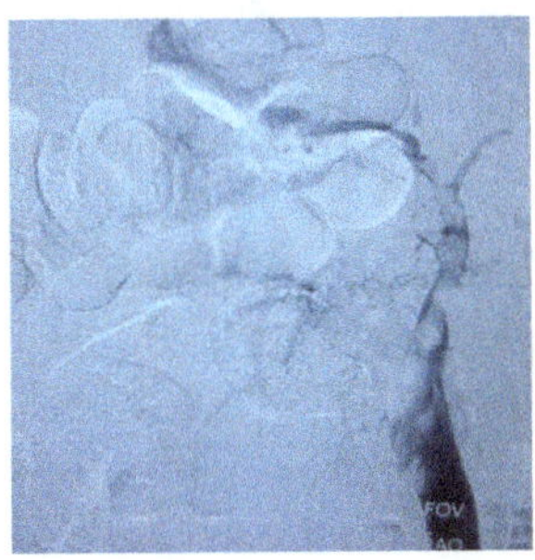

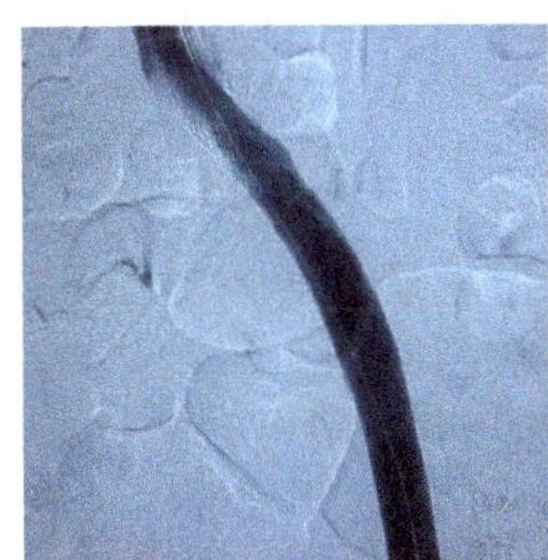

Figura 40.3 – (A) Caso de paciente de 74 anos com trombose de veias ilíacas apenas, em que se utilizou um filtro de veia cava retirável. (B) O procedimento foi encerrado com implante de stent Wallstent® (Boston Sci.) e imediata retirada do filtro de veia cava, com tempo total de 2 horas.

Fonte: os autores.

venosos específicos, temos preferido tamanhos mais longos, sendo que, quando usamos o Wallstent, a extensão preferida é de 90 mm. O stent é aplicado e depois é realizada sua dilatação com balões adequados ao calibre do stent, XXL® (Boston Scientific) ou Atlas® (Bard); em seguida, é realizada angiografia para verificação do resultado, terminando assim o tratamento em uma só sessão.[8,9]

Implantado o stent na veia ilíaca, o procedimento está encerrado. Geralmente foram administrados menos de 50 mg de rTPA durante o procedimento, cuja duração está em torno de 3 horas. A partir de então, passamos a utilizar heparina não fracionada ou a enoxaparina na dose recomendada para cada paciente, e no dia seguinte inicia-se a anticoagulação oral, com a droga escolhida, para uso por pelo menos 6 meses.

Nesse momento, o paciente estará em observação em uma unidade de tratamento intensivo e, via de regra, apresentará hemólise importante, às vezes até assustadora, pela cor muito escura da urina. Uma hidratação é feita para estimular a diurese com volume, visando ao clareamento da urina, evitando-se problemas com a função renal.[23]

Outra nota pertinente é o uso da TFM para tratamento da TVPIF grave durante a gestação. A maioria dos casos de TVP durante a gestação é tratada apenas com heparina, preferencialmente a enoxaparina, pela conhecida facilidade de aplicação. A TVP é causa importante de morbidade na gestação e no período puerperal. Sua incidência é de aproximadamente 1 a 2 por 1.000 gestações. Quando o quadro se apresenta com sintomatologia e gravidade exuberantes, principalmente a flegmasia cerulea dolens, que não cede ao tratamento convencional de heparinização e elevação de membros, o cirurgião vascular pode lançar mão dessa terapêutica, levando em conta os riscos inerentes para o feto e para a gestação em si. Aqui, temos que avaliar o risco-benefício da intervenção e somente oferecê-la em caso de dor e edema persistentes, apesar do uso de anticoagulação e elevação do membro.[24]

A presente técnica foi usada no período de julho de 2013 a março de 2017, em 20 pacientes, 18 deles do sexo feminino, com idades entre 21 e 74 anos. Em todos ocorreu hemólise em grau variado, porém sem complicações renais, com tempo de execução entre 2-4 horas, com média de 3h30min, tendo o tempo diminuído com a *expertise* no método e também com a extensão da trombose. Em nenhum paciente houve alteração de fibrinogênio ou qualquer tipo de complicação hemorrágica. O tempo de internação variou de 2-3 dias, também muito menor comparado à técnica da fibrinólise dirigida por cateter.

Se o paciente estiver estável e sem muita dor ou desconforto, o quadro não é de urgência; pode-se prepará-lo clinicamente para o próximo dia. Deve-se lembrar apenas de que, quanto mais cedo iniciar o tratamento, melhor, e com menos que 14 dias de evolução. É necessário realizar o diagnóstico de imagem com TC ou RMN, colher todos exames laboratoriais e programar o procedimento com o tempo disponível para tal.

Conclusão

A trombose venosa iliofemoral constitui quadro grave de TVP, com significados clínico e socioeconômico importantes, relacionados ao quadro de síndrome pós-trombótica e suas manifestações. Estudos clínicos realizados e em andamento sugerem que a trombólise farmacomecânica é segura e tem bons resultados associada à trombólise dirigida por cateter.[25]

A técnica apresentada, trombólise associada farmacomecânica em um só procedimento, é promissora, tem apresentado bons resultados, sem complicações, e está em evolução. Mais estudos são necessários para sua consolidação e validação na evolução a longo prazo, mas é uma técnica que deve ser executada por quem tem domínio das técnicas endovasculares e de anticoagulantes, observando-se todos os preceitos do uso de fibrinolíticos, sobretudo do rTPA. A técnica é descrita por outros autores, e recomendamos a leitura do trabalho de Vedanthan.[LR]

Referências

1. Comerota AJ, Paolini D. Treatment of Acute Iliofemoral Deep Venous Thrombosis: A Strategy of Thrombus Removal. Eur J Vasc Endovasc Surg 2007;33:351-360.
2. Jaff MR, McMurtry MS, Arcger SL et al. Management of Massive or submassive Pulmonary Embolism, Iliofemoral Deep Vein Thrombosis, and Chronic Thromboembolic Pulmonary Hypertension. Circulation 2011;123:1788-1830.
3. Raju S, Fountain T, Neglén P, Devidas M. Avial transformation of the profundal femoris vein. J Vasc Surg 1998;27:651-659.
4. Raju S, Frederick R. Venous obstructions: an analysis of one hundred thirty-seven cases with hemodynamic, venographics, and clinical correlations. J Vasc Surg. 1991:305-313.

5. Kearon C, Aki EA, Ornelas J, Blaivas A et al. Antithrombotic Therapy for VTE Disease: Chest Guideline and Expert Panel Report. Chest 2016;149(2):315-352.

6. Meissner MH, Gloviczki P, Comerota AJ, Dalsing MC, Eklof BG, Gillespie DL, Lohr JM, McLafferty RB, Murad MH, Padberg F, Pappas P, Raffetto JD, Wakefield TW. Society for Vascular Surgery Documents. Early thrombus removal strategies for acute deep venous thrombosis: Clinical Practice Guidelines of the Society for Vascular Surgery and the American Venous Forum. J Vasc Surg 2012;55:1449-62.

7. Rutherford RB. Role of Surgery in Iliofemoral Venous Thrombosis. CHEST 1986;89(5):434-437S.

8. Sandri JL. Síndrome de May-Thurner, in Brito CJ, Cirurgia Vascular, Cirurgia Endovascular e Angiologia, 3ª edição, v. 2,1997-2009, Ed. Revinter 2014.

9. Sandri JL, Sandri GA, Jacques CM, Brandão NAP. Síndrome de May-Thurner, in Lobato AC. Cirurgia Endovascular, 3ª edição, v. 2, cap. 82. p. 1301-16. ICVE 2015.

10. Foegh P, Jensen LP, Klitfod L, Broholm R, Baekgaard N. Editor's Choice - Factors Associated with Long-Term Outcome in 191 Patients with Ilio-Femoral DVT treated With Catheter Directed Thrombolysis. Eur J Vasc Endovasc Surg 2017;53:419-424.

11. Klein SJ, Gasparis AP, Viirvilis D, Ferretti JA, Labropoulos N. Prospective determination of candidates for thrombolysis in patients with acute proximal deep vein thrombosis. J Vasc Surg 2010;51:908-12.

12. Douketis JD, Crowther MA, Foster GA, Ginsberg JS. Does the location of thrombosis determine the risk of disease recurrence in patients with proximal deep vein thrombosis? Am J Med, 2001;110:515-519.

13. Kahn SR, Shier I, Julian JA, Ducruet T et al. Determinants and time course of the post-thrombotic syndrome after acute deep venous thrombosis. Ann Intern Med, 2008;149:698-707.

14. Akesson H, Brudin L, Dahlström JA, Eklöf B, Ohlin P, Plate G. Venous function assessed during a 5 year period after acute ilio-femoral venous thrombosis. Eur J Vasc Surg 1990;4:43-48.

15. Delis KT, Bountouroglou D, Mansfield AO. Venous claudication in iliofemoral thrombosis: long-term effects on venous hemodynamics, clinical status, and quality of life. Ann Surg 2004;239:118-126.

16. Kasijaram K, Gray B, Ouriel K. Percutaneous AngioJet thrombectomy in the management of deep vein thrombosis. J Vasc Interv Radiol 2001;12(2):179-85.

17. Delomez M, Bregi JP, Willoteaux S, Bauchart JJ, Janne d'Othée B, Asseman P, Perez N, Théry C. Mechanical Thrombectomy in patients with deep venous thrombosis. Cardiovasc Intervent Radiol 2001;24:42-48.

18. Arko FR, Davis CM 3rd, Smith ST, Timaran CH, Modrall JG, Valentine RJ, Clagett GP. Agressive pecutaneous mechanical thrombectomy of deep venous thrombosis. Arch Surg 2007;142:513-518.

19. Cynamon J, Stein EG, Dym RJ, Jagust MB, Binkert CA, Baum RA. A new method for agressive management of deep vein thrombosis: retrospective study of the power pulse technique. J Vasc Interv Radiol 2006;17:1043-1049.

20. Vedantham S, Sista AK, Klein SJ et al. Society of Interventional Radiology and Cardiovascular and Interventional Radiological Society of Europe Standards of Practice Committees. Quality Improvement guidelines for the treatment of lower extremity deep vein thrombosis with use of Endovascular thrombus removal. J Vasc Interv Radiol 2014;25:1317-1325.

21. Chen JX, Sudheendra D, Stavropoulos SW, Nadolski GF. Role of Catheter-directed Thrombolysis in Management of Iliofemoral Deep Venous Thrombosis. Radiographics 2016;36:1565-1575.

22. Reslan OM, Raffetto JD, Addis M, Sundick S. Congenital Absence of Inferior Vena Cav in a Young Patient with Iliofemoral Deep Venous Thrombosis Treated with Ultrasound-accelerated Catheter Directed Thrombolysis: Case Report and Review of the Literature. Ann Vasc Surg 2015;29:1657.e9-1657.e15.

23. Dukkipati R, Yang EH, Adler S, Vintch J. Acute kidney injury by intravascular hemolysis after mechanical thrombectomy. Nature Cliniucal Practice, Nephrology 2009;(5)2:112-116.

24. Herrera S, Comerota AJ, Thakur S, Sundrji S, DiSalle R, Kazanjian S, Assi Z. Managing iliofemoral deep venous thrombosis of pregnancy with a strategy of thrombus removal is safe and avoids post-thrombotic morbidity. J Vasc Surg 2014; 59:456-64.

25. Comerota AJ. Catheter-directed thrombolysis for iliofemoral deep vein thrombosis: helpul or hurtful? Expert Rev Hematol 2015;8(2):131-133.

Leitura recomendada

Suresh Vedantham. Acute Extremity DVT: Thrombectomy and Thrombolysis. In Handbook of Interventional Procedures: Kandarpa K, Machan L, Durham JD. Section III, Chapter 36, 370-377.

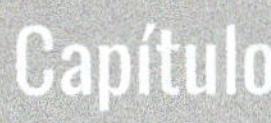

Capítulo 41

Indicações e técnicas dos filtros removíveis de veia cava

GUTEMBERG DO AMARAL GURGEL
EDUARDO ANACLETO DE CARVALHO

Introdução

Apesar de maior consciência em relação ao diagnóstico do tromboembolismo venoso (TEV), a taxa de acometimento dessa doença é uma das principais causas de morte nos Estados Unidos.[1-3]

Maior avanço na pesquisa do tromboembolismo venoso continua sendo uma importante preocupação de saúde em todo o mundo, possivelmente em razão de seu início abrupto e dos sintomas inespecíficos.[4,5] Além disso, é uma das principais causas de mortalidade evitáveis intra-hospitalar.[6] Mesmo com uma variedade de medidas profiláticas e terapêuticas, a embolia pulmonar continua com taxas alarmantes nos Estados Unidos, com 50.000-100.000 mortes por ano.[7]

A anticoagulação é o tratamento de escolha para o tromboembolismo venoso,[8,9] mas, quando contraindicada, os pacientes, por intermédio do implante do filtro de veia cava inferior, são protegidos do tromboembolismo pulmonar.[10]

Os filtros de veia cava, desde sua concepção na década de 1960,[11] evoluíram com rápido avanço tecnológico que culminou com a introdução de filtros opcionais (ou recuperáveis) em 2003.[12] O potencial de remoção de tais dispositivos os tornou preferidos a filtros permanentes, principalmente em pacientes com indicações de curto prazo para o implante do filtro.[13]

Na teoria, os filtros recuperáveis devem oferecer eficácia clínica e reduzir possíveis complicações a longo prazo associadas aos filtros permanentes. Na prática, no entanto, esses dispositivos muitas vezes não são removidos. Uma revisão sistemática revelou que a taxa média de recuperação foi de 34%,[13] embora possa ser tão baixa quanto 8,5%.[14]

A despeito da evolução técnica e do material para interrupção temporária da veia cava, não temos estudos com nível de evidência 1 (Oxford Evidence-based Medicine Levels of Evidence) que comprovem sua eficácia. No entanto, mesmo sem evidência desejada, na prevenção da embolia pulmonar os benefícios são equivalentes à terapia anticoagulante.[13]

Quadro 41.1 – Indicações para implante de filtro removível/opcional.

- Paciente com trauma com risco de doença tromboembólica.
- Intervenção cirúrgica para um paciente de alto risco com doença venosa tromboembólica.
- Doença de base com alto risco para doença venosa tromboembólica.
- Gravidez.

Fonte: Kaufman JA, Kinney TB, Streiff MB et al., 2006.

Indicações de filtros removíveis

As indicações profiláticas para a colocação de filtro de veia cava inferior removível são casos em que o paciente não apresenta tromboembolismo venoso ou já o teve, com dificuldade de monitoramento para o desenvolvimento de tromboembolismo, e não poderá receber anticoagulação.[15] Não existem ensaios para apoiar o uso de filtros profiláticos. Essas indicações são atribuíveis, em parte, à disponibilidade dos filtros opcionais/removíveis (quadro 41.1).

POLITRAUMATIZADOS

Os pacientes com trauma apresentam a tríade de Virchow – lesão endotelial, alterações hemodinâmicas relacionadas à imobilidade e hipercoagulabilidade. Muitos pacientes politraumatizados não podem receber anticoagulação profilática.[16]

Em 2002, a Associação Oriental de Cirurgia do Trauma (Eastern Association for the Surgery of Trauma ou East) emitiu diretrizes que sugeriam a utilização de filtros profiláticos. A indicação contemplaria pacientes com traumatismos de risco e imobilização que não podem receber anticoagulação (escala de coma de Glasgow < 8, lesão incompleta de medula espinhal, trauma craniano, trauma pélvico complexo, fraturas múltiplas de ossos longos, paresias e plegias).[17]

Uma revisão sistemática de filtros profiláticos, incluindo 25 estudos com 2.492 pacientes, citou a falta de dados conclusivos para apoiar a profilaxia em pacientes com trauma.[18] No entanto, uma metanálise mais recente encontrou uma associação entre a colocação do filtro em veia cava inferior e taxas mais baixas de embolias pulmonares sintomáticas e fatais[19] (quadro 41.2).

Quadro 41.2 – East – diretrizes para a colocação de filtros profiláticos IVC em pacientes com trauma.

A inserção profilática do filtro IVC deve ser considerada em pacientes com trauma de muito alto risco:

- que não podem receber anticoagulação em razão do aumento do risco de sangramento;
- que têm padrão de lesão que leva à imobilização por período prolongado, incluindo:
  - trauma craniano fechado grave (GCS < 8);
  - lesão de medula espinhal incompleta com paraplegia ou tetraplegia;
  - fraturas pélvicas complexas associadas a fraturas de ossos longos;
  - múltiplas fraturas de ossos longos.

GCS: escala de coma de Glasgow.
IVC: veia cava inferior.
Fonte: Rogers FB, Cipolle MD, Velmahos G, Rozycki G, Luchette FA, 2002.

CIRURGIA BARIÁTRICA

A obesidade mórbida é reconhecida como fator de risco para tromboembolismo, principalmente em pacientes com passado de trombose venosa profunda. Após a cirurgia bariátrica, a imobilidade associada à lesão endotelial coloca esse procedimento como alto risco para tromboembolismo venoso.[20]

O tromboembolismo venoso é a segunda causa de mortalidade nesses pacientes.[20] Há falta de consenso sobre a melhor forma de anticoagulação profilática nessa população, pois a dosagem baseada no peso corporal é difícil, levando a profilaxia pelo anticoagulante a uma dosagem subótima, logo aumentando o risco para TEV. Então, a colocação de filtro em veia cava inferior opcional/removível mostrou diminuir o risco de embolia pulmonar nesses pacientes, principalmente em indivíduos com IMC > 55.[21]

GRAVIDEZ

O risco de tromboembolismo venoso durante a gravidez é estimado em 5 a 6 vezes maior que nas não grávidas.[22,23] O estado de hipercoagulabilidade associado à gravidez começa principalmente no 3º trimestre e persiste até 2 meses após o parto. No 3º trimestre, o útero gravídico pode causar compressão da veia cava inferior e ilíacas, alterando o fluxo e aumentando o risco de tromboses.[24] Um número de pacientes pode ter contraindicação a anticoagulação; nesses casos, o filtro opcional profilático traria benefício, mas não há hoje evidências que justifiquem a utilização do filtro de veia cava rotineiramente. Dessa forma, as indicações devem se restringir às mesmas para as pacientes não gravídicas.[25]

TIPOS DE FILTROS RECUPERÁVEIS

Apesar dos bons resultados da grande eficácia e segurança com a utilização dos filtros de veia cava disponíveis, estudos demonstraram a incidência elevada de complicações tromboembólicas tardias ou secundárias à utilização dos filtros permanentes, a despeito de os pacientes necessitarem de um período breve de proteção. Consequentemente, foi necessário o desenvolvimento de dispositivos recuperáveis, quando o risco de embolia pulmonar não permanece. Os filtros recuperáveis são temporários porque podem ser removíveis, reduzindo as complicações locais de trombose venosa profunda que podem ocorrer. Eles também podem ser deixados, *in situ*, como filtros permanentes[26] (quadro 41.3).

FILTRO OPTEASE

O filtro OptEase (Cordis, Holanda) foi lançado em 2002 e construído com material de nitinol, em formato de cone, com *design* de duas cestas que permite dois níveis de filtração. Tem aprovação do Food and Drug Administration (FDA) dos Estados Unidos e do CE Mark (comunidade europeia). É compatível com introdutor de 6 F (French) e permite acesso via femoral e jugular. A recomendação de recuperação, por via femoral com cateter de 10 F fornecido pelo fabricante (Cordis), é curta, com prazo de 14 dias, mas existe trabalhos que demonstram captura tardia.[27]

FILTROS TULIP GÜNTHER E CELECT

O Tulip (Cook, Dinamarca) foi aprovado desde 1992, com uso permanente e removível, pelo FDA e o CE Mark. É composto de material Egiloy (liga de crômio, níquel e cobalto), tem formato cônico e um pequeno gancho na parte superior. Pode ser liberado, via jugular e femoral, com introdutor de 8 F. Sua captura deverá ser realizada pela via jugular com o sistema de 11 F. Inicialmente, sua retirada estava recomendada para 12 dias, mas há relatos de recuperação acima de 317 dias.[28]

Quadro 41.3 – Filtros de veia cava removíveis, com suas características e tempo de retirada pelos estudos clínicos dos fabricantes.

Filtro	Fabricante	Tipo de material	Formato do filtro	Via de acesso para resgatar o filtro	Janela de resgate do filtro pelos estudos do fabricante
OptEase	Cordis Corporation	Nitinol	Hexagonal dupla cesta	Jugular interna/femoral	3-48 dias
Tulip	Cook Medical	Conicrômio*	Cônico	Jugular interna/femoral	2-20 dias
Celect	Cook Medical	Conicrômio*	Cônico com estrutura centralizadora	Jugular interna/femoral	7-466 dias
Denali	Bard	Níquel-titânio	Cônico	Jugular interna/femoral	165 dias
ALN	Implants Chirurgicaux	Aço inoxidável	Cônico com estrutura centralizadora	Jugular interna	6-722 dias

* Liga de crômio-níquel-cobalto.
Fonte: os autores.

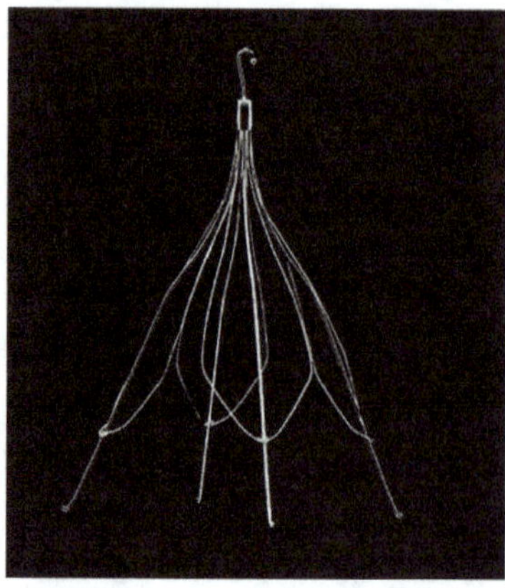

Figura 41.1 – Filtro Tulip.
Fonte: divulgação.

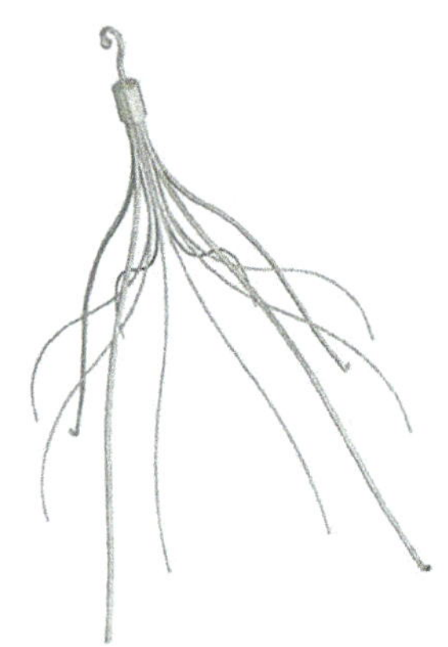

Figura 41.2 – Filtro Celect.
Fonte: divulgação.

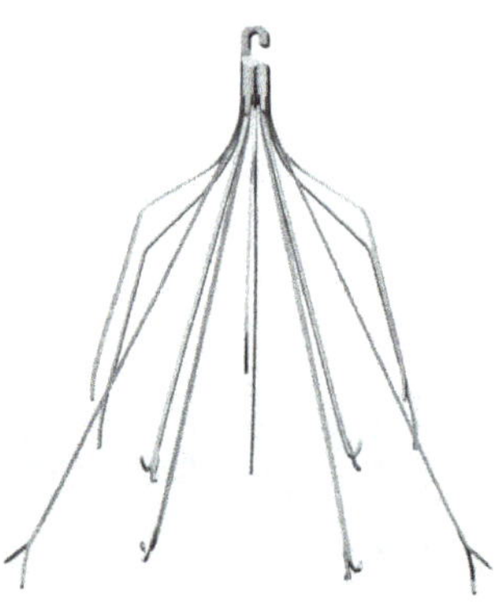

Figura 41.3 – Filtro Denali.
Fonte: divulgação.

O filtro Celect é de cromo-cobalto, com formato cônico, liberado com um introdutor de 7 F por via jugular ou femoral. Aprovado no FDA em 2008, tem modificações em relação ao Tulip, com redesenho das hastes com fixação atraumática da veia cava e centralização do dispositivo. Pelos estudos iniciais, o Celect poderá ser recuperado em até 466 dias.

FILTRO DENALI

O filtro Denali (Bard, Estados Unidos) foi um dos últimos filtros a serem lançados no mercado, com a aprovação pelo FDA em 2010. É composto por uma liga de níquel-titânio, com formato cônico. Seu sistema de liberação, que pode ser femoral ou jugular interna, tem diâmetro de 8,5 F, e sua remoção utiliza introdutor de 11 F por via jugular. Nos trabalhos iniciais, a retirada com sucesso teve média de 165 dias após sua inserção.[29]

FILTRO ALN

O ALN filtro de veia cava (Implants Chirurgicaux, França) foi fabricado em 1999 e tem o CE marked. Feito com uma liga de aço inoxidável, sua inserção se dá pela via jugular. O cateter de liberação é compatível com o sistema introdutor de 7 F e o cateter de remoção de 9 F, por via jugular interna. Sua captura não tem limite, mas com procedimentos publicados em até 345 dias.[30]

Técnicas de captura do filtro removível/opcional

Para o prazo e a via para capturar o filtro (via jugular ou femoral), devem ser seguidas as instruções de cada fabricante. O procedimento é realizado sob anestesia local e sedação. Com o ultrassom Doppler, fazemos a punção da veia jugular interna direita e inserimos um introdutor de 5 F. Em seguida, avançamos um fio-guia hidrofílico e um cateter pigtail até a confluência das veias ilíacas comuns (veia cava inferior proximal). Uma cavografia é realizada, com a premissa de avaliação da veia cava e do filtro. Se o filtro não possui trombo, ou tem até 25% da sua capacidade preenchida, pode ser retirado. A técnica básica para a retirada do filtro consiste na passagem de um fio-guia stiff (de maior rigidez) distal ao filtro e na inserção da bainha compatível com cada filtro. Um laço de captura é utilizado para agarrar a porção superior deste e gentilmente tensionado para o interior do introdutor. Após sua remoção, deve-se avaliar a cava com uma angiografia.

Alguns filtros estão aderidos à parede da veia cava e, consequentemente, necessitarão de manobras diferenciadas para sua retirada. É importante o bom planejamento do procedimento de captura, em decorrência de maior risco de complicações, quando manobras agressivas são implementadas.[25] Durante essas manobras, o paciente é anticoagulado plenamente, com heparina venosa, para prevenir a trombose da veia cava. A técnica de centralização do dispositivo consiste no reposicionamento central do gancho superior do filtro, que em alguns casos está aderido à parede da cava. Em uma das manobras, utiliza-se um fio 0,035 inserido através da jugular interna e passando pela lateral do filtro e do gancho, que está aderido à parede da cava, em direção à veia femoral, procedendo à sua exteriorização. Como uma manobra do varal, fazendo tração das extremidades do fio, o fio ajudará a descolar o filtro da parede para o centro, facilitando sua captura pelo laço. Se essa manobra não tiver sucesso, uma angioplastia entre o filtro aderido e a cava proporcionará a ruptura da hiperplasia intimal, que cresceu em torno do filtro e estava segura junto à parede da veia. Outra técnica proposta para quebrar as aderências do gancho é a utilização de dois introdutores, um mais fino, de 10 F, e outro de 14 F. O primeiro fixa o gancho proximal do filtro, enquanto o segundo cortará os pontos de fixação do filtro da parede da cava.[31,32]

Qual o tempo para a retirada do filtro removível?

Estudos com nível de evidência 1 em centros de trauma constataram que 10% das embolias pulmonares (incluindo embolia pulmonar fatal) ocorrem depois de 21 dias. Com esses dados, não seria prudente retirar o filtro antes desse prazo. Vários fatores estão envolvidos na decisão para a remoção do filtro opcional/removível, mais especificamente a recomendação do IFU ("Instruction For Use") dos fabricantes[12] (quadro 41.1).

Complicações

As complicações podem ocorrer no momento do implante e após o procedimento. As complicações no local de punção têm caráter benigno, exceto quando há algum distúrbio de coagulação e ocorre sangramento importante que necessite de abordagem direta, no caso de punção arterial inadvertida.

A maioria dos casos de perfuração da veia cava inferior não apresenta importância clínica, exceto no caso da lesão de estruturas adjacentes (por exemplo, nervos). A perfuração da veia cava inferior está diretamente relacionada ao tempo longo para a recuperação e o pequeno diâmetro da veia.[13]

Conclusão

Atualmente, o implante do filtro de veia cava inferior opcional/recuperável é a primeira opção de escolha para a prevenção da embolia pulmonar por ser removível e evitar as complicações dos filtros a longo prazo (permanentes).

É necessário orientar os profissionais que implantam tais dispositivos sobre a importância de sua recuperação, tão logo termine o risco do evento embólico ou a contraindicação da sua anticoagulação.

Referências

1. Silverstein MD, Heit JA, Mohr DN, Petterson TM, O'Fallon WM, Melton LJ III. Trends in the incidence of deep vein thrombosis and pulmonary embolism: a 25-year population-based study. Arch Intern Med 1998;158(6):585-593.
2. Heit JA, Cohen AT, Anderson FA Jr. Estimated annual number of incident and recurrent, non-fatal and fatal venous thromboembolism (VTE) events in the US. Paper presented at ASH Annual Meeting Abstracts, 2005.
3. Naess IA, Christiansen SC, Romundstad P, Cannegieter SC, Rosendaal FR, Hammerstrom J. Incidence and mortality of venous thrombosis: a population-based study. J Thromb Haemost 2007;5(4):692-699.
4. Stein PD, Henry JW. Prevalence of acute pulmonary embolism among patients in a general hospital and at autopsy. Chest 1995;108:978-81.
5. Anderson FA Jr, Spencer FA. Risk factors for venous thromboembolism. Circulation. 2003;107(23, Suppl 1):I9-I16.
6. O'Donnell M, Weitz JI. Thromboprophylaxis in surgical patients. Can J Surg 2003;46:129-35.
7. Horlander KT, Mannino DM, Leeper KV. Pulmonary embolism mortality in the United States, 1979-1998: An analysis using multiple-cause mortality data. Arch Intern Med 2003;163:1711-17.
8. Segal JB, Streiff MB, Hofmann LV, Thornton K, Bass EB. Management of venous thromboembolism: a systematic review for a practice guideline. Ann Intern Med 2007;146(3):211-222.
9. Bates SM, Jaeschke R, Stevens SM, et al. American College of Chest Physicians. Diagnosis of DVT: antithrombotic therapy and prevention of thrombosis: American College of Chest

Physicians evidence-based clinical practice guidelines. Chest 2012;141(2, Suppl):e351S-e418S.

10. Kinney TB. Update on inferior vena cava filters. J Vasc Interv Radiol 2003;14(4):425-440.

11. Tschoe et al. Retrievable vena cava filters. Jornaul of Hospital Medicine 2009;4:441-448.

12. Sing RF, Rogers FB, Novitsky YW, Heniford BT. Optional vena cava filters for patients with high thromboembolic risk: questions to be answered. Surg Innov 2005;12:195-202.

13. Angel LF, Tapson V, Galgon RE, Restrepo MI, Kaufman J. Systematic review of the use of retrievable inferior vena cava filters. J Vasc Interv Radiol 2011;22:1522-30.

14. Sarosiek S, Crowther M, Sloan JM. Indications, complications, and management of inferior vena cava filters: the experience in 952 patients at an academic hospital with a level I trauma center. JAMA Intern Med 2013;173:513-7.

15. Kaufman JA, Kinney TB, Streiff MB et al. Guidelines for the use of retrievable and convertible vena cava filters: report from the Society of Interventional Radiology multidisciplinary consensus conference. J Vasc Interv Radiol 2006;17(3):449-459.

16. Geerts WH, Code KI, Jay RM, Chen E, Szalai JP. A prospective study of venous thromboembolism after major trauma. N Engl J Med 1994;331(24):1601-1606.

17. Rogers FB, Cipolle MD, Velmahos G, Rozycki G, Luchette FA. Practice management guidelines for the prevention of venous thromboembolism in trauma patients: the EAST practice management guidelines work group. J Trauma 2002;53(1):142-164.

18. Kidane B, Madani AM, Vogt K, Girotti M, Malthaner RA, Parry NG. The use of prophylactic inferior vena cava filters in trauma patients: a systematic review. Injury 2012;43(5):542-547.

19. Haut ER, Garcia LJ, Shihab HM, et al. The effectiveness of prophylactic inferior vena cava filters in trauma patients: a systematic review and meta-analysis. JAMA Surg 2014;149(2):194-202.

20. Kaw R, Pasupuleti V, Abhishek D, Modha K, Hernandez A. IVC filters and postoperative outcomes in patients undergoing bariatric surgery: a meta-analysis. Chest 2013;144(4 Meeting Abstracts):1001.

21. Gargiulo NJ III, Veith FJ, Lipsitz EC, Suggs WD, Ohki T, Goodman E. Experience with inferior vena cava filter placement in patients undergoing open gastric bypass procedures. J Vasc Surg 2006;44(6):1301-1305.

22. Thromboembolism in pregnancy. Practice Bulletin nº 123. American College of Obstetricians and Gynecologists. Obstet Gynecol 2011;118:718-29.

23. Eldor A. Thrombophilia, thrombosis and pregnancy. Thromb Haemost 2001;86(1):104-111.

24. Chunilal SD, Bates SM. Venous thromboembolism in pregnancy: diagnosis, management and prevention. Thromb Haemost 2009;101(3):428-438.

25. Harris SA, Velineni R, Davies AH. Inferior Vena Cava Filters in Preganancy: A Systematic Review. J Vasc Interv Radiol 2015;20:in press.

26. Kinney TB, Keeling AN, Lee MJ. Optional inferior vena cava filters – where are we now? Euro Radiol 2008;18:1556-1568.

27. Rosenthal D, Swischuk JL, Cohen SA, Wellons ED. OptEase retrievable inferior vena cava filter: initial multicenter experience. Vascular 2005;13:286-289.

28. Looby S, Given MF, Geoghegan T, McErlean A, Lee MJ. Günther Tulip retrievable inferior vena caval filters: indications, efficacy, retrieval and complications. Cardiovasc Intervent Radiol 2005;30:59-65.

29. Hahn D. Retrievable Filter Update: The Denali Vena Cava Filter. Semin Intervent Radiol 2015;32:379-383.

30. Imberti D, Bianchi M, Farina A, Siragusa S, Silingardi M, Ageno W. Clinical experience with retrievable vena cava filters: results of a prospective observational multicenter study. J Thromb Haemost 2005;3:1370-1375.

31. DeRubertis BG. Advanced IVC Filter Retrieval Techniques. Endovascular Today 2012;12:69-73.

32. Molvar C. Inferior Vena Cava Filtration in the Management of Venous Thromboembolism: Filtering the Data. Semin Intervent Radiol 2012;29:204-217.

Tratamento endovascular da síndrome de Cockett

MARCELO CALIL BURIHAN

Considerações anatômicas

Desde 1851, Virchow já demonstrava maior incidência de trombose venosa profunda (TVP) no membro inferior esquerdo em relação ao membro inferior direito. Foi o primeiro a descrever a compressão da artéria ilíaca comum direita sobre a veia ilíaca comum esquerda e, por meio desse fato, justificar a maioria das tromboses do lado esquerdo.

Entre 1906 e 1908, McMurrich, ao analisar 107 veias *post mortem*, notou obstrução da veia ilíaca comum esquerda em 29,9% dos casos e da veia ilíaca comum direita em 2,8%. Descreveu como etiologia a congênita. Demonstrou em suas dissecções a presença de adesões, que podem ser: colunar (na parede), marginal (no lúmen) e medial (nos óstios das tributárias).

Em 1943, Ehrich e Krumbhaar, durante a dissecção de 412 cadáveres, notaram uma prevalência de obstrução da veia ilíaca comum esquerda, assim distribuída:

- 1,5% em recém-nascidos/crianças (10 meses a 9 anos);
- 2,3% em idade juvenil (10-19 anos);
- 20,5% em adultos (> 19 anos).

Notaram também que poderia haver uma lesão adquirida por meio da lesão degenerativa da válvula da veia ilíaca comum esquerda.[1]

Em nosso meio, o renomado anatomista professor Liberato John Affonso Di Dio, em sua tese, iniciou suas dissecções em 1942 e dividiu a etiologia da doença conforme abaixo.

- Elementos de origem adquirida:
  - adesões na "zona retroarterial ilíaca";
  - espessamentos.
- Elementos de origem congênita:
  - esporões intervenosos;
  - septos endovenosos;
  - válvulas.

No ano de 1956, May e Thurner, a partir da dissecção de 430 cadáveres, sendo 88 fetos, descreveram as chamadas "bandas intravenosas" ou "esporões", decorrentes da compressão intermitente da veia ilíaca comum esquerda, entre a pulsatilidade da artéria ilíaca comum direita e a coluna vertebral (5ª vértebra lombar).[1]

Do ponto de vista histológico, as "bandas intravenosas" são formadas por tecido fibroso e músculo liso. Pela descrição, havia diferentes tipos de bandas: lateral, central e diafragmática.[1]

Quanto à etiologia da doença, May e Thurner a dividiram em: lesões intraluminais (14%-30% dos casos) e compressão externa (88% das dissecções).[1]

Em 1965, Cockett e Lea Thomas descreveram a "síndrome de compressão da veia ilíaca comum esquerda" e dissertaram sobre seu quadro clínico, diagnóstico, prognóstico, tratamento primário e suas complicações.[2] Observaram maior incidência em mulheres (70%) e jovens.[3] A síndrome de compressão da veia ilíaca comum esquerda corresponde de 2%-3% de todas as TVPs de membros inferiores.[4] É responsável por 18%-49% dos casos de TVP de membro inferior esquerdo[1] (figuras 42.1 e 42.2).

Quando pesquisar

- Edema de membro inferior esquerdo.
- Dor em membro inferior esquerdo, podendo evoluir para claudicação venosa.
- Alterações na coloração da pele.
- Varizes de membro inferior esquerdo.
- Úlcera em membro inferior esquerdo.
- TVP recorrente de membro inferior esquerdo.

Diagnóstico diferencial

- Linfedema.
- Trauma.
- Cirurgia no membro inferior esquerdo.
- Radiação.
- Cateterização.
- Compressão extrínseca por tumores.

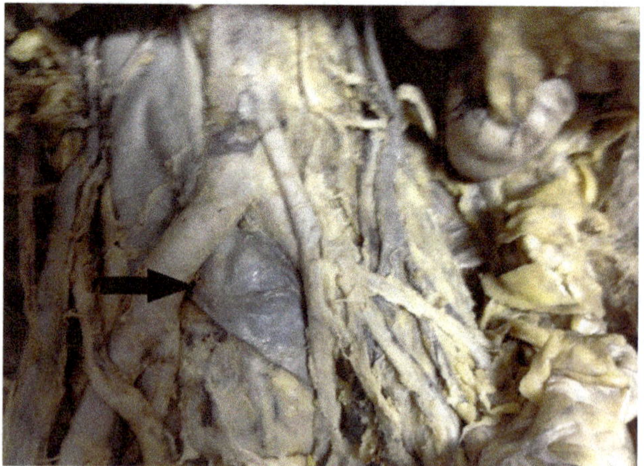

Figura 42.1 – A seta preta indica o exato local, do ponto de vista anatômico, da compressão da artéria ilíaca comum direita sobre a veia ilíaca comum esquerda.
Fonte: o autor.

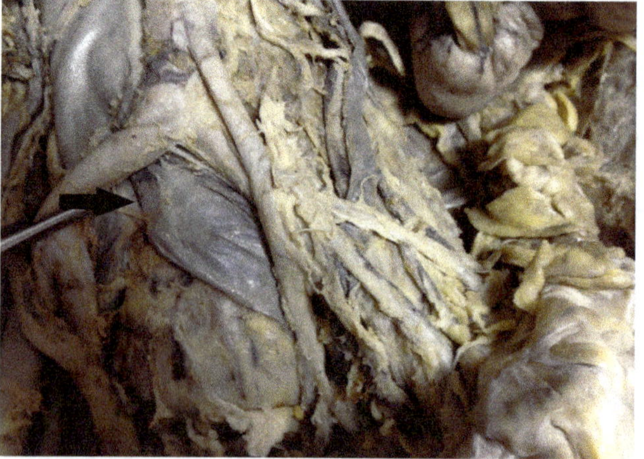

Figura 42.2 – A seta preta indica a veia ilíaca comum esquerda achatada pela compressão arterial.
Fonte: o autor.

Como pesquisar

- Duplex scan.
- Pressão venosa ambulatorial.
- Pletismografia.
- Angio-TC.
- Angio-RMN.
- Ilíaco-cavografia.
- Ivus.

Duplex scan: limitações significativas do segmento iliacofemoral (figura 42.3).

- "Escondido" posteriormente à bexiga.
- Posterior ao intestino.
- Posterior ao útero (quando este estiver aumentado).
- Envolto por tecido gorduroso.

As limitações ao método podem chegar a 20% de não visualização adequada, mesmo nas mãos de profissionais experientes.

No que diz respeito às angiorressonâncias magnéticas, podemos encontrar sensibilidade de 100% e especificidade de 95% em tromboses venosas pélvicas quando comparadas às flebografias. Quando comparamos a angiorressonância ao Duplex scan, a primeira apresenta sensibilidade de 100% e especificidade também de 100% contra 87% de sensibilidade e 83% de especificidade ao ecocolor Doppler, em relação às tromboses venosas da pelve.

Wolpert e colaboradores, ao compararem a angiorressonância ao Duplex scan, descrevem o diagnóstico da síndrome de compressão da veia ilíaca comum esquerda em apenas 37,5% dos casos com a angiorressonância, a partir da suspeita diagnóstica ao ecocolor Doppler (9/24 casos)[5] (figura 42.4).

Esses mesmos autores definem estágios a serem observados à ilíaco-cavografia:

- compressão assintomática sem desenvolvimento de circulação colateral;
- defeito intraluminal;
- trombose iliacofemoral.

Também pode ser elemento de contribuição ao diagnóstico a medida do gradiente de pressão entre a veia cava inferior e veia ilíaca comum esquerda.

Caso esse gradiente seja maior que 2 mmHg, pode ser considerado significante.

Outras características a serem observadas à ilíaco-cavografia para o diagnóstico de compressão da veia ilíaca comum esquerda (figuras 42.5, 42.6 e 42.7):

- presença de circulação colateral pélvica: veias sacrais laterais, veia lombar ascendente e veia iliolombar;
- alargamento da veia ilíaca comum esquerda;
- diluição do contraste (área translúcida);
- falha intraluminal parcial;
- realizar o exame em incidência oblíqua.

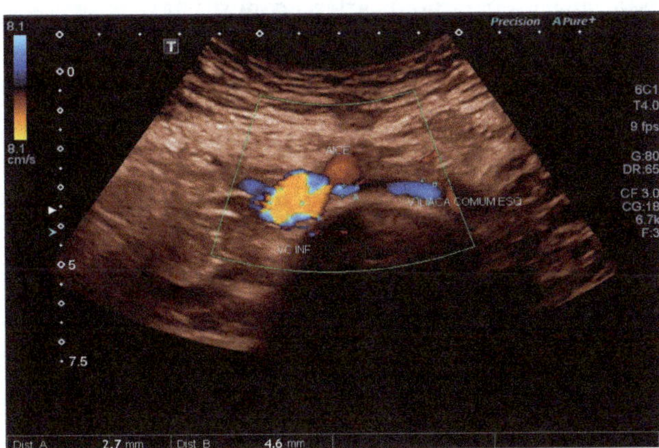

Figura 42.3 – Observamos na figura a compressão da artéria ilíaca comum esquerda (AICE) sobre a veia ilíaca comum esquerda (V ILIACA COMUM ESQ) antes da formação da veia cava inferior (VC INF).

Fonte: o autor.

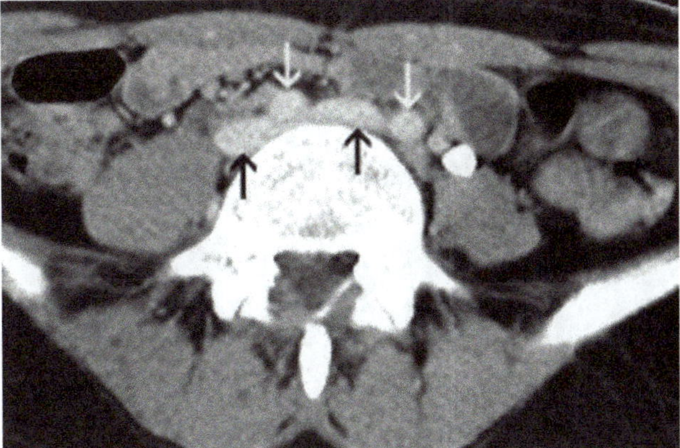

Figura 42.4 – As setas brancas correspondem às artérias ilíacas comuns. As setas pretas correspondem à veia ilíaca comum esquerda.

Fonte: o autor.

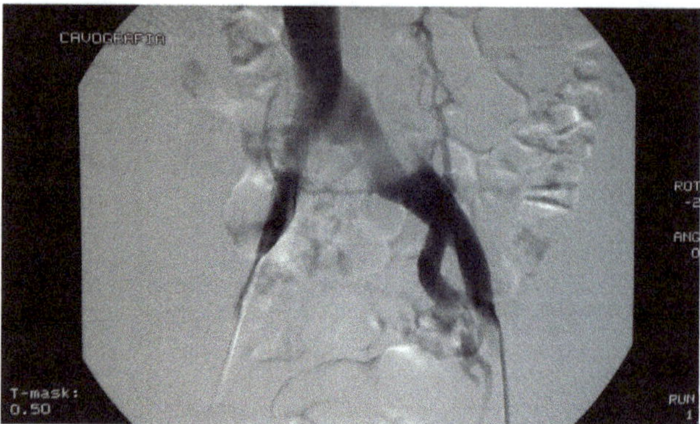

Figura 42.5 – Ilíaco-cavografia demonstrando falha de enchimento de contraste na veia ilíaca comum esquerda e desenvolvimento de circulação colateral (veia lombar ascendente).

Fonte: o autor.

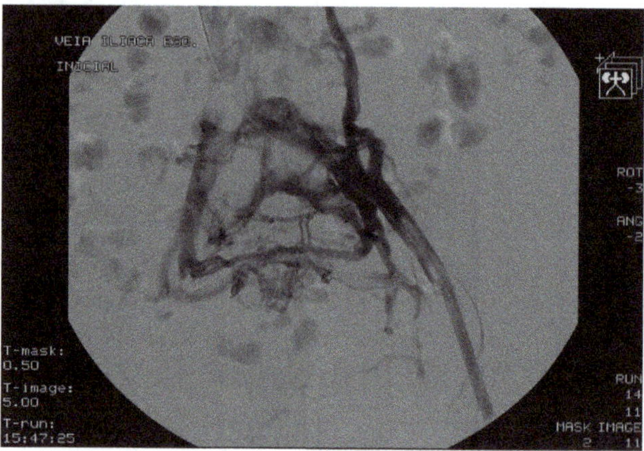

Figura 42.6 – Ilíaco-cavografia demonstrando grande circulação colateral pélvica e ascendente.

Fonte: o autor.

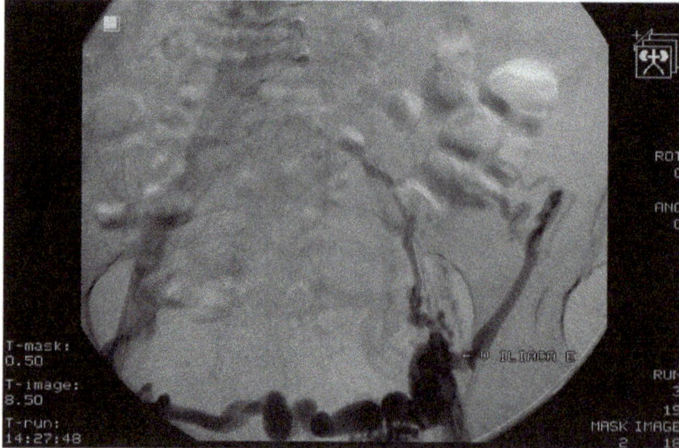

Figura 42.7 – Ilíaco-cavografia demonstrando presença de contraste em região púbica e asa do ílio.

Fonte: o autor.

Mais recentemente, outro exame que veio a corroborar o diagnóstico foi o ultrassom intravascular (Ivus). Apesar do alto custo, parece ter alta sensibilidade e especificidade para o diagnóstico de compressão da veia ilíaca, também podendo ser utilizado durante o tratamento para observação de estenoses residuais durante a implantação do stent.

Indicações do tratamento invasivo

Apesar do arsenal moderno de exames à nossa disposição para o diagnóstico da síndrome, o tratamento invasivo deve se basear no quadro clínico e no exame físico dos pacientes. Aqueles que apresentam severidade na doença venosa com graus clínicos da classificação CEAP mais avançados (CEAP C4, C5 e C6) devem ser priorizados.

Tratamento cirúrgico

Antes do advento da era endovascular, o tratamento da síndrome de compressão da veia ilíaca comum esquerda era realizado sob dois aspectos: tratamento inicial clínico com anticoagulação nos casos de trombose e tratamento cirúrgico em suas mais variadas formas de procedimentos. Algumas técnicas foram utilizadas na tentativa de minimizar o problema, como na cirurgia de palma. Outras formas atuavam diretamente no sítio de comprometimento: relocação da artéria ilíaca comum direita, remendo (patch) em veia ilíaca com ressecção da obstrução associada à separação da artéria com silastic e enxerto de politetrafluoroetileno expandido em veia ilíaca. Essas técnicas apresentavam perviedades variáveis de 40%-88%.[1]

Tratamento endovascular

Nas últimas três décadas, com o advento do método endovascular e o desenvolvimento de materiais cada vez mais específicos para o tratamento das doenças venosas, com resultados cada vez melhores, o tratamento cirúrgico convencional foi praticamente substituído por esse novo método pouco invasivo e de baixo risco operatório. A partir da venografia demonstrando o grau de estenose e a presença de circulação colateral, faz-se a angioplastia por balão, seguida do implante do stent, preferencialmente de alta força radial. Temos a preferência de manter o paciente em anticoagulação plena por um período de pelo menos 6 meses, independente se a lesão foi por trombose ou se se trata apenas de uma estenose. Nossa preferência é manter a anticoagulação com warfarina por não haver, até o momento, estudos com os novos anticoagulantes orais (rivaroxabana, dabigatrana, apixabana ou edoxaban). Nos casos de trombofilia, a anticoagulação deve ser perene. Rju e Neglen têm preconizado o uso de ácido acetilsalicílico (AAS) para casos de obstruções crônicas. Há autores que associam, nesses casos, AAS ao clopidogrel por um período de no mínimo 3 meses. Já nos casos agudos de trombose do segmento iliacofemoral, pode-se realizar trombólise ou trombectomia mecânica, seguida de angioplastia com balão e implante do stent.[1]

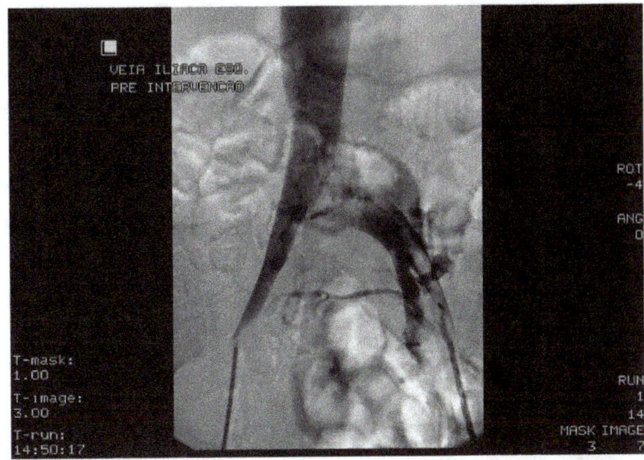

Figura 42.8 - Ilíaco-cavografia demonstrando estenose em veia ilíaca comum esquerda.

Fonte: o autor.

Recomendações técnicas[6,7]

- O procedimento venoso é diferente do arterial.
- A inserção de stent é obrigatória.
- Não é necessária a técnica do duplo balão.
- Utilizar o Duplex scan para cateterização da veia femoral.
- O uso do Ivus é discutível.
- Implante do stent dentro da veia cava inferior (por pelo menos 1 cm).
- Stents com grande diâmetro (14 mm-18mm).
- Redilatar o stent para adequada fixação.
- Cobrir toda a lesão com stent (inclusive a transição da veia ilíaca externa para a femoral nos casos de trombose da veia femoral).
- Evitar áreas de intervalo entre os stents (respeitar uma interposição de no mínimo 2 cm entre os stents).

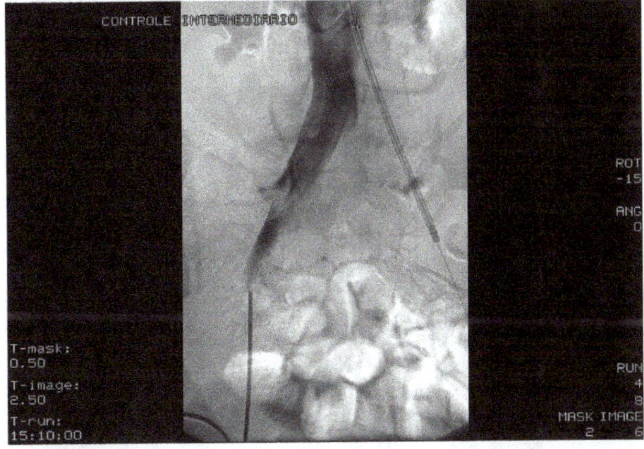

Figura 42.9 - Implante do stent em veia ilíaca comum esquerda.

Fonte: o autor.

Em nosso serviço no Hospital Santa Marcelina, em São Paulo, realizamos 58 tratamentos da síndrome de compressão da veia ilíaca comum esquerda entre janeiro de 2003 e dezembro de 2016. A predominância em mulheres foi observada em 72,4% dos casos. Dos pacientes tratados, a grande maioria estava na faixa etária entre 40-60 anos, sendo que o mais jovem tinha 18 anos e a mais idosa, 69. Do total de casos, 52% apresentavam estenose da veia e grande circulação colateral à flebografia. Os demais apresentavam oclusão da veia ilíaca e circulação colateral. Quanto à classificação CEAP, 50% apresentavam a classificação clínica 3 ou 4; 40% apresentavam lesão ulcerada em membro inferior esquerdo (CEAP C6) e 10% já tinham lesão cicatrizada no início da investigação (CEAP C5) (figuras 42.8 a 42.12).

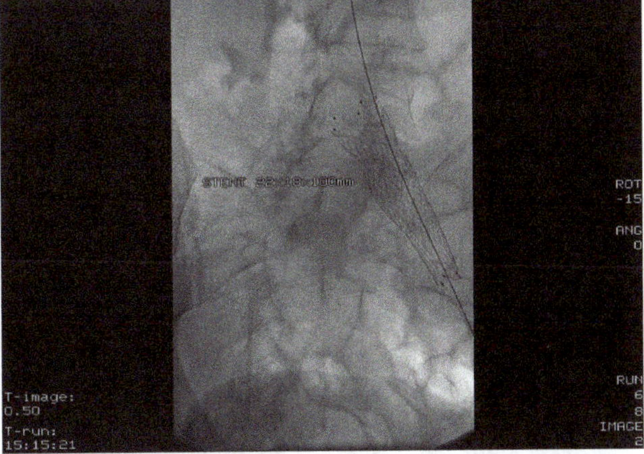

Figura 42.10 - Implante do stent.

Fonte: o autor.

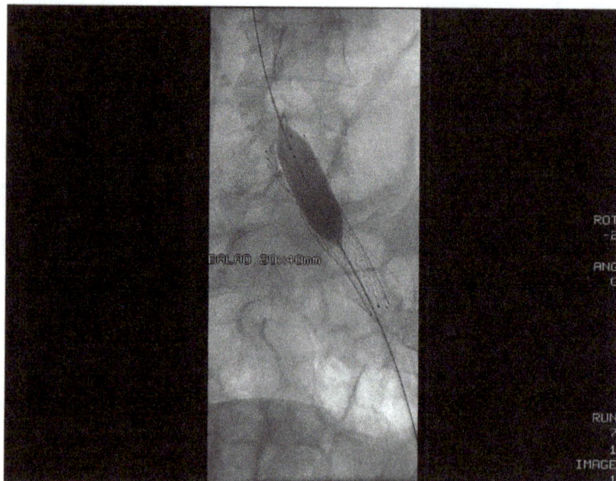

Figura 42.11 – Angioplastia com balão intra-stent.
Fonte: o autor.

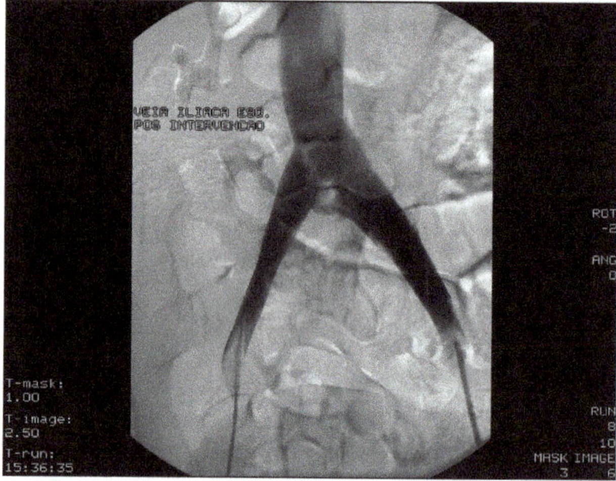

Figura 42.12 – Controle final pós-stent.
Fonte: o autor.

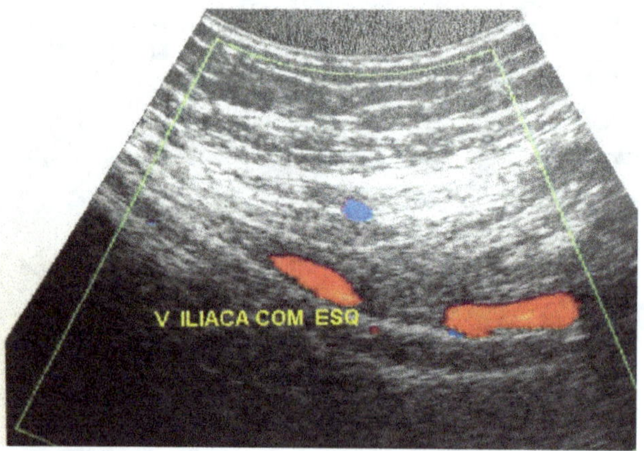

Figura 42.13 – Controle do stent com Duplex scan.
Fonte: o autor.

Em nosso protocolo, o acompanhamento pós-operatório é realizado por meio do exame físico e do controle complementar com Duplex scan no primeiro, terceiro e sexto mês após o procedimento, ao término do primeiro ano e, depois, anualmente.

Os stents utilizados foram Wallstent, Smart Control, Protege, Zilver Vena, Exl, E•Luminexx, Sioxx e Everflex. Os diâmetros dos stents variaram de 10 mm-22 mm, uma vez que alguns mais finos foram implantados na transição iliacofemoral.

Nossa perviedade primária em 1 ano foi em torno de 80%, decaindo para cerca de 60% em 4 anos. Um fator importante a ser considerado é o tipo de anestesia. Durante a dilatação do balão, a dor lombar costuma ser de forte intensidade. Tal fato nos fez mudar a conduta em relação à anestesia. Atualmente, em nossos procedimentos, o bloqueio anestésico ou mesmo a anestesia geral tem substituído a anestesia local associada à sedação.

Segundo os trabalhos de Thorpe e colaboradores, Mewissen et al. e Neglen e Raju, a retrombose precoce do stent pode ocorrer de 8%-15% nos casos de trombose prévia de veia ilíaca. Já nos casos de estenose, a taxa de oclusão precoce do stent gira em torno de 0%-8%.[8-10]

Em revisão de 1.500 pacientes submetidos a tratamento da estenose ou obstrução da veia ilíaca, Raju demonstrou uma qualidade de evidência moderada com o tratamento, sendo o grau de recomendação 1B em pacientes com sintomas incapacitantes com falha na terapia conservadora. Já para os pacientes com sintomas menos severos, denota-se um grau de recomendação 2B na terapia invasiva. Nessa mesma revisão, observou-se que o stent é seguro, com morbidade menos que 1%. A perviedade de 90%-100% foi observada nos pacientes com doença não trombótica, enquanto para aqueles com doença pós-trombótica a perviedade foi de 74%-89%, de 3-5 anos de acompanhamento.

Nesse mesmo estudo, encontrou-se uma diminuição da dor de 86%-94%, diminuição do edema de 66%-89% e cicatrização das úlceras de 58%-89%. O sucesso na recanalização das oclusões totais crônicas foi de 83%-95%.[11]

Em recente trabalho de Wolf e colaboradores utilizando o stent Sinus Venous em 75 pacientes, houve uma perviedade de 92% em 1 ano e uma perviedade secundária de 100% no mesmo período.[12]

Complicações do tratamento

O hematoma na região inguinal e a punção inadvertida da artéria femoral são as complicações mais frequentes, mas de baixa morbidade. A dor lombar pós-dilatação muitas vezes persiste, porém é controlável com analgésicos.[13]

A trombose da veia ilíaca direita, em razão da colocação do stent 1 cm dentro da cava inferior, é muito rara, assim como migração e fratura dos stents.

Durante a passagem do fio-guia, pequenas perfurações podem ocorrer, levando ao mínimo extravasamento do contraste, o que não deve ser preocupante; no entanto, grandes extravasamentos devem levar à suspensão do procedimento e ao acompanhamento, havendo talvez até a necessidade da exploração cirúrgica aberta.

Conclusão

A angioplastia com stent da veia ilíaca surge como alternativa segura e efetiva em relação ao tratamento cirúrgico convencional na correção das obstruções da veia ilíaca.[11]

Referências

1. Brazeau N et al. May-Thurner Syndrome: Diagnosis and Management. VASA 2013;42:96-105.
2. Timi J R, Abrão E. Síndrome da compressão da veia ilíaca comum esquerda. Cir. Vasc. Ang 1992;8(4):19-25.
3. Steinberg JB, Jacobs A. May-Thurner Syndrome: a previously unreported variant. Ann Vasc Surg 1993;7:577-580.
4. Taheri, AS et al. Iliocaval compression syndrome. Am J Surg 1987;15:169-172.
5. Wolpert LM et al. Magnetic Resonance Venography in the Diagnosis Management of May-Thurner Syndrome. Vasc and Endovasc Sur 2002;36(1):51-7.
6. Neglén P, Raju S. Baloon dilation and stenting of chronic iliac vein obstruction: technical aspects and early clinical outcome. J Endovasc Ther 2000;7:79-91.
7. Raju S, McAllister S, Neglén P. Recanalization of totally occluded iliac and Adjacent Venous segment. J Vasc Surg 2002;36:903-911.
8. Thorpe PE. Endovascular Therapy for Chronic Venous Obstruction Chronic Venous Insufficiency. New York, Springer, 1999. p. 179-219.
9. Mewissen MW et al. Catheter-directed thrombolysis for lower extremity deep venous thrombosis: report of a National Multicenter registry. Radiology 1999;211:39-49.
10. Néglen P, Raju S. Restenosis in state placed in the lower extremity venous outflow tract. J Vasc Surg 2004;39:181-188.
11. Raju S. Best management option for chronic iliac vein stenosis and oclusion. J Vasc Surg 2013;57:1163-9.
12. de Wolf et al. Short-term clinical experience with dedicated Venous Nitinol Stent: initial results with the Sinus-Venous Stent. Eur J Vasc Endovasc Surg 2015;50(4):518-26.
13. Sandri G et al. Tratamento da obstrução venosa crônica femoro-ilíaco-cava. Em Cirurgia Endovascular e Angiorradiologia, Belczak S 2016;520-531.

PARTE VI

EDITORIAL

Modernas técnicas intervencionistas na TVP: estamos no caminho certo?

BONNO VAN BELLEN

Há uma longa história, quase uma disputa, no que diz respeito à procura pelo melhor tratamento da trombose venosa proximal. Os 80 anos de uso de anticoagulantes os enraizaram profundamente nos paradigmas usuais. Mas o trombo raramente se desfaz, e o bom senso sugere que livrar a veia desse obstáculo seria a melhor solução. Alivia rapidamente o paciente do sofrimento e, com muita certeza, diminui a ocorrência da síndrome pós-flebítica. As duas frentes de terapia experimentaram progressos enormes. A complicada anticoagulação com antivitamina K foi suplantada pelos chamados novos anticoagulantes orais que dispensam controle laboratorial. São tão eficazes e mais seguros.

Por outro lado, a trombólise se tornou mais segura com o rt-PA que substituiu com muita vantagem a estreptoquise e a uroquinase, drogas de difícil manipulação. Surgiram cateteres com sofisticados mecanismos de fragmentação mecânica e aspiração para extrair o trombo da veia. Não são inócuos, podendo acarretar acidentes locais e, pela lise de hemácias, comprometer a função renal. Mas, apesar da sofisticação técnica, esses mecanismos ainda não conseguiram superar o paradigma da simples anticoagulação. São usados em nichos de atuação reclusos e à espera de evidências clínicas de que sejam suficientemente seguros e eficazes, mormente para diminuir a ocorrência da síndrome pós-trombótica.

Nesse sentido, há um pequeno mas importante número de estudos clínicos em andamento.[1-3] Vários modelos de equipamento estão sendo testados. Apesar dos resultados favoráveis do estudo CaVenT,[4] o estudo Attract,[5] que compara a trombólise por Angiojet, Trellis 8, ou cateter multiperfurado, com anticoagulação unicamente, mostrou que a ocorrência da síndrome pós-trombótica após dois anos é igual nos dois grupos de pacientes, pouco menos que 50% por qualquer dos métodos. Talvez haja benefício nos casos em que a trombose venosa estava limitada à veia ilíaca, mas esses dados ainda não estão disponíveis. Significa que temos ainda um caminho a percorrer para encontrarmos a melhor maneira de tratarmos desses pacientes. Possivelmente os outros estudos em andamento virão a mudar o paradigma atual.

Referências

1. DutchCava Trial – Catheter versus anticoagulation alone for acute primary (ilio)femoral DVT. ClinicalTrials 00970619.
2. Study of a novel thrombectomy device to treat acute iliofemoral deep venous thrombosis. ClinicalTrials 02414802.
3. Venous thrombectomy/thrombolysis outcome registry (VETTOR). ClinicalTrials NCT02113475.
4. Haig Y, Enden T, Grotta O, Klow NE Slangsvold CE, Ghanima W et al – Post-thrombotic syndrome after catheter-directed thrombolysis (CaVenT): 5-year follow-up results of an open-label randomized controlled trial. Lancet Haematol 2016;3(2):e64-71.
5. ATTRACT – Acute venous thrombosis: thrombus removal with ad junctive catheter-directed thrombolysis. ClinicalTrials NCT00790335.

PARTE VII.
URGÊNCIAS VASCULARES

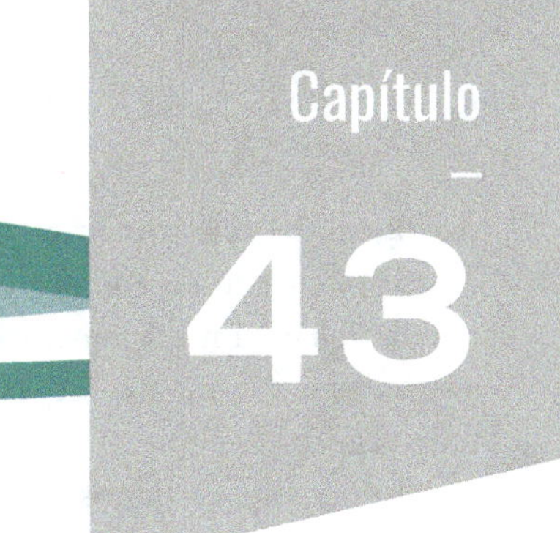

Controle de danos no trauma vascular

RINA MARIA PEREIRA PORTA
ADENAUER MARINHO DE OLIVEIRA GÓES JUNIOR
ADONIRAN DE MAURO FIGUEIREDO (IN MEMORIAM)

Introdução

No trauma grave, a hemorragia volumosa é a causa de 50% dos óbitos na fase pré-hospitalar, de 55% após a admissão hospitalar e de 82% no período intraoperatório.[1,2]

A ex-sanguinação foi definida como hemorragia com fluxo maior que 250 mL/min e perda inicial de 40% da volemia.[3,4] Resulta em diminuição da oferta tecidual de oxigênio, metabolismo anaeróbico, acidose metabólica e necrose tecidual. Perda de calor, falta de suprimentos energéticos e reposição de grande volume de cristaloides levam à hipotermia, que altera a cascata de coagulação e a função plaquetária, determinando maior sangramento e fechando um ciclo vicioso progressivo, a "tríade letal" (acidose, hipotermia e coagulopatia).[5,6]

Antigamente, o tempo dispendido no intraoperatório para o tratamento definitivo das lesões traumáticas levava ao choque hemorrágico à sua fase irreversível, com o óbito do paciente no intraoperatório ou no pós-operatório imediato. Hoje se sabe que a única maneira de mudar o prognóstico desses pacientes é interromper esse ciclo.

A cirurgia do controle de danos parte do princípio de que o profundo desconcerto metabólico causado pela hemorragia traumática volumosa ultrapasse a necessidade da correção definitiva das lesões em um único procedimento operatório.

A origem da denominação controle de danos (*damage control*) tem sentido análogo e vem das manobras técnicas da Marinha norte-americana para que embarcações avariadas em combate chegassem a um porto considerado seguro.[7,8]

O controle de danos tem como prioridade procedimento simplificado da abordagem do paciente com hemorragia traumática volumosa chamado **primeira fase**, que consiste no controle rápido da hemorragia, dos focos de contaminação e das alterações metabólicas antes da deterioração metabólica irreversível. Na hemorragia abdominal volumosa, preconiza-se o tamponamento com compressas cirúrgicas para os ferimentos intestinais, a ressecção dos segmentos lesados sem anastomoses primárias, e as alças são fechadas no interior da cavidade peritoneal.[9,10]

A **segunda fase** consiste na correção da "tríade letal" (coagulopatia, acidose e hipotermia) em ambiente de terapia intensiva. Após o controle desses distúrbios, o paciente retorna ao centro cirúrgico para a **terceira fase** do controle de danos, que é a correção definitiva das lesões anatômicas.[11,12]

Conceito e evolução

O controle da hemorragia com compressas é conhecido desde o século passado e foi empregado em lesões hepáticas graves.[13] Desde 1992, a interrupção da operação antes da falência metabólica, a laparotomia abreviada e a reoperação programada foram usadas também para lesões em outros órgãos abdominais.[9,14] O termo *damage control* proposto por Rotondo et al. em 1993 atualmente se emprega para os traumas abdominal, torácico, ortopédico e vascular. A adoção dessa conduta implica avaliação minuciosa do paciente e grande comprometimento do cirurgião, pois a decisão de reoperação não programada é imprevisível e pode ser necessária a qualquer momento.[8,13]

Com a experiência cirúrgica adquirida nas operações militares do Iraque e do Afeganistão surge um novo conceito de controle: o da fase de reanimação (*damage control resuscitation*).[15,16] Trata-se de abordagem mais precoce e agressiva dos distúrbios metabólicos e da coagulação na admissão hospitalar, antes mesmo da cirurgia. O conceito torna-se mais abrangente e engloba o "controle de danos da fase de reanimação" e a "cirurgia do controle de danos".[8,16]

Controle de danos em cirurgia vascular de urgência

1ª FASE: CIRURGIA ABREVIADA

Em geral, reconstruções vasculares são trabalhosas e demoradas e é frequente interromper o procedimento antes que o paciente apresente deterioração clínica irreversível. O cirurgião deve se preocupar não só com o controle da hemorragia e com a isquemia do órgão ou da extremidade, mas também com o tempo da reconstrução vascular, com os recursos disponíveis e com o estado hemodinâmico do paciente. Em traumas vasculares graves, a ideia de realizar anastomoses vasculares complexas em condições adversas pode ser deixada para um segundo tempo, quando o paciente recuperar a estabilidade. A amputação primária também pode fazer parte desse contexto em paciente em choque, com lesões de extremidades extensas e complexas, como medida salvadora da vida do paciente.[17]

Nas lesões vasculares abdominais, o controle pode ser feito com empacotamento com compressas (figura 43.1) e por meio de cateter balão ou mesmo sonda de Foley (figura 43.2). Os balões empregam-se não só como medida temporária de controle de sangramento, mas também como medida definitiva em lesões em local inacessível.[18-20] São efetivos para o controle de sangramento em lesões de carótida zona III, vasos pélvicos e ferimentos hepáticos transfixantes (figura 43.3).

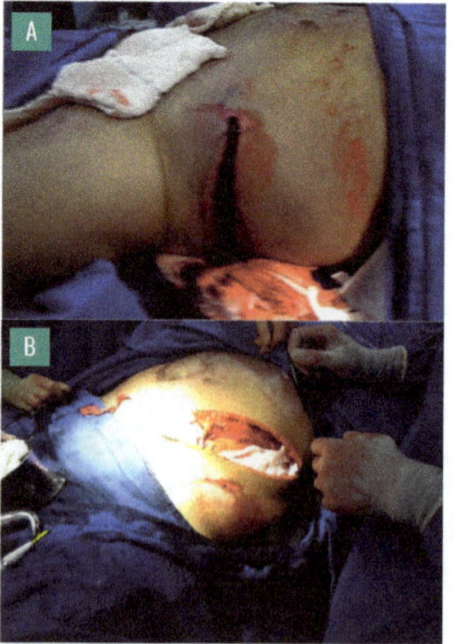

Figura 43.1 – (A) Trauma pélvico com sangramento pela lesão (seta). (B) Controle de danos: empacotamento do espaço retroperitoneal com compressas para controle do sangramento.

Fonte: os autores.

No controle de danos, lesões vasculares simples devem ser rapidamente suturadas e lesões complexas devem, de preferência, ser tratadas com ligadura ou, se possível, com "derivação temporária".

Quando há visceral que dificulta o fechamento temporário da cavidade abdominal, pode ser realizada sutura direta da pele; se houver tensão, utilizam-se plásticos ou telas sintéticas (Marlex, Prolene) para a confecção de silos conhecidos como "bolsa de Bogotá"[14] (figura 43.4). Recentemente, o curativo com pressão negativa vem sendo cada vez mais utilizado para esse fim, com bons resultados (figura 43.5).

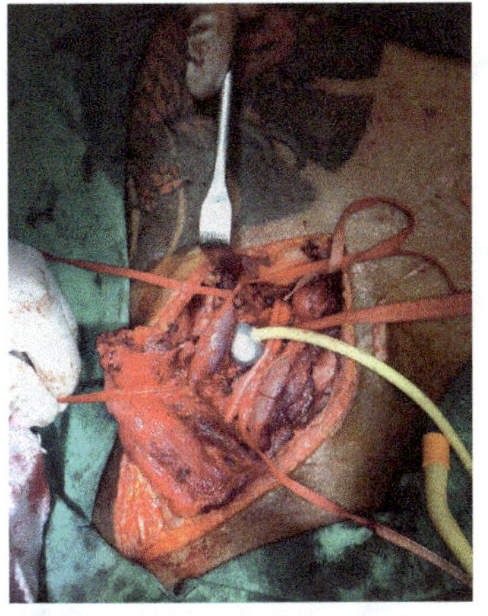

Figura 43.2 – Cervicotomia exploradora em paciente vítima de ferimento por arma branca em zona cervical I. Sonda de Foley tamponando sangramento volumoso por lesão de tronco tireocervical.

Fonte: os autores.

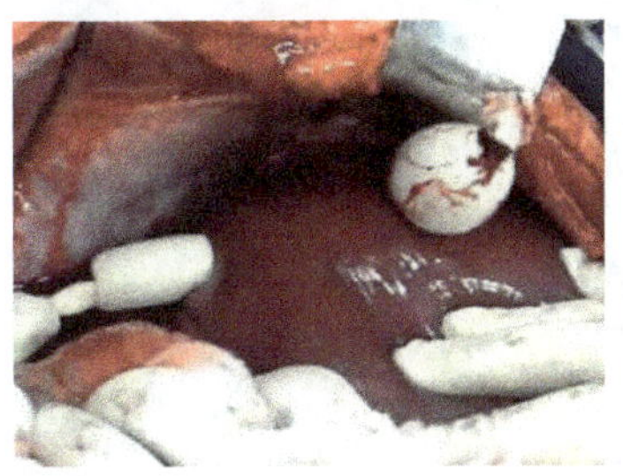

Figura 43.3 – Laparotomia exploradora em paciente vítima de ferimento hepático transfixante. Tamponamento realizado com balão confeccionado com dreno de penrose e sonda nasogástrica.

Fonte: os autores.

2ª FASE: REANIMAÇÃO NA UTI

A correção da hipotermia é prioritária. Entre as formas de aquecimento, destacam-se: infusão endovenosa de líquidos a 39 °C, cobertura da cabeça do paciente com turbante de algodão ortopédico, uso de colchão térmico, aquecimento do ambiente e irrigação de sondas gástrica e vesical com solução salina a 39 °C ou 40 °C.[4]

Reposição de sangue, plasma fresco, plaquetas ou crioprecipitado são essenciais para a restauração da hemostasia e da coagulação.[21,22]

Durante a recuperação na UTI, é recomendável sedação contínua do paciente para melhora do padrão respiratório, controle da pressão abdominal e diminuição do sofrimento.[23,24] A hipertensão abdominal pode ocorrer com frequência e levar à síndrome compartimental abdominal, com graves consequências respiratórias e hemodinâmicas,[24] e a monitoração da pressão intra-abdominal pode ser aferida indiretamente por meio da sonda vesical.[24-28] Com o paciente estável, podem ser realizados exames para auxiliar o diagnóstico e identificar lesões. A arteriografia está indicada em casos de trauma hepático grave ou fratura de bacia, quando o tamponamento com compressas não conseguiu controlar o sangramento.[2,20,29] A reoperação de urgência nessa fase é frequente. Em geral, as causas[6] são as apresentadas a seguir.

- Sangramento persistente: é a principal causa e ocorre por foco hemorrágico ativo ou por lesão iatrogênica durante a laparotomia. Outra causa é o deslocamento do shunt intraluminal temporário por fixação inadequada.

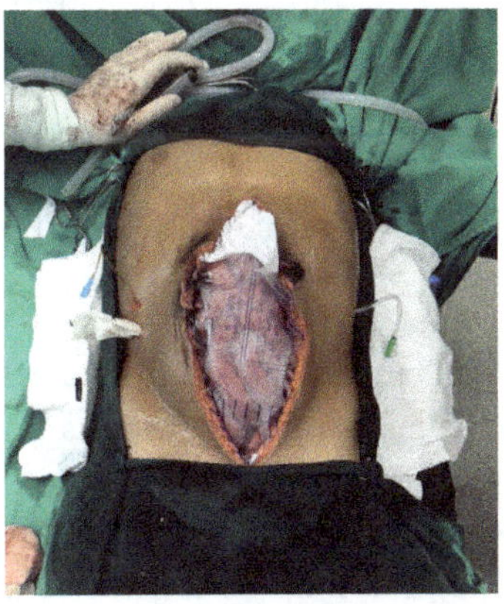

Figura 43.4 – Peritoniostomia com "bolsa de Bogotá" utilizando coletor de urina.

Fonte: os autores.

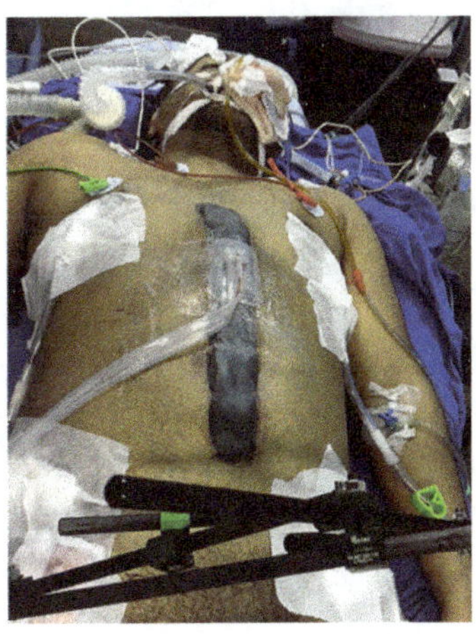

Figura 43.5 – Peritoniostomia com curativo de pressão negativa.

Fonte: Pedro Henrique Ferreira Alves.

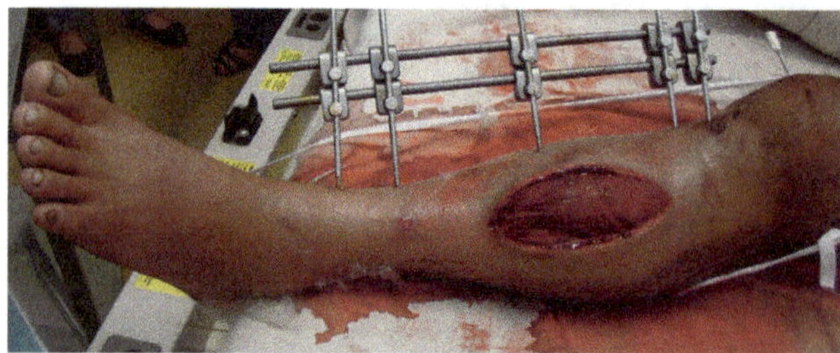

Figura 43.6 – Fasciotomia do compartimento anterior da perna em paciente politraumatizado.
Fonte: os autores.

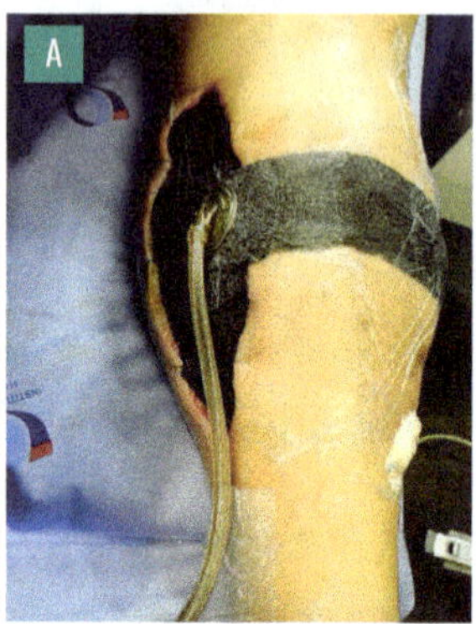

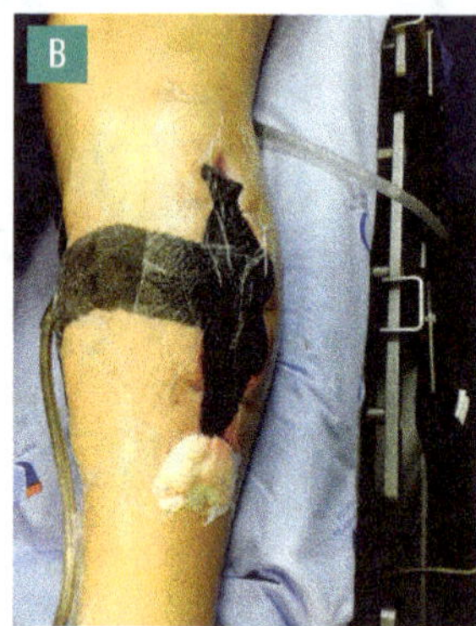

Figura 43.7 – Curativo de pressão negativa em fasciotomias do (A) compartimento anterior e (B) do compartimento posterior da perna, indicado para regredir o edema de partes moles, ocasionando o fechamento mais precoce da fasciotomia.
Fonte: os autores.

- Síndrome compartimental abdominal: em geral, secundária a edema ou hematoma retroperitoneal e mesentérico, tamponamento com compressas ou por hematoma intra-abdominal volumoso.
- Isquemia de membro: pode ser ocasionada por oclusão da derivação temporária. Deve-se considerar a cirurgia de revascularização e, no paciente instável, a fasciotomia (figuras 43.6 e 43.7).
- Síndrome compartimental dos membros inferiores ou superiores: uma vez diagnosticada, a cirurgia para execução da fasciotomia no membro deve ser realizada imediatamente.

3ª FASE: REOPERAÇÃO PROGRAMADA

Não há tempo determinado para o tratamento definitivo das lesões. Em geral, após dois a três dias removem-se as compressas e faz-se o tratamento definitivo. No caso de reconstrução arterial, o paciente deve estar estável, aquecido e com coagulação normal.[30] A arteriografia prévia ao procedimento é importante para localizar a lesão e excluir lesões proximais e distais ao sítio do trauma. Recomenda-se que as compressas dos órgãos sólidos devam ser mantidas para evitar perda sanguínea. Quando há derivação temporária intraluminal após sua remoção, se houver dúvida da perviedade do vaso, o balão de Fogarty deve ser passado no sentido cranial e distal à lesão para remoção dos eventuais trombos.

A veia safena é o substituto de escolha em um campo cirúrgico potencialmente contaminado. Quando houver infecção, a preferência é pela ligadura vascular e derivação extra-anatômica. A reconstrução vascular não pode ficar exposta e deve ser coberta por tecidos moles viáveis em toda sua extensão. A reperfusão de extremidade pós-isquemia prolongada pode ocasionar edema muscular e síndrome compartimental, e a fasciotomia, nesses casos, é imperativa.[8,14,15,28]

Indicações da cirurgia do controle de danos

A cirurgia do controle de danos deve ser baseada tanto em dados fisiológicos quanto na gravidade das lesões. Rotondo e Zonies[31] classificam esses fatores conforme abaixo.

- Condições predisponentes: mecanismo de trauma de alta energia; múltiplas lesões penetrantes; instabilidade hemodinâmica prolongada; coagulopatia; acidose grave e hipotermia na fase inicial de lesão; comorbidades.
- Complexidade do trauma: lesão vascular abdominal grave com múltiplas lesões viscerais; exanguinação; lesões multirregionais e presença de lesão intra-abdominal de igual prioridade; trauma cranioencefálico grave; alargamento do mediastino; fratura pélvica complexa.
- Fatores críticos: acidose metabólica grave (pH < 7,20); hipotermia (temperatura corporal – 35 °C), coagulopatia pela presença de sangramento difuso, aumento do TP e TTPA e trombocitopenia; transfusões múltiplas (> 10 unidades de concentrado de hemácias).

Controle de danos na cirurgia vascular· particularidades

TIPOS DE REPAROS VASCULAR

Os reparos vasculares são de dois tipos: simples e complexo.

- Reparo simples: sutura lateral, ligadura e inserção de derivação intraluminal temporária. Essas técnicas não consomem tempo e podem ser empregadas na presença de sangramento difuso em decorrência da coagulopatia.
- Reparo complexo: reconstrução vascular mais elaborada. Deve ser utilizada como primeira opção em paciente com estabilidade hemodinâmica.[30] A veia safena é o enxerto de preferência, em razão de sua familiaridade e eficácia (figura 43.8 A e B).

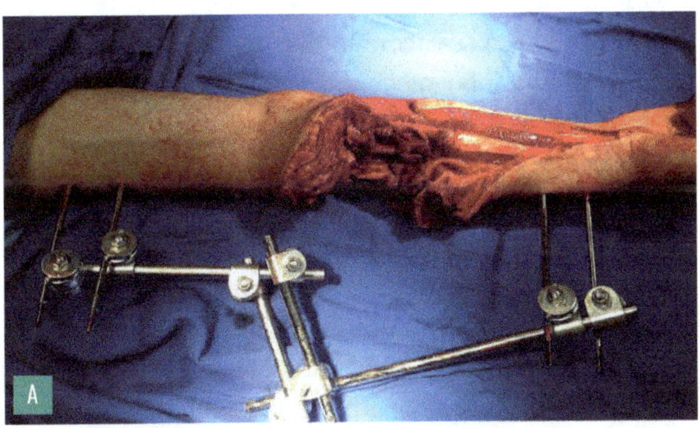

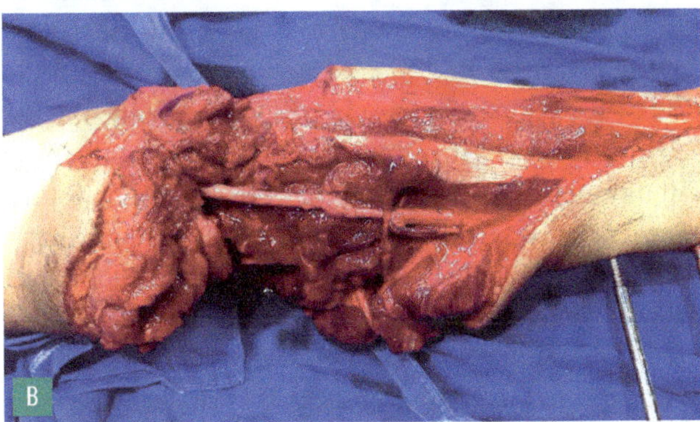

Figura 43.8 – Vítima com esmagamento do antebraço direito no interior de uma máquina, com diagnóstico de síndrome compartimental, fratura de rádio, lesão arterial e extensa lesão de partes moles. (A) Realizadas fasciotomia, fixação da fratura e reconstrução vascular. (B) Enxerto braquiorradial com interposição da veia safena magna invertida.

Fonte: os autores.

Experiências recentes em ferimentos de guerra mostraram que condutos sintéticos (Dacron e PTFE), em razão da disponibilidade e da variedade de tamanhos, podem ser usados como substitutos vasculares como estratégia inicial de controle de danos mesmo em áreas contaminadas. Essas próteses funcionam como conduto temporário até que este possa ser substituído por um enxerto autólogo.[17]

Cirurgia de controle de danos vascular: aspectos técnicos

- Reparo lateral: possível quando há secção parcial do vaso.
- Ligadura: muitas veias e artérias podem ser ligadas com impunidade, com recomendações: as veias subclávia, ilíaca e cava infrarrenal podem ser ligadas apesar de ocasionar edema nos membros (figura 43.9). A ligadura das artérias ilíaca externa, femoral comum e superficial tem taxa de amputação elevada, e se a ligadura for inevitável deve ser realizada a fasciotomia.

As artérias carótida externa, subclávia no terço distal, braquial no terço inferior, radial, ulnar, ilíaca interna, femoral profunda, troncotibiofibular, tibial posterior, fibular e tibial anterior, em geral, podem ser ligadas sem risco de isquemia.

A lesão da origem ou no terço proximal da artéria mesentérica superior é indicação de derivação

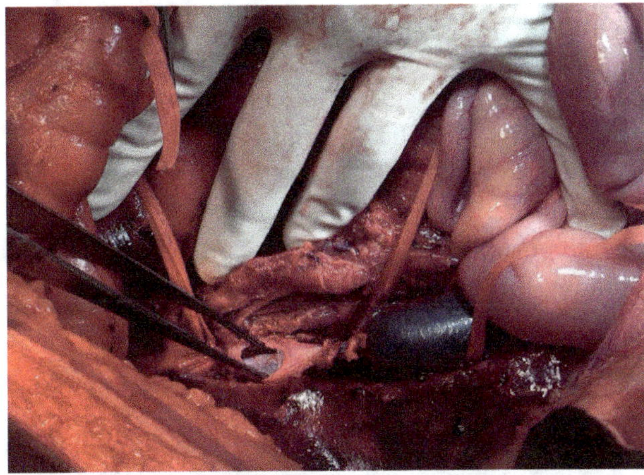

Figura 43.9 – Ligadura de veia cava inferior. A pinça está posicionada através da lesão transfixante da veia.

Fonte: os autores.

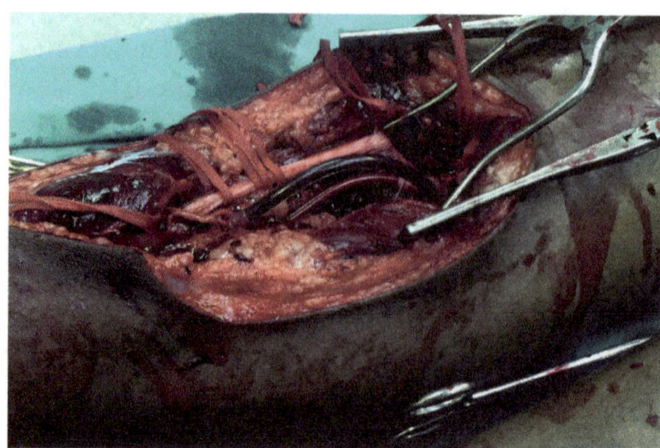

Figura 43.10 – Shunts arteriais e venosos utilizando sonda nasogástrica em lesão de vasos poplíteos. Observe que a veia acomoda uma sonda mais calibrosa que a artéria, potencializando o retorno venoso do membro.

Fonte: os autores.

temporária. A ligadura no terço médio e distal da artéria exige avaliação de viabilidade das alças intestinais 24-48 horas depois, por meio da laparotomia.

A lesão da veia porta associa-se a lesões do duodeno, do pâncreas, do cólon e da cava. O controle do sangramento pode ser obtido com a manobra de Pringle, a venografia é a melhor opção, e a ligadura, medida de exceção, pois pode acarretar infarto venoso intestinal, hipertensão portal e formação de terceiro espaço, que exige reposição de líquidos volumosa no pós-operatório. A mortalidade é de 50%-70%.[13,28]

A veia supra-hepática e o tronco celíaco podem ser ligados com menor morbidade. O controle do sangramento da artéria hepática é feito com a manobra de Pringle, e ela pode ser ligada. A ligadura do ramo direito pode ocasionar necrose de vesícula biliar; se necessário, associar à colecistectomia.[13,18,23,25]

O controle do sangramento e o reparo da lesão da veia cava retro-hepática são um grande desafio. Várias técnicas são descritas para controle do sangramento, como manobra de Pringle, pinçamento aórtico transitório, tamponamento do fígado com compressas ou balão intra-hepático, abordagem cirúrgica trans-hepática e shunt átrio-cava; no entanto, a mortalidade permanece muito elevada.[18,25,29]

- Derivação vascular temporária (shunt): muito utilizada para manter o fluxo vascular até a reconstrução definitiva do vaso. Consiste em implantar condutos sintéticos temporários através do segmento vascular lesado.[15,32,33] Sua oclusão precoce, em geral, está relacionada a falha técnica.[15,32,33] Também indicada quando a cirurgia ortopédica precede o reparo arterial ou na ausência de recursos técnicos para uma reconstrução vascular enquanto o paciente é transferido para outro hospital (figura 43.10).[15,32,33]

O implante deve ser delicado para evitar descolamento de íntima ou de placas. O shunt deve ser fixado no vaso nas duas extremidades através de uma alça de fita cardíaca (técnica da dupla laçada) ou com fios de sutura.[15,32,33]

Novas perspectivas

As técnicas endovasculares para diagnóstico e tratamento do sangramento vêm conquistando espaço. Ainda há resistência em encaminhar pacientes instáveis para a sala de radiologia intervencionista. Em alguns casos, o controle da hemorragia só é possível com o auxílio da radioscopia e da arteriografia. O intensivista e o cirurgião devem acompanhar o paciente durante o transporte e manter os cuidados de reanimação, aquecimento e reposição volêmica. Atualmente, com a suíte endovascular em centro cirúrgico, o tratamento multidisciplinar é realizado em um mesmo local e de forma mais efetiva e segura.[34]

Outro recurso endovascular, a embolização do sítio hemorrágico foi usada inicialmente para controle de sangramento arterial nas fraturas pélvicas e hoje é utilizada com mais frequência no trauma de órgãos sólidos abdominais e trauma.[2,20,34,35] Com isso, houve queda da morbidade, tornando a correção das lesões vasculares menos invasivas e reduzindo o período de internação do paciente.[20,34-36] No trauma pélvico, o grande desafio é o controle do sangramento. O sangramento venoso é muito volumoso; no entanto, por ser de um sistema de baixa pressão, acaba cessando com a compressão e com um fixador externo, que pode ser colocado na sala de emergência.[37,38] O sangramento arterial é menos frequente na fratura de bacia e pode ser de várias origens; pela angiografia, é possível identificar os locais de sangramento, e com a realização da embolização seletiva o controle definitivo do sangramento arterial é obtido em 80%-90% das vezes[34,35,38] (figura 43.11).

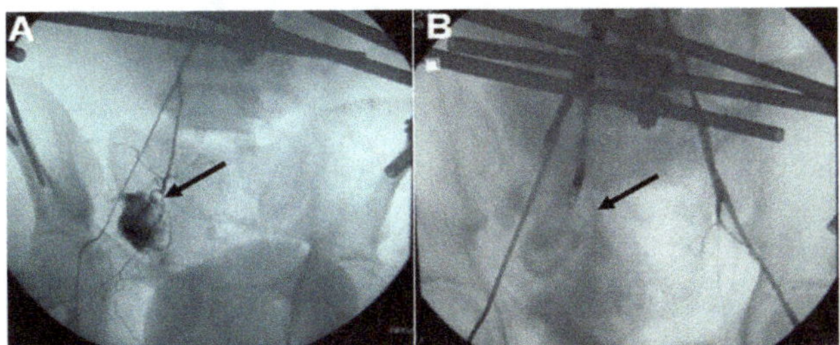

Figura 43.11 – Vítima de atropelamento, choque grau IV, FAST positivo e fratura de bacia. Realizados fixação externa da fratura da bacia e empacotamento do espaço retroperitoneal para controle do sangramento, sem sucesso. Foi realizada arteriografia durante a fase de reanimação. (A) Arteriografia da artéria ilíaca D: foram diagnosticados pseudoaneurisma e sangramento da artéria hipogástrica D (seta). (B) Arteriografia pélvica de controle pós-embolização seletiva da artéria hipogástrica D (com molas): tratamento da lesão e controle definitivo do sangramento (seta).
Fonte: os autores.

Atualmente, as lesões agudas da aorta torácica e abdominal com risco iminente de vida podem ser tratadas com endopróteses revestidas, com menor morbimortalidade. Adicionalmente, estudo experimental em cães demonstrou que a técnica endovascular com implante de endoprótese revestida também pode constituir um novo tipo de abordagem de controle de dano da lesão de veia cava retro-hepática e justa-hepática, podendo ser uma excelente opção terapêutica ao tratamento cirúrgico convencional, cuja mortalidade atinge 80%.[25] No entanto, na literatura, há poucos relatos de casos clínicos sobre a utilização desse dispositivo em tratamento bem-sucedido desse tipo de lesão.

Outro grande avanço é o reparo endovascular direto no local da lesão (Direct-Site Endovascular Repair ou DSER), técnica de reconstrução vascular aberta que utiliza como conduto um stent endovascular convencional para criar uma anastomose "sem sutura". Parece ser bastante promissora para as atuais opções de reparo no trauma vascular.[30]

RESUSCITATIVE ENDOVASCULAR BALLOON OCCLUSION OF THE AORTA (REBOA)

Entre as novas técnicas e materiais desenvolvidos para utilização em hemorragia volumosa, destaca-se o balão para ressuscitação por oclusão da aorta, cuja sigla em inglês é REBOA, que se encontra registrado para uso nos Estados Unidos e em alguns países europeus. Trata-se de um cateter 7 F que é introduzido por punção guiada por ultrassom ou por arteriotomia femoral na sala de emergência ou no centro cirúrgico. Não é necessário controle radiológico ou fio-guia, e o balão é avançado até a posição desejada para insuflação no lúmen aórtico. Substitui com vantagens o pinçamento aórtico aberto e permite também a mensuração da pressão arterial invasiva na aorta acima do ponto de oclusão, o que auxilia na monitorização hemodinâmica e na ressuscitação.[39] No Brasil, ainda não está disponível, porém alguns cirurgiões de trauma já improvisaram balões fabricados para acomodação de endopróteses de aorta (como o Coda-Cook Medical) para manobras de ressuscitação de controle de danos no trauma.

Em relação ao REBOA são descritas três zonas anatômicas da aorta, conforme ilustração (figura 43.12). Trata-se de alternativa menos invasiva à toracotomia de reanimação para pinçamento da aorta em paciente gravemente traumatizado, cujo sangramento não é proveniente da cavidade torácica.[40,41] Durante seu uso, ocorre melhora da perfusão coronariana e carotídea enquanto a hemorragia é controlada e a volemia reposta. As evidências da literatura mostram que o REBOA apresenta baixa incidência de complicação, e a taxa de sobrevida é semelhante à dos pacientes submetidos a toracotomia de reanimação.[41,42]

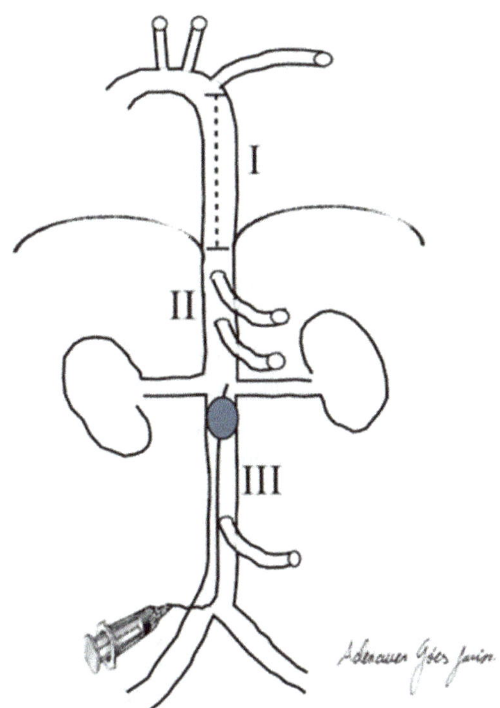

Figura 43.12 – Zonas da aorta relacionadas ao REBOA.
Fonte: Adenauer M. O. Góes Junior.

Referências

1. Fernández-Hinojosa E, Murillo-Cabezas F, Puppo-Moreno A, Leal-Noval SR. Treatment alternatives in massive hemorrhage. Med Intensiva. 2012;36(7):496-503.
2. Gruen RL, Brohi K, Schreiber M, Balogh ZJ, Pitt V, Narayan M, Maier RV. Haemorrhage control in severely injured patients. Lancet. 2012;380(9847):1099-108.
3. Mohr AM, Asensio JA, Karsidag T, García-Núñez LM, Petrone P, Morehouse AJ, et al. Exsanguination: reliable models to indicate damage control. In: Asensio JA, Trunkey DD. Current Therapy of Trauma and Surgical Critical Care. Philadelphia: Mosby/Elsevier, 2008.
4. Riha GM, Schreiber MA. Update and new developments in the management of the exsanguinating patient. J Intensive Care Med. 2013;28(1):46-57.
5. Cirocchi R, Montedori A, Farinella E, Bonacini I, Tagliabue L, Abraha I. Damage control surgery for abdominal trauma. Cochrane Database Syst Rev. 2013;3:CD007438.
6. Carlino W. Damage control resuscitation from major haemorrhage in polytrauma. Eur J Orthop Surg Traumatol. 2013 Jan 31.
7. Burch JM, Ortiz VB, Richardson RJ, Martin RR, Mattox KL, Jordan GL Jr. Abbreviated laparotomy and planned reoperation for critically injured patients. Ann Surg. 1992; 215(5):476-83; discussion 483-4.
8. Chovanes J, Cannon JW, Nunez TC. The evolution of damage control surgery. Surg Clin North Am. 2012;92(4):859-75.
9. Shapiro MB, Jenkins DH, Schwab CW, Rotondo MF. Damage control: collective review. J Trauma. 2000; 49(5):969-78.
10. Waibel BH, Rotondo MM. Damage control surgery: it's evolution over the last 20 years. Rev Col Bras Cir. 2012;39(4):314-21.
11. Henning J, Woods K, Howley M. Management of major trauma. Anaesth Intensive Care Med. 2011;12(9):383-6.
12. Mitra B, Tullio F, Cameron PA, Fitzgerald M. Trauma patients with the 'triad of death'. Emerg Med J. 2012; 29:622–5
13. Germanos S, Gourgiotis S, Villias C, Bertucci M, Dimopoulos N, Salemis N. Damage control surgery in the abdomen: an approach for the management of severe injured patients. Int J Surg. 2008;6(3):246-52.
14. Camacho Aguilera JF, Mascareño Jiménez S. Cirugia de control de danos: una revision. Gac Med Mex. 2013;149(1):61-72.
15. Fox CJ, Gillespie DL, Cox ED, Mehta SG, Kragh JF Jr, Salinas J, et al. The effectiveness of a damage control resuscitation strategy for vascular injury in a combat support hospital: results of a case control study. J Trauma. 2008;64(2 Suppl):S99-106; discussion S106-7.
16. Hess JR, Holcomb JB, Hoyt DB. Damage control resuscitation: the need for specific blood products to treat the coagulopathy of trauma. Transfusion. 2006; 46(5):685-6.
17. Singh N, Quan RW. Damage control: considerations for vascular conduit in the repair of vascular injury. In: Rasmussen TE, Rich NM, editors. Rich's vascular trauma. 3ª ed. Philadelphia, PA: Elsevier, 2015. cap.18, p. 206-14.
18. Poggetti RS, Moore EE, Moore FA, Mitchell MB, Read RA. Balloon tamponade for bilobar transfixing hepatic gunshot wounds. J Trauma. 1992;33(5):694-7.
19. Avaro JP, Mardelle V, Roch A, Gil C, de Biasi C, Oliver M, Fusai T, Thomas P. Forty-minute endovascular aortic occlusion increases survival in an experimental model of uncontrolled hemorrhagic shock caused by abdominal trauma. J Trauma. 2011;71(3):720-5; discussion 725-6.
20. Burlew CC, Moore EE, Smith WR, Johnson JL, Biffl WL, Barnett CC, et al. Preperitoneal pelvic packing/external fixation with secondary angioembolization: optimal care for life--threatening hemorrhage from unstable pelvic fractures. J Am Coll Surg. 2011;212(4):628-35; discussion 635-7.
21. Goodnough LT, Spain DA, Maggio P. Logistics of transfusion support for patients with massive hemorrhage. Curr Opin Anaesthesiol. 2013;26(2):208-14.
22. Tarmey NT, Woolley T, Jansen JO, Doran CM, Easby D, Wood PR, Midwinter MJ. Evolution of coagulopathy monitoring in military damage-control resuscitation. J Trauma Acute Care Surg. 2012;73(6 Suppl 5):S417-22.
23. Goldberg SR, Anand RJ, Como JJ, Dechert T, Dente C, LuchetteFAet al. Prophylactic antibiotic use in penetrating abdominal trauma: an Eastern Association for the Surgery of Trauma practice management guideline. J Trauma Acute Care Surg. 2012;73(5 Suppl 4):S321-5.
24. Maddison L, Starkopf J, Blaser AR. Mild to moderate intra-abdominal hypertension: Does it matter? World J Crit Care Med. 2016;5(1):96-102.
25. Porta RM, Poggetti RS, Pereira O, Chammas C, Fontes B, Fratezi A, et al. An experimental model for the treatment of lethal bleeding injury to the juxtahepatic vena cava with stent graft. J Trauma. 2006;60(6):1211-20.
26. García-Ureña MA , López-Monclús J, Robín A. Análisis quirúrgico sobre la nueva guía de práctica clínica del síndrome compartimental. Med Intensiva 2014;38(3):170-2.
27. Góes Junior AMO, Abib SCV. Síndrome compartimental abdominal. In: Abib SCV, Perfeito JAJ, editores. Guia de trauma. Barueri, SP: Manole, 2012. p. 681-8.
28. Kirkpatrick AW, Roberts DJ, De Waele J, Jaeschke R, Malbrain ML, De Keulenaer B, et al. Intra-abdominal hypertension and theabdominal compartment syndrome: updated consensus definitions and clinical practice guidelines from the World Society of the Abdominal Compartment Syndrome. Intensive Care Med. 2013;39(7):1190-206.

29. Asensio JA, Demetriades D, Chahwan S, Gomez H, Hanpeter D, Velmahos G, et al. Approach to the management of complex hepatic injuries. J Trauma. 2000; 48(1):66-9.

30. Davidson AJ, Neff LP, DuBose JJ, Sampson JB, Abbot CM, Williams TK. Direct-site endovascular repair (DSER): A novel approach to vascular trauma. J Trauma Acute Care Surg. 2016;81(5 Suppl 2 Proceedings of the 2015 Military Health System Research Symposium):S138-S143.

31. Rotondo MF, Zonies DH. The damage control sequence and underlying logic. Surg Clin North Am. 1997;77(4):761-77.

32. Góes Junior AMO, Vieira ASC, Alves MTS, Ferreira PSVS, Andrade MC. To shunt or not to shunt? An experimental study comparing temporary vascular shunts and venous ligation as damage control techniques for vascular trauma. Ann Vasc Surg. 2014;28(3):710-24.

33. Góes Junior AMO, Abib SCV, Alves MTS, Ferreira PSVDS, Andrade MC. Venous shunt versus venous ligation for vascular damage control: the immunohistochemical evidence. Ann Vasc Surg. 2017;41:214-24.

34. Cullinane DC, Schiller HJ, Zielinski MD, Bilaniuk JW, Collier BR, Como J, et al. Eastern Association for the Surgery of Trauma practice management guidelines for hemorrhage in pelvic fracture-update and systematic review. J Trauma. 2011;71(6):1850-68.

35. Niola R, Pinto A, Sparano A, Ignarra R, Romano L, Maglione F. Arterial bleeding in pelvic trauma: priorities in angiographic embolization. Curr Probl Diagn Radiol. 2012;41(3):93-101.

36. Martinelli T, Thony F, Decléty P, Sengel C, Broux C, Tonetti J, et al. Intra-aortic balloon occlusion to salvage patients with life-threatening hemorrhagic shocks from pelvic fractures. J Trauma. 2010;68(4):942-8.

37. Johnson JW, Gracias VH, Gupta R, Guillamondegui O, Reilly PM, Shapiro MB, et al. Hepatic angiography in patients undergoing damage control laparotomy. J Trauma. 2002;52(6):1102-6.

38. Giannoudis PV, Pape HC. Damage control orthopaedics in unstable pelvic ring injuries. Injury. 2004;35(7):671-7.

39. Manley JD, Mitchell BJ, DuBose JJ, Rasmussen TE. A Modern Case Series of Resuscitative Endovascular Balloon Occlusion of the Aorta (REBOA) in an Out-of-Hospital, Combat Casualty Care Setting. J Spec Oper Med. Spring 2017;17(1):1-8.

40. Brenner ML, Moore LJ, DuBose JJ, Tyson GH, McNutt MK, Albarado RP, et al. A clinical series of resuscitative endovascular balloon occlusion of the aorta for hemorrhage control and resuscitation. J Trauma Acute Care Surg. 2013;75(3):506-11.

41. Moore LJ, Brenner M, Kozar RA, Pasley J, Wade CE, Baraniuk MS, et al. Implementation of resuscitative endovascular balloon occlusion of the aorta as an alternative to resuscitative thoracotomy for noncompressible truncal hemorrhage. J Trauma Acute Care Surg. 2015;79(4):523-30; discussion 530-2.

42. DuBose JJ, Scalea TM, Brenner M, Skiada D, Inaba K, Cannon J, et al. The AAST prospective Aortic Occlusion for Resuscitation in Trauma and Acute Care Surgery (AORTA) registry: Data on contemporary utilization and outcomes of aortic occlusion and resuscitative balloon occlusion of the aorta (REBOA). J Trauma Acute Care Surg. 2016;81(3):409-19.

Mensagem de agradecimento

Ao mestre e amigo Adoniran de Mauro Figueiredo, que, com sua expertise e dedicação, muito contribuiu para a formação de vários cirurgiões e para o desenvolvimento da cirurgia de urgência. Expressamos os nossos agradecimentos pela sua valiosa contribuição à primeira edição deste capítulo.

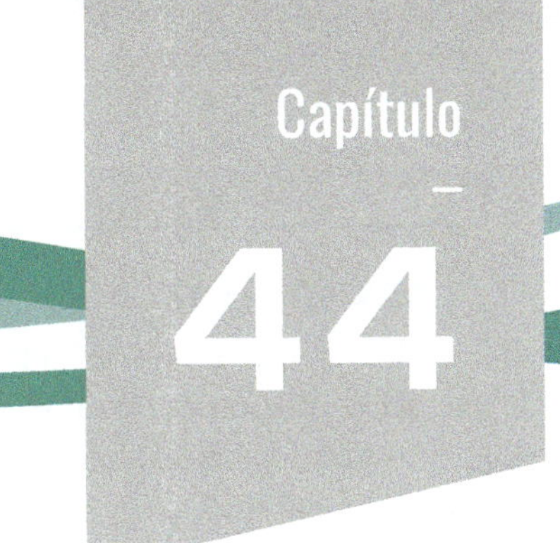

Tratamento endovascular dos traumatismos dos troncos supra-aórticos

ALEXANDRE FIORANELLI
CLAUDIA GURGEL MARQUES

Introdução

Lesões traumáticas dos troncos supra-aórticos são raras, correspondendo a 5%-10% dos traumas arteriais, porém com elevadas taxas de mortalidade e morbidade. Estima-se em 48%-71% a taxa de mortalidade no evento traumático, e entre os sobreviventes que chegam ao hospital a taxa é de 20%.[1]

O traumatismo dos troncos supra-aórticos pode ser penetrante (80% dos casos), contuso ou iatrogênico, sendo esses últimos causados principalmente por meio da punção arterial inadvertida para a instalação de cateteres venosos.[2,1]

O tratamento convencional das lesões envolvendo o tronco braquiocefálico e a artéria carótida está relacionado a elevadas taxas de complicações neurológicas (4,5% e 11%-22%, respectivamente), cuja incidência se mostra maior nos casos em que ocorre instabilidade hemodinâmica. A necessidade de toracotomia, os desafios técnicos da cirurgia convencional, suas complicações, sobretudo nos pacientes que apresentam outras lesões associadas, fístula arteriovenosa e lesões proximais, levaram, nos últimos 15 anos, a um interesse crescente no desenvolvimento de técnicas menos invasivas para o tratamento desse tipo de trauma.[3,2,1]

O primeiro caso de tratamento endovascular de trauma de tronco supra-aórtico foi relatado por Becker et al. em 1991,[4] quando foi utilizado, com sucesso, um stent Palmaz recoberto com silicone na correção de uma lesão iatrogênica de artéria subclávia. Até então, não havia no mercado stents revestidos adequados ao uso nos troncos supra-aórticos.

Tipos de stent

Hoje, dispomos de vários tipos de stents que podem ser utilizados no tratamento desses traumas, conforme sua apresentação.

Nos casos em que o trauma acarreta a dissecção arterial, podem-se utilizar stents metálicos convencionais. Para as demais apresentações – pseudoaneurisma, rotura arterial ou fístula arteriovenosa –, utilizam-se stents revestidos com polietileno ou PTFE. Esses stents podem ser balões expansíveis, sobretudo quando a proximidade com o óstio (aorta) requer maior precisão na liberação, ou autoexpansíveis, cuja flexibilidade permite melhor acomodação e mobilidade.

Trauma de tronco braquiocefálico

Lesões do tronco braquiocefálico são raras e associadas a elevadas taxas de morbimortalidade, em razão de sua dificuldade de acesso, lesões associadas, presença de hemorragia maciça e dano neurológico. A taxa de mortalidade intra-hospitalar desses pacientes varia, conforme a casuística, de 20%-43%.[3,2,5,1]

A avaliação dessas lesões deve contar com o estudo tomográfico e com a angiografia intraoperatória. Alguns fatores que devem ser levados em conta em relação ao tratamento endovascular incluem presença de áreas de ancoragem do stent proximal e distal à lesão de no mínimo 0,5 cm-1cm, origem comum da carótida comum esquerda e do tronco (tronco bovino), trombo intraluminal, além do diâmetro e da extensão do tronco. O diâmetro do stent deve ser 1 mm-1,5 mm maior que o maior diâmetro do tronco.[2,5] Lesões a menos de 0,5 cm da origem do tronco ou junto à sua bifurcação podem ser consideradas contraindicações relativas ao procedimento. Nas próximas à bifurcação, porém, pode-se optar por procedimentos combinados, como derivação extra-anatômica (bypass carotídeo-subclávio ou transposição da subclávia para a carótida comum, distal à lesão) associada ao tratamento endovascular, com o posicionamento da endoprótese na carótida comum.

O acesso arterial para o tratamento pode ser femoral ou no membro superior direito. Inicia-se o procedimento com uma aortografia, de modo a identificar as características da lesão, do arco aórtico e do tronco. A lesão é transposta por meio de fio-guia hidrofílico. O cateter diagnóstico é posicionado além da lesão, e o fio-guia, trocado por um Amplatz Super Stiff. Posiciona-se, em seguida, uma bainha longa, compatível com a endoprótese escolhida, junto à lesão (em geral, nesse segmento, utilizam-se bainhas de 8 Fr-10 Fr, conforme o diâmetro do tronco). O stent é liberado após nova angiografia, com a confirmação do posicionamento e da perviedade da bifurcação. Caso tenha-se optado por stent autoexpansível, este deve ser dilatado com balão após. O procedimento é finalizado com nova angiografia e confirmação da exclusão da lesão (figura 44.1).

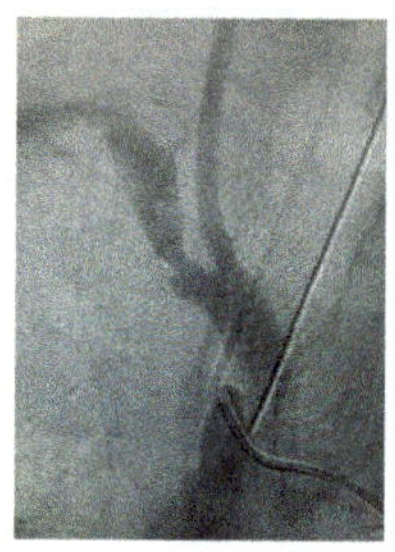
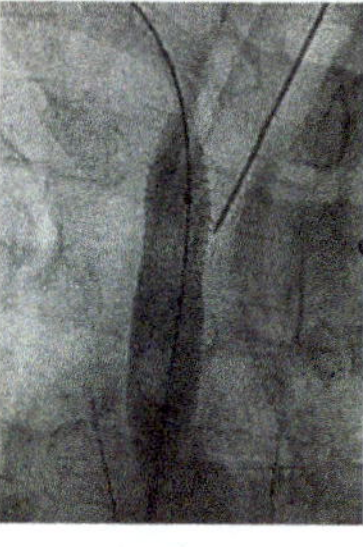
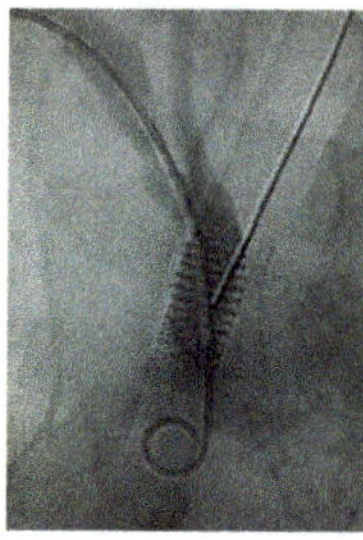

Figura 44.1 – Dissecção traumática do tronco braquiocefálico, estendendo-se para a artéria subclávia, após acidente automobilístico com colisão moto contra automóvel. Utilização de stent-graft balão expansível com oclusão do "flap" proximal.

Fonte: os autores.

Trauma de carótida

O trauma do território carotídeo acomete a carótida comum em cerca de 75% dos casos e a carótida interna em 20%. A taxa geral de mortalidade é de 66%, sendo que as taxas de mortalidade e de infarto cerebral são maiores nas lesões da carótida interna que da carótida comum.[1,6,7]

Em uma revisão de literatura de Lee e colaboradores publicada em 2014, demonstra-se uma tendência à aceitação do tratamento endovascular dos traumas de carótida como primeira escolha, tanto para os traumas contusos quanto para os penetrantes, exceto nos casos desfavoráveis a essa técnica. Nas séries de casos revisadas, as principais contraindicações foram presença de trombo que dificultasse a transposição da lesão com fio-guia, tortuosidade acentuada da carótida ou do arco aórtico e lesões de fácil acesso cirúrgico, localizadas na região cervical, extracraniana. Foram observadas baixas taxas de mortalidade relativas ao procedimento (0%-2%), com patência do stent de 80%-90% e relatos de déficits neurológicos após o procedimento de 2%-3,5% (figuras 44.2 e 44.3).

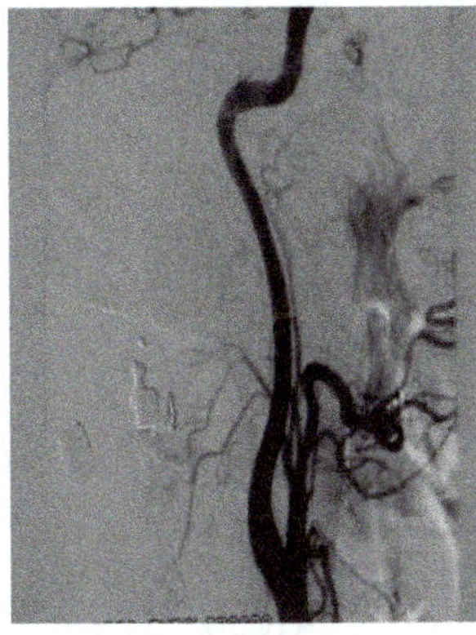
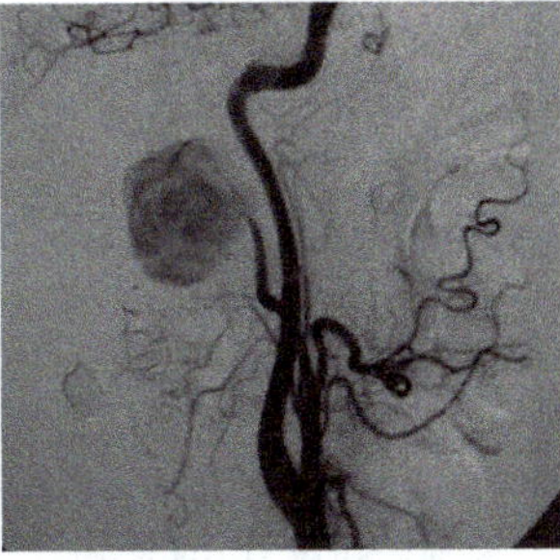

Figura 44.2 – Paciente vítima de ferimento após arma de fogo em trajeto de ramos de artéria carótida externa, evoluindo com grande pseudoaneurisma de artéria occipital. Optou-se pela embolização com molas de destaque livre, com oclusão do pseudoaneurisma.

Fonte: os autores.

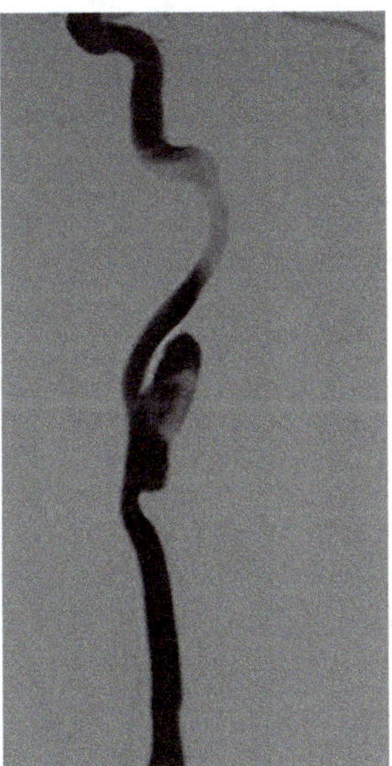
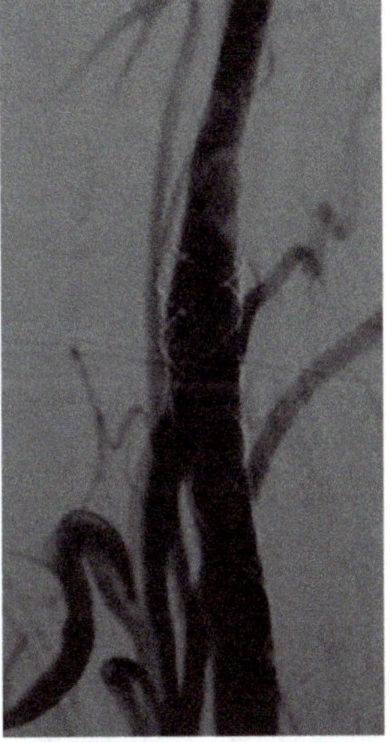

Figura 44.3 – Paciente vítima de FAF em trajeto de artéria carótida comum direita, evoluindo com pseudoaneurisma. Realizado tratamento com colocação de stent revestido com patência da artéria e oclusão do pseudoaneurisma.

Fonte: os autores.

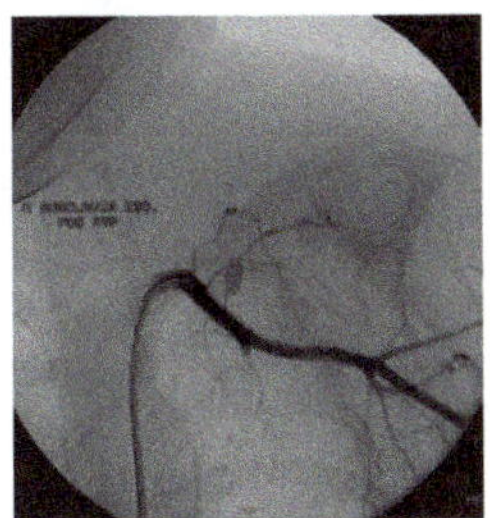
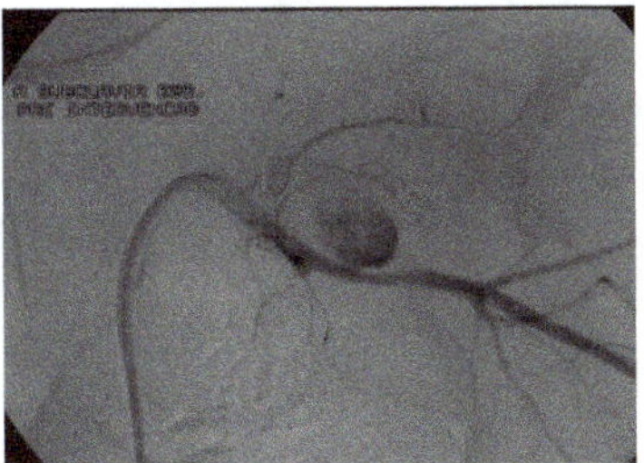

Figura 44.4 – Trauma da artéria subclávia esquerda após ferimento por arma de fogo, cujo projétil se encontra alojado no espaço inflaclavicular, corrigido com stent revestido autoexpansível. Observa-se pseudoaneurisma proveniente de lesão na transição axilosubclávia, que foi excluído pelo stent.

Fonte: os autores.

Na maioria das séries, não foi utilizado dispositivo de proteção embólica cerebral, e os tipos de stents utilizados com maior frequência foram as endopróteses autoexpansíveis.[6,8]

Trauma da artéria subclávia

Os traumatismos do território axilosubclávio estão frequentemente associados a lesões venosas e de plexo braquial. A cirurgia convencional pode demandar a necessidade de ressecção de clavícula, toracotomia e estenotomia combinadas, possibilidade de hemorragia e lesão vascular secundária, além da probabilidade de lesão dos nervos frênico e vago, do ducto torácico e da pleura. O acesso endovascular, quando factível, tem demonstrado redução significativa das taxas de mortalidade intraoperatória, com menor tempo cirúrgico e menor perda sanguínea, com taxas de patência em um ano semelhantes à cirurgia convencional.[2,9]

O acesso arterial para o tratamento dessas lesões é preferencialmente as artérias braquial ou axilar ipsilateral, embora o acesso femoral também seja utilizado (figura 44.4).

A angiografia inicial deve permitir a avaliação da lesão, assim como de sua relação com o óstio da subclávia e a origem da artéria vertebral, a fim de preservá-la. A proximidade da lesão com a origem da artéria vertebral pode ser considerada uma contraindicação relativa ao tratamento endovascular, embora possa ser utilizada em pacientes hemodinamicamente instáveis ou quando se constata o enchimento do segmento V4 por meio do estudo angiográfico da artéria vertebral contralateral.

Trauma da artéria vertebral

O diagnóstico da lesão da artéria vertebral é raro. A conduta diante dessas lesões deve ser individualizada, conforme apresentação clínica e estudo angiográfico local e da circulação colateral (figura 44.5).

De modo geral, as lesões oclusivas não devem ser operadas. Lesões de baixo grau radiológico, restritas à camada íntima, devem ser submetidas a anticoagulação apenas, salvo contraindicações, e observadas quanto à presença de sintomas.

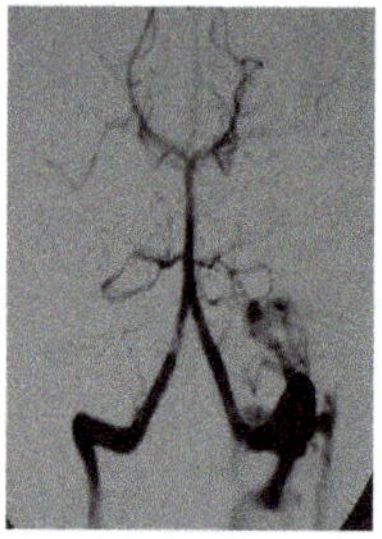
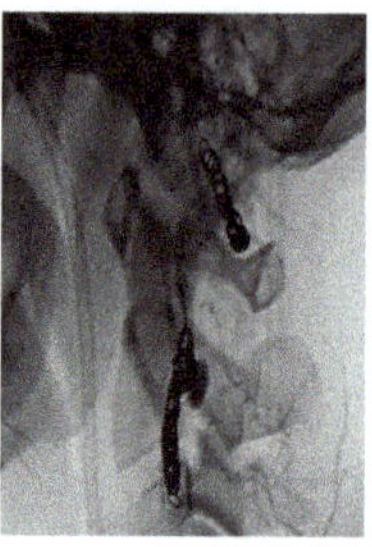
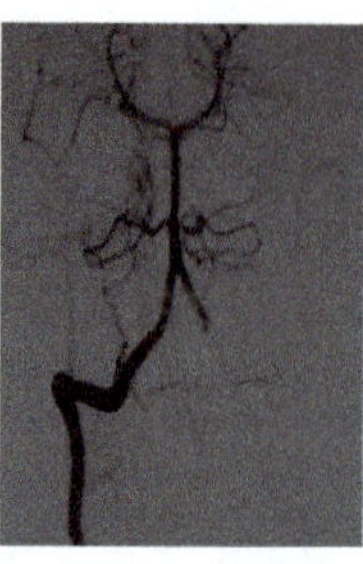

Figura 44.5 – Paciente vítima de ferimento por arma de fogo, com fratura de C3, apresentando pseudoaneurisma e fístula arteriovenosa envolvendo artéria vertebral, submetido a embolização proximal e distal à lesão com espirais metálicas de destaque controlado, preservando sistema basilar por meio da artéria vertebral direita.

Fonte: os autores.

Nos casos de lesões hemorrágicas, deve-se considerar o tratamento com stent recoberto ou a embolização com a oclusão da artéria vertebral proximal e distal à lesão.[10]

Conclusão

O tratamento endovascular dos traumatismos dos troncos supra-aórticos vem se mostrando, nos últimos 15 anos, uma alternativa promissora ao tratamento cirúrgico convencional, com menores taxas de mortalidade e morbidade.

Em razão da raridade desse tipo de trauma, as séries de casos descritas na literatura ainda são pequenas, mas as taxas de sucesso imediato na exclusão da lesão pelo stent são de cerca de 95%.[2,11] O tempo até o diagnóstico tem se mostrado menor, em decorrência da acessibilidade maior aos exames radiológicos. Por outro lado, a difusão das técnicas endovasculares, a crescente indicação dessas técnicas para o tratamento dos traumatismos dos troncos supra-aórticos e a viabilidade desses tratamentos nos centros de atendimento ao trauma apontam para uma tendência à utilização dessa como primeira escolha no tratamento desses casos.

Referências

1. Gonçalves R, Saad Jr R. Vias de acesso aos grandes vasos mediastinais no trauma toracico. Rev Col Bras Cir 2012;39:64-73.
2. Schonholz C, Uflacker R, De Gregorio MA, Parodi JC. Sent-graft treatment of trauma to the supra-aortic arteries. J Cardiovasc Surg 2007;48:537-49.
3. Bergoeing RM, Mertens RM, Marine ML, Valdés EF, Kramer Sch. A, Sonneborn GR. Endovascular treatment of traumatic supra aortic trunk lesions. Rev Chil Cir 2011;63(2):134-140.
4. Becker GJ, Benenati JF, Zemel G, Sallee S, Suarez CA, Roeren TK, Katzen BT. Percutaneous placement of a balloon-expandable intraluminal graft for life-threatening subclavian arterial hemorrhage. JVIR 1991;2(2):225-229.
5. Toit DF, Ondendaal W, Lambrechts A, Warren BL. Surgical and Endovascular management of penetrating innominate artery injuries. Eur J Vasc Endovasc Surg 2008;36:56-62.
6. Lee TS, Ducic Y, Gordin E, Stroman D. Management of carotid artery trauma. Craniomaxilofac Trauma Reconstr 2014;7(3):175-189.
7. Du Toit DF, van Schalkwyk GD, Wadee SA, Warren BL. Neurologic outcome after penetrating extracranial arterial trauma. J Vasc Surg 2003;38:257-62.
8. Du Bose J, Recinos G, Teixeira PG, Inaba K, Demetriades D. Endovascular stenting for the treatment of traumatic internal carotid injuries: expanding experience. J Trauma 2008;65(6):1561-6.
9. Johnson CA. Endovascular management of peripheral vascular trauma. Semin Intervent Radiol. 2010;27(1):38-43.
10. Souza RM, Crocker MJ, Haliasos N, Rennie A, Saxena A. Blunt traumatic vertebral artery injury: a clinical review. Eur Spine J 2011;20(9):1405-1416.
11. Jonker FHW, Indes JE, Moll FL, Muhs BA. Management of iatrogenic injuries of the supra-aortic arteries. Journal of Cardiothoracic and Vascular Anesthesia 2010;24(2)322-329.

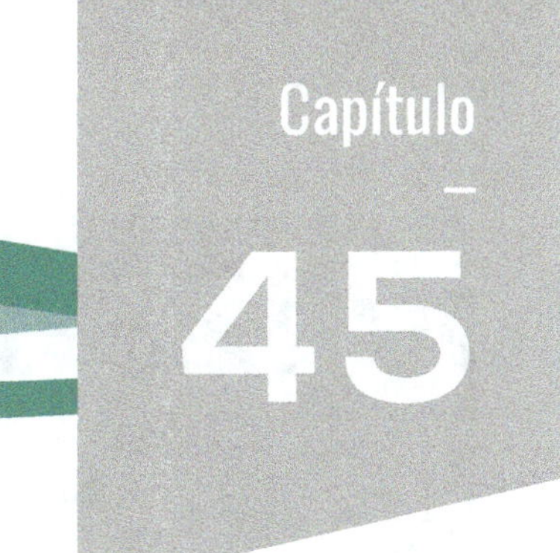

Tratamento endovascular das lesões traumáticas dos grandes vasos abdominais

BOULANGER MIOTO NETTO

Introdução

Nas últimas décadas, a incidência dos ferimentos vasculares aumentou proporcionalmente ao número de acidentes automobilísticos, assaltos com armas de fogo e procedimentos médicos invasivos. Os homens jovens são o grupo de maior risco, em razão de sua propensão a atividades de alto risco. Cerca de 80% das lesões traumáticas ocorrem em pacientes com menos que 45 anos de idade.[1]

Estima-se que em até 10%-20% de todos os traumatismos abdominais penetrantes e em 2%-5% dos fechados ocorram lesões de grandes vasos abdominais, com taxas muito elevadas de morte, principalmente por hemorragia rapidamente fatal, antes de o paciente receber o primeiro atendimento.[2,3] Mesmo nessas situações de choque hemorrágico crítico, técnicas endovasculares, como implante de um balão aórtico para ressuscitação e controle hemorrágico, vêm sendo cada vez mais utilizadas em substituição à toracotomia, mesmo em situação de atendimento pré-hospitalar.[4]

Os ferimentos penetrantes do abdômen são a principal causa de lesão de um grande vaso abdominal (cerca de 90% das lesões).[1] Nessas situações, a lesão vascular é, em geral, identificada na laparotomia exploradora como uma hemorragia franca ou um hematoma retroperitoneal, e a hemostasia é obtida diretamente com ou sem reconstrução vascular. Cerca de 25% das laparotomias exploradoras por trauma penetrante identificam alguma lesão vascular abdominal.[4] O tratamento endovascular acaba sendo utilizado para lesões identificadas tardiamente, que se manifestam como pseudoaneurismas nos exames radiológicos, causadas por lesão térmica do vaso ou mesmo por lesões não identificadas na laparotomia inicial (figura 45.1).

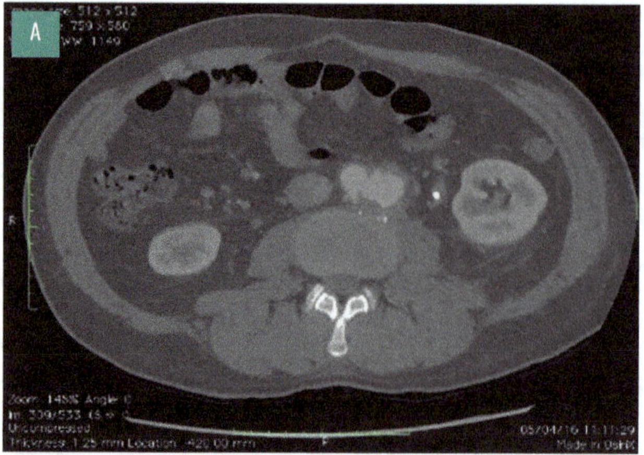
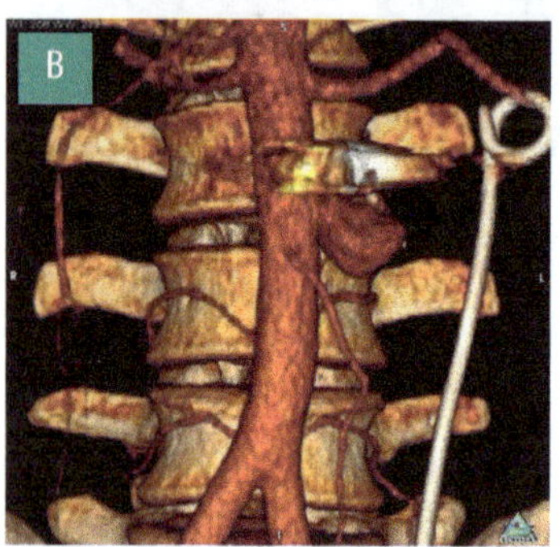
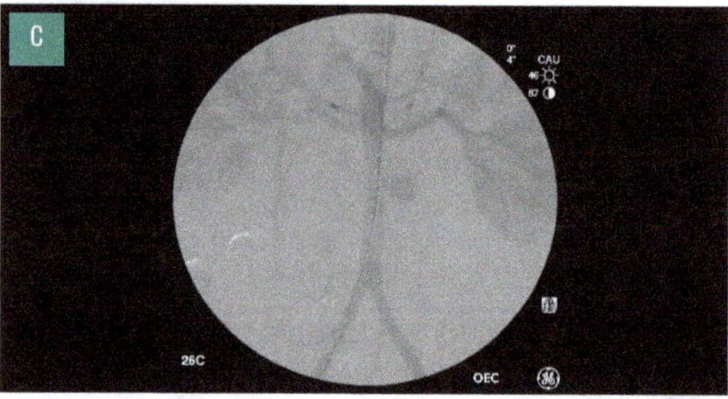
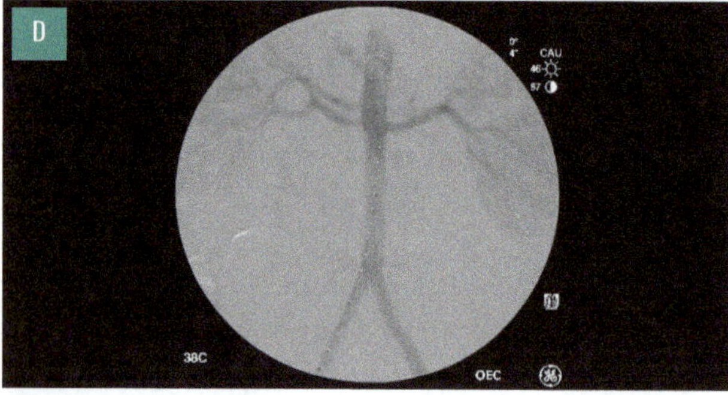

Figura 45.1 – Tratamento endovascular com endoprótese reta de pseudoaneurisma de aorta abdominal diagnosticado 6 meses após laparotomia exploradora por ferimento por arma de fogo. (A) Angiotomografia computadorizada mostrando o pseudoaneurisma. (B) Reconstrução tridimensional. (C) Aortografia pré-procedimento caracterizando o pseudoaneurisma. (D) Aortografia após implante da endoprótese reta (20 mm × 20 mm × 86 mm).

Fonte: o autor.

Nos traumatismos fechados, a maioria dos pacientes com lesão vascular abdominal encontra-se estável hemodinamicamente após a reposição volêmica inicial, e a suspeita da lesão é baseada no mecanismo de trauma, na avaliação clínica ou na realização de exame ultrassonográfico direcionado (Focused Assessment Sonography for Trauma ou FAST). Nessa situação, uma tomografia computadorizada geralmente é capaz de identificar as principais lesões vasculares, como lacerações intimais mínimas, dissecções arteriais com ou sem trombose associada, pseudoaneurismas, extravasamento de contraste (blush) em órgãos sólidos (baço, fígado) ou associado a fraturas pélvicas. Em todos esses casos, o tratamento endovascular pode ser uma alternativa minimamente invasiva de obter hemostasia por meio de embolizações ou do implante de stents ou endopróteses, oferecendo menor morbidade e flexibilidade no tratamento de um paciente com traumatismo multissistêmico, que pode necessitar de múltiplas intervenções. Mesmo em pacientes submetidos a uma laparotomia exploradora por instabilidade hemodinâmica ou suspeita de lesão de víscera oca, em que um hematoma retroperitoneal que não está em expansão é identificado, o cirurgião pode optar pela realização de uma arteriografia intraoperatória, buscando caracterizar a lesão e a necessidade de tratamento imediato, que pode ser realizado por via endovascular, evitando-se a abertura do retroperitônio em situações de contaminação da cavidade abdominal.[5]

O tratamento endovascular pode ter significativo impacto na redução de morbimortalidade, sobretudo em lesões vasculares de difícil acesso. Avery et al. mostraram que um aumento no número de procedimentos endovasculares para tratamento de trauma de 1% em 2002 para 10,8% em 2008 nos Estados Unidos foi associado a uma redução na mortalidade em pacientes com traumatismos da aorta torácica.[6]

Atendimento inicial: controle do choque hemorrágico

O choque hemorrágico é a segunda maior causa de mortes por trauma, sendo a principal causa de mortalidade nas primeiras horas. Geralmente, o sangramento não compressível ocorre na cavidade torácica ou abdominal (lesão de órgão sólido, do anel pélvico ou de grande vaso), e o rápido controle da hemorragia é fundamental para o sucesso do tratamento.

Nesse contexto, a utilização de um balão para oclusão endovascular da aorta tem sido proposto na ressuscitação de pacientes com choque hemorrágico severo (perda dos sinais vitais ou pressão sistólica < 90 mmHg, apesar da ressuscitação volêmica) causado por uma fratura pélvica ou sangramento abdominal. Da mesma forma como utilizado no controle proximal de um aneurisma de aorta abdominal roto, o procedimento denominado Resuscitative Endovascular Ballon Oclusion of the Aorta ou REBOA consiste no posicionamento de um balão não complacente (Coda®, Reliant® ou similar) na aorta entre as artérias renais e a sua bifurcação (zona III) nas hemorragias pélvicas, ou entre a artéria subclávia esquerda e o tronco celíaco (zona I) nos sangramentos abdominais, sendo a região entre o tronco celíaco e as artérias renais chamada zona de "não oclusão" (zona II).[4,7] O procedimento seria realizado para estabilizar hemodinamicamente o paciente, até que se obtivesse o controle hemorrágico definitivo no centro cirúrgico ou na suíte endovascular/radiologia intervencionista, em que o próprio introdutor do balão poderia ser usado para a embolização.

Atualmente, a principal indicação para utilização desse balão de oclusão aórtica em situações de trauma seria nas fraturas pélvicas com hemorragia grave, em que a alta mortalidade é associada a maior tempo necessário entre a admissão e a obtenção de hemostasia com a angioembolização na maioria das instituições. Mesmo em grandes centros norte-americanos, o tempo entre a admissão do paciente e a realização de arteriografia é de cerca de 4 horas.[7] Em pacientes com fraturas pélvicas, Martinelli et al. mostraram que o balão aórtico causou elevação de 70 mmHg na pressão arterial sistólica de pacientes críticos com fraturas pélvicas, a lesão arterial com necessidade de embolização foi observada em 92% dos pacientes, e a sobrevida de 46%.[8] Por ser indicado para pacientes críticos, com mortalidade elevada, a incidência de complicações isquêmicas esperadas pelo uso do balão aórtico (necessita de introdutor 12 Fr ou 14 Fr) ainda não é bem definida, variando de 6,5%-12,5% entre isquemia de membro ou embolização distal e podendo ser minimizadas por insuflação parcial ou intermitente do balão.[9]

As vantagens em relação à toracotomia para ressuscitação em termos de simplicidade e tempo para obtenção do clampeamento aórtico fazem com que o uso da oclusão da aorta com balão já esteja presente nos protocolos das principais sociedades norte-americanas de estudo do trauma.[4]

Lesões da aorta abdominal nos traumatismos fechados

As lesões de aorta abdominal por traumatismo fechado são muito raras, com incidência de 0,03%-0,07% dos pacientes admitidos em um hospital por esse motivo. Representam apenas 5% das lesões aórticas, sendo muito menos frequentes que as lesões da aorta torácica. Os acidentes automobilísticos são responsáveis por 60% dos casos, e o mecanismo de trauma envolvido parece ser impacto biomecânico direto na parede da aorta. Uma associação comum ocorre com a chamada síndrome do "cinto de segurança", caracterizada pela presença de equimose/abrasão da pele na parede anterior do abdômen (presente em até 50% dos pacientes com lesão de aorta em acidentes automobilísticos), fraturas de vértebras lombares (44%), perfuração intestinal (35% de intestino delgado e 28% de cólon) e lesões em órgãos sólidos (38%), causada pelo posicionamento do componente abdominal do cinto de segurança.[10-13]

A implementação de equipamentos de tomografia computadorizada de alta qualidade nos principais centros de trauma possibilitou o diagnóstico precoce e acurado dessas lesões e gerou aumento da incidência de seu diagnóstico, sobretudo de pequenas lacerações intimais e dissecções. Da mesma forma que na aorta torácica, as lesões por trauma fechado da aorta abdominal são classificadas, de acordo com os achados tomográficos, em:

- **lesão intimal mínima**, sem alteração do contorno externo e com pequeno defeito intimal que não altera o fluxo (geralmente < 10 mm);
- **dissecção ou grande lesão intimal**, sem alteração do contorno externo e com grande defeito intimal com ou sem trombo associado;
- **pseudoaneurisma**, alteração do contorno externo com ruptura contida;
- **ruptura**, extravasamento de contraste ou hemoperitônio.[10,11]

O tratamento das lesões traumáticas da aorta abdominal será influenciado pelo tipo de lesão e por sua localização anatômica. As lesões intimais mínimas (18%-21,4% dos casos) devem ser tratadas clinicamente com controle da pressão arterial e frequência cardíaca com betabloqueadores, bem como com antiagregação plaquetária com AAS (se as lesões associadas permitirem), com uma tomografia computadorizada controle sendo realizada em até 30 dias. As dissecções e lesões intimais maiores (34%-39,3% dos casos) também podem ser tratadas clinicamente, quando não apresentam complicações isquêmicas, com a realização de tomografia computadorizada controle em até 7 dias. Cerca de 90% de todas as lesões intimais serão favoráveis ao tratamento conservador. As dissecções com isquemia associada e os pseudoaneurismas (11%-16% dos casos), mais comuns na aorta infrarrenal, são favoráveis ao tratamento endovascular, seja pelo implante de stent não revestido nos casos de dissecção com isquemia de membro inferior, seja pelo implante de endopróteses bifurcadas ou mesmo extensões das endopróteses usadas para aneurisma nos casos de pseudoaneurismas. As rupturas (29%-32% dos casos) são geralmente associadas à instabilidade hemodinâmica e à alta mortalidade, sendo tratadas durante a laparotomia exploradora por técnica convencional "aberta", com interposição de enxerto ou arterioplastia.[10,11]

Lesões localizadas entre o hiato diafragmático e a artéria mesentérica superior e as lesões abaixo das artérias renais (70%-90% dos casos) são favoráveis ao tratamento endovascular, enquanto as lesões entre essas artérias são mais desafiadoras e estão associadas a maior mortalidade (92%-100%). A dificuldade de abordar as lesões dessa região da aorta faz com que alguns autores proponham uma abordagem híbrida, com o controle da hemorragia com implante de uma endoprótese ocluindo as artérias viscerais e a revascularização extra-anatômica desses vasos.[10,11]

Assim como nas lesões de aorta torácica, o tratamento endovascular mostra alto índice de sucesso técnico no tratamento dos traumatismos fechados da aorta abdominal, oferecendo baixa morbidade e favorecendo o tratamento das lesões associadas. A mortalidade geral de 39% é associada à instabilidade hemodinâmica inicial, com 68% dos casos ocorrendo nas primeiras 24 horas por choque hemorrágico.[10]

Tratamento endovascular das lesões de artérias viscerais e pélvicas

Em pacientes estáveis hemodinamicamente, as imagens radiológicas fornecidas pela tomografia computadorizada podem identificar lesões com sangramento ativo em território visceral, que podem se beneficiar do tratamento endovascular. Pequenos extravasamentos de contraste (blush) ou pequenos pseudoaneurismas associados a hematomas dentro de órgãos parenquimatosos (fígado, rim, baço) são indicação de embolização seletiva com Gelfoam®, cianoacrilato ("cola") ou micromolas, com o intuito de preservar o órgão-alvo. Mesmo eventuais lesões de ramos da artéria mesentérica superior podem ser embolizadas se as condições clínicas dos pacientes permitirem.[14]

De maneira geral, lesões intimais e dissecções são tratadas clinicamente. Entretanto, em alguns casos, a dissecção ou trombose de artéria renal principal pode ser tratada com interposição de stent para preservação do órgão, dependendo das condições clínicas, das lesões associadas e da presença de alterações no rim contralateral.[15] Lesões semelhantes nas artérias mesentérica superior ou hepática são pouco observadas.

A arteriografia com embolização dos ramos da artéria ilíaca interna que apresentam sangramento ativo é bem estabelecida no tratamento das hemorragias associadas às fraturas do anel pélvico, estando indicada em cerca de 20% das fraturas instáveis.[16,17] Assim, são indicações de arteriografia por suspeita de lesão arterial em pacientes com fraturas pélvicas:

- instabilidade hemodinâmica apesar da ressuscitação volêmica;
- extravasamento de contraste (blush) na tomografia computadorizada; e
- queda persistente do hematócrito apesar de fixação da fratura.[18]

Na arteriografia, áreas com extravasamento de contraste ou com pequenos pseudoaneurismas no território das artérias ilíacas internas devem ser embolizadas seletivamente com Gelfoam®, cianoacrilato ("cola"), micromolas ou molas convencionais. Mesmo quando a instabilidade hemodinâmica, o espasmo arterial ou a presença de múltiplos pontos de sangramento impedem a cateterização seletiva, a embolização com partículas direcionadas pelo fluxo consegue controlar o sangramento.[16,18]

Referências

1. Caps MT. The epidemiology of vascular trauma. Semin Vasc Surg 1998;11(4):227-31.

2. Boufi M, Bordon S, Dona B, Hartung O, Sarran A, Nadeau S et al. Unstable patients with retroperitoneal vascular trauma: an endovascular approach. Ann Vasc Surg 2011;25(3):352-8.

3. Feliciano DV. Approach to major abdominal vascular injury. J Vasc Surg 1988;7(5):730-6.

4. Feliciano DV, Moore EE, Biffl WL. Western Trauma Association Critical Decisions in Trauma: Management of abdominal vascular trauma. J Trauma Acute Care Surg 2015;79(6):1079-88.

5. Starnes BW, Arthurs ZM. Endovascular management of vascular trauma. Perspect Vasc Surg Endovasc Ther 2006;18(2):114-29.

6. Avery LE, Stahlfeld KR, Corcos AC, Scifres AM, Ziembicki JA, Varcelotti J et al. Evolving role of endovascular techniques for traumatic vascular injury: a changing landscape? J Trauma Acute Care Surg 2012;72(1):41-6; discussion 6-7.

7. Napolitano LM. Resuscitative Endovascular Balloon Occlusion of the Aorta: Indications, Outcomes, and Training. Crit Care Clin. 33. United States: A 2016 Elsevier Inc; 2017. p. 55-70.

8. Martinelli T, Thony F, Declèty P, Sengel C, Broux C, Tonetti J et al. Intra-aortic balloon occlusion to salvage patients with life-threatening hemorrhagic shocks from pelvic fractures. J Trauma 2010;68(4):942-8.

9. DuBose JJ, Scalea TM, Brenner M, Skiada D, Inaba K, Cannon J et al. The AAST prospective Aortic Occlusion for Resuscitation in Trauma and Acute Care Surgery (AORTA) registry: Data on contemporary utilization and outcomes of aortic occlusion and resuscitative balloon occlusion of the aorta (REBOA). J Trauma Acute Care Surg 2016;81(3):409-19.

10. Shalhub S, Starnes BW, Brenner ML, Biffl WL, Azizzadeh A, Inaba K et al. Blunt abdominal aortic injury: a Western Trauma Association multicenter study. J Trauma Acute Care Surg 2014;77(6):879-85; discussion 85.

11. Shalhub S, Starnes BW, Tran NT, Hatsukami TS, Lundgren RS, Davis CW et al. Blunt abdominal aortic injury. J Vasc Surg 2012;55(5):1277-85.

12. de Mestral C, Dueck AD, Gomez D, Haas B, Nathens AB. Associated injuries, management, and outcomes of blunt abdominal aortic injury. J Vasc Surg 2012;56(3):656-60.

13. Papazoglou KO, Karkos CD, Kalogirou TE, Giagtzidis IT. Endovascular management of lap belt-related abdominal aortic injury in a 9-year-old child. Ann Vasc Surg 2015;29(2):365.e11-5.

14. Ghelfi J, Frandon J, Barbois S, Vendrell A, Rodiere M, Sengel C et al. Arterial Embolization in the Management of Mesenteric Bleeding Secondary to Blunt Abdominal Trauma. Cardiovasc Intervent Radiol 2016;39(5):683-9.

15. Bittenbinder EN, Reed AB. Advances in renal intervention for trauma. Semin Vasc Surg 2013;26(4):165-9.

16. Niola R, Pinto A, Sparano A, Ignarra R, Romano L, Maglione F. Arterial bleeding in pelvic trauma: priorities in angiographic embolization. Curr Probl Diagn Radiol 2012;41(3):93-101.

17. Costantini TW, Coimbra R, Holcomb JB, Podbielski JM, Catalano R, Blackburn A et al. Current management of hemorrhage from severe pelvic fractures: Results of an American Association for the Surgery of Trauma multi-institutional trial. J Trauma Acute Care Surg 2016;80(5):717-23; discussion 23-5.

18. Cullinane DC, Schiller HJ, Zielinski MD, Bilaniuk JW, Collier BR, Como J et al. Eastern Association for the Surgery of Trauma practice management guidelines for hemorrhage in pelvic fracture-update and systematic review. J Trauma 2011;71(6):1850-68.

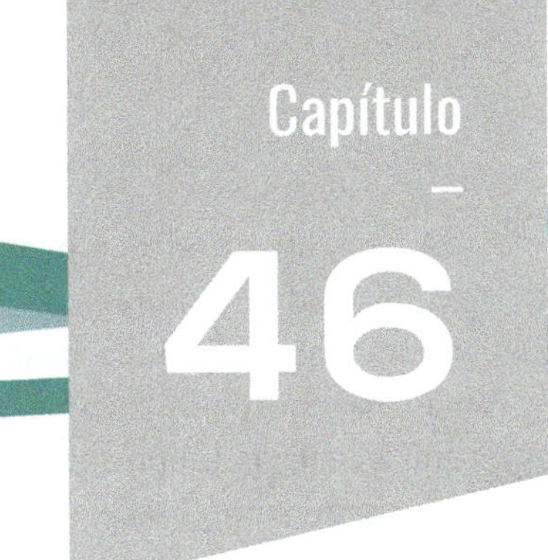

Tratamento endovascular do AAA roto: estado atual

RONALD JOSÉ RIBEIRO FIDELIS
ANDRÉ BRITO QUEIROZ

O tratamento endovascular do aneurisma da aorta abdominal roto (AAAR) foi descrito incialmente em 1994, por Yusuf et al.[1] Esses autores descreveram o tratamento endovascular utilizando uma prótese monoilíaca customizada pelos próprios cirurgiões. Nessa ocasião, os materiais utilizados eram adaptados, na busca por uma solução menos invasiva e que resultasse em menor mortalidade. Muito se aprendeu sobre a terapia endovascular, e, hoje, alguns grupos sugerem essa técnica para praticamente todos os indivíduos que apresentam aneurismas rotos.[2]

Manejo pré-operatório

A experiência adquirida ao longo dos anos com a técnica endovascular tem sido importante; entretanto, o progresso nos resultados não parece estar relacionado isoladamente à habilidade dos cirurgiões.[3-6]

Cuidados pré-operatórios multidisciplinares, como a educação continuada e a criação de protocolos que permitam a padronização das condutas, possibilitam uma decisão mais eficiente por todos os profissionais envolvidos, em situações geralmente estressantes, em que o tempo precisa ser otimizado.[3,4] Por se tratar de patologia grave, que exige estrutura hospitalar complexa e equipe com treinamento específico, é apropriado que o tratamento dos AAARs seja centralizado em alguns hospitais capazes de promover todas as condições necessárias ao tratamento, que essa capacidade seja reconhecida pela rede de saúde e que essas instituições se tornem centros de referência.

A angiotomografia (angio-TC) tem papel de destaque no planejamento endovascular. A rapidez na realização desse exame com o mínimo transporte do paciente é um dos pilares do tratamento por essa técnica. Alguns autores demonstraram sua viabilidade mesmo em pacientes instáveis hemodinamicamente, não havendo aumento de mortalidade nos casos em que a cirurgia foi postergada para a realização do exame, assim como não parece haver benefício em conduzir o paciente diretamente ao centro cirúrgico sem sua realização.[7,8]

Outra medida extremamente relevante na condução desses indivíduos é a hipotensão permissiva, adotando-se a restrição de fluidos no pré e intraoperatório. Pressões sistólicas inferiores a 80 mmHg costumam ser bem toleradas, e o nível de consciência pode ser o principal parâmetro para a infusão de fluidos. O principal objetivo dessa medida é evitar o ressangramento, em razão do aumento da pressão, assim como evitar hemodiluição e diluição dos fatores de coagulação.[9-12]

Técnicas e táticas cirúrgicas

A experiência da equipe e a padronização técnica no tratamento eletivo dos aneurismas abdominais devem estar bem estabelecidas para sua transposição para o tratamento dos AAARs. Nesses casos, a rapidez e a precisão são fundamentais para o sucesso.

A comunicação com a equipe anestésica deve ser constante, mantendo-se a hipotensão permissiva até o completo selamento do aneurisma. A utilização da anestesia local, evitando-se uma indução anestésica mais profunda, é uma das principais vantagens trazidas pela técnica endovascular. Os benefícios da anestesia local no tratamento dos aneurismas rotos foram demonstrados inicialmente por Lachat et al., em 2002.[13] A anestesia geral costuma levar à perda do tônus abdominal e da vasoconstrição periférica, favorecendo a hipotensão. Esse fator, certamente, contribui para os resultados limitados encontrados no tratamento cirúrgico aberto.

As primeiras séries envolvendo o tratamento endovascular dos AAARs utilizavam sistematicamente endopróteses monoilíacas.[14,15] Essa preferência pode ser atribuída à sua rápida liberação, sem a necessidade de canulação do ramo contralateral, o que exige menor curva de aprendizado e é atraente em situações de emergência. Entretanto, nesses casos, há a necessidade de colocação de um oclusor na ilíaca contralateral, o que pode ser tecnicamente difícil e consumir tempo.

Hoje, a maioria dos centros especializados tem dado preferência ao uso de endopróteses bifurcadas nos aneurismas rotos.[4,5,10,12,16] Alguns autores demonstraram tempo médio total curto na utilização de dispositivos bifurcados, semelhante ao descrito para os monoilíacos.[16] Além disso, essa técnica evita a confecção de um enxerto femoral cruzado e suas possíveis complicações, como infecção e obstrução. Nas figuras 46.1 a 46.5, está demonstrado um caso da nossa experiência recente, tratado de emergência com endoprótese bifurcada, em tempo operatório de 45 minutos.

É importante que estejam disponíveis nos hospitais os dois tipos de endopróteses, seja para iniciar o procedimento com uma das técnicas ou mesmo para mudanças de estratégia no intraoperatório.

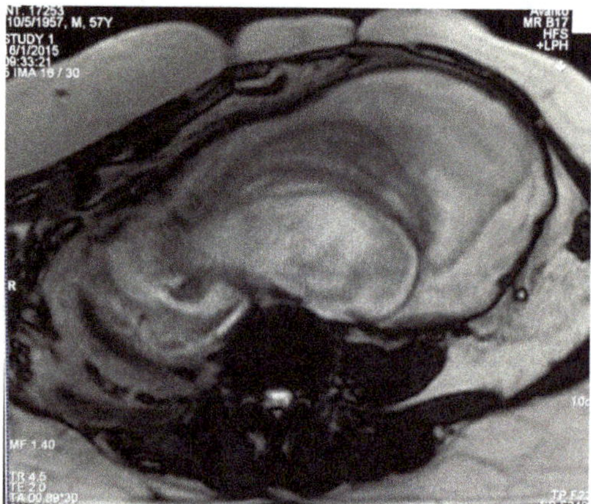

Figura 46.1 – Hematoma retroperitoneal volumoso.
Fonte: os autores.

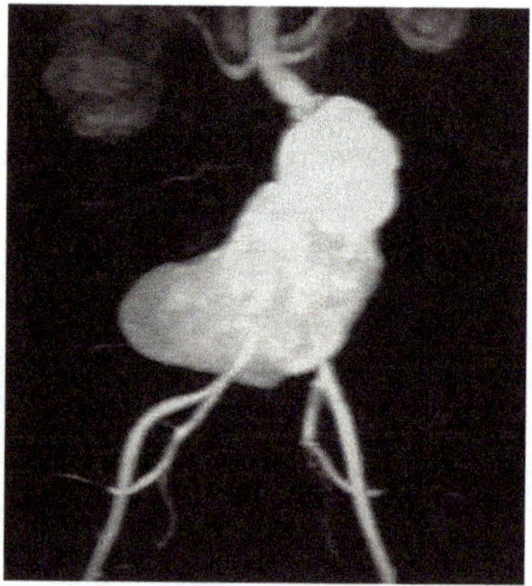

Figura 46.2 – Reconstrução da angiorressonância (angio-RMN) mostrando aneurisma abdominal roto.
Fonte: os autores.

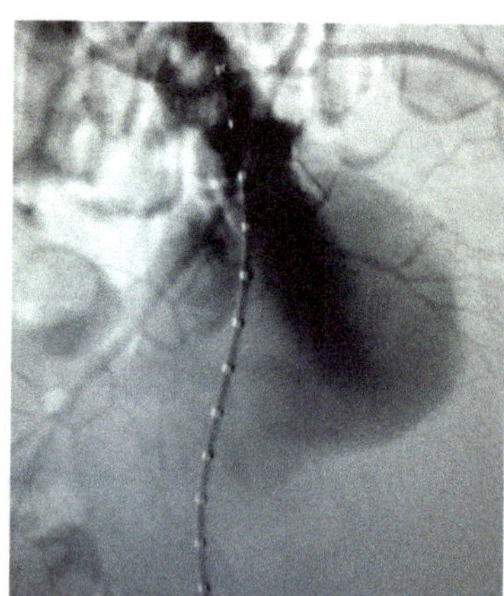

Figura 46.3 – Aortografia intraoperatória.
Fonte: os autores.

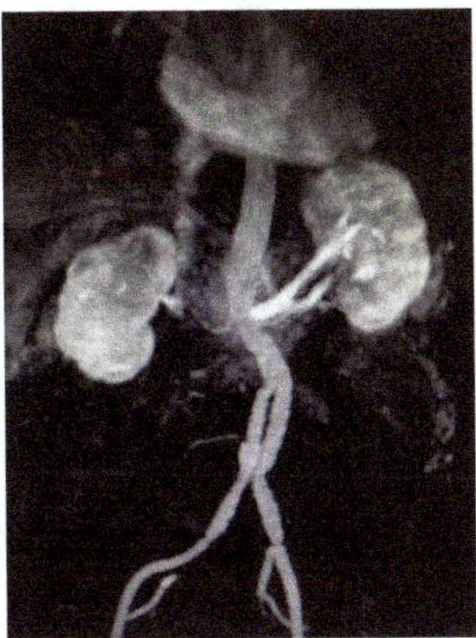

Figura 46.4 – Controle pós-operatório, reconstrução.
Fonte: os autores.

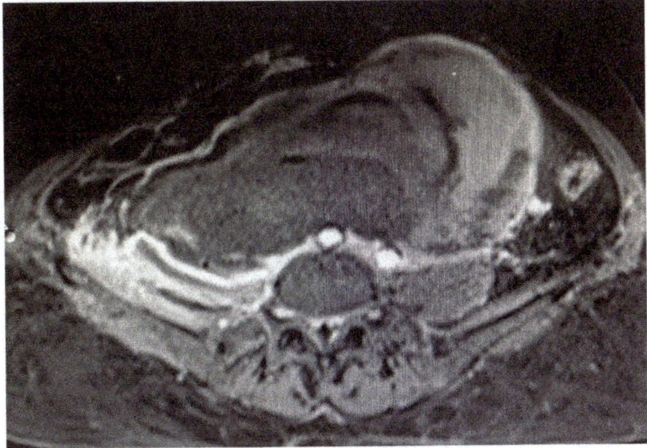

Figura 46.5 – Controle pós-operatório, corte axial.
Fonte: os autores.

Uma das principais técnicas desenvolvidas com a evolução do tratamento endovascular do AAAR foi o uso do balão intra-aórtico. Essa técnica possibilita a oclusão da aorta abdominal sem a necessidade de laparotomia ou anestesia geral e simula o pinçamento da aorta realizado na cirurgia aberta.[17-21] Os balões são os mesmos utilizados na acomodação das endopróteses, confeccionados em látex e com alta complacência.

Inicialmente descrita por Ohki e Veith no fim da década de 1990, essa técnica era realizada por meio do acesso pela artéria braquial.[15] Hoje, o acesso preferencial é pelas artérias femorais e deve permitir o controle do fluxo durante todo o procedimento. São necessários dois introdutores com comprimento suficiente para atingir a aorta supracelíaca (40 cm) e diâmetro que permita a passagem dos balões. O introdutor deve ser colocado sobre um fio-guia extrarrígido e posicionado acima do tronco celíaco; em seguida, o balão deve ser introduzido através do introdutor e insuflado acima desse local. O introdutor, nessa posição, visa manter a localização do balão, evitando que seja empurrado para baixo pela pressão do fluxo sanguíneo. A partir desse momento, deve-se proceder com agilidade para abreviar o tempo de "pinçamento" supracelíaco. A endoprótese é introduzida pela femoral contralateral e liberada no colo do aneurisma. Outro balão é introduzido pelo lado oposto ao anterior e insuflado dentro da prótese. Nesse instante, o balão supracelíaco é esvaziado e mantido o "pinçamento" infrarrenal até a canulação do ramo contralateral e sua liberação. A liberação do fluxo pode ser realizada de forma gradual, um ramo de cada vez, utilizando os balões para o controle e evitando hipotensão indesejável.

Cuidados pós-operatórios

O pós-operatório deve envolver um cuidado estreito de terapia intensiva, lembrando que, além das complicações bem estabelecidas nos cuidados do paciente eletivo, como infarto agudo do miocárdio, infecção respiratória, isquemia mesentérica e de membros inferiores, algumas complicações são particularmente relacionadas ao tratamento endovascular, como a síndrome compartimental abdominal. Extensos hematomas retroperitoneais e a infusão desproporcional de fluidos no perioperatório são alguns dos fatores desencadeantes. Esse aumento da pressão intra-abdominal compromete a dinâmica cardiovascular, respiratória e renal. Deve haver elevado grau de suspeita clínica, e o tratamento é realizado por intermédio de laparotomia e esvaziamento do hematoma. Técnicas como a utilização de curativos a vácuo têm auxiliado na redução da morbidade, permitindo a manutenção do domicílio abdominal.[10]

Estudos randomizados e evidências atuais

Os trabalhos iniciais envolvendo o tratamento endovascular do AAAR foram compostos basicamente de relatos e séries de casos, e, embora já demonstrassem baixas morbidade e mortalidade quando comparados aos resultados já existentes com o tratamento cirúrgico aberto, ainda não haviam estudos randomizados bem estabelecidos.

Em 2006, um grupo inglês realizou o primeiro estudo piloto randomizado controlado comparando o tratamento aberto e endovascular.[7] Foram encontradas dificuldades operacionais e éticas, sendo o estudo interrompido com apenas 32 pacientes e sem conclusões definitivas. Nos anos seguintes, análises de grandes bases de dados nos Estados Unidos e na Inglaterra demonstraram menor mortalidade em 30 dias para o tratamento endovascular do AAAR (21%-30%) quando comparado à cirurgia aberta.[22,23] A crítica a essas análises baseou-se num provável viés de seleção em que pacientes instáveis e com anatomia desfavorável tenham sido mais comumente selecionados para a cirurgia aberta.

Existem três estudos randomizados comparando a cirurgia aberta e endovascular no AAAR. Dois deles, o AJAX[24] (trial de Amsterdã) e o ECAR[25] (trial francês), basearam a seleção na anatomia dos aneurismas, e o terceiro, o IMPROVE[26] (trial inglês), dividiu os grupos ainda antes do diagnóstico, na intenção de tratar.

O AJAX incluiu pacientes estáveis entre 2004-2011, sendo selecionados após a tomografia os indivíduos com condições anatômicas favoráveis para ambas as técnicas. Foram incluídos 520 pacientes, sendo 116 (22%) selecionados para randomização. Não foi encontrada diferença significativa na mortalidade em 30 dias (endovascular, 21%; cirurgia aberta, 25%). Nesse estudo, a técnica endovascular foi realizada com próteses monoilíacas e enxerto femoral cruzado em todos os casos, não sendo esta a conduta mais comum atualmente. É perceptível também uma mortalidade inferior à esperada para a cirurgia aberta (25%), possivelmente relacionada à seleção dos casos.

O ECAR incluiu 107 pacientes entre 2008-2013, também demonstrando ausência de diferença estatística na mortalidade em 30 dias (endovascular, 18%; cirurgia aberta, 24%). Demonstrou, porém, redução das complicações graves, favorecendo a técnica endovascular (endovascular, 15,5%; cirurgia aberta, 41,5%).

O IMPROVE incluiu 613 pacientes, sendo 316 para o grupo endovascular e 297 para a cirurgia aberta. O resultado não mostrou diferença significativa na mortalidade em 30 dias (endovascular, 35%; cirurgia aberta, 37%). Demonstrou, porém, redução da permanência hospitalar e dos custos, favorecendo o grupo endovascular.

Embora sejam estudos realizados em grandes centros e publicados em periódicos respeitados, algumas falhas metodológicas ou na análise são evidentes. Nos dois primeiros, parece ter havido uma hiperseleção dos indivíduos com pouco mais de uma centena de pacientes em 5 e 7 anos, com exclusão de 78% dos casos no AJAX, não parecendo representar um grupo próximo da realidade. Nos três estudos não foram incluídos pacientes instáveis, que para muitos autores são os mais beneficiados pela técnica endovascular.[12,27] No IMPROVE, os grupos foram divididos numa fase inicial, antes da tomografia, na intenção de tratamento. Analisando os dados em detalhes, percebemos que apenas 154 dos 316 indivíduos selecionados para o grupo endovascular foram realmente tratados por essa técnica, 112 foram para cirurgia aberta e 17 não foram operados. Embora seja difícil entender o motivo, entre os 297 selecionados para cirurgia aberta, 36 foram tratados por via endovascular. Fazendo uma análise *a posteriori* desses dados, a mortalidade dos indivíduos realmente tratados por via endovascular foi de 25% e de 38% nos tratados por cirurgia aberta.

A comunidade científica ainda se encontra dividida quanto à necessidade da realização de novos estudos randomizados e da sua validade na análise dessa doença, envolvendo tantas peculiaridades éticas, técnicas e operacionais.[27] Diante das evidências atuais, muitos cirurgiões, entre os quais os autores deste capítulo, acreditam no grande benefício na morbidade e num provável benefício na mortalidade proporcionados pela técnica endovascular no tratamento do AAAR.

Material recomendado (kit emergência)

A eficiência do tratamento endovascular do AAAR é diretamente proporcional à rapidez de acesso aos materiais necessários. Por isso, recomendamos a seguinte lista básica para ficar disponível dentro do setor de hemodinâmica ou no centro cirúrgico:

- endoprótese abdominal bifurcada (diâmetros proximais: 20 mm-30 mm);
- endoprótese abdominal monoilíaca (diâmetros proximais: 20 mm-30 mm);
- extensão ilíaca (comprimentos: 80 cm, 100 cm, 120 cm; diâmetros distais: 12 mm-16 mm);
- extensão proximal/cuff (diâmetros proximais: 26 mm-36 mm);
- guia hidrofílica de 0,035 × 260;
- guia extrarrígida de 0,035 × 260;
- balão complacente de acomodação/oclusão de aorta;

- introdutor 18 F × 40 cm;
- cateter Pig-tail centimetrado;
- cateter de JR/AL/Simons 1/MP (para cateterização rápida da contralateral);
- cateter-laço de captura.

Referências

1. Yusuf SW, Whitaker SC, Chuter TAM et al. Emergency endovascular repair of leaking aortic aneurysm. Lancet 1994;344(10):1645.
2. Mayer D, Aeschbacher S, Pfammatter T et al. Complete replacement of open repair for ruptured abdominal aortic aneurysms by endovascular aneurysm repair: a two-center 14-year experience. Ann Surg 2012;256(5):688-95.
3. Moore R, Nutley M, Cina CS et al. Improved survival after introduction of an emergency endovascular therapy protocol for ruptured abdominal aortic aneurysms. J Vasc Surg 2007;45:443-450.
4. Mehta M, Taggert J, Darling RC 3rd et al. Establishing a protocol for endovascular treatment of ruptured abdominal aortic aneurysms: outcomes of a prospective analysis. J Vasc Surg 2006; 44:1-8.
5. Lee WA, Hirneise CM, Tayyarah M et al. Impact of endovascular repair on early outcomes of ruptured abdominal aortic aneurysms. J Vasc Surg 2004;40:211-5.
6. Brandt M, Walluscheck KP, Jahnke T et al. Endovascular repair of ruptured abdominal aortic aneurysm: feasibility and impact on early outcome. J Vasc Interv Radiol 2005;16:1309-12.
7. Hinchliffe RJ, Bruijstens L, MacSweeney ST et al. A randomised trial of endovascular and open surgery for ruptured abdominal aortic aneurysm - results of a pilot study and lessons learned for future studies. Eur J Vasc Endovasc Surg 2006;32(5):506-13.
8. Lloyd GM, Bown MJ, Norwood MG et al. Feasibility of preoperative computer tomography in patients with ruptured abdominal aortic aneurysm: a time-to-death study in patients without operation. J Vasc Surg 2004;39(4):788-91.
9. Crawford ES. Ruptured abdominal aortic aneurysm: an editorial. J Vasc Surg 1991;13:348-350.
10. Mayer D, Pfammatter T, Rancic Z et al. 10 years of emergency endovascular aneurysm repair for ruptured abdominal aortoiliac aneurysms - lessons learned. Ann Surg 2009;249:510-515.
11. Van der Vliet JA, van Aalst DL, Schultze Kool LJ et al. Hypotensive hemostasis (permissive hypotension) for ruptured abdominal aortic aneurysm: are we really in control? Vascular 2007;15:197-200.
12. Queiroz AB, Schneidwind KP, Mulatti GC et al. Repair of ruptured abdominal aortic aneurysms preferably with bifurcated endografts: a single-center study. Clinics 2014;69(7):420-5.
13. Lachat ML, Pfammatter T, Witzke HJ et al. Endovascular repair with bifurcated stent-grafts under local anaesthesia to improve outcome of ruptured aortoiliac aneurysms. Eur J Vasc Endovasc Surg 2002;23(6):528-36.
14. Ohki T, Veith FJ, Sanchez LA et al. Endovascular graft repair of ruptured aortoiliac aneurysms. J Am Coll Surg. 1999;189(1):102-12.
15. Ohki T, Veith FJ. Endovascular grafts and other image-guided catheter based adjuncts to improve the treatment of ruptured aortoiliac aneurysms. Ann Surg 2000;232(4):466-79.
16. Verhoeven EL, Prins TR, van den Dungen et al. Endovascular repair of acute AAAs under local anesthesia with bifurcated endografts: a feasibility study. J Endovasc Ther 2002;9(6):729-35.
17. Berland TL, Veith FJ, Cayne NS et al. Technique of supraceliac balloon control of the aorta during endovascular repair of ruptured abdominal aortic aneurysms. J Vasc Surg 2013 Jan;57(1):272-5.
18. Malina M, Veith F, Ivancev K et al. Balloon occlusion of the aorta during endovascular repair of ruptured abdominal aortic aneurysm. J Endovasc Ther 2005;12:556-559.
19. Malina M, Holst J. Balloon control for ruptured AAAs: when and when not to use? J Cardiovasc Surg 2014;55(2):161-7.
20. Veith FJ, Ohki T. Endovascular approaches to ruptured infrarenal aortoiliac aneurysms. J Cardiovasc Surg 2002;43:369-378.
21. Veith FJ, Cayne NS, Mehta M et al. Technique for supraceliac balloon aortic control during EVAR for ruptured abdominal aortic aneurysms. J Vasc Surg 2010;51:84S.
22. Egorova N, Giacovelli J, Greco G et al. National outcomes for the treatment of ruptured abdominal aortic aneurysm: comparison of open versus endovascular repairs. J Vasc Surg 2008;48:1092-100.
23. Holt PJ, Karthikesalingam A, Poloniecki JD et al. Propensity scored analysis of outcomes after ruptured abdominal aortic aneurysm. Br J Surg 2010;97:496-503.
24. Reimerink JJ, Hoornweg LL, Vahl AC et al. Endovascular repair versus open repair of ruptured abdominal aortic aneurysms: a multicenter randomized controlled trial. Ann Surg. 2013;258:248-56.
25. Desgranges P, Kobeiter H, Katsahian S et al. for the ECAR Investigators. A french randomized controlled trial of endovascular versus open surgical repair of ruptured aorto-iliac aneurysms. Eur J Vasc Endovasc Surg 2015;50:303-10.
26. IMPROVE trial Investigators, Powell JT, Sweeting MJ, Thompson MM et al. Endovascular or open repair strategy for ruptured abdominal aortic aneurysm: 30 day outcomes from IMPROVE randomised trial. BMJ 2014;348:f7661.
27. Veith FJ, Powell JT, Hinchliffe RJ. Is a randomized trial necessary to determine whether endovascular repair is the preferred management strategy in patients with ruptured abdominal aortic aneurysms? J Vasc Surg 2010;52(4):1087-93.

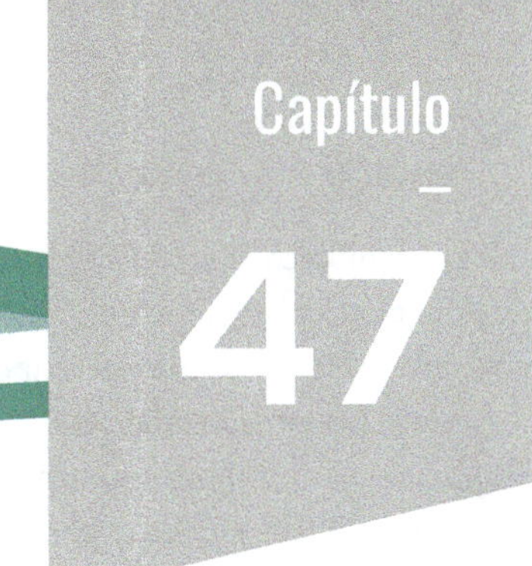

Traumatismos vasculares das extremidades: papel das técnicas endovasculares

GUILHERME VIEIRA MEIRELLES

Introdução

Os avanços no atendimento ao traumatizado com a disseminação do ATLS® e as normatizações no atendimento pré-hospitalar (PHTLS®) vêm contribuindo para que pacientes graves, com lesões vasculares, cheguem em melhores condições clínicas aos hospitais.

Essa situação se mostrou presente com a evolução das guerras, em que a melhoria do atendimento e a diminuição do tempo de resgate, associada à evolução das técnicas de reparo vasculares, permitiram reduzir a mortalidade e a porcentagem das amputações em vítimas de lesões vasculares dos membros.

Os dados referentes às lesões vasculares nas I e II Grandes Guerras trazem informações incompletas, copiladas de fontes diversas, permitindo um estudo dentro da possibilidade do momento histórico. O grande número de países envolvidos e as diversas frontes de batalha com sistemas médico-hospitalares distintos não possibilitaram uma avaliação global, mas, sim, de centros específicos.[1]

As guerras anteriores mostram incidências muito menores de traumatismos vasculares por provável falta de registros. Os dados mais detalhados referem-se às tropas inglesas na Primeira Guerra e incluíam as lesões vasculares agudas e crônicas (pseudoaneurismas e fístulas secundárias a traumatismos). O que de início parece ser uma taxa melhor de amputação, de 18,1% nesse grupo, comparado a 40,3% no exército norte-americano na Segunda Grande Guerra, deve ser analisado com cautela. Os dados ingleses, além de incluir complicações tardias e não somente as agudas, como na estatística norte-americana, considerou também lesões em artérias de menor importância, diferente da segunda. Desconsiderando as lesões isoladas de artérias menores nos membros superiores e inferiores, a taxa de amputação se eleva para 49,6%, atingindo 62,6% nas lesões das artérias ilíacas, femorais e poplítea. Dados que se assemelham aos obtidos dos relatos ingleses na Primeira Grande Guerra.[1]

Reportes dos hospitais de campanha e consideração das Forças Armadas apontam para uma incidência de 1,4% de lesão vascular nos traumatismos de extremidades. A tentativa de procedimentos cirúrgicos para restabelecer o fluxo arterial ocorreu somente entre 20%-25% das lesões vasculares. Dessa forma, o conceito, nesse período, era de que a conduta preconizada para as lesões em combates militares seria a ligadura do vaso.

Dois fatores foram cruciais para a evolução dos resultados: o tempo de resgate e a evolução das técnicas cirúrgicas. Vários modelos foram avaliados nesses eventos, comparando resultados: uso de torniquetes; anastomose entre artérias com o uso de tubos metálicos, vidro ou tubos plásticos; associação com simpatectomia ou bloqueio simpático; e até mesmo a associação de ligadura venosa, numa tentativa de diminuir os índices de amputação, quando necessária a ligadura arterial.[1]

Outro dado importante é o tempo médio de resgate do exército norte-americano na Segunda Guerra. Entre a lesão e o restabelecimento do fluxo vascular o tempo médio de resgate foi acima de 12 horas, sendo que poucos foram tratados com menos de 10 horas, o que por si só já determina o prognóstico do membro, restando a ligadura do vaso, muitas vezes, como a única opção aos sobreviventes.[1]

Na Guerra da Coreia, inicialmente, apresentava-se uma orientação de ligadura arterial oriunda da Segunda Grande Guerra. No decorrer desta, a indicação de reparo cirúrgico se fez mais frequente, reduzindo drasticamente os índices de amputação para 13%. O que possibilitou esse avanço foi melhor atendimento ao doente com reposição volêmica, redução do tempo de resgate e tratamento (menos de 8,5 horas), bem como seleção dos pacientes a serem tratados.[2] Posteriormente, no conflito do Vietnã, com o aprimoramento das técnicas cirúrgicas, observou-se a queda dos índices de amputações para 8% com tempo de abordagem cirúrgica inferior a 2,5 horas. Apesar da evolução do poder de destruição dos armamentos, um fator determinante para esse resultado foi o tempo reduzido entre o trauma, o resgate e o restabelecimento do fluxo vascular. A utilização de próteses sintéticas mostrou-se desfavorável em razão do índice elevado de infecção e trombose.[3,4,2]

Em tempos mais recentes, as guerras do Iraque e do Afeganistão também apresentaram resgate aéreo com tempo de revascularização inferior a 6 horas, abordagem cirúrgica e revascularização nos pacientes com lesão vascular, salvo nos indivíduos com lesões extensas, com membros inviáveis, e, portanto, sem possibilidade de revascularização, sendo então realizada a amputação primária.

As taxas de amputação foram de 16,67% (8 de 48) para pacientes revascularizados, mas com amputação primária de 19,6% antes mesmo de chegar ao hospital de apoio. O grande desafio de preservação do membro esteve relacionado ao mecanismo do trauma, já que 64% (68) das lesões foram secundárias a explosões, o que gera grande perda tecidual, 25% (27) por projétil de arma de fogo e 11% (12) por trauma contuso.[2]

Outra característica desse tipo predominante de trauma é a contaminação local. De cinco enxertos com próteses sintéticas, quatro evoluíram para infecção e/ou trombose, necessitando a prótese ser removida e substituída por veia.

Além do uso de torniquetes, shunts, sutura e anastomoses com e sem enxertos já utilizados em outros conflitos, houve também a utilização do tratamento endovascular em 5 pacientes. Uma endoprótese revestida na artéria braquial e uma na artéria axilar bem como duas fístulas e um pseudoaneurisma foram utilizados em embolizações para o tratamento. A angiografia permitiu o diagnóstico de 40 lesões ocultas em 31 pacientes. Somente um terço (33%) apresentava exame vascular com alterações, e a indicação se baseou, na maioria dos casos, no mecanismo de trauma, explosão com múltiplos fragmentos. Desses pacientes assintomáticos, além de lesões de artérias tibiais e ulnares, três fístulas arteriovenosas e quatro pseudoaneurismas identificados foram então tratados.[2,5]

Fora dos conflitos armados, na vida civil, a menor prevalência de lesões por explosões e por projéteis de alta velocidade reflete na diminuição da taxa de amputação.

Uma revisão de 106 lesões vasculares atendidas no Hospital Monte Sinai de Cleveland apresentou taxas de amputação de 4,7%, chegando a 20% em lesões da artéria poplítea, com mortalidade total de 5,6%. Da mesma maneira, em levantamento de 651 traumas vasculares do banco de registro de dados nos Estados Unidos, entre 2002 e 2006, obteve-se 66% do mecanismo de trauma como penetrante. A incidência de amputação e óbito foi de 9,1%, sendo maior prevalência das amputações nas lesões da artéria poplítea, consequente a trauma contuso.[2,6]

Em levantamento colaborativo na América Latina, publicado em 2002, observou-se maior prevalência de ferimento penetrante (89%), sendo principalmente por projétil de arma de fogo (63%) e trauma contuso menos frequente (8%).[7]

Diferenças entre o mecanismo de trauma, contuso ou penetrante, arma branca ou secundário a projétil de arma de fogo refletem fatores socioculturais entre as diferentes regiões, muitas vezes em uma mesma cidade, criando experiências distintas entre os serviços médico-hospitalares.

Tratamento endovascular

As lesões vasculares dividem-se em dois grupos, levando à hemorragia ou à isquemia. O tratamento endovascular definitivo para lesões arteriais ou venosas hemorrágicas é realizado com a utilização de endopróteses ou com embolização. As lesões isquêmicas secundárias a trombose ou dissecções são tratadas com angioplastia e stent.

Os segmentos vasculares dos membros têm início na transição ileofemoral no segmento inferior e axilobraquial no superior. Portanto, a abordagem cirúrgica e a exposição dos vasos são simples e rápidas na maior parte desses segmentos, com adequado controle da hemorragia por compressão local ou com o uso de torniquetes. A utilização de stents revestidos apresenta melhores resultados nos vasos proximais, de maior calibre, como femoral superficial e braquial. É importante lembrar que a artéria femoral comum, por se encontrar em área de dobra, além de dar origem à femoral profunda, apresenta resultados mais adequados quando abordada cirurgicamente.

As diretrizes tanto da Costa Leste quanto da Costa Oeste dos Estados Unidos não apresentam indicação do tratamento endovascular como recomendação. Esse tratamento ainda se encontra sob investigação, necessitando de mais trabalhos para validação. Existe no algoritmo dessas diretrizes uma orientação para embolização de fístulas das artérias tibiais ou fibular.[8-10]

A abordagem endovascular para os pacientes com lesão vascular representa um avanço, abrindo a possibilidade de preservação do membro e da própria vida em situações críticas, quando apresentam indicações adequadas.

Existem poucas publicações e com casuísticas pequenas. Em toda a guerra do Iraque e a do Afeganistão, como descrito anteriormente, somente 5 casos de extremidades foram tratados dessa maneira (2 stents revestidos e 3 embolizações).[5]

Alguns trabalhos descrevem o tratamento endovascular nas artérias ilíacas como trauma de extremidade. Sem sombra de dúvida, nesse segmento há grande benefício para esse tratamento, tanto no uso de stens recobertos como nas embolizações dos ramos distais, mas grande parte dos autores parece definir esse segmento como pélvico, sendo as artérias femoral e distal como extremidade.

As lesões no segmento axilar, braquial proximal e femoral superficial apresentam melhores resultados para o implante de stent recoberto. Isso se dá pelo fato de apresentarem maior diâmetro e fluxo de desague (outflow). Lesões com extravasamento de contraste, pseudoaneurismas ou fístulas arteriovenosas secundárias a ramos arteriais da axilar, femoral profunda ou das artérias distais (tibiais e fibulares) são tratadas com embolização.

Worni et al., também em levantamento de base de dados entre 2007 e 2009, notaram que 5,9% dos pacientes portadores de lesão vascular de extremidades foram tratados por via endovascular. Nesse grupo, observou-se menor complicação na ferida operatória e menor tempo de internação.[11]

Em série de 62 casos de lesões de extremidades, 33 de artéria ilíaca reparados com stents recobertos, 11 envolviam a artéria femoral comum. A taxa de exclusão da lesão foi de 91% para o segmento ilíaco e de apenas 62% no segmento femoral. No período de 1 ano, os portadores de lesão femoral necessitaram, em 15% dos casos, de revascularização com enxerto.[12]

Estudos com o uso de endopróteses como tratamento definitivo, em vez de shunts arteriais temporários, no período de prefixação de fratura traumática, mostraram menor tempo de isquemia e de cirurgia com benefício no curto prazo (3 meses).[13] Da mesma forma, outros autores têm mostrado casuísticas pessoais pequenas com a utilização de stents em artérias femorais, poplíteas e mesmo infrapatelares com bons resultados, mas com pouco tempo de evolução.[14,15]

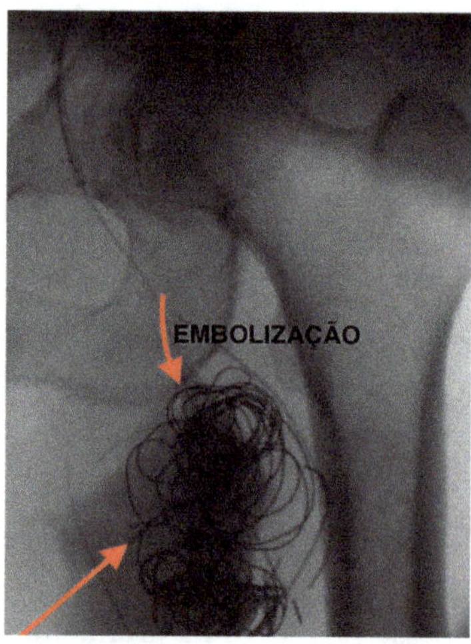

Figura 47.1 – Lesão arterial com pseudoaneurisma femoral.
Fonte: o autor.

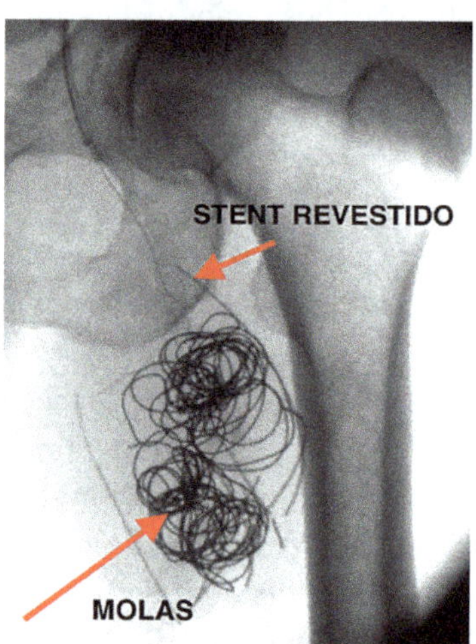

Figura 47.2 – Embolização de pseudoaneurisma com liberação de stent revestido na lesão arterial.
Fonte: o autor.

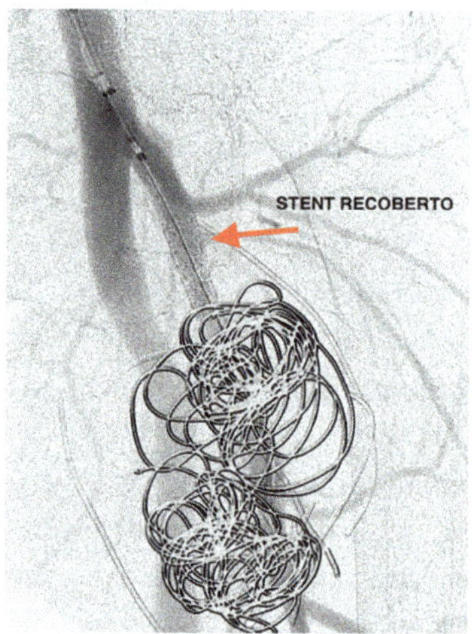

Figura 47.3 – Arteriografia de controle com exclusão do pseudoaneurisma.
Fonte: o autor.

Discussão

A utilização de balão oclusor apresenta particular indicação em situações nas quais a demora para a obtenção do controle do sangramento possa pôr em risco a vida do doente, como lesões de grandes vasos ou em segmentos de difícil acesso.

As embolizações, por permitirem acesso remoto, facilitam a vida do cirurgião, reduzindo a lesão de tecidos e estruturas, como nervos no trajeto do vaso, em situações anatômicas alteradas pelo trauma.

Devemos entender a abordagem endovascular não só como o tratamento definitivo com o uso de stents, endopróteses ou embolização, mas também como controle da hemorragia pelo uso de balões temporários, facilitando a abordagem cirúrgica aberta (tratamento híbrido).[8]

Quanto à utilização de próteses revestidas, deve-se considerar que, além do trauma de extremidades, podem ocorrer lesões no tronco e cerebrais que impedem a utilização de anticoagulante ou antiagregante plaquetário.

Sendo o paciente vítima de trauma, na maioria das vezes, um indivíduo jovem, entre a segunda e a terceira década de vida, devemos ter em mente sempre a ideia de resultado a longo prazo. Desse modo, a utilização de endopróteses revestidas em segmentos de dobra, como nas artérias poplítea e femoral comum, podem ser um fator complicador ao longo do tempo.

Sobre esse aspecto, falta estatística com resultados robustos na literatura para que sua indicação seja recomendada como primeira opção.

Referências

1. Colonel Michael E. Debakey, M.C., And Lt. Colonel Florindo A. Simeone, M.C Battle injuries of the arteries in world war II*. An analysis of 2,471 cases. Annals of Surgery April. 1946, Volume 123, Number 4.
2. Kai W. Hata; Maj Brandon Propper; Col Norman Rich; James O. Fifty-year anniversary of the Vietnam Vascular Registry and a historic look at vascular registries Menzoian, January 2017, Volume 65, Issue 1.
3. Rich NM. Vascular trauma in Vietnam. J Cardiovasc Surg (Torino)1970;11:368-77.

4. Hughes CW. The primary repair of wounds of major arteries; an analysis of experience in Korea in 1953. Ann Surg 1955;141:297-303.

5. Charles J. Fox, M David L. Gillespie, Sean D. O'Donnell, M Todd E. Rasmussen, James M. Goff, Chatt A. Johnson, Richard E. Galgon, MD, a Timur P. Sarac, and Norman M. Rich, Washington, DC; and Bethesda. Contemporary management of wartime vascular trauma J Vasc Surg 2005;41:638-44.

6. David S. Kauvar; Mark R. Sarfati; Larry W. Kraiss. Mortality and Limb Loss in Isolated Lower Extremity Vascular Trauma: Analysis of the National Trauma Data. Bank J Vasc Surg 2010, Volume 52, Issue 2, Page 532.

7. Sonneborn R, Andrade R, Bello F, Morales-Uribe CH, Razuk A, Soria A, et al. Vascular trauma in Latin América. A regional survey. Surg Clin North Am 2002 Feb;82(1):189-94.

8. Fox N, Rajani RR, Bokhari F, Chiu WC, Kerwin A, Seamon MJ et al. Evaluation and management of penetrating lower extremity arterial trauma: an Eastern Association for the Surgery of Trauma practice management guideline. J Trauma Acute Care Surg 2012;73(5 Suppl 4):S315–20. Evidenced based guidelines.

9. Feliciano DV, Moore FA, Moore EE, West MA, Davis JW, Cocanour CS, Kozar RA, McIntyre RC, Jr. Evaluation and management of peripheral vascular injury: part I. Western Trauma Association/Critical Decisions in Trauma. J Trauma 2011;70:1551Y1556.

10. Feliciano DV, Moore EE, West MA, Moore FA, Davis JW, Cocanour CS, et al. Western Trauma Association critical decisions in trauma: evaluation and management of peripheral vascular injury, part II. J Trauma Acute Care Surg 2013;75(3):391-7. Guidelines for management of vascular trauma.

11. Hasan B. Alam & Paul D. DiMusto. Management of Lower Extremity Vascular Trauma Curr Trauma Rep (2015)1:61-6.

12. White R, Krajcer Z, Johnson M, Williams DM, Bacharach M, O'Malley E. Results of a multicenter trial for the treatment of traumatic vascular injury with a covered stent. J Trauma 2006;60:1189-96.

13. Simmons JD, Walker WB, Gunter III JW, Ahmed N. Role of endovascular grafts in combined vascular and skeletal injuries of the lower extremity: a preliminary report. Arch Trauma Res 2013;2(1):40-5.

14. Stewart DK, Brown PJ, Tinsley Jr EA, HopeWW, Clancy TV. Use of stent grafts in lower extremity trauma. Ann Vasc Surg 2011;25:264.e9-.e13.

15. Desai SS, DuBose JJ, Parham CS, Charlton-Ouw KM, Valdes J, Estrea AL et al. Outcomes after endovascular repair of arterial trauma. J Vasc Surg 2014;60:1309-14.

Tratamento da dissecção aguda da aorta: análise crítica baseada em evidências

ALEXANDRE MAIERÁ ANACLETO
MARCIA MARIA MORALES

Considerações gerais

A dissecção aguda aórtica (DAA), muitas vezes indevidamente denominada aneurisma dissecante, é a mais comum das entidades clínicas que compõem a síndrome aórtica aguda (SAA), em conjunto com o hematoma intramural e a úlcera penetrante. A incidência da SAA é de 3 casos por 100.00 habitantes ao ano, sendo que desses 80% correspondem à dissecção aguda da aorta.[1]

A DAA é mais comum entre homens que entre mulheres. Um estudo de 2004 mostrou que a prevalência observada no sexo masculino ultrapassa de 3 a 5 vezes a estimada para o sexo feminino. Dos pacientes acometidos por uma DAA, 20% falecem antes de chegar ao hospital, 30% durante a internação e 20% nos 10 anos posteriores ao evento agudo.[1]

Arbitrariamente, convencionou-se classificar a dissecção aórtica de **aguda** quando o diagnóstico é feito até 14 dias após o início dos sintomas e de **crônica** após a segunda semana. Essa classificação enfatiza o fato de o prognóstico ser melhor quando o paciente sobrevive à fase aguda da doença, motivo pelo qual é aceita universalmente.

O primeiro e mais difundido sistema de classificação da dissecção aórtica foi proposto por DeBakey e colaboradores em 1955[2] e era baseado em critérios anatomocirúrgicos. Os autores definiam três tipos de dissecção aórtica, consoante o local da rotura primária da íntima e a extensão da dissecção. Nos tipos I e II, a rotura primária da íntima localizava-se na aorta ascendente, sendo que no tipo II a dissecção ficava confinada à aorta ascendente; no tipo I, propagava-se pela aorta, podendo atingir a croça, a descendente e a abdominal. No tipo III, a rotura primária estava localizada na aorta descendente, geralmente no istmo aórtico, logo após a origem da artéria subclávia esquerda, podendo a dissecção propagar-se proximal ou distalmente.

Em 1970, Daily e colaboradores[3] propuseram um sistema de classificação baseado em critérios clínicos (Classificação de Stanford), denominando a doença de **tipo A**, quando ocorre comprometimento da aorta ascendente (podendo o arco e a aorta descendente estarem ou não comprometidos), e de **tipo B**, quando a aorta ascendente não está comprometida (independentemente do local da rotura primária da íntima). Tal sistema de classificação é muito mais racional, pois, do ponto de vista das complicações, do prognóstico e do tratamento, o que importa é o fato de a aorta ascendente estar ou não comprometida pelo processo de dissecção.

Em nosso serviço, adotamos a classificação de dissecção aórtica tipo A e tipo B, que pode ser aguda ou crônica (figura 48.1).

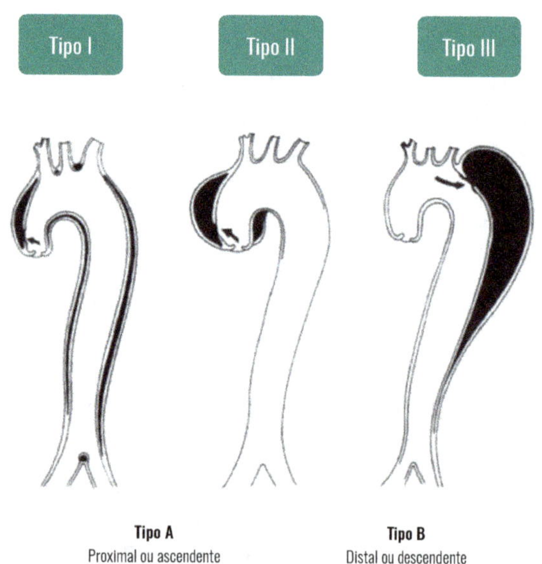

Figura 48.1 – Classificação da dissecção aórtica.
Fonte: os autores.

Cerca de dois terços das dissecções aórticas são do tipo A. Há envolvimento da aorta ascendente em 65% dos casos, da aorta descendente em 20%, do arco aórtico em 10% e da aorta abdominal em 5%.

Fisiopatologia

A dissecção aórtica é caracterizada, do ponto de vista fisiopatológico, por uma separação longitudinal da túnica média, que se estende de maneira paralela à luz aórtica. Essa separação começa por uma rotura ou laceração, inicialmente transversa, que envolve cerca de metade da circunferência aórtica, ocasionalmente menos e raramente toda a circunferência, comprometendo toda a camada íntima e mais da metade da camada média, mais precisamente os dois terços internos.

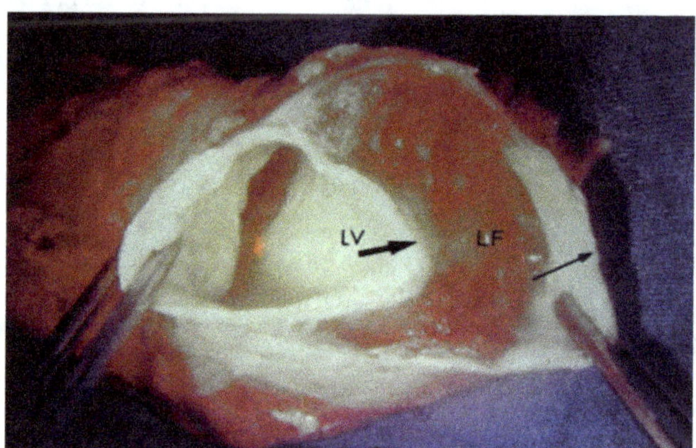

Figura 48.2 – Aorta descendente, seccionada transversalmente. Dissecção de dois terços da circunferência aórtica. LF, luz falsa; LV, luz verdadeira. As setas chamam a atenção para a diferença de espessura das paredes interna (seta espessa) e externa (seta fina) da falsa luz.
Fonte: os autores.

A rotura da íntima, que marca o início da dissecção, está localizada, aproximadamente em 62% dos casos, na aorta ascendente; em 25%, no istmo aórtico, logo após a emergência da artéria subclávia esquerda; em 10%, no arco aórtico; e, em torno de 3%, na aorta abdominal.

A localização do canal de dissecção, também chamado falso canal ou falsa luz, é a metade externa da túnica média da aorta; como consequência, a parede externa da falsa luz é muito fina, cerca de um quarto da parede aórtica original. Em contrapartida, a parede entre a luz verdadeira e a luz falsa (isto é, a parede interna do falso canal) corresponde a três quartos da espessura original da aorta. Esse aspecto anatomopatológico explica a alta frequência de rotura de falsa luz, com consequente extravasamento do sangue para fora da aorta, como principal causa de morte,[4] ao contrário da rotura da parede interna do falso canal, com reentrada na luz verdadeira, o que levaria à cura espontânea.

Etiopatogenia

Praticamente todos os mecanismos que causam enfraquecimento da camada média da aorta, aumentando o estresse mecânico na parede desse vaso, podem desencadear uma DAA. As principais alterações estão descritas a seguir.

ALTERAÇÕES DEGENERATIVAS DA TÚNICA MÉDIA

As alterações degenerativas da túnica média têm grande importância na patogênese da DAA. O tecido conjuntivo elástico e/ou o músculo liso são afetados em graus variados por doenças hereditárias ou por processos degenerativos adquiridos, em razão do uso e do desgaste crônico da parede da aorta. Em 1929, Erdheim[5] denominou esse processo de "necrose cística da média" ou "necrose mediocística" (figura 48.3). Tais lesões ocorrem, predominantemente, na aorta proximal, sujeita a maior estresse hemodinâmico.

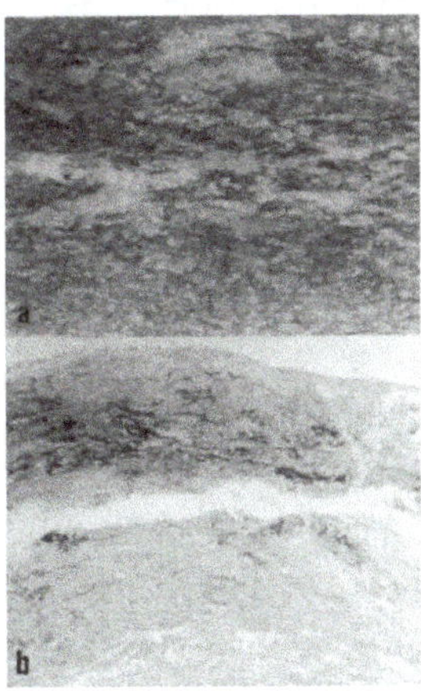

Figura 48.3 – (A) Aorta normal. Corte longitudinal evidenciando a camada média com fibras colágenas coradas em preto, apresentando distribuição uniforme e arranjadas paralelamente. (B) Degeneração cística da média. Corte longitudinal de aorta demonstrando acentuada fragmentação e desorganização de fibras elásticas na camada média, com total desaparecimento destas em algumas áreas. Coloração para fibras elásticas; ampliação: 40 x.

Fonte: os autores.

HIPERTENSÃO ARTERIAL SISTÊMICA

A hipertensão arterial sistêmica de longa duração leva à hipertrofia e à degeneração do músculo liso da parede da aorta. Contudo, em relação à patogenia da dissecção aórtica, esse fato parece não ser importante, uma vez que o músculo liso não é um componente da parede da aorta torácica em que ocorre a maioria das dissecções. A hipertensão arterial é, por certo, fator importante na patogenia da dissecção aórtica em relação à rotura da íntima e à propagação da dissecção, quando considerada como força mecânica, agindo diretamente sobre a parede da aorta. Nesse aspecto, a progressão do espessamento intimal e da fibrose da adventícia pode comprometer a nutrição e a oxigenação da parede arterial, resultando em morte das células musculares lisas por necrose e desorganização das estruturas elásticas, comprometendo a biomecânica aórtica (que se torna vulnerável), e criando um cenário ideal para o desenvolvimento de uma dissecção.[6]

Apesar de ser o denominador comum, a hipertensão arterial sistêmica, de maneira isolada, não pode ser considerada como causa única da patogenia da dissecção aórtica. Estima-se que aproximadamente 71,6% da população norte-americana acima de 65 anos seja hipertensa.[7] A incidência da dissecção aórtica não é proporcional. Aparentemente, a hipertensão arterial "modula" os fatores etiológicos da dissecção aórtica, bem como o tabagismo, a dislipidemia e o uso de cocaína e crack.[6]

O motivo que leva um indivíduo hipertenso a sofrer dissecção aórtica enquanto outro, também hipertenso e de mesma idade, não sofre ainda não foi definido.[8] De qualquer modo, a combinação de hipertensão arterial sistêmica com idade avançada parece ser um importante fator de risco especialmente para dissecção aórtica tipo B, uma vez que a incidência de hipertensão refratária no curso clínico dessa lesão atinge 64% dos casos.[9] A hipertensão arterial sistêmica está presente em mais da metade dos pacientes com dissecção aórtica tipo A.

ATEROSCLEROSE

A aterosclerose e sua relação com a dissecção aórtica constituem um ponto controvertido. A maioria dos autores não a considera causa importante da dissecção aórtica, uma vez que a maioria das dissecções se inicia na aorta ascendente, em que a aterosclerose, comumente, é pouco evidente.

SÍNDROME DE MARFAN

A síndrome de Marfan é um defeito hereditário do tecido conjuntivo autossômico dominante com penetrância variável em que há mutação no gene FBN1 que codifica a fibrilina-1, principal componente das microfibrilas da matriz extracelular encontradas isoladamente ou associadas à elastina nas fibras elásticas. A complicação cardiovascular mais comum na síndrome de Marfan é a dilatação da aorta ascendente, que predispõe à dissecção aguda da aorta tipo A. A necrose da camada média está presente em 33% dos pacientes com Marfan.

GRAVIDEZ

A gravidez tem sido frequentemente enumerada como uma das causas de dissecção aórtica. O número relatado de pacientes com dissecção aórtica durante a gravidez é, contudo, pequeno, e, mesmo entre eles, a informação sobre a presença de hipertensão arterial sistêmica é falha. A literatura, em geral, sugere que existe uma relação muito importante entre gravidez, hipertensão arterial sistêmica e dissecção aórtica durante o parto ou no puerpério. Nienaber & Eagle,[6] em 2006, afirmaram que a gravidez em si não é um fator de risco para a dissecção aórtica, exceto se ela for associada à pré-eclâmpsia, hipertensão arterial sistêmica ou síndrome de Marfan.

VALVA AÓRTICA BICÚSPIDE E COARCTAÇÃO DO ISTMO

A valva aórtica bicúspide é o defeito congênito cardíaco mais prevalente, acometendo 1,3% da população.[10] Sua complicação mais comum é a disfunção valvar, entretanto pode causar um processo similar ao ocorrido na síndrome de Marfan, com dilatação da aorta ascendente e consequente dissecção com altas taxas de mortalidade. Pacientes com valva aórtica bicúspide congênita, com ou sem estenose aórtica, apresentam um tipo de dissecção aórtica que não está associada à hipertensão arterial sistêmica. A literatura mostra que não somente a frequência da valva aórtica bicúspide congênita é muito mais alta que o esperado em pacientes com dissecção aórtica como a frequência desta é muito grande em pacientes com valva aórtica bicúspide congênita.

A coarctação do istmo aórtico está associada, em alta frequência, à dissecção aórtica, provavelmente por meio de um duplo mecanismo — por causar hipertensão arterial sistêmica a montante e por estar, frequentemente, associada à valva aórtica bicúspide.

TRAUMA E LESÃO IATROGÊNICA

O trauma é uma das causas, embora rara, de dissecção aórtica. O trauma é não penetrante, e a laceração aórtica ocorre na região do istmo aórtico, em que a mobilidade aórtica é reduzida pelo ligamento arterioso durante o movimento de desaceleração brusca.

Quanto às lesões iatrogênicas, podem ser provocadas por canulação aórtica, defeitos de anastomoses e durante os procedimentos endovasculares por uso de fios-guia e cateteres.

Sintomas e sinais

O sintoma mais comum, presente em mais de 90% dos casos, é a dor, que é súbita e de intensidade insuportável, principalmente no início, o que contrasta com a dor do infarto agudo do miocárdio, cuja intensidade aumenta progressivamente até atingir o máximo. Por ser intolerável, a dor faz com que o paciente se contorça, se torne agitado e se movimente no leito, procurando obter alívio. Essa é outra característica que diferencia a dissecção aguda da aorta do infarto agudo do miocárdio, em que o paciente procura manter-se imóvel para reduzir a intensidade da dor, que é descrita como "rasgando" ou "dilacerando", qualidade essa que é, particularmente, apropriada para se suspeitar de dissecção aguda da aorta. Outra característica da dor é sua tendência a migrar do local de origem, seguindo o trajeto da dissecção. A localização da dor pode sugerir o local da dissecção; assim, a dor referida na face anterior do tórax (subesternal ou precordial) é mais frequente nas dissecções do tipo A e a dor referida, especificamente, na região interescapular é patognomônica do tipo B. Nas dissecções que envolvem o arco aórtico, a dor pode ser referida tanto no pescoço como na mandíbula.

Do ponto de vista do exame físico, a dissecção aguda da aorta pode apresentar-se sob a forma de síndromes variadas, relacionadas ao tipo de complicação causada pela progressão do hematoma dissecante, que incluem a síncope, o choque periférico, o icto cerebral isquêmico, a insuficiência cardíaca aguda, a hipertensão pulmonar periférica, a paraplegia ou paraparesia flácida e a insuficiência arterial periférica. Outras síndromes clínicas podem ocorrer por compressão ou oclusão dos ramos aórticos, como isquemia mesentérica aguda; infarto agudo do miocárdio; e isquemia renal com hipertensão arterial sistêmica grave, resistente à terapêutica. A febre também tem sido descrita como sinal de dissecção aguda da aorta, cuja causa provável é a absorção de substâncias pirogênicas, em razão da hemólise na falsa luz.

Manifestações não características de dissecção aguda da aorta podem ocorrer, como paralisia de corda vocal por compressão do nervo recorrente laríngeo esquerdo; síndrome da veia cava superior; massa pulsátil no pescoço; compressão traqueobrônquica com broncoespasmo; articulação esternoclavicular pulsátil; síndrome de Horner por compressão do gânglio estrelado; hemoptise por hemorragia na árvore traqueobrônquica; hematêmese por rotura da falsa luz no esôfago; bloqueio atrioventricular de grau variável; sopro cardíaco contínuo em decorrência da fístula aortoventricular ou aortoatrial direita.

Complicações e causas de morte

As principais causas de complicações da DAA estão listadas no quadro 48.1. A principal causa, responsável por quase 90% das mortes, é o choque hemorrágico por rotura da falsa luz. Pelo fato de o pericárdio parietal se prolongar pela aorta ascendente até a emergência do tronco braquiocefálico, a rotura de qualquer porção da aorta ascendente se faz dentro do saco pericárdico, levando, geralmente, à morte em poucas horas, por tamponamento cardíaco. O local usual da rotura é a parede lateral direita da aorta, isto é, o local de contato do sangue ejetado pelo ventrículo esquerdo. A rotura do arco aórtico é mais comum no mediastino; a rotura da aorta torácica descendente ocorre, quase invariavelmente, no espaço pleural esquerdo, podendo, no entanto, mais raramente, ocorrer no espaço pleural direito, na luz esofágica ou no pulmão; a rotura da aorta abdominal se dá para o retroperitônio, peritônio livre ou dentro de víscera oca.

Pelo fato de a aorta ascendente e do tronco da artéria pulmonar compartilharem uma adventícia comum, o hematoma dissecante pode estender-se para a adventícia da artéria pulmonar principal ou de seus ramos, e, sendo a pressão arterial pulmonar mais baixa que a sistêmica, a luz da artéria pulmonar pode sofrer estreitamento, causando um tipo de estenose pulmonar periférica. A progressão da dissecção para uma das artérias

Quadro 48.1 – Complicações da dissecção aguda da aorta.

I. ROTURA DA FALSA LUZ	II. OBSTRUÇÃO COMPLETA OU PARCIAL DE RAMO DA AORTA	III. SEPARAÇÃO DE RAMOS DA AORTA
a. Saco pericárdico	a. Coronárias *Insuficiência coronariana	**IV. LESÃO DO APARELHO VALVAR AÓRTICO**
b. Espaço pleural	b. Inominada e/ou carótida comum *Insuficiência arterial cerebral	*Insuficiência aórtica aguda
c. Mediastino	c. Inominada e/ou subclávia *Insuficiência arterial MMSS	**V. OBSTRUÇÃO DA AORTA**
d. Retroperitônio	d. Intercostal e/ou lombar *Isquemia medular aguda	a. Compressão da luz verdadeira pelo hematoma
e. Pulmão	e. Tronco celíaco e/ou mesentérica *Insuficiência arterial visceral	b. Intussuscepção da aorta
f. Esôfago	f. Renal *Insuficiência renal (perfusional)	**VI. ANEURISMA SECUNDÁRIO DA FALSA LUZ (SACULAR OU FUSIFORME)**
g. Átrio direito ou ventrículo direito	g. Ilíacas e/ou femorais *Insuficiência arterial MMII	a. Aorta ascendente
h. Parede da artéria pulmonar *Estenose pulmonar periférica		b. Arco aórtico
i. Septo atrial e/ou ventricular *Defeito de condução A-V		c. Aorta torácica descendente
		d. Aorta abdominal (supra e infrarrenal)
		e. Múltiplos

Fonte: adaptado de Roberts WC, Aortic dissection: anatomy, consequences and causes. Am Heart J 1981;101:195-214.

que emergem da aorta leva à isquemia ou ao infarto do órgão ou do tecido perfundido por essa artéria. A propagação da dissecção para os ramos supra-aórticos pode ocasionar isquemia dos membros superiores, isquemia cerebral, ou ambas. A extensão da dissecção em uma das artérias renais, mais comumente a esquerda, produz, em geral, sinais de insuficiência renal e elevação da pressão arterial rebelde ao tratamento. A dissecção de artérias intercostais e/ou das artérias lombares e/ou da artéria de Adamkiewicz geralmente causa isquemia medular aguda com paraplegia flácida. A dissecção do tronco celíaco e/ou das artérias mesentéricas pode levar à insuficiência visceral abdominal. A propagação para as artérias ilíacas, ou mais distalmente, pode levar à isquemia dos membros inferiores, às vezes grave e que, não raramente, simula um quadro de embolia periférica.

A dissecção tipo A pode evoluir com complicações bastante graves:

- dissecção dos óstios coronarianos, mais comumente da artéria coronária direita, causando arritmias ou infarto agudo do miocárdio;
- dissecção da parede livre e/ou septo dos átrios e/ou ventrículos, levando à formação de fístula aortoatrial ou aortoventricular direita ou causando bloqueio atrioventricular parcial ou completo;
- comprometimento do aparelho valvar aórtico, levando à insuficiência aórtica aguda.

Diagnóstico

Os exames laboratoriais e o eletrocardiograma são pouco úteis para confirmar o diagnóstico de DAA. São importantes para descartar outras síndromes agudas, como o infarto agudo do miocárdio, e detectar complicações da DAA, como insuficiência renal aguda, isquemia hepática, acidose metabólica.

Os métodos diagnósticos por imagem são imprescindíveis para confirmar ou descartar, definitivamente, a dissecção aórtica. Até o momento, não existe consenso em relação ao método de eleição para o diagnóstico definitivo da dissecção da aorta; a escolha depende da experiência e da disponibilidade dos métodos diagnósticos de cada serviço.

O método diagnóstico ideal deve apresentar três propriedades:

- rapidez na execução, pela alta mortalidade da doença nas primeiras horas;
- altas sensibilidade e especificidade, de modo que a técnica por si confirme ou descarte o diagnóstico;
- capacidade de oferecer informações meticulosas, anatômicas e hemodinâmicas que possam ser transmitidas ao cirurgião.

Embora cada método diagnóstico disponível pretenda ter as mais altas sensibilidade, especificidade e valores preditivos para o diagnóstico da dissecção aórtica, nenhum deles, isoladamente, oferece segurança absoluta em relação às propriedades citadas.

A radiografia simples do tórax pode contribuir com informações importantes no diagnóstico da DAA: em 90% dos pacientes, ela está alterada, com sinais que levam à suspeita de DAA: contorno aórtico irregular, "sinal do cálcio" (separação maior que 10 mm entre a íntima e o bordo externo do botão aórtico), dupla densidade radiográfica da aorta, disparidade de calibre entre aorta ascendente e descendente, alargamento do mediastino superior, derrame pleural, deslocamento da traqueia e do esôfago.

A ecocardiografia apresenta muitas vantagens para o diagnóstico da DAA. Além de ser técnica rápida, realizada à beira do leito, não invasiva, sem contraste ou radiação ionizante, ser de baixo custo e amplamente disponível, apresenta sensibilidade de 77%-83% e especificidade de 93%-96%[11] no diagnóstico da DAA tipo A, tornando assim o exame de escolha para o diagnóstico inicial. Permite avaliar a extensão da dissecção, a trombose da luz falsa, a regurgitação valvar aórtica, o derrame pericárdico, localizar a rotura primária, os pontos de reentrada, o flap intimal e diferenciar a luz falsa da verdadeira. Apresenta algumas limitações: detecta a dissecção distal em somente 70% dos casos,[11] em razão da interferência do pulmão e dos arcos costais. É o exame de escolha para o acompanhamento dos pacientes em tratamento clínico da dissecção.

A tomografia computadorizada e a angiotomografia são os exames mais comumente utilizados para avaliar a síndrome aórtica aguda, em especial a DAA. Isso se deve à sua disponibilidade e excelente sensibilidade (maior que 95%) em confirmar o diagnóstico de DAA tipo A ou B por meio de achados diretos ou indiretos. Os sinais diretos são: presença do flap intimal; demonstração nítida das duas luzes (falsa e verdadeira) em decorrência de velocidades diferentes de fluxos entre as luzes; aumento do diâmetro da aorta e deslocamento da calcificação da camada íntima. São sinais indiretos: presença de sangue no espaço pleural, no mediastino, no pericárdio retroperitônio ou em cavidade peritoneal livre. A única limitação do método é quanto à avaliação da insuficiência valvar aórtica.

A ressonância magnética, apesar da excelente resolução como exame de imagem para a DAA, apresenta várias limitações metodológicas e práticas que impossibilitam seu uso na maioria dos pacientes, em especial nos instáveis.

A aortografia não é mais utilizada para diagnóstico de DAA, exceto durante coronariografia ou nos casos em que se pretende intervenção endovascular.

No Registro Internacional de Dissecção Aórtica (IRAD), diante da suspeita de dissecção, realizou-se a angiotomografia em 61% dos casos, a ecocardiografia transtorácica/transesofágica em 33%, a angiografia em 4% e a ressonância magnética em 2%. Como segundo exame, para confirmação diagnóstica, a ecocardiografia transtorácica/transesofágica foi usada em 56% dos pacientes, a angiotomografia em 18%, a angiografia em 17% e a ressonância magnética em 9%.[12]

Com base no quadro epidemiológico, no quadro clínico e na radiografia simples de tórax, infere-se, na grande maioria dos casos, forte suspeita diagnóstica, confirmada, inicialmente, com a ecocardiografia na emergência ou na UTI. Em seguida, o paciente é levado à angiotomografia, que fornecerá maiores detalhes sobre a morfologia da aorta e possibilitará a definição quanto à escolha do tratamento a ser feito a seguir. Embora procuremos, sempre que possível, seguir a sequência diagnóstica antes descrita, existem casos em que ela deve ser interrompida. Pacientes que, à admissão, apresentam hipotensão arterial ou choque e nos quais a ecocardiografia mostre ser a dissecção do tipo A, com derrame pericárdico e/ou regurgitação aórtica grave, devem ser, imediatamente, levados à cirurgia.

Tratamento

O tratamento da dissecção aguda da aorta é direcionado no sentido de evitar a progressão da dissecção, uma vez que as complicações fatais não ocorrem em virtude da rotura da íntima, mas, sim, em razão do curso subsequente tomado pelo hematoma dissecante. Didaticamente, podemos considerar três etapas no tratamento da dissecção aguda da aorta: tratamento inicial ou de emergência; tratamento definitivo; e tratamento de manutenção ou de longo prazo.

TRATAMENTO INICIAL OU DE EMERGÊNCIA

Com base no quadro clínico ou nos resultados dos exames complementares não invasivos, havendo forte suspeita de dissecção aguda da aorta, o paciente deverá ser admitido em uma "unidade de tratamento intensivo" para que os seguintes sinais vitais possam ser monitorizados: pressão arterial, frequência e ritmo cardíaco, pressão venosa central e débito urinário. A inserção de cateter arterial, de preferência na artéria radial, permite a monitorização contínua da pressão arterial média e a coleta de amostras de sangue para gasometria sanguínea. A sondagem vesical de demora permite o controle do débito urinário.

Os pontos fundamentais do tratamento inicial ou de emergência são: eliminação da dor; redução da pressão arterial sistêmica; e redução da força de contração e da velocidade de ejeção do ventrículo esquerdo (dp/dt), o que constitui a base do "tratamento farmacológico intensivo", descrito inicialmente por Wheat and Palmer,[13] utilizando a associação de agentes anti-hipertensivos e betabloqueadores. Durante o tratamento inicial ou de emergência, a possibilidade de progressão da dissecção e/ou rotura da falsa luz precisa ser conferida meticulosa e frequentemente, dedicando-se especial atenção aos pulsos periféricos, ao desenvolvimento de sopro de regurgitação aórtica, ao tamponamento cardíaco e ao acúmulo de líquido na cavidade pleural ou na cavidade abdominal. O eco-Doppler da aorta deve ser repetido a cada 48 horas para monitorar a evolução da dissecção.

TRATAMENTO DEFINITIVO

Após o diagnóstico anatômico da dissecção, é importante e necessário decidir qual tipo de tratamento subsequente ou definitivo será instituído: a continuação do tratamento medicamentoso ou a realização da correção cirúrgica definitiva. A escolha dependerá, fundamentalmente, do tipo de dissecção, da idade e das condições gerais do paciente, das complicações existentes, da infraestrutura e da equipe médica do hospital.

Sobre a dissecção aguda da aorta tipo A existe um consenso entre os autores no sentido de que o paciente deverá ser submetido, o quanto antes, ao tratamento cirúrgico definitivo, salvo se houver contraindicação formal. Essa concordância foi estabelecida com base em dois pontos: pela própria história natural da doença, pois, a cada momento, a progressão de uma dissecção proximal traz consequências catastróficas, levando a complicações graves e, geralmente, fatais; e pela experiência acumulada por vários autores nos últimos cinquenta anos, mostrando que o tratamento cirúrgico da dissecção aguda da aorta tipo A, complicado ou não, permite maior sobrevida. Nos pacientes muito idosos, o comprometimento prévio dos sistemas vascular, renal e pulmonar determina mortalidade hospitalar cirúrgica da ordem de 40%-60%, mesmo em mãos experientes e em centros com infraestrutura adequada. Do mesmo modo, pacientes com dissecção aguda da aorta, complicada com infarto agudo do miocárdio e/ou icto cerebral isquêmico, apresentam prognóstico particularmente ruim, podendo contraindicar a cirurgia. Apesar das melhorias ocorridas nas técnicas anestésica e cirúrgica, a mortalidade perioperatória da DAA tipo A permanece alta (25%), bem como as complicações neurológicas (18%).[14]

Diferentemente dos pacientes com dissecção aguda da aorta tipo A, aqueles com dissecção do tipo B tendem a ser mais idosos, com doença pulmonar crônica, com doença arteriosclerótica generalizada, com comprometimento cerebral coronariano e periférico, frequentemente com função renal diminuída e com hipertensão arterial sistêmica não tratada e de longa duração. Todos esses fatores, evidentemente, aumentam o risco do tratamento cirúrgico. Por outro lado, na dissecção aguda da aorta tipo B, as complicações, quando ocorrem, são mais tardias, menos frequentes e menos graves, de tal modo que o tratamento clínico definitivo tem-se mostrado eficaz nesse grupo de pacientes. Pacientes com DAA tipo B não complicada recebem tratamento clínico e vigilância para identificar progressão da dissecção ou sinais de isquemia. Exames de imagem devem ser repetidos.

A correção endovascular da DAA tipo B não complicada é proposta com o intuito de evitar as complicações tardias e atuar no processo de remodelamento aórtico com a colocação de endoprótese no ponto de rotura proximal e melhorando a perfusão distal. No entanto, há poucos dados comparando o tratamento endovascular com o tratamento clínico nas DAAs tipo B não complicadas. O estudo INSTEAD ("The Investigation of Stent Grafts in Patients with Type B AD Trial"), um trial que randomizou 140 pacientes com dissecção aórtica tipo B subaguda (maior que 14 dias), mostrou no acompanhamento de dois anos que o tratamento endovascular remodelou a aorta em 91,3% dos pacientes, porém sem benefícios clínicos, pois não houve diferença em relação à sobrevida quando comparado aos pacientes tratados clinicamente.[15] A extensão do *follow-up* desses pacientes está registrada no estudo INSTEAD-XL, publicado recentemente e mostrando que em cinco anos de acompanhamento houve redução da progressão da doença, mas não houve redução da mortalidade global.[16] No entanto, não há evidências clínicas disponíveis para indicar o tratamento endovascular da DAA tipo B não complicada.

A DAA tipo B torna-se complicada em 30%[17] dos pacientes e, dessa forma, exige intervenção quando:

- há comprometimento do fluxo sanguíneo para vísceras ou extremidades;
- há formação de aneurisma sacular da luz falsa com rotura ou iminência de rotura;
- há diâmetro da falsa luz maior que 4 cm ou diâmetro total da aorta maior que 4,5 cm;
- há dissecção retrógrada com regurgitação aórtica grave e/ou hemopericárdio;
- há dor persistente ou recorrente;
- há impossibilidade de controle da pressão arterial;
- pacientes com síndrome de Marfan devem ser tratados pela alta chance de dissecção retrógrada e rotura.

A correção endovascular da aorta torácica é o tratamento de escolha na DAA tipo B complicada. O objetivo do tratamento endovascular é o fechamento da rotura primária para redirecionar o fluxo sanguíneo para a luz verdadeira, descomprimindo-a, o que permite melhora da perfusão visceral e periférica. A trombose da falsa luz pode ocorrer iniciando o processo de remodelação e estabilização da aorta. A técnica apresenta vantagens significativas sobre a cirurgia convencional, com mortalidade em 30 dias menor que 10%, enquanto a cirurgia convencional apresenta 35%.[18] Os pacientes tratados clinicamente por DAA tipo B não complicada ao longo da vida em 40%[19] das vezes evoluirão com dilatação crônica da falsa luz e necessitarão de correção cirúrgica para troca da aorta dilatada.

Parte dos pacientes que necessitam de intervenção na fase aguda não são elegíveis para o tratamento endovascular por apresentarem doença arterial obstrutiva dos membros inferiores, tortuosidade excessiva das artérias ilíacas, arco aórtico desfavorável, ausência de colo proximal, e, dessa forma, a cirurgia aberta está indicada, com o intuito de substituir a aorta descendente por uma prótese de Dacron®.

TRATAMENTO DE MANUTENÇÃO OU DE LONGO PRAZO

Os pacientes que sofreram dissecção aórtica devem receber terapêutica farmacológica indefinidamente, para controlar a pressão arterial e a frequência cardíaca, seja como continuidade do tratamento clínico ou nos pacientes que receberam tratamento cirúrgico. Exames de imagem periódicos são necessários para acompanhar a dilatação aórtica.

Referências

1. Vega JS, Zamorano JG, Pereira NC et al. Síndrome aórtico agudo. Revisión de la literatura y actualización del tema. Rev Med Chile 2014;142:344-352.
2. Debakey ME, Cooley DA, Creech OJR. Surgical considerations of dissecting aneurysm of the aorta. Ann. Surg 1955;142:586-612.
3. Daily PO, Trueblood HW, Stinson EB et al. Management of acute aortic dissections. Ann Thoracic Surg 1970;10:237-47.
4. Hirst AE Jr, Johns VJ Jr., Kime SWJ. Dissecting aneurysm of the aorta: a review of 505 cases. Medicine 1958;37:217-79.
5. Erdhein J. Medionecrosis aorta idiopathica cystica. Virchous Arch 1930;276:187-229.
6. Nienaber CA, Eagle KA. Aortic dissection: new frontiers in diagnosis and management: Part I, From etiology o diagnosis strategies. Circulation 2003;108:628-35.
7. Gillespie CD, Kimberly MA, Hurvitz, MHS. Prevalence of Hypertension and Controlled Hypertension — United States, 2007-2010 Supplements 2013 Nov; 62(03);144-148.
8. Carlson RG, Lillehei CW, Edwards JE. Cystic medial necrosis of the ascending aorta in relation to age and hypertension. Am. J Cardiol 1970;25:411-5.
9. Bossone E, Rampoldi V, Nienaber CA et al. Usefulness of pulse deficit to predict in-hospital complications and mortality in patients with acute type A aortic dissection. Am J Cardiol 2002;89:851-55.
10. Michelena HI, Khanna AD, Mahoney D et al. Incidence of Aortic Complications in Patients with Bicuspid Aortic Valves. JAMA 2011;306(10):1104-1112.
11. Authors/Task Force Members. 2014 ESC GUIDELINES on the diagnosis and treatment of aortic diseases. European Heart Journal 2014;35:2873-2926.
12. Ince H, Nienaber CA. Diagnosis and management of patients with aortic dissection. Heart 2007;93:266-70.
13. Wheat MW Jr, Palmer RF et al. Treatment of dissecting Aneurysms of the aorta without surgery. J Thorac Cardiovasc Surg 1965;50:364-73.
14. Chiappini B, Schepens M, Tan E et al. Early and late outcomes of accute type A aortic dissection: analysis of risk factors in 487 consecutive patients. Eur Heart J 2005;26:180-86.
15. Nienaber CA, Rousseau H, Eggebrecht H et al. Randomized Comparison of strategies for type B aortic dissection: the INvestigation of STEnt Grafts in Aortic Dissection (INSTEAD Trial). Circulation 2009;120:2519-2528.
16. Nienaber CA, Rousseau H, Eggebrecht H et al. Endovascular repair of type B aortic dissection: long-term results of the randomized investigation of stent grafts in aortic dissection trial. Circ Cardiovasc Interv 2013;6:407-16.
17. Criado FJ. Aortic Dissection: A 250-year perspective. Tex Heart Inst J 2011;38(6):694-700.
18. Garzon G, Fernandez-Velilla M, Marti M et al. Radiographics 2005 Oct; 25(suppl 1):S229-44.
19. Kato M. Actitude Chirurgica en la diseccion aórtica aguda tipo B. In: Vilacosta I & San Roman JA. Diseccion Aortica. Harcourt Brace. 1997;159-71.

PARTE VII

EDITORIAL
Tratamento endovascular do trauma

RICARDO AUN

A natureza e o impacto dos traumatismos vasculares sobre uma sociedade variam conforme suas características de comportamento e seus hábitos. As lesões vasculares comuns a determinado grupo podem apresentar incidência e evolução diferente em outro.

Os ferimentos arteriais acompanham a medicina desde seus primórdios, de tal forma que as amputações e cauterizações eram intervenções muito utilizadas, principalmente, em ferimentos causados pelos conflitos militares. Os conceitos adquiridos no tratamento dos traumatismos vasculares sempre serviram como fonte para a incorporação de técnicas ao arsenal cirúrgico da especialidade. A Primeira Guerra Mundial foi o conflito com maior número de amputados por lesões vasculares, gangrenas e necroses extensas, pois não se dispunham das técnicas de reconstrução arterial nem sequer de antibióticos. Já na Segunda Grande Guerra e na consecutiva Guerra da Coreia, técnicas rudimentares de tratamento dos traumas vasculares foram se refinando, e a sutura arterial passou a fazer parte do arsenal do cirurgião, bem como materiais delicados, como a penicilina, a heparina e os fios inabsorvíveis. Essas técnicas foram incorporadas à pratica do cirurgião vascular.

A partir do final dos anos 1980 e na década seguinte, novas técnicas terapêuticas, incluindo os métodos de tratamento endovascular, relacionaram-se à evolução do diagnóstico e tratamento dos traumatismos vasculares.

O tratamento endoluminal dos ferimentos vasculares visa à obtenção da hemostasia da lesão e, quando possível, à restauração do fluxo vascular. O primeiro relato de trauma vascular tratado com stent recoberto foi feito por Parodi, em 1992, na sociedade argentina de cirurgia vascular, utilizando um stent de Palmaz recoberto com Dacron. Logo surgiram alternativas, como stent recoberto com veia safena e PTFE, com resultados ainda precários.

Os primeiros materiais dirigidos a essa forma de tratamento foram o WallGraft, da Boston, e o Corvita, da Corvita Corp. O Corvita era um stent de cromo cobalto revestido com poliuretano. Em 1999, tive a oportunidade de apresentar em tese de livre-docência à FMUSP uma sequência de 30 traumas arteriais subagudos e crônicos (fístulas arteriovenosas e falso aneurisma traumático) tratados com o stent Corvita.

Ficaram evidentes com essa forma de tratamento as vantagens em relação à via de acesso. Ferimentos de subclávia foram os que apresentaram melhor resultado, em função de evitar dissecções complexas, extensas, que por si só demonstravam elevada morbidade. Após dois anos, cerca de metade dos stents estavam ocluídos, porém os doentes mostravam-se assintomáticos.

O tratamento das fístulas arteriovenosas também apresentou bons resultados, pois não havia necessidade de abordar regiões de complexidade anatômica e evitava-se grande perda hemorrágica.

O stent Corvita foi retirado do mercado por questões comerciais, porém novos vieram, como o Hemobahn, da Gore, de nitinol com PTFE, e seu sucessor, o Viabahn, com a mesma composição, mas com perfil menor. Há, ainda, o WallGraft, o Advanta, o Jostent, estes expansíveis por balão. No início dos anos 2000, traumas em fase aguda passaram a ser tratados com essa técnica.

O principal emprego da técnica endovascular se dá nas lesões vasculares de difícil acesso cirúrgico, como as da artéria subclávia, e na rotura traumática da aorta, a qual passou a apresentar bons resultados. A mortalidade intra-hospitalar dos pacientes com lesões de aorta por trauma fechado é de cerca de 30%, e em 63% dos casos é associada à ruptura da lesão aórtica já na admissão ou antes que o diagnóstico esteja estabelecido. O tratamento cirúrgico convencional, envolvendo a interposição de enxerto por técnicas de simples clampeamento ou pelo estabelecimento de desvios temporários do fluxo sanguíneo, com ou sem auxílio de bombas centrífugas, apresenta bons resultados, com mortalidade de aproximadamente 15%. Contudo, exige a realização de uma toracotomia, que pode não ser tolerada por um paciente crítico, e apresenta complicações graves, como o risco de até 20% de desenvolvimento de paraplegia. Nesse contexto, o tratamento endovascular dessas lesões surgiu como alternativa atraente, dispensando a realização de toracotomia, de clampeamento aórtico ou mesmo de heparinização sistêmica. Permite, ainda, maior flexibilidade no tratamento dessas lesões, podendo ser realizado de forma rápida e com baixa morbidade, conciliando o tratamento concomitante de outras lesões. O uso de endopróteses vem se tornando o método de escolha para o tratamento dessas lesões.

Ferimentos com sangramento de ramos arteriais também são passíveis de tratamento endovascular, como as fraturas de bacia e as lesões de órgãos parenquimatosos.

O material disponível para a obtenção da hemostasia das lesões vasculares traumáticas são os cateteres, que são introduzidos pelo leito arterial e desprendem material sólido, como molas, fragmentos de Ivalon ou Gelfoam, ou partículas como as que se usam na embolizacão uterina, que ocluem a artéria lesada, obtendo-se, assim, a hemostasia. Servem para a oclusão dos ramos arteriais sem importância para a nutrição tecidual. Artérias de menor calibre são ocluídas com molas de Gianturco ou com balões insufláveis e destacáveis.

Finalmente, as técnicas endovasculares, ainda não acessíveis em todos os hospitais e regiões do país, vieram para fazer parte do arsenal terapêutico do cirurgião vascular, e cada vez mais os médicos e a indústria criam dispositivos para melhorar o que já temos e para criar novas técnicas.

PARTE VIII.
TEMAS DIVERSOS

Avaliação do risco cardíaco e biomarcadores em cirurgia arterial

DANIELLE MENOSI GUALANDRO
BRUNO CARAMELLI

Avaliação do risco cardíaco

A doença cardiovascular é a principal causa de morte em pacientes com doença vascular periférica.[1] Cerca de 91% dos pacientes com doença vascular periférica apresentam algum grau de doença arterial coronária (DAC), uma vez que a aterosclerose é uma doença sistêmica.[2] Por isso, pacientes submetidos a operações vasculares têm maior risco de complicações cardiovasculares perioperatórias e devem realizar uma avaliação cardiológica no pré-operatório para determinar o risco cardiovascular e realizar medidas para redução desse risco.[3]

Na avaliação do risco de complicações, é importante, na anamnese, perguntar sobre sintomas de angina, dispneia, palpitações ou síncope e, principalmente, sobre a capacidade funcional do paciente. Pacientes com capacidade funcional acima de 4 METS (subir 2 lances de escadas) e assintomáticos têm menor chance de complicações cardíacas perioperatórias. Por outro lado, em pacientes com baixa capacidade funcional, a realização de estratificação do risco somente com avaliação clínica pode subestimar o risco real. Para complementar a avaliação do risco, o eletrocardiograma (ECG) deve ser realizado em todos os pacientes.

A primeira etapa da avaliação perioperatória deve considerar se o paciente apresenta alguma condição cardiovascular grave, que isoladamente configura muito alto risco cardiovascular. São elas: síndrome coronariana aguda, doenças instáveis da aorta torácica, edema agudo dos pulmões, choque cardiogênico, insuficiência cardíaca classe funcional III/IV da NYHA, angina classe funcional CCS III/IV, bradiarritmias ou taquiarritmias graves (bloqueio atriventricular 2º ou 3º grau ou taquicardia ventricular sustentada), hipertensão arterial sistêmica não controlada (PA > 180 mmHg × 110 mmHg), fibrilação atrial de alta resposta ventricular (FC > 120 bpm), hipertensão arterial pulmonar sintomática. Se essas condições estiverem presentes, está recomendado adiar a cirurgia vascular ELETIVA e tratar a condição cardíaca primeiro.[4]

Em seguida, para a determinação objetiva do risco cardiovascular, deve ser utilizado algum escore de risco de avaliação cardíaca perioperatória. O Índice do Risco Cardíaco Revisado (escore de Lee),[5] apesar de amplamente utilizado para determinar o risco de eventos cardiovasculares perioperatórios, pode subestimar o risco quando aplicado para pacientes em programação de cirurgias de aorta ou revascularização periférica (aberta ou endovascular).[6] Por isso, a recomendação da Diretriz Brasileira de Avaliação Perioperatória para pacientes em programação de cirurgias vasculares arteriais é utilizar o escore de risco do LeeVasc ("Vascular Study Group of New England Cardiac Risk Index"; quadro 49.1) ou o escore de risco do ACP ("American College of Physicians"; quadro 49.2).[3] Cabe lembrar que o escore do LeeVasc estima o risco de ocorrência de infarto agudo do miocárdio (IAM), insuficiência cardíaca aguda (ICA) ou arritmias, enquanto o do ACP estima o risco de IAM ou morte cardiovascular.

Pacientes classificados como risco intermediário ou alto de complicações cardiovasculares devem realizar pós-operatório em unidade de cuidados semi-intensivos ou intensivos com ECG diário e dosagem de troponina uma vez ao dia até o 3º dia de pós-operatório. Essa medida é essencial para detecção e tratamento de eventos cardíacos, melhorando, assim, a sobrevida do paciente a curto e longo prazo.[3,4]

Quadro 49.1 – Escore de risco do LeeVasc.

Idade ≥ 80 anos 4 pontos	Creatinina > 1,8 mg/dL 2 pontos
Idade 70-79 anos 3 pontos	Tabagismo atual ou prévio 1 ponto
Idade 60-69 anos 2 pontos	Diabetes com insulinoterapia 1 ponto
Doença coronariana 2 pontos	Uso crônico de ß-bloqueador 1 ponto
Insuficiência cardíaca 2 pontos	Revascularização miocárdica prévia - 1 ponto
DPOC 2 pontos	

Pontos	Complicações CV	Pontos	Complicações CV
0-3	2,6%	6	6,6%
4	3,5%	7	8,9%
5	6%	≥ 8	14,9%

Fonte: adaptado de Bertges e cols., 2010.[6]

Quadro 49.2 – Escore de risco do ACP.

IAM < 6m (10 pontos)	Susppeita de EAO crítica (20 pontos)
IAM > 6m (5 pontos)	Ritmo não sinusal ou RS c/ ESSV no ECG (5 pontos)
Angina classe III (10 pontos)	> 5 ESV no ECG (5 pontos)
Angina classe IV (20 pontos)	PO2 < 60, pCO2 > 50, K < 3, U > 50, C > 3,0 ou restrito ao leito (5 pontos)
EAP na última semana (10 pontos)	Idade > 70 anos (5 pontos)
EAP alguma vez na vida (5 pontos)	Cirurgia de emergência (10 pontos)

Classes de risco: se ≥ 20 pontos: alto risco, superior a 15%. Se 0-15 pontos, avaliar número de variáveis de Eagle e Vanzetto para discriminar os riscos baixo e intermediário.

Idade > 70 anos	História de infarto
História de angina	Alterações isquêmicas do ST
DM	HAS com HVE importante
Ondas Q no ECG	
História de IC	

Se no máximo 1 variável: baixo risco: < 3%.
Se ≥ 2 variáveis: risco intermediário: entre 3-15%.

Fonte: adaptado de Gualandro e cols., 2017.[4]

Biomarcadores para avaliação do risco

A determinação precisa do risco perioperatório ainda é um desafio. O uso de biomarcadores no pré-operatório pode aprimorar a acurácia dessa estratificação. Estudos recentes demonstraram que a dosagem da troponina de alta sensibilidade e dos peptídeos natriuréticos pode auxiliar na estratificação do risco cirúrgico.

TROPONINA DE ALTA SENSIBILIDADE (CTN-HS)

O desenvolvimento de novos kits de troponina T de alta sensibilidade (cTnT-hs) aumentou muito a sensibilidade do exame, permitindo diagnóstico mais rápido em pacientes que procuram o departamento de emergência com dor torácica. Estudos iniciais com a cTnT-hs demonstraram que cerca de 21%-41% dos pacientes apresentam cTnT-hs acima do valor de referência antes da operação, e esses números sobem para 45%-60% após a cirurgia.[7-10]

Pacientes que apresentam aumento da cTnT-hs antes da operação têm maior mortalidade a curto e longo prazo. A cTnT-hs pode ser usada com os escores de risco para melhor determinar o risco perioperatório.[8]

Além disso, é importante ter um valor de cTnT-hs basal para o diagnóstico do IAM perioperatório. Pacientes no pós-operatório que apresentam padrão de elevação e queda da troponina associada a sintomas de isquemia ou alterações eletrocardiográficas ou alterações novas ao ecocardiograma transtorácico preenchem os critérios de IAM e devem receber tratamento adequado.[3]

Por isso, recomenda-se dosagem de troponina de alta sensibilidade no pré-operatório de pacientes em programação de operações vasculares arteriais.[4]

PEPTÍDEOS NATRIURÉTICOS

Os peptídeos natriuréticos (BNP e NT-proBNP) são liberados do miocárdio em resposta ao aumento da tensão e estiramento do músculo cardíaco e são utilizados para o diagnóstico de insuficiência cardíaca. Esses biomarcadores também podem ser utilizados para determinação do risco perioperatório.

Estudos específicos com pacientes submetidos a operações vasculares demostraram que os peptídeos natriuréticos dosados no pré-operatório podem predizer eventos cardíacos em 30 dias após a cirurgia. Os peptídeos natriuréticos também podem melhorar a acurácia da predição do risco quando associados ao Índice de Risco Cardíaco Revisado de Lee.[11-13]

Portanto, a dosagem do BNP ou NT-proBNP no pré-operatório pode ser utilizada em pacientes em programação de operações vasculares arteriais para melhorar a estratificação do risco de complicações cardíacas perioperatórias.[4]

Testes não invasivos para detecção de isquemia miocárdica

Os principais testes não invasivos para detecção de isquemia miocárdica são o teste ergométrico, a cintilografia de perfusão miocárdica com estresse físico (teste ergométrico) ou farmacológico (adenosina, dipiridamol ou dobutamina) e o ecocardiograma com estresse físico ou farmacológico (dobutamina).

Pacientes classificados como risco intermediário ou alto pelos algoritmos de avaliação perioperatória, isto é, com risco de complicações acima de 3% (quadros 49.1 e 49.2) em programação de cirurgias vasculares, devem ser submetidos a um teste não invasivo.[4] O teste também pode ser considerado para pacientes de baixo risco pelos algoritmos, mas com baixa capacidade funcional ou biomarcadores (cTnT-hs) ou peptídeos natriuréticos aumentados no pré-operatório.

Na escolha do tipo de teste, raramente o estresse físico pode ser realizado, porque um teste ergométrico negativo prediz baixo risco de complicações apenas em pacientes que atingem a frequência cardíaca submáxima no exercício. Pacientes submetidos a operações vasculares geralmente têm baixa capacidade funcional ou sintomas de doença arterial periférica limitantes e não conseguem fazer o esforço adequado.

Assim, o método mais usado é a cintilografia de perfusão miocárdica com estresse farmacológico com adenosina/dipiridamol. A taxa de complicações perioperatórias (mortalidade e infarto não fatal) está diretamente relacionada às alterações de perfusão na cintilografia miocárdica, sendo de 1% em pacientes sem defeito de perfusão, 7% com defeito fixo e 9% com defeito reversível.[14] Além disso, a probabilidade de eventos perioperatórios também está relacionada à extensão e gravidade dos defeitos de perfusão miocárdica.[15] Cabe lembrar que pacientes com obstrução grave de carótidas bilateral não devem receber estresse com adenosina ou dipiridamol por causa do risco de acidente vascular encefálico. Nesses casos, deve-se preferir o estresse físico ou com dobutamina.[4] O ecocardiograma com estresse também pode ser utilizado no pré-operatório, sendo que em uma metanálise de 15 estudos que compararam a cintilografia e a ecocardiografia sob estresse pela dobutamina na estratificação de risco vascular antes da cirurgia foi demonstrado que o valor prognóstico das anormalidades em ambas as modalidades de imagens para eventos isquêmicos perioperatórios é semelhante.[14]

Estudo anatômico das artérias coronárias

A cineangiocoronariografia está indicada no pré-operatório nos casos em que o paciente apresente condições cardiovasculares graves no perioperatório de etiologia coronariana, como síndrome coronariana aguda ou angina classe funcional CCS III/IV, e nos pacientes com grandes áreas de isquemia detectadas nos testes não invasivos de isquemia miocárdica.

A angiotomografia de coronárias não tem papel nos pacientes com doença vascular arterial, uma vez que é um exame cujo objetivo é excluir doença coronária. Como mais de 90% dos pacientes com doença vascular periférica têm doença coronária, o objetivo da avaliação é a estratificação do risco da doença coronária e não o diagnóstico.

Referências

1. Garcia S, McFalls EO. Perioperative clinical variables and long-term survival following vascular surgery. World J Cardiol 2014;6(10):1100-7.
2. Hertzer NR, Beven EG, Young JR, O'Hara PJ, Ruschhaupt WF, Graor RA et al. Coronary artery disease in peripheral vascular patients. A classification of 1000 coronary angiograms and results of surgical management. Ann Surg 1984;199(2):223-33.
3. Gualandro D, PC Y, Calderaro D, Caramelli B, IB C, C P et al. II Diretriz de Avaliação Perioperatória – Atualização e enfoque para operações vasculares arteriais. Arquivos Brasileiros de Cardiologia 2013;2013 Oct;101(4 Suppl 2):2-32.
4. Gualandro DM, Yu PC,Caramelli B, Marques AC, Calderaro D, Fornari L et al. III Diretriz de Avaliação Cardiovascular Perioperatória da Sociedade Brasileira de Cardiologia. Arquivos Brasileiros de Cardiologia 2017; in press.
5. Lee TH, Marcantonio ER, Mangione CM, Thomas EJ, Polanczyk CA, Cook EF et al. Derivation and prospective validation of a simple index for prediction of cardiac risk of major noncardiac surgery. Circulation 1999;100(10):1043-9.
6. Bertges DJ, Goodney PP, Zhao Y, Schanzer A, Nolan BW, Likosky DS et al. The Vascular Study Group of New England Cardiac Risk Index (VSG-CRI) predicts cardiac complications more accurately than the Revised Cardiac Risk Index in vascular surgery patients. J Vasc Surg 2010;52(3):674-83, 83.e1-83.e3.
7. Gillmann HJ, Meinders A, Grosshennig A, Larmann J, Bünte C, Calmer S et al. Perioperative Levels and Changes of High-Sensitivity Troponin T Are Associated With Cardiovascular Events in Vascular Surgery Patients. Crit Care Med 2014; 42(6):1498-506
8. Weber M, Luchner A, Manfred S, Mueller C, Liebetrau C, Schlitt A et al. Incremental value of high-sensitive troponin T in addition to the revised cardiac index for peri-operative risk stratification in non-cardiac surgery. Eur Heart J 2013;34(11):853-62.
9. Kavsak PA, Walsh M, Srinathan S, Thorlacius L, Buse GL, Botto F et al. High sensitivity troponin T concentrations in patients undergoing noncardiac surgery: a prospective cohort study. Clin Biochem 2011;44(12):1021-4.
10. Nagele P, Brown F, Gage BF, Gibson DW, Miller JP, Jaffe AS, et al. High-sensitivity cardiac troponin T in prediction and diagnosis of myocardial infarction and long-term mortality after noncardiac surgery. Am Heart J 2013;166(2):325-32.e1.
11. Biccard BM, Naidoo P, de Vasconcellos K. What is the best pre-operative risk stratification tool for major adverse cardiac events following elective vascular surgery? A prospective observational cohort study evaluating pre-operative myocardial ischaemia monitoring and biomarker analysis. Anaesthesia 2012;67(4):389-95.
12. Biccard BM, Naidoo P. The role of brain natriuretic peptide in prognostication and reclassification of risk in patients undergoing vascular surgery. Anaesthesia 2011;66(5):379-85.
13. Rodseth RN, Lurati Buse GA, Bolliger D, Burkhart CS, Cuthbertson BH, Gibson SC, et al. The predictive ability of pre-operative B-type natriuretic peptide in vascular patients for major adverse cardiac events: an individual patient data meta-analysis. J Am Coll Cardiol 2011;58(5):522-9.
14. Shaw LJ, Eagle KA, Gersh BJ, Miller DD. Meta-analysis of intravenous dipyridamole-thallium-201 imaging (1985 to 1994) and dobutamine echocardiography (1991 to 1994) for risk stratification before vascular surgery. J Am Coll Cardiol 1996;27(4):787-98.
15. Dagianti A, Penco M, Agati L, Sciomer S, Rosanio S, Fedele F. Stress echocardiography: comparison of exercise, dipyridamole and dobutamine in detecting and predicting the extent of coronary artery disease. J Am Coll Cardiol 1995;26(1):18-25.

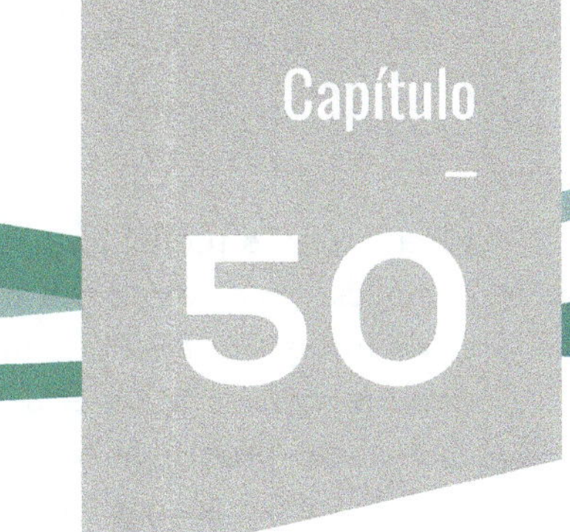

Medidas para redução do risco cardiovascular em cirurgia arterial

DANIELA CALDERARO
DANIELLE MENOSI GUALANDRO
BRUNO CARAMELLI

A mais temida complicação cardíaca no perioperatório de cirurgias vasculares arteriais é o infarto agudo do miocárdio, cuja fisiopatologia embasa as estratégias para sua prevenção. Se de um lado alterações hemodinâmicas e anemia aguda, intrínsecas e proporcionais ao porte cirúrgico, podem justificar isquemia miocárdica por perda do equilíbrio entre oferta e consumo miocárdico de oxigênio, por outro já é bem reconhecido o papel adjuvante da aterotrombose coronária, precipitada pelo estresse cirúrgico e pela diátese trombótica perioperatória.[1,2] Dessa forma, a farmacoproteção perioperatória tem como alvo tanto a manutenção da estabilidade hemodinâmica, com anti-hipertensivos e betabloqueadores, quanto a estabilização de placas de ateroma, com estatinas e antiagregantes plaquetários. Obviamente, fatores como controle de anemia e analgesia efetiva são fundamentais para o equilíbrio cardiovascular. Discutiremos a seguir a indicação e as evidências para o uso dessas estratégias, bem como o papel da revascularização miocárdica na prevenção de eventos cardíacos perioperatórios.

Revascularização miocárdica profilática

Se levarmos em conta a natureza sistêmica da doença aterosclerótica e o fato de que a exceção é um paciente com doença arterial periférica ter coronárias anatomicamente normais,[3] a proposta de primeiro revascularizar o miocárdio para depois proceder à revascularização periférica, no intuito de reduzir o infarto do miocárdio, pode parecer atrativa. Entretanto, a minoria dos vasculopatas se beneficia de tal estratégia. Em dois estudos prospectivos randomizados com pacientes no perioperatório de cirurgia vascular, a revascularização profilática não diminuiu a incidência de complicações cardíacas perioperatórias.[4,5] Em subanálise do estudo CARP ("Coronary Artery Revascularization Prophylaxis"),[6] foi evidenciado benefício da revascularização profilática tanto no perioperatório quanto a médio prazo apenas em pacientes com isquemia demonstrada em parede anterior do ventrículo esquerdo (alto risco) e submetidos a correção de aneurisma de aorta abdominal. Tais achados vão ao encontro do conceito mais atual de manejo da doença arterial coronária crônica, em que, para a maioria das situações, a revascularização miocárdica não confere melhor sobrevida que a terapia clínica otimizada.

Conforme as últimas Diretrizes de Avaliação Cardiológica Perioperatória da Sociedade Brasileira de Cardiologia,[7] as recomendações de revascularização do miocárdio antes de operações não cardíacas são:

GRAU DE RECOMENDAÇÃO I (FORTE RECOMENDAÇÃO POR EVIDÊNCIA DE BENEFÍCIO)

- Pacientes com indicação de revascularização do miocárdio, independentemente do contexto perioperatório, em programação de operações não cardíacas eletivas; nível de evidência C (opinião de especialistas).

Esses são os pacientes com disfunção ventricular esquerda associada à isquemia ou padrão anatômico de alto risco cardíaco: lesão de tronco de coronária esquerda ou doença coronária triarterial associada à disfunção.

GRAU DE RECOMENDAÇÃO III (O TRATAMENTO NÃO DEVE SER REALIZADO, POIS NÃO AJUDA E PODE CONFERIR PIOR PROGNÓSTICO AO PACIENTE)

- A revascularização miocárdica não deve ser realizada rotineiramente com o objetivo exclusivo de redução de eventos cardíacos perioperatórios.
- A revascularização miocárdica não deve ser realizada em pacientes com necessidade de operação não cardíaca de emergência, independentemente da gravidade dos sinais, dos sintomas e do grau de obstrução coronária.
- A revascularização miocárdica não deve ser realizada em pacientes com grave limitação prognóstica por condições extracardíacas, em quem se planeja procedimento cirúrgico não cardíaco paliativo.

Cabe ressaltar que pacientes candidatos à revascularização miocárdica profilática têm sua operação vascular adiada em pelo menos 30 dias, e tal planejamento deve sempre ser levado em conta. A cirurgia vascular de pacientes submetidos a angioplastia coronária eletiva deve ser realizada, de maneira ideal, no intervalo de 6 semanas a 3 meses, e o tempo mínimo sugerido é de 14 dias. Se a angioplastia foi feita com o uso de stent farmacológico, sugere-se esperar, de preferência, 6 meses para a operação vascular.[7] Tais intervalos decorrem do tempo necessário de dupla antiagregação plaquetária, cuja suspensão inadvertida é o maior preditor de trombose de stent coronário (evento em 60% das vezes associado a morte ou infarto). Nos casos de revascularização cirúrgica do miocárdio, a preocupação com o intervalo recai mais em minimização de complicações infecciosas que cardiológicas e deve ser individualizado, mas, de forma geral, sugere-se 1 mês.

Estatinas

Independentemente do nível de colesterol total ou suas frações, no perioperatório de cirurgias vasculares arteriais há indicação formal de uso de estatina para redução de complicações cardiovasculares.[7] Essa classe de fármacos é segura no perioperatório e está associada à redução de mais de 60% de eventos cardíacos após operação vascular, conforme evidenciado em ensaio clínico nacional, prospectivo e randomizado,[8] e confirmado em metanálise.[9] Tal efeito é creditado às propriedades pleiotrópicas das estatinas, notadamente com melhora da função endotelial e redução da vulnerabilidade das placas de ateroma, diminuindo, assim, a chance de rotura de placas coronárias e, consequentemente, a aterotrombose. Não há consenso sobre qual posologia, mas acredita-se em efeito de classe. Entretanto, como os efeitos pleiotrópicos notoriamente são observados com doses moderadas a elevadas de estatina, e no estudo ATORVASC[8] ("Reduction in Cardiovascular Events after Vascular Surgery with Atorvastatin: A Randomized Trial") foi utilizada atorvastatina 20 mg, sugere-se o uso de no mínimo doses equivalentes: atorvastatina 20 mg; rosuvastatina 10 mg; sinvastatina 40 mg. Pacientes que já fazem uso de estatina em doses maiores que essas devem manter a dosagem habitual. Por outro lado, pacientes que não utilizavam estatina são candidatos a manterem a medicação mesmo após o perioperatório, com ajuste da dosagem de acordo com o nível de LDL-colesterol.

Antiagregantes

Se no perioperatório de cirurgias não vasculares a manutenção de aspirina é polêmica, em cirurgia vascular arterial a recomendação é formal de manter a aspirina para os pacientes que já fazem seu uso cronicamente.[7] O uso de aspirina está, sim, relacionado a maior taxa de sangramentos, na maioria sem implicação prognóstica. Por outro lado, sua suspensão é reconhecido fator desencadeante de aterotrombose, não apenas no território coronário, mas também na circulação arterial periférica e cerebrovascular.[10] Em recente estudo prospectivo, 10.010 pacientes no perioperatório de cirurgias não cardíacas foram randomizados para receber aspirina ou placebo.[11] Não foi evidenciada proteção cardiovascular, e sim significativo aumento da taxa de sangramentos no grupo que recebeu aspirina (4,6% × 3,8%). Entretanto, cerca de 70% dos pacientes recebiam AAS no contexto de prevenção primária, e apenas 6% dos procedimentos eram de natureza vascular arterial. A extrapolação desses dados para o contexto específico do perioperatório vascular é temerária, e a recomendação mais recente das diretrizes de avaliação cardiológica perioperatória da Sociedade Brasileira de Cardiologia[7] é a de não suspender a aspirina para pacientes que a recebem como prevenção cardiovascular secundária para a imensa maioria das operações, incluindo as operações vasculares arteriais, mesmo que por via convencional. Em estudo nacional com pacientes no perioperatório vascular em uso crônico de aspirina, pudemos observar que indivíduos com mais resistência à ação da aspirina (maior agregabilidade plaquetária) apresentaram mais complicações cardiovasculares sistêmicas, porém mesma taxa de hemorragia, que pacientes com menor agregabilidade plaquetária, reforçando a importância da manutenção da aspirina nesse cenário.[12]

Pacientes que recebem dupla antiagregação plaquetária impõem um grande desafio no perioperatório, com expressivo risco de hemorragia. A indicação mais comum para tal terapia é a realização de angioplastia coronária com stent ou o tratamento clínico de insuficiência coronária aguda. Nessas situações, o melhor é adiar qualquer procedimento cirúrgico até finalizar o tempo ideal de dupla antiagregação. Quando não é possível adiar o procedimento cirúrgico e seu risco de sangramento é moderado ou elevado, impossibilitando a manutenção dos antiagregantes, a recomendação é manter a aspirina em todo perioperatório e suspender clopidogrel ou ticagrelor 5 dias antes da operação e prasugrel 7 dias antes. A reintrodução deve ser o mais precoce possível, evitando totalizar 10 dias sem a dupla terapia.[7]

Betabloqueadores

O mesmo racional para benefício dos betabloqueadores no perioperatório se aplica ao seu potencial iatrogênico; é muito plausível supor que o fármaco atuaria como uma "blindagem" da circulação miocárdica às oscilações hemodinâmicas que poderiam desequilibrar a relação entre oferta e consumo miocárdico de oxigênio. Por outro lado, o risco inerente de hipotensão e bradicardia, com diminuição da reserva cronotrópica, pode causar aumento de complicações sistêmicas. As evidências científicas são bastante conflitantes e com grande heterogeneidade metodológica, sendo que na mais emblemática das publicações, sobre análise retrospectiva de mais de 700.000 operações, fica claro que há benefício para pacientes de alto risco cardíaco e malefício para pacientes de baixo risco.[13] No maior estudo prospectivo randomizado com cirurgias, na maioria não vasculares, o uso de metoprolol até 400 mg/dia, iniciado 2-4 horas antes da operação, foi associado a menos infarto do miocárdio, porém maior mortalidade e maior taxa de acidente vascular encefálico, com mais hipotensão e bradicardia.[14] Fica o conceito de nunca se iniciar betabloqueador sem tempo hábil para sua titulação com segurança hemodinâmica e obviamente selecionar, de forma apropriada, quais são os indivíduos com potencial benefício. Conforme as últimas diretrizes de avaliação cardiológica perioperatória da Sociedade Brasileira de Cardiologia,[7] as recomendações para prescrição de betabloqueadores são as apresentadas a seguir.

GRAU DE RECOMENDAÇÃO I (FORTE RECOMENDAÇÃO POR EVIDÊNCIA DE BENEFÍCIO)

- Pacientes que já recebem betabloqueador devem continuar a medicação no perioperatório.

GRAU DE RECOMENDAÇÃO IIA (A OPÇÃO PELO TRATAMENTO PODE BENEFICIAR O PACIENTE)

- Pacientes com isquemia sintomática (angina) ou evidenciada em prova funcional.
- Quando o betabloqueador for indicado, realizar titulação progressiva até FC 55-65, sem hipotensão.

GRAU DE RECOMENDAÇÃO III (O TRATAMENTO NÃO DEVE SER REALIZADO, POIS NÃO AJUDA E PODE CONFERIR PIOR PROGNÓSTICO AO PACIENTE)

- Iniciar betabloqueador menos de uma semana antes da operação.

Referências

1. Dawood MM, Gutpa DK, Southern J, Walia A, Atkinson JB, Eagle KA. Pathology of fatal peri-operative myocardial infarction: implications regarding pathophysiology and prevention. Int J Cardiol 1996;57:37-44.
2. Gualandro DM, Campos CA, Calderaro D, Yu PC, Marques AC, Pastana AF et al. Coronary plaque rupture in patients with myocardial infarction after noncardiac surgery: frequent and dangerous. Atherosclerosis 2012;222(1):191-5.
3. Hertzer NR, Beven EG, Young JR, O'Hara PJ, Ruschhaupt WF 3rd, Graor RA, Dewolfe VG, Maljovec LC. Coronary artery disease in peripheral vascular patients. A classification of 1000 coronary angiograms and results of surgical management. Ann Surg 1984;199(2):223-33.
4. McFalls EO, Ward HB, Moritz TE, Goldman S, Krupski WC, Littooy F et al. Coronary-artery revascularization before elective major vascular surgery. New Engl J Med 2004;351:2795-2804.
5. Schouten O, van Kuijk JP, Flu WJ, Winkel TA, Welten GM, Boersma E, Verhagen HJ, Bax JJ, Poldermans D; DECREASE Study Group. Long-term outcome of prophylactic coronary revascularization in cardiac high-risk patients undergoing major vascular surgery (from the randomized DECREASE-V Pilot Study). Am J Cardiol 2009;103(7):897-901.
6. Garcia S, Rider JE, Moritz TE, Pierpont G, Goldman S, Larsen GC, Shunk K, Littooy F, Santilli S, Rapp J, Reda DJ, Ward HB, McFalls EO. Preoperative coronary artery revascularization and long-term outcomes following abdominal aortic vascular surgery in patients with abnormal myocardial perfusion scans: a subgroup analysis of the coronary artery revascularization prophylaxis trial. Catheter Cardiovasc Interv 2011;77(1):134-41.
7. III Diretriz de Avaliação Cardiovascular Perioperatória da Sociedade Brasileira de Cardiologia. Em publicação – Arquivos Brasileiros de Cardiologia – 2017.
8. Durazzo AE, Machado FS, Ikeoka DT, De Bernoche C, Monachini MC, Puech-Leão P, Caramelli B. Reduction in cardiovascular events after vascular surgery with atorvastatin: a randomized trial. J Vasc Surg 2004;39(5):967-75.
9. Antoniou GA, Hajibandeh S, Hajibandeh S, Vallabhaneni SR, Brennan JA, Torella F. Meta-analysis of the effects of statins on perioperative outcomes in vascular and endovascular surgery. J Vasc Surg. 2015;61(2):519-532.
10. Burger W, Chemnitius JM, Kneissl GD, Rücker G. Low-dose aspirin for secondary cardiovascular prevention – cardiovascular risks after its perioperative withdrawal versus bleeding risks with its continuation – review and meta-analysis. J Intern Med 2005;257(5):399-414.
11. Devereaux PJ, Mrkobrada M, Sessler DI, Leslie K, Alonso-Coello P, Kurz A, Villar JC, Sigamani A, Biccard BM, Meyhoff CS, Parlow JL, Guyatt G, Robinson A, Garg AX, Rodseth RN, Botto F, Lurati Buse G, Xavier D, Chan MT, Tiboni M, Cook D, Kumar PA, Forget P, Malaga G, Fleischmann E, Amir M, Eikelboom J, Mizera R, Torres D, Wang CY, VanHelder T, Paniagua P, Berwanger O, Srinathan S, Graham M, Pasin L, Le Manach Y, Gao P, Pogue J, Whitlock R, Lamy A, Kearon C, Baigent C, Chow C, Pettit S, Chrolavicius S, Yusuf S; POISE-2 Investigators. Aspirin in patients undergoing noncardiac surgery. N Engl J Med 2014;370(16):1494-503.
12. Calderaro D, Pastana AF, Flores da Rocha TR, Yu PC, Gualandro DM, DeLuccia N, D'Amico EA, Caramelli B. Aspirin responsiveness safely lowers perioperative cardiovascular risk. J Vasc Surg 2013;58(6):1593-9.
13. Lindenauer PK, Pekow P, Wang K, Mamidi DK, Gutierrez B, Benjamin EM. Perioperative beta-blocker therapy and mortality after major noncardiac surgery. N Engl J Med 2005;353(4):349-61.
14. POISE Study Group., Devereaux PJ, Yang H, Yusuf S, Guyatt G, Leslie K, Villar JC, Xavier D, Chrolavicius S, Greenspan L, Pogue J, Pais P, Liu L, Xu S, Málaga G, Avezum A, Chan M, Montori VM, Jacka M, Choi P. Effects of extended-release metoprolol succinate in patients undergoing non-cardiac surgery (POISE trial): a randomised controlled trial. Lancet 2008;371(9627):1839-47.

Tratamento não cirúrgico da hiperidrose

DAFNE BRAGA DIAMANTE LEIDERMAN
NELSON WOLOSKER

Introdução

Na última década, foram publicados muitos trabalhos abordando técnicas de tratamento da hiperidrose (HH). Os tratamentos há muito são conhecidos, desde o embebimento das mãos com substâncias adstringentes até a utilização de elixires à base de atropina. O arsenal não cirúrgico utilizado no tratamento da HH engloba atualmente fármacos de uso tópico, medicações orais, iontoforese e toxina botulínica.

Fármacos de uso tópico

Agentes tópicos, como sais de cloreto de alumínio ou cloreto hidróxido de alumínio, são habitualmente a primeira linha de tratamento farmacológico da HH, pela segurança, baixo preço e fácil aplicação.[1] As concentrações variam de 15%-35%. Vários veículos são utilizados na tentativa de minimizar efeitos adversos (como irritação cutânea e toxicidade pelo alumínio, quando da absorção sistêmica). A ação dos sais de alumínio se deve à reação com os mucopolissacarídeos e à precipitação nos dutos glandulares, bloqueando-os e promovendo a atrofia e vacuolização glandular.

Agentes anticolinérgicos tópicos, como escopolamina, propantelina, defemanil metassulfito, sulfato de atropina e glicopirrolato, já foram utilizados e teoricamente teriam menos efeitos colaterais; porém, via de regra, não atingem a concentração necessária para exercerem ação local. Aldeídos de uso tópico, como formaldeído e glutaraldeído, apresentam aplicação terapêutica limitada, pois podem causar sensibilização e irritação cutânea localizada.[2]

Fármacos de uso oral e sistêmico: anticolinérgicos e outros

Os anticolinérgicos são largamente utilizados e possibilitam o tratamento de todas as formas de HH. O efeito terapêutico se deve ao bloqueio competitivo dos receptores muscarínicos na junção neuroglandular, bloqueando assim a produção de suor. Os mais comumente utilizados são a oxibutinina e o glicopirrolato.

OXIBUTININA

O uso específico para o tratamento da HH começou a ser realizado no Hospital das Clínicas da FMUSP, em 2009, e desde então dezenas de artigos foram publicados a esse respeito.[3] Foi observado que doses mais baixas de oxibutinina (até 10 mg ao dia) apresentam menos efeitos colaterais e são eficazes no tratamento da HH, em todos os diferentes sítios de apresentação. O tratamento é iniciado com doses baixas de oxibutinina (2,5 mg/dia) e progressivamente aumentado até 10 mg ao dia. Esse protocolo é utilizado porque pacientes com distúrbios urinários iniciam seu tratamento com doses de 5 mg a cada 12 horas e apresentam alta incidência de boca seca e cefaleia no início do uso da medicação, o que os leva a abandonarem o tratamento. A utilização de doses baixas e seu aumento progressivo diminuem a ocorrência dos sintomas. A droga já se mostrou eficaz e segura no tratamento de pacientes com HH independentemente do sexo, da idade, do peso e da localização dos sintomas.[4] O uso da oxibutinina no tratamento da HH revolucionou o tratamento da doença. Com o protocolo de tratamento "primeiramente farmacológico" instituído, foi observada melhora moderada a importante da HH axilar em 82,9% dos pacientes, plantar em 84,7% e facial em 94%, tanto a curto como a longo prazo. Verificou-se que pacientes com IMC < 25 tendem a ter melhores resultados do tratamento. Resultados semelhantes foram observados para HH também em outros sítios associados, em que a queixa de sudorese excessiva era secundária, e na HH, compensatória.[4-7]

Os efeitos colaterais mais comuns são boca seca (mais de 80% dos pacientes têm essa queixa, mas a maioria com intensidade leve), cefaleia e sonolência. Outros efeitos menos frequentes são visão turva, hipertermia, hipotensão ortostática, retenção urinária, constipação, taquicardia e palpitações. Apenas 1,56%-2,01% dos pacientes submetidos ao tratamento de longo prazo desenvolvem efeitos colaterais intensos, a ponto de descontinuarem o tratamento com a oxibutinina, porém nenhum efeito colateral maior foi observado em mais de 1.500 pacientes tratados. Contraindicações absolutas incluem miastenia gravis, íleo paralítico e estenose de piloro. As relativas são glaucoma de ângulo fechado, obstrução urinária, refluxo gastroesofágico e insuficiência cardíaca.

GLICOPIRROLATO

Trata-se de uma medicação aprovada para redução de secreção gástrica e diminuição de secreção oral excessiva. Seu uso para HH iniciou-se em 2007, e o medicamento é mais comumente utilizado na Europa e na Ásia, com estudos relatando melhora significativa em 75%-79% dos pacientes com a dose de 2 mg/d até 8 mg/d, com efeitos colaterais em 36%-42%, sendo a boca seca o principal deles. É usado também em casos de sudorese compensatória e contraindicado nos casos de miastenia gravis, estenose de piloro e íleo paralítico.

OUTROS

Outras classes de fármacos também parecem ter lugar no tratamento da HH, como benzodiazepínicos, amitriptilina, gabapentina, paroxetina, clonidina, indometacina, bloqueadores de canal de cálcio e betabloqueadores. Os benzodiazepínicos tratam a HH deflagrada por causas emocionais. A paroxetina age por ação colinérgica intrínsica ou pelo efeito ansiolítico, por meio de mecanismos centrais. A clonidina é indicada na forma craniofacial e nas formas generalizadas. Os bloqueadores de canal de cálcio agem na forma primária, pela inibição da secreção de acetilcolina mediada pelo cálcio.

Iontoforese

Introduzida em 1952 para o tratamento da HH, a ação decorre da passagem de corrente elétrica através de pele intacta, em água. É especialmente indicada nas formas focais, em áreas que podem ser submergidas nos recipientes contendo o líquido; por isso, a forma axilar é de difícil tratamento por esse método. Parece que a corrente elétrica interrompe prolongadamente a ação da glândula sudorípara, talvez por induzir à hiperqueratose dos poros desta, e, como tampões córneos nas glândulas sudoríparas écrinas, leva à interrupção de canais iônicos no glomérulo secretor, obstruindo-os. Trata-se de um tratamento cansativo, com sessões de 20-30 minutos, 3-4 vezes por semana, e correntes de 15 mA-20 mA são tidas como efetivas. Com a melhora da sudorese, realiza-se o tratamento 1 vez por semana e, depois, 1 vez a cada 2 semanas; a manutenção do tratamento é feita com intervalos de 1-4 semanas. Em geral, a anidrose ou melhora importante da hiperidrose é atingida após 6-15 sessões. Correntes de 20 mA-25 mA ou 0,2 mA/cm^2 são bem toleradas por pele intacta. Inicialmente, usa-se água destilada, porém pode-se utilizar também diluição contendo anticolinérgicos como segunda alternativa.[8]

Os efeitos adversos geralmente são pouco pronunciados. Incluem irritação cutânea, extremidades secas e descamativas, vesículas no local tratado, eritema e queimação, sinais e sintomas que somem ou diminuem com a cessação do tratamento, uso de emolientes ou administração de corticoides tópicos. A iontoforese é contraindicada em gestantes e pessoas com marca-passo e implantes metálicos (próteses ortopédicas metálicas e dispositivos intrauterinos), além de cardiopatas e epiléticos.

Toxina botulínica

Tida como terapia intermediária entre medidas conservadoras e a cirurgia, a utilização de toxina botulínica foi aprovada pelo FDA em 2004. Originalmente produzida pelo *Clostridium botulinum*, possui 7 formas e sorotipos de A a F. O sorotipo A é mais amplamente utilizado no tratamento da HH. Há uma ligação aos receptores na membrana pré-sináptica, na junção neuroglandular, inibindo a liberação do neurotransmissor acetilcolina. O efeito terapêutico é temporário, e o tratamento deve ser repetido em intervalos regulares. O efeito da terapia com a toxina botulínica A no tratamento da HH dura em média 8-9 meses. A máxima dose recomendada de toxina botulínica A a cada administração é de 300 U-400 U, e não mais que 400 U devem ser administrados a cada 4 meses. Na HH axilar, a dose de toxina botulínica A é de 1 U/cm^2, num total de 50 U-100 U por axila. Na palmar, a dose é de 1,5 U/cm^2-2 U/cm^2, com dose total máxima de 100 U-150 U. O tratamento da plantar mostra doses sugeridas de 2 U-3 U a cada 2 cm, com dose máxima de 250 U por pé. Na facial, a dose é de 1 U/cm^2, com dose máxima de 100 U. Via de regra, quanto maior a dose utilizada, mais pronunciado é o efeito terapêutico.

A resposta clínica é esperada 2-4 dias após o início do tratamento, devendo ser plena após 2 semanas. Efeitos adversos são raros, mas podem-se citar fraqueza muscular transitória, dor, queimação local, cefaleia, boca seca e acomodação visual prejudicada. Além desses, pode ocorrer perda do efeito por formação de novas sinapses, demandando aplicações em intervalos menores e com maior quantidade de produto. Existem relatos de HH compensatória (HC) pós-aplicação de toxina botulínica, porém sua incidência não foi quantificada. Contraindicações vão desde alergia ao veículo (albumina), doenças neuromusculares, como miastenia gravis, gravidez, lactação, causas orgânicas de hiperidrose, infecção no local de aplicação até utilização de medicações que interfiram na transmissão neuromuscular, como aminoglicosídeos, penicilina, quinina e bloqueadores do canal de cálcio.[9]

Conclusão

O tratamento clínico com agentes tópicos, toxina botulínica e iontoforese tem demonstrado eficácia limitada. Já o tratamento cirúrgico, outrora considerado padrão-ouro para o tratamento da doença, apesar de oferecer baixo risco e alta taxa de sucesso, é associado ao HC, que se torna uma queixa em mais de 94% dos pacientes no pós-operatório. O uso da oxibutinina, com bons resultados tanto a curto quanto a longo prazo, revolucionou o tratamento e a qualidade de vida desses doentes.

Referências

1. Hölzle E, Braun-Falco O. Structural changes in axillary eccrine glands following long-term treatment with aluminium chloride hexahydrate solution. Br J Dermatol 1984 Apr;110(4):399-403.
2. Reisfeld R, Berliner KI. Evidence-based review of the nonsurgical management of hyperhidrosis. Thoracic Surgery Clinics. Elsevier; 2008 May;18(2):157-66.

3. Wolosker N, de Campos JRM, Kauffman P, Puech-Leão P. A randomized placebo-controlled trial of oxybutynin for the initial treatment of palmar and axillary hyperhidrosis. J Vasc Surg. Elsevier; 2012 Jun;55(6):1696-700.

4. Wolosker N, Teivelis MP, Krutman M, de Paula RP, de Campos JRM, Kauffman P, et al. Long-term results of oxybutynin treatment for palmar hyperhidrosis. Clin Auton Res. Springer Berlin Heidelberg; 2014 Dec;24(6):297-303.

5. Wolosker N, Teivelis MP, Krutman M, de Paula RP, Kauffman P, de Campos JRM, et al. Long-term results of the use of oxybutynin for the treatment of axillary hyperhidrosis. Ann Vasc Surg. Elsevier; 2014 Jul;28(5):1106-12.

6. Wolosker N, Teivelis MP, Krutman M, de Paula RP, Kauffman P, de Campos JRM et al. Long-term results of the use of oxybutynin for the treatment of plantar hyperhidrosis. Int J Dermatol 2015;54(5):605-11.

7. Wolosker N, Teivelis MP, Krutman M, Campbell TPD de A, Kauffman P, Campos JR de et al. Long-term results of oxybutynin use in treating facial hyperhidrosis. An Bras Dermatol. Sociedade Brasileira de Dermatologia; 2014 Nov;89(6):912-6.

8. Shrivastava SN, Singh G. Tap water iontophoresis in palmo--plantar hyperhidrosis. Br J Dermatol 1977 Feb;96(2):189-95.

9. Lowe N, Campanati A, Bodokh I, Cliff S, Jaen P, Kreyden O et al. The place of botulinum toxin type A in the treatment of focal hyperhidrosis. Br J Dermatol. Blackwell Science Ltd; 2004 Dec;151(6):1115-22.

Atualização do tratamento tópico das úlceras microangiopáticas de origem diabética

GUILHERME YAZBEK

Introdução

As projeções globais sugerem que a prevalência mundial do diabetes mellitus (DM) aumentará para 4,4% da população em 2030, o que significa que aproximadamente 366 milhões de pessoas serão afetadas. O aumento da prevalência do DM, associado a maior sobrevida dos pacientes com a doença, levou ao crescimento do número de complicações relacionadas ao DM, como neuropatia e doença arterial obstrutiva periférica (DAOP). Tanto a DAOP quanto a neuropatia são fatores de risco para o desenvolvimento de ulceração crônica do pé nesses indivíduos. Ela afetará entre 10%-25% da população diabética em algum momento da vida.[1] O Consenso Internacional sobre Pé Diabético define úlcera do pé como uma ferida que se estende por toda a espessura da pele, abaixo do nível do tornozelo.

Úlceras nos pacientes diabéticos levam a um impacto negativo na qualidade de vida, em aspectos socioeconômicos, além dos custos governamentais para o sistema de saúde. Ademais, entre 75%-85% das amputações do membro inferior são precedidas por uma úlcera não cicatrizada.[1] Nos pacientes com neuropatia periférica, é esperado que mais de 50% dos indivíduos com úlcera apresentem cicatrização no período de até 20 semanas. Causas para o atraso nesse período são: infecção (osteomielite), doença arterial obstrutiva periférica e a própria extensão e profundidade da lesão.[2]

As úlceras do pé em pacientes diabéticos podem ser divididas em neuropáticas, isquêmicas e neuroisquêmicas, sendo as duas últimas de etiologia mais comum.[3] A cicatrização das úlceras neuropáticas é acelerada se a pressão sobre a lesão for aliviada. No entanto, o maior desafio são as úlceras isquêmicas ou neuroisquêmicas, em razão da diminuição da pressão de perfusão distal que se sobrepõe à alteração da microcirculação. Pacientes com úlceras isquêmicas ou neuroisquêmicas devem ser considerados candidatos para a revascularização por meio de cirurgia (convencional ou endovascular), de forma a otimizar a perfusão distal e a cicatrização de úlcera, a fim de evitar a amputação. A avaliação propedêutica pelo exame clínico pode nos levar ao diagnóstico da DAOP e possibilitar o tratamento adequado.

Quanto às alterações da microcirculação na pele dos pacientes diabéticos, além do espessamento da membrana basal, fatores neurogênicos desempenham importante papel na sua regulação, em razão da inervação dos shunts arteriovenosos pelos nervos simpáticos. No paciente diabético, existe uma neuropatia autonômica causando uma desnervação simpática e perda da sua contração normal, estando os shunts permanentemente abertos, levando à circulação capilar reduzida (um desvio do sangue). Tais distúrbios na função microvascular têm sido demonstrados mesmo em paciente com diabetes tipo 1. Esses distúrbios podem existir apesar de aporte macrocirculatório adequado para os tecidos, que é chamado, também, "isquemia capilar crônica". Esse quadro isquêmico se agrava ainda mais em pacientes diabéticos com DAOP, impedindo o aporte nutricional adequado para a cicatrização de eventuais úlceras.

Outros fatores contribuem para a "isquemia capilar crônica", como o balanço alterado entre vasoconstritores e vasodilatadores endógenos no nível pré-capilar, causando vasoconstrição e redução da circulação capilar. Alterações hemorreológicas secundárias ao aumento do fibrinogênio circulante levariam à elevação da viscosidade sanguínea, podendo piorar a perfusão tecidual nos diabéticos.[4] Tais fatores contribuem para o quadro de "isquemia capilar crônica", causando má distribuição de fluxo na microcirculação da pele, decisiva no aparecimento das úlceras em diabéticos.

Podemos associar alguns fatores predisponentes ao aparecimento da úlcera no pé: úlcera e/ou amputação prévia; neuropatia sensitivo-motora; trauma decorrente de calçado inadequado, caminhar descalço, quedas, acidentes, objetos no interior dos calçados; alterações biomecânicas em razão da limitação da mobilidade articular, proeminências ósseas, deformidade no pé, osteoartropatia e calos; doença vascular periférica (DVP); condição socioeconômica, acesso precário ao sistema de saúde, não adesão ao tratamento, negligencia, educação terapêutica precária.[5]

Durante a avaliação de uma úlcera no diabético, faz-se necessário afastar a possibilidade de osteomielite, que pode ser facilmente suspeitada pela presença de exposição óssea associada a sinais inflamatórios e secreção purulenta. O teste de sondagem óssea (pobe-to-bone) deve ser sempre realizado, a fim de afastar a possibilidade de osteomielite, pois apresenta alta especificidade com valor preditivo positivo de 89%. Outros métodos diagnósticos devem ser aventados para elucidação do quadro, como: RX simples do pé, ressonância nuclear magnética, além de coleta de cultura óssea para seleção de antibioticoterapia adequada.[6]

O tratamento das úlceras dos diabéticos aborda várias estratégias, algumas das quais podem ser utilizadas simultaneamente. Podemos incluir: alívio da pressão sobre a lesão (ex.: gesso de contato total), calçado especial concebido para redistribuir a carga na superfície do pé, remoção do material desvitalizado na superfície da úlcera (debridamento), controle de infecção e uso de curativos especiais.[2] Outras medidas são de extrema relevância, como o controle glicêmico, tendo em vista que é sabido que controle glicêmico inadequado é importante fator predisponente para o desenvolvimento da microangiopatia periférica.[3]

Os pacientes diabéticos com úlceras neuropáticas (mal perfurante plantar) comumente apresentam deformidade na planta dos pés e pontos de hiperpressão plantar. Nesses casos, o alívio da pressão plantar é condição essencial para possibilitar a cicatrização da úlcera. O gesso de contato total continua sendo o método mais eficaz de tratamento, pois possibilita melhor distribuição da carga plantar, imobiliza as bordas da ferida, permite o equilíbrio entre as pressões hidrostática e oncótica exercidas na extremidade, tem efeito protetor, mantém a temperatura constante no leito da ferida, possibilita mobilidade e sustentação parciais do peso corpóreo com altas taxas de cicatrização. Devem-se levar em conta as contraindicações para sua utilização: infecção, ferida proliferativa, isquemia, maceração da pele, obesidade mórbida, ataxia e cegueira. Outros métodos de imobilização foram descritos (imobilizadores removíveis Cast Walker, sapatos modificados, entre outros) e devem ser utilizados somente nos casos de contraindicação, pelo fato de existir evidência científica do maior benefício do gesso de contato total em relação a outros métodos de imobilização.[7,8]

Quando abordamos os cuidados locais, os curativos têm papel relevante no processo cicatricial. O curativo ideal para a British Medical Association and Royal Pharmaceutical Society of Great Britain[9] teria as seguintes características:

- apresentar alta capacidade de absorção e armazenamento do exsudato sem vazamentos;
- ter isolamento térmico;
- ser impermeável à água e a bactérias;
- apresentar baixa aderência à superfície da úlcera (evitando-se trauma na superfície da úlcera quando de sua remoção);
- exigir poucas trocas, ou seja, ter boa durabilidade;
- ser capaz de aliviar a dor; e
- proporcionar certo conforto ao paciente.

Existe vasta quantidade de curativos disponíveis para tratamento das lesões, sendo que frequentemente apresentam propriedades distintas, que podem ser utilizadas de acordo com as características das úlceras[10] (quadro 52.1).

Há algum tempo, acredita-se que o conceito de um ambiente úmido oferece condições ótimas para as células envolvidas no processo cicatricial, bem como permite o debridamento autolítico, etapa fundamental para o processo de resolução da lesão.[11] A necessidade de manter um ambiente úmido sobre a úlcera é fator-chave para a cicatrização da lesão. Diferentes curativos para feridas variam em níveis de absorção, de modo que uma úlcera muito úmida pode ser tratada com um curativo absorvente (curativo de alginato), que extrai o excesso de umidade, mantendo-a longe da ferida, a fim de evitar danos à pele, enquanto uma úlcera mais seca pode ser tratada com um curativo mais oclusivo, para manter um ambiente úmido.[2,10] Entre os diversos curativos existentes, há pouca qualidade de evidência a favor de um curativo sobre outro na manutenção da cobertura úmida sobre as úlceras. Trabalhos da base de dados Cochrane com metanálises avaliando curativos à base de alginatos, hidrocoloides, hidrogel ou espumas descrevem baixa evidência científica de um grupo de curativo sobre outro na aceleração do processo cicatricial. Existe ainda baixa evidência científica de que o uso de curativos à base de mel e prata aumentaria a taxa de cicatrização.

Quadro 52.1 – Tipos de curativos utilizados.

Tipo	Indicação	Contraindicação	Vantagens	Desvantagens	Modo de usar	Periodicidade de troca	Comentários/ exemplos
Gaze	Úlceras profundas, tunilizadas.	Pode traumatizar algumas úlceras.	Preço. Preenche espaço morto, retém umidade, absorve exsudato, debrida mecanicamente.	Fibras podem ficar retidas na ferida.	Cobertura da úlcera.	Troca diária.	Necessita ser continuamente umidificada para manter a úlcera hidratada.
Espuma	Úlceras de baixa a moderada exsudação.	Exsudação excessiva, úlceras secas, escaras, úlceras profundas ou tunilizadas.	Mantém a hidratação. Absorve algum exsudato.	Preço.	Posicionar o curativo sobre o local de forma que a almofada de espuma cubra a ferida e a parte central lisa fique sobre ela.	Sempre que houver fluido nas bordas da almofada da espuma ou no máximo a cada 7 dias.	Espuma hidrofílica de poliuretano, podendo incluir materiais absorventes adicionais/ Allevyn®, Biatain®, Hidrafoam®, Tielle®, Oprasorb®.

(cont.)

Tipo	Indicação	Contraindicação	Vantagens	Desvantagens	Modo de usar	Periodicidade de troca	Comentários/ exemplos
Hidrogel	Úlceras superficiais de moderada a baixa exsudação. Hidratação das úlceras.	Úlceras maceradas, exsudato excessivo.	Aumenta a hidratação da ferida, facilmente removível, facilita o debridamento, preenche espaço morto.	Necessita curativo secundário, não oclusivo, pode macerar a borda da úlcera, não eficaz em úlceras infectadas e muito exsudativas. Pode desidratar rapidamente. Preço.	Espalhar o curativo ou introduzi-lo na cavidade assepticamente. Ocluir a ferida com cobertura secundária estéril.	1-3 dias, dependendo da quantidade de exsudato.	Permanece úmido por mais tempo que a solução fisiológica 0,9%. Reduz aderência da gaze à superfície da úlcera, controlar a maceração/ Duoderm gel®, Hydrosorb®, Nu-gel®, Aquaflo®, Purilon Gel®
Filmes transparentes	Proteção contra fricção e traumas.	Úlceras exsudativas e infectadas.	Visualização da úlcera, proteção contra água e bactérias.	Pode traumatizar a lesão se retirada inadequadamente. Impermeável.			Tegaderm Opsite.
Alginatos (Alginato de Ca)	Absorve exsudação excessiva, preenche espaço morto, debridamento autolítico.	Úlceras secas, pouca drenagem, ou úlceras superficiais.	Mantém o ambiente da úlcera úmido, não aderente, pode ser utilizado em úlceras infectadas.	Pode desidratar uma úlcera seca. Precisa de um curativo secundário.	Modelar o alginato no interior da ferida + solução fisiológica 0,9%. Não deixar que a fibra de alginato ultrapasse a borda da ferida. Ocluir com cobertura secundária estéril.	Feridas infectadas (24 horas), feridas limpas com sangramento (48 horas), feridas limpas ou exsudação intensa (quando saturar). Trocar o curativo secundário sempre que estiver saturado.	Curasorb®, Seasorb®, Algoderm®, Tegagen®, Sorbalgon®, Biatain Alginato®, Curatec Alginato®, Askina Sorb®, Comfeel Plus®.
Hidrocoloides	Semipermeável para úlceras de baixa a moderada exsudação, debridamento autolítico, estimula a angiogênese.	Úlceras infectadas, úlceras profundas e tunilizadas.	Maleável, isola a úlcera, promove um ambiente úmido para a úlcera, debridamento autolítico, impermeável para bactérias, poucas trocas, não necessita de curativo secundário.	Não deve ser usado: em úlceras muito exsudativas, podendo macerar a pele; em úlceras infectadas com exposição óssea ou de tendões ou quando as bordas estiverem maceradas.	Lavar a ferida. Utilizar o curativo que ultrapasse a borda em pelo menos 3 cm.	A cada 1-7 dias, dependendo da exsudação.	Pode ser usado para preencher toda a área da úlcera. Pode ser aplicado sobre alginato para controle do exsudato/ Comfeel®, Duoderm®, Hydrocoll®, Tegasorb®

(cont.)

Tipo	Indicação	Contraindicação	Vantagens	Desvantagens	Modo de usar	Periodicidade de troca	Comentários/ exemplos
Impregnados com prata ou antimicrobiano (com ou sem carvão ativado).	Úlceras infectadas com odor fétido, redução da carga bacteriana. Carvão absorve exsudato e filtra o odor.	Feridas limpas.	Tem propriedades antibacteriana, antifúngica e antiviral, melhora a higiene da úlcera.	Pode manchar a pele com a prata. Alguns curativos com carvão não podem ser cortados.	Colocar o curativo de carvão ativado sobre a ferida e ocluí-la com cobertura secundária estéril.	A cada 1-4 dias, dependendo da quantidade de exsudação.	Trocas pouco frequentes. Variações do tipo do curativo impregnado possibilitam sua utilização em diferentes situações/ Carboflex®, Actisorb®, Curatec Carvão®, Atrauman Ag®, Silvercel®.

Fonte: Dunville JC, O'Meara S, Bell-Syer SEM, 2013; Andrews KL, Houdek MT, Kiemele LJ, 2015.

Também existe limitada evidência científica de que o ácido hialurônico apresenta efeitos positivos no processo cicatricial quando comparado a outros curativos sem essa substância.

Como já descrevemos, a escolha dos curativos mais adequados variará de acordo com a apresentação da lesão. Feridas secas se beneficiarão de curativos à base de hidrogel e hidrocoloide, a fim de manter certa umidade sobre a úlcera. Curativos à base de espuma e alginato são preferíveis para úlceras exsudativas. Além disso, deve-se considerar a troca do tipo de curativo caso não exista a redução esperada da úlcera, mudança de sua característica ou, ainda, efeitos adversos.

O debridamento das feridas é passo fundamental para possibilitar a adequada proliferação celular na superfície da úlcera. O debridamento permite a drenagem do exsudato e a remoção de tecido desvitalizado, diminuindo o risco de infecção. A ressecção da calosidade ao redor da úlcera deve ser realizada, o que reduzirá a carga de pressão sobre a ferida.[12] A periodicidade do debridamento deverá ser individualizada, de acordo com a produção do exsudato e a presença de tecido desvitalizado. Existem diversas técnicas de debridamento, como o debridamento cirúrgico (mecânico), a terapia com o uso de larvas, a hidroterapia, o ultrassom, o hidrogel, curativos oclusivos e enzimáticos. Não existe grande evidência científica da superioridade de um método de debridamento descrito sobre outro, mas parece haver superioridade de métodos autolíticos sobre os curativos comuns, benefício do uso de larvas para reduzir a taxa de amputação, redução do tempo de cicatrização com o debridamento mecânico e o uso de ultrassons. Em termos gerais, a escolha do método ficará a critério do médico, bem como do próprio paciente, a fim de estimulá-lo a aderir ao plano de tratamento proposto.[6,13]

A periodicidade da avaliação do paciente com úlcera deverá ser frequente, de 1-4 semanas, a fim de monitorar sua regressão, tendo em vista que, com a redução de 10%-15% da área da úlcera por semana ou mais que 50% da área em 4 semanas, aumenta a probabilidade de cicatrização e diminuem as complicações, como infecção e amputações.[14]

Terapias auxiliares, como uso de curativos a vácuo, biológicos e oxigenioterapia hiperbárica, deverão ser utilizadas caso exista falha do tratamento em demonstrar melhora clínica esperada no período de 4 semanas (> 50% de redução). Nessa situação, faz-se necessária a reavaliação do status infeccioso, arterial e em relação à supressão da pressão sobre a lesão previamente ao uso dessas terapias. A utilização de agentes farmacológicos (pentoxifilina, cilostazol, entre outros) parece não reduzir as taxas de amputação em comparação ao tratamento convencional.

A resposta ao tratamento convencional de muitas úlceras diabéticas é insatisfatória, fazendo com que sejam tentadas terapias alternativas com a finalidade de acelerar a cura. Entretanto, é importante que a eficácia das diversas técnicas empregadas seja rigorosamente avaliada, para que tratamentos que não possuam evidência de eficácia não sejam utilizados.[15]

Terapia de pressão negativa (VAC)

Esse método baseia-se na utilização de pressões subatmosféricas na superfície da lesão, aumentando a perfusão da úlcera e reduzindo o edema e a carga bacteriana local, promovendo a granulação e a retração da ferida. Para tal, utilizam-se uma esponja, tubos conectores, película adesiva, reservatório para secreções e bomba de pressão negativa. Deve-se posicionar a esponja sobre a ferida e aplicar a película oclusiva. Em seguida, deve-se conectá-la ao reservatório, e este, ao sistema a vácuo, e acionar o aparelho. A esponja deve ser trocada no período de 2 a 5 dias ou quando estiver saturada. A vantagem do uso da esponja é que esta pode ser acomodada em feridas profundas e complexas, mas o inconveniente está relacionado ao custo e à necessidade de se manter conectada à bomba de vácuo.[16]

Parecem existir múltiplos fatores associados à eficácia desse método. Úlceras com excessivo exsudato apresentam aumento de metaloproteinases, que degradam as proteínas de adesão necessárias ao reparo da ferida. Ademais, pressões intersticiais aumentadas podem ocluir a microcirculação e os linfáticos, privando os tecidos de nutrientes vitais e oxigênio. O uso da terapia de pressão negativa promove a aceleração da formação do tecido de granulação, a manutenção do ambiente úmido, a remoção do exsudato e microrganismos, além da estimulação mecânica, que contribui para a cicatrização das feridas. À medida que o VAC é aplicado, o leito da ferida é submetido a uma força de deformação que causa o estiramento das células, resultando em maior proliferação celular, migração de fibroblastos e angiogênese.[17]

Clinicamente, quando comparado com os curativos especiais (quadro 52.1) observam-se aceleração no processo cicatricial, diminuição das taxas de amputação, redução do tempo de hospitalização e infecções.[18] Um dos primeiros estudos multicêntricos descritos foi realizado em 2005 por Armstrong et al. e demonstrou taxas maiores de cicatrização com a terapia de pressão negativa no período de 16 semanas em relação aos curativos convencionais (56% × 39%), além de mais rápida cura.[19] Outro estudo multicêntrico também demonstrou taxas maiores de cura com a terapia a vácuo (43% × 28%).[20] Em metanálises e trabalhos de revisão, parece existir alguma evidência de que a terapia de pressão negativa apresente taxas maiores de cicatrização das úlceras e após debridamento das lesões nos pacientes diabéticos quando comparadas com curativos para manter a lesão úmida,[21] principalmente nos casos de inadequada redução do tamanho das úlceras.[22]

Curativos biológicos

Entre as modalidades dos curativos biológicos, alguns merecem destaque pelos resultados e pela possibilidade de auxílio no processo cicatricial. Os substitutos de pele (ex.: Dermagraft, Apligraft, Theraskin, entre outros), os estimuladores da proliferação celular, como os fatores de crescimento derivados de plaquetas (Becaplermin), o uso de plasma rico em plaquetas, além de produtos naturais, como a utilização do soro do látex natural da seringueira *Hevea brasiliensis*, são cada vez mais empregados no auxílio do processo cicatricial. Alguns desses produtos, ainda de pouca utilização em nosso meio, já apresentam papel importante no tratamento das lesões diabéticas, principalmente nas não infectadas e não isquêmicas.

Os substitutos da pele podem consistir em pele proveniente da bioengenharia ou artificial, autoenxertos (retirados do paciente), aloenxertos (extraídos de outro indivíduo) ou xenoenxertos (retirados de animais). Em trabalho de revisão da literatura com o objetivo de compará-los aos curativos não biológicos (curativos-padrão), identificou-se 17 estudos que mostraram melhora significativa dos resultados da cicatrização das lesões com o uso dos substitutos de pele em relação aos curativos comuns. Baseados em 4 estudos selecionados, que compararam os substitutos, não existiu superioridade de um substituo de pele sobre outro no que se refere ao processo cicatricial. De acordo com resultados colhidos em 2 estudos, ocorreu diminuição significativa nas taxas de amputação.[23]

Apesar da existência de inúmeros fatores de crescimento estudados, somente o fator de crescimento derivado de plaquetas (FCDP) tem sua aplicabilidade clínica liberada por agentes sanitários internacionais (FDA). O Becaplermin é um gel composto de FCDP recombinante para aplicação tópica que estimula a regeneração tecidual, promovendo a angiogênese, a proliferação de fibroblastos e a migração epitelial. Deve ser aplicado diariamente sobre a lesão e coberto com uma gaze úmida. Duas metanálises avaliaram a eficácia da utilização desse produto na cicatrização de lesões. Uma delas, publicada em 1999, estudou 922 pacientes provenientes de 4 estudos, mostrando taxas de cicatrização significativamente superiores em relação à terapia padrão (50% × 36% após 20 semanas de tratamento).[24] Em outro trabalho de revisão, também comparando o uso de curativos-padrão com ou sem placebo, baseado em 6 estudos (992 pacientes), verificou-se o benefício no uso de FCDP recombinante sobre o placebo.[25] Em 2008, o FDA divulgou uma nota de preocupação no que se refere ao uso da medicação dizendo que, apesar de não aumentar o risco de malignização em pacientes tratados com o Becaplermin, os que desenvolveram a transformação maligna apresentaram maior risco de óbito. Tal informação foi baseada em pequeno número de pacientes, sendo necessária a interpretação com cautela.[6]

Alguns estudos descrevem a utilização do soro do látex da seringueira *Hevea brasiliensis* com o intuito de acelerar o processo cicatricial. A maioria são descrições de casos, não havendo até esse momento trabalhos com metodologia adequada para orientarmos sua utilização.[26]

Oxigenioterapia hiperbárica (OTH)

Essa modalidade terapêutica iniciou sua aplicabilidade no tratamento de úlceras crônicas no final dos anos 1960.[27] O tratamento envolve colocar o paciente em uma câmara, aumentar a pressão ambiental dentro dela e administrar 100% de oxigênio para a respiração. Assim sendo, é possível fornecer uma pressão parcial de oxigênio muito aumentada para os tecidos. Normalmente, os tratamentos envolvem pressurização entre 2,0-2,5 atmosferas, para períodos entre 60-120 minutos, 1 ou 2 vezes por dia. Um curso típico pode envolver de 15-30 sessões desses tratamentos. A lógica do tratamento está associada à diminuição da hipóxia, fator importante para o desenvolvimento das lesões. Sabemos, na verdade, que a fisiopatologia do desenvolvimento das úlceras tem, na realidade, mecanismo multifatorial, e não somente relacionado à hipóxia.[28]

Parece haver benefício no processo de cicatrização das úlceras em diabéticos, observado em trabalhos de revisão da base de dados Cochrane mostrando aumento das taxas de cicatrização com o uso da OTH no período de 6 semanas. Porém, esse benefício não foi evidente com o seguimento a longo prazo (1 ano). Também não existiu diferença nas taxas de amputações com a OTH.[29] Segundo metanálise mais recente, de Elraiyah et al., baseando-se em estudos de baixa a moderada qualidade, verificou-se que a OTH aumentou as taxas de cicatrização e reduziu as taxas de amputação maior. É importante salientar que a OTH deverá ser utilizada com método adjuvante, nunca sobrepondo as bases dos cuidados do paciente diabético com úlcera (controle da glicemia, monitoramento da lesão, debridamento e alívio da pressão sobre a úlcera). É bastante improvável que a OTH tenha algum benefício nos pacientes com isquemia grave não revascularizada pelo fato de o oxigênio não atingir áreas isquêmicas com suficiente tensão para promover a angiogênese.[30]

O uso de estimulação elétrica, ultrassom ou laser não demonstram evidência convincente de seus benefícios para a cicatrização de úlceras em pacientes diabéticos por não existirem trabalhos de adequada metodologia.[15]

Numa atualização da revisão sistemática do IWGDF ("International Working Group of the Diabetic Foot"), concluiu-se, ainda que com ressalvas, a possibilidade de benefícios da oxigenioterapia hiperbárica e, possivelmente, da terapia de pressão negativa. Na verdade, existem poucas evidências publicadas para justificar o uso de terapias alternativas mais recentes. A análise das evidências apresenta dificuldades consideráveis nesse campo. O número de estudos controlados é pequeno, e a maioria, de baixa qualidade metodológica. Além disso, a complexidade da condição clínica e a frequente resposta lenta à intervenção são problemas significativos para a comparação entre os estudos. Destes, o mais importante refere-se à seleção da medida de sucesso do tratamento. As medidas mais relevantes são cicatrização, tempo de cicatrização, ausência de amputação e sobrevida. Entretanto, essas medidas podem não refletir o efeito de uma intervenção escolhida, podendo uma terapia ou um curativo ter efeito positivo por um período determinado durante o processo cicatricial, o que dificilmente pode ser mensurado por medidas objetivas analisadas. Avaliações como mudança na aparência e na área da úlcera poderiam estar diretamente relacionadas ao efeito do curativo testado, mas teria pouca relevância para o desfecho clínico final. Caberá à equipe responsável avaliar individualmente o paciente, a fim de escolher uma terapia mais adequada.[15]

Prevenção da úlcera nos diabéticos

Em razão do risco aumentado de recorrência de ulceração nos diabéticos, avaliações periódicas dos pés são necessárias, com o intuito de prevenir novas ulcerações. A cada reavaliação, fazem-se imperiosos a inspeção, a palpação de pulsos e o teste de monofilamento de Semmes-Weinstein, além da avaliação de deformidades e pontos de pressão (calosidades). Comumente, essa avaliação periódica deve ser anual nos pacientes diabéticos com baixo risco de ulceração. Caso exista neuropatia instalada, a avaliação deverá ser semestral; quando da presença de deformidade associada, a cada 2 meses. Durante a avaliação, deveremos orientar o paciente e os familiares sobre as medidas preventivas, como não andar descalço, utilização de sapatos adequados (extremidades largas e quadradas com palmilha e língua acolchoada), cuidados para evitar traumatismos, micose interdigital e autoinspeção dos pés.[6]

Referências

1. Iversen MM, Tell GS, Riise T et al: History of foot ulcer increases mortality among individuals with diabetes: ten-year follow-up of the Nord-Trondelag Health Study, Norway. Diabetes Care 2009;32:2193-199.
2. Dumville JC, O'Meara S, Bell-Syer SEM. Dressings for treating foot ulcers in people with diabetes: an overview of systematic reviews. Cochrane Database of Systematic Reviews 2013, Issue 4. Art. No.: CD010471.
3. Jörneskog G. Why critical limb ischemia criteria are not applicable to diabetic foot and what the consequences are. Scandinavian Journal of Surgery 2012;101: 114-118.
4. Jörneskog G, Brismar K, Fagrell B. Skin capillary circulation is more impaired in toes of diabetic than non-diabetic patients with peripheral vascular disease. Diabetic Medicine 1995;12:36-41.
5. Projeto Diretrizes_SBACV_ Pé Diabético.
6. Hingorani A, LaMuraglia GM, Henke P, Meissner MH, Loretz L, Zinszer KM, Driver VR, Frykberg R, Carman TL, Marston W, Mills JL Sr, Murad MH. The management of diabetic foot: A clinical practice guideline by the Society for Vascular Surgery in collaboration with the American Podiatric Medical Association and the Society for Vascular Medicine. J Vasc Surg 2016 Feb;63(2 Suppl):3S-21S.
7. Batista F. Uma abordagem multidisciplinar sobre o pé diabético. São Paulo: Andreoli, 2010. p.177-81.
8. Elraiyah T, Prutsky G, Domecq JP, Tsapas A, Nabhan M, Frykberg RG, Firwana B, Hasan R, Prokop LJ, Murad MH. A systematic review and meta-analysis of off-loading methods for diabetic foot ulcers. J Vasc Surg 2016 Feb;63(2Suppl):59S-68S.e1-2.
9. British Medical Association and Royal Pharmaceutical Society of Great Britain. British National Formulary Appendix 8: Wound management products and elastic hosiery. http://www.bnf.org.uk/bnf/bnf/current Sept 2010; 60.
10. Dunville JC, O'Meara S, Bell-Syer SEM. Dressings for treating foot ulcers in people with diabetes: an overview of systematic reviews (Protocol) 2 Copyright © 2013 The Cochrane.
11. Cardinal M, Eisenbud DE, Armstrong DG, Zelen C, Driver V, Attinger C et al. Serial surgical debridement: a retrospective study on clinical outcomes in chronic lower extremity wounds. Wound Repair and Regeneration 2009;17(3):306-11.
12. Abouaesha F, van Schie CH, Griffths GD, Young RJ, Boulton AJ. Plantar tissue thickness is related to peak plantar pressure in the high-risk diabetic foot. Diabetes Care 2001 Jul;24(7):1270-4.
13. Elraiyah T, Domecq JP, Prutsky G, Tsapas A, Nabhan M, Frykberg RG, Hasan R, Firwana B, Prokop LJ, Murad MH. A systematic review and meta-analysis of débridement methods for chronic diabetic foot ulcers. J Vasc Surg 2016 Feb;63(2 Suppl):37S-45S.e1-2.
14. Snyder RJ, Cardinal M, Dauphinée DM, Stavosky J. A post-hoc analysis of reduction in diabetic foot ulcer size at 4 weeks as a predictor of healing by 12 weeks. Ostomy Wound Manage 2010 Mar 1;56(3):44-50.
15. Game FL, Hinchliffe RJ, Apelqvist J, Armstrong DG, Bakker K, Hartemann A, Löndahl M, Price PE, Jeffcoate WJ. A systematic review of interventions to enhance the healing of chronic ulcers of the foot in diabetes. Diabetes Metab Res Rev 2012 Feb;28(Suppl 1):119-41.
16. Franco D, Gonçalves LF. Feridas cutâneas: a escolha do curativo adequado. Rev Col Bras Cir. 2008 Mai/Jun;35(3):203-6.
17. Isaac AL, Armstrong DG. Negative pressure wound therapy and other new therapies for diabetic foot ulceration: the current state of play. Med Clin North Am 2013 Sep;97(5):899-909.
18. Xie X, McGregor M, Dendukuri N. The clinical effectiveness of negative pressure wound therapy: a systematic review. J Wound Care 2010 Nov;19(11):490-5.
19. Armstrong DG, Lavery LA, Diabetic Foot Study Consortium. Negative pressure wound therapy after partial diabetic foot amputation: a multicentre, randomized controlled trial. Lancet 2005;366(9498):1704-10.
20. Blume PA, Walters J, Payne W et al. Comparison of negative pressure wound therapy using vacuum-assisted closure with advanced moist wound therapy in the treatment of diabetic foot ulcers: a multicenter randomized controlled trial. Diabetes Care 2008;31(4):631-6.

21. Dumville JC, Hinchliffe RJ, Cullum N, Game F, Stubbs N, Sweeting M, Peinemann F. Negative pressure wound therapy for treating foot wounds in people with diabetes mellitus. Cochrane Database Syst Rev 2013 Oct 17;(10):CD010318.

22. Vikatmaa P, Juutilainen V, Kuukasjärvi P, Malmivaara A. Negative pressure wound therapy: a systematic review on effectiveness and safety. Eur J Vasc Endovasc Surg 2008 Oct;36(4):438-48.

23. Santema TB, Poyck PP, Ubbink DT. Skin grafting and tissue replacement for treating foot ulcers in people with diabetes. Cochrane Database Syst Rev 2016 Feb 11;2:CD011255.

24. Smiell JM, Wieman TJ, Steed DL, Perry BH, Sampson AR, Schwab BH. Efficacy and safety of becaplermin (recombinant human platelet-derived growth factor-BB) in patients with nonhealing, lower extremity diabetic ulcers: a combined analysis of four randomized studies. Wound Repair Regen 1999 Sep-Oct;7(5):335-46.

25. Zhao XH, Gu HF, Xu ZR, Zhang Q, Lv XY, Zheng XJ, Yang YM. Efficacy of topical recombinant human platelet-derived growth factor for treatment of diabetic lower-extremity ulcers: Systematic review and meta-analysis. Metabolism 2014 Oct;63(10):1304-13.

26. Cipriani Frade MA, Cursi IB, Andrade FF, Coutinho J, Barbetta FM, Foss NT. Management of diabetic skin ulcers with a natural latex biomembrane. Med Cutan Iber Lat Am 2004;32(4):157-62.

27. Kulonen E, Niinikoski J. Effect of hyperbaric oxygenation on wound healing and experimental granuloma. Acta Physiol Scand 1968 Jul;73(3):383-4.

28. Kranke P, Bennett M, Roeckl-Wiedmann I, Debus S. Hyperbaric oxygen therapy forchronic wounds. Cochrane Database Syst Rev 2004;(2):CD004123.

29. Kranke P, Bennett MH, Martyn-St James M, Schnabel A, Debus SE, Weibel S. Hyperbaric oxygen therapy for chronic wounds. Cochrane Database Syst Rev 2015 Jun 24;(6):CD004123.

30. Elraiyah T, Tsapas A, Prutsky G, Domecq JP, Hasan R, Firwana B, Nabhan M, Prokop L, Hingorani A, Claus PL, Steinkraus LW, Murad MH. A systematic review and meta-analysis of adjunctive therapies in diabetic foot ulcers. J Vasc Surg 2016 Feb;63(2 Suppl):46S-58S.e1-2.

31. Andrews KL, Houdek MT, Kiemele LJ. Wound management of chronic diabetic foot ulcers: from the basics to regenerative medicine. Prosthetics and Orthotics International 2015;39(1):29-39.

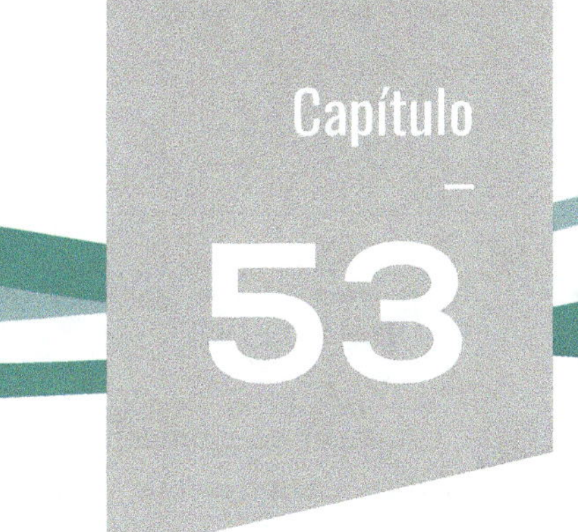

Acessos vasculares para quimioterapia: o que há de novo?

FÁBIO RODRIGUES FERREIRA DO ESPÍRITO SANTO

Introdução

Pode-se entender como quimioterapia, de maneira mais ampla, uma larga gama de infusões venosas de medicamentos, e não apenas a quimioterapia para tratamento de neoplasias. A infusão de antimicrobianos por via endovenosa e a infusão de quimioterápicos para tratamento de doenças inflamatórias também podem ser consideradas quimioterapias.

Quando especificamos a quimioterapia para tratamento de doenças neoplásicas, devemos levar em conta que o Brasil evolui sua pirâmide etária com características de envelhecimento da população. Segundo dados do Instituto Brasileiro de Geografia e Estatística (IBGE), a população brasileira acima de 60 anos cresceu de 13.436.020 para 20.590.599 entre 2000-2010. Isso representa crescimento em números absolutos de 53%. Os maiores de 60 anos saltaram de 7,96% para 10,79% da população. Entre aqueles com mais de 50 anos, o aumento foi ainda maior, saltando de 15,38% para 20,45% da população do Brasil.

As estimativas do IBGE para 2030 são de que os acima de 60 anos representem 18,62%, e os acima de 50 anos, 31,21% da população.

Diversos tipos de neoplasias têm aumento de prevalência conforme a faixa etária. Assim, é de esperar que aumentem as incidências de neoplasias no futuro, bem como os tratamentos quimioterápicos.

Com esse aumento, espera-se também aumento na necessidade de acessos vasculares dedicados à quimioterapia.

Dispositivos modernos usados para quimioterapia

A partir do momento em que se define por conduta médica a implementação de quimioterapia (para neoplasia, infecção ou doença inflamatória) endovenosa, imediatamente faz-se necessária a obtenção de acesso venoso adequado a tal terapia. O algoritmo para definição de qual acesso deverá ser implementado será discutido na seção seguinte. Para tal, descreveremos aqui os acessos disponíveis atualmente e suas características.

- **Acessos periféricos:** são dispositivos curtos, para uso por até 72 horas e para medicações compatíveis com infusão periférica. São implantados pela enfermagem com ou sem auxílio de equipamentos como ultrassom ou infravermelho.
- **Cateteres midline:** são dispositivos de inserção periférica cuja ponta se localiza na veia axilar. São inseridos pela enfermagem qualificada sob técnica estéril. Produzidos em poliuretano, são resistentes à pressão, podendo ser instalados em bombas de infusão, e têm durabilidade maior. São recomendados para uso até 14 dias, quando a medicação preenche critérios de infusão periférica. Ainda não disponíveis no Brasil.
- **Cateteres PICC (sigla em inglês que significa "cateter central de inserção periférica"):** são implantados pelo médico ou pela enfermagem qualificada. Há diversos modelos, desde silicone até poliuretanos modernos. Têm ponta valvulada antirrefluxo ou ponta aberta. São utilizados quando a previsão de uso é maior que 7 dias ou quando a medicação não preenche os critérios de infusão periférica, ou seja, medicação vesicante ou irritante, pH menor que 5 ou maior que 9 ou osmolaridade maior que 500 mOsm/L. Têm como pontos fortes a baixa complexidade e o baixo risco associado à inserção e remoção. Não necessitam de procedimento anestésico associado. Possuem, ainda, baixas taxas de infecção. A durabilidade foi aumentada com a evolução dos materiais. Entre os modelos mais recentes, há opções como cateteres com dispositivos de navegação magnéticos e confirmação eletrocardiográfica da posição da ponta do cateter, que possibilitam a inserção sem necessidade de uso de radiação ionizante (powerpicc® 3CG, BARD),[1,2] e de poliuretano moderno, altamente resistentes a rotura, aptos a serem utilizados em bombas injetoras de contraste iodado. As desvantagens são maior taxa de trombose venosa associada ao cateter, quando comparado ao cateter central de inserção central, e a necessidade de manutenção mais cuidadosa, quando comparado com cateteres totalmente implantáveis, como o port-o-cath.
- **Cateteres centrais diretos**: são inseridos exclusivamente por médicos. Em geral, são recomendados apenas para uso hospitalar. São os que apresentam as maiores taxas de infecção, por isso não são recomendados para tratamentos prolongados.
- **Cateteres centrais tunelizados ou semi-implantáveis:** também apenas colocados por médicos, necessitam de ambiente cirúrgico para sua inserção. São muito parecidos em termos de indicação aos PICCs, entretanto têm o risco inerente à punção de veia central e necessitam de anestesia para remoção. Por serem inseridos em veias de maior calibre, têm menor risco de trombose venosa associada ao cateter do que este outro.[3,4] O representante mais conhecido é o cateter de Hickman®, mas existem variações. Antes feitos de silicone, evoluíram também para cateteres de poliuretano com cuff para fixação subcutânea (ProLine MedComp). Os modelos de poliuretano são mais resistentes a rotura e aceitam injeções sob pressão.
- **Cateteres totalmente implantáveis:** conhecidos genericamente no Brasil como port-o-cath, devem ser inseridos e removidos em ambiente cirúrgico e apenas por médicos. São a categoria com menor risco de infecção e que confere maior conforto ao paciente com utilização intermitente de medicação. Exigem enfermagem treinada para seu uso. Os modelos mais modernos são feitos também de poliuretano de última geração, resistentes a bomba injetora de contraste, e, portanto, podem ser utilizados para realização de tomografias contrastadas. Há diversos modelos e tamanhos para serem acomodados esteticamente no braço ou no toráx, com ou sem válvulas antirrefluxo.

Escolha do acesso ideal – dispositivos e localizações

Uma etapa vital para o bom resultado do implante de acesso vascular é a correta escolha do dispositivo e da localização, baseado nas necessidades da terapia e no paciente.

- **Duração da terapia:** a previsão de duração da terapia infusional é um dos critérios mais importantes na escolha do acesso. Acesso periférico, central não tunelizado, PICC, tunelizado e totalmente implantável são a sequência natural quanto maior a duração.[5,6]
- **Frequência da terapia:** terapias diárias favorecem a escolha de acessos que mantêm vias externas, enquanto terapias intermitentes favorecem o uso de cateteres totalmente implantáveis, que necessitam de punção a cada uso.
- **Compatibilidade periférica:** da medicação usada, para escolha entre acesso periférico e central.
- **Estilo de vida do paciente:** pacientes expostos a sujeira demasiada no trabalho ou em casa, com sudorese excessiva ou com profissões aquáticas não se beneficiam do uso de cateteres com vias externalizadas.

De forma geral, os quadros 53.1 e 53.2 ajudam na escolha do acesso com base nas características de duração da terapia, sendo a escolha refinada pelos demais critérios apresentados.

Quadro 53.1 – Para medicações compatíveis com acesso periférico: CVC – cateter venoso central de inserção direta não tunelizado. Tunelizado – cateter de inserção central tunelizado no tórax. Port – cateter totalmente implantável.

MEDICAÇÃO COMPATIIVEL PERIFÉRICA					
Tipo de dispositivo	**Proposta de duração**				
	< 7 dias	**7-14 dias**	**14 dias-3 meses**	**3-6 meses**	**> 6 meses**
Periférico	Indicado	Indicado com critério	Inadequado	Inadequado	Inadequado
CVC	Indicado com critério	Indicado	Inadequado	Inadequado	Inadequado
PICC	Indicado com critério	Indicado	Indicado	Indicado	Indicado com critério
Tunelizado	Inadequado	Indicado com critério	Indicado	Indicado	Indicado
Port	Inadequado	Inadequado	Inadequado	Indicado com critério	Indicado

Fonte: adaptado de Chopra V. et al., 2015.

Quadro 53.2

MEDICAÇÃO COMPATIIVEL PERIFÉRICA					
Tipo de dispositivo	**Proposta de duração**				
	< 14 dias	**14-30 dias**	**1-3 meses**	**3-6 meses**	**> 6 meses**
Periférico	Inadequado	Inadequado	Inadequado	Inadequado	Inadequado
CVC	Indicado	Inadequado	Inadequado	Inadequado	Inadequado
PICC	Indicado	Indicado	Indicado	Indicado	Indicado com critério
Tunelizado	Inadequado	Indicado com critério	Indicado	Indicado	Indicado
Port	Inadequado	Inadequado	Inadequado	Indicado com critério	Indicado

Fonte: adaptado de Chopra V. et al., 2015.

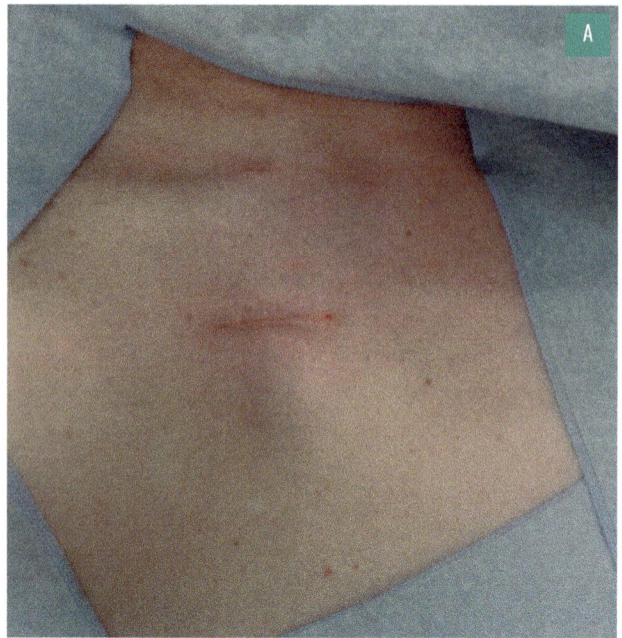

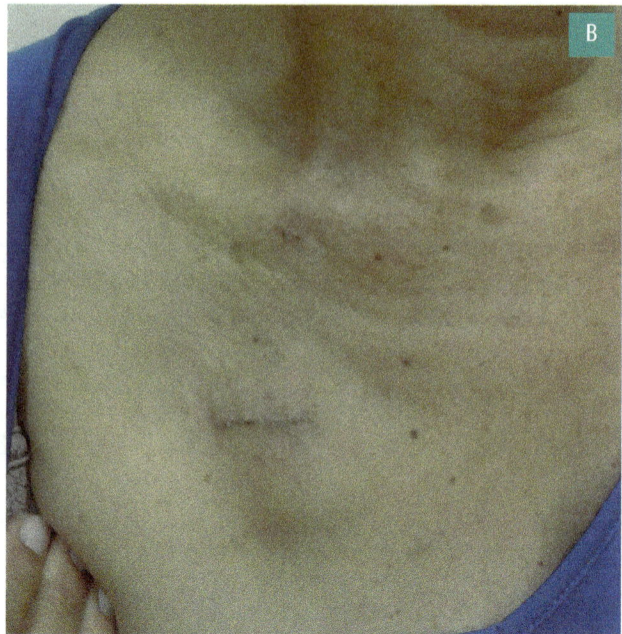

Figura 53.1 – (A) Aspecto cirúrgico e (B) aspecto final (após 15 dias) de um cateter totalmente implantável, colocado com punção jugular baixa e em localização confortável para uso do paciente.

Fonte: o autor.

Dicas para a realização de um bom acesso para quimioterapia

- Escolha o cateter mais adequado à realidade do paciente e à terapia proposta.
- Tenha um time especializado em acessos vasculares, que esteja habituado e utilize as tecnologias mais modernas, como punção guiada por ultrassom.[7]
- Execute a instalação com total antissepsia e com planejamento em relação à localização do cateter e seu uso pela enfermagem. Trajetos mal planejados podem levar a acotovelamentos nos cateteres, como o pinch off nos cateteres implantados por punção direta da subclávia infraclavicular, ou em curvaturas malfeitas na punção de jugular.

Referências

1. The Sherlock 3CG Tip Confirmation System for placement of peripherally inserted central catheters – Issued: March 2015 – NICE medical technology guidance 24.
2. Dale M, Higgins A, Carolan-Rees G. Sherlock 3CG Tip Confirmation System for Placement of Peripherally Inserted Central Catheters: A NICE Medical Technology Guidance. Appl. Health Econ Health Policy (2016);14:41-49.
3. Chopra V et al. Patterns, risk factors and treatment associated with PICC-DVT in hospitalized adults: A nested case – control study. Thrombosis Research 135 (2015) 829-834.
4. Sasadeusz KJ, Trerotola SO, Shah H, Namyslowski J, Johnson MS, Moresco KP et al. Tunneled jugular small-bore central catheters as an alternative to peripherally inserted central catheters for intermediate-term venous access in patients with hemodialysis and chronic renal insufficiency. Radiology 1999;213:303-6.
5. Moureau N and Chopra V. Indications for peripheral, midline and central catheters: summary of the MAGIC recommendations. British Journal of Nursing 2016 (IV Therapy Supplement), vol. 25, nº 8, S15-S24.
6. Chopra V et al. The Michigan Appropriateness Guide for Intravenous Catheters (MAGIC): Results From a Multispecialty Panel Using the RAND/UCLA Appropriateness Method – Annals of Internal Medicine, vol. 163, nº 6 (Supplement), 15 September 2015, S1-S40.
7. Burns T, Lamberth B. Facility wide benefits of radiology vascular access teams. Radiol Manage 2010;32:28-32.

Capítulo

54

Acessos vasculares

ANTONIO EDUARDO ZERATI
GLAUCO FERNANDES SAES

Introdução

Os acessos vasculares são muitas vezes essenciais no tratamento de pacientes com as mais diversas doenças, não somente para a administração de medicamentos e hemoderivados, mas também para coleta de amostras de sangue para análise laboratorial, monitorização de parâmetros hemodinâmicos, nutrição parenteral e realização de procedimentos vitais, como o tratamento dialítico.

Historicamente, temos em Sir Christopher Wren o pioneiro na infusão de solução endovenosa em cães, utilizando para isso uma pena de ganso conectada a uma bexiga suína em 1656.[1] Blundell, em 1818, realizou a primeira transfusão de sangue entre humanos.[2] Em 1952, o acesso por punção da veia subclávia foi descrito por Aubaniac, cirurgião militar francês, para reposição rápida de fluidos nos pacientes em choque hipovolêmico causado por ferimentos em conflitos militares.[3]

A punção venosa profunda, tradicionalmente, é feita com base em parâmetros anatômicos. Há alguns anos, entretanto, a utilização da ultrassonografia para guiar a punção tem ocupado cada vez mais espaço, visando reduzir os riscos associados ao procedimento.

Técnicas de punção venosa central

Apesar de ser possível a cateterização venosa central à beira do leito, como ocorre com frequência, por exemplo, em unidades de terapia intensiva, o procedimento deve ser realizado, de maneira ideal, com o paciente sob monitorização de dados vitais, uma vez que a presença do fio-guia no mediastino pode provocar arritmias cardíacas. Sempre que possível, a cateterização venosa central demanda acompanhamento radioscópico durante a progressão dos dispositivos (guias, introdutores, cateteres) e para a confirmação do correto posicionamento da extremidade do cateter, próximo à junção cavoatrial.

O tipo de anestesia dependerá do tipo das condições clínicas do paciente e do tipo de cateter a ser implantado. Para a punção venosa, particularmente, a anestesia local é suficiente. Caso o paciente esteja em agitação psicomotora, a sedação pode ser importante, para reduzirmos o risco de acidentes de punção.

Exames de imagem que o paciente já tenha realizado no contexto de seu tratamento, como tomografia computadorizada ou ressonância nuclear magnética de tórax, devem ser checados, a fim de diagnosticar condições como trombose e/ou compressão de veias centrais.

Local de introdução. As principais vias de acesso são as veias jugular interna, subclávia, jugular externa, cefálica, basílica, safena e femoral. Apesar dos bons resultados para cateteres implantados em veias dos membros inferiores,[4] a preferência é por vasos que drenem para o sistema cava superior.[5]

A técnica de acesso depende do vaso selecionado. Via de regra, veias superficiais (jugular externa, cefálica, basílica e safena) são acessadas por dissecção, enquanto as profundas (jugular interna, subclávia e femoral) são abordadas por punção. O refinamento dos materiais (agulhas, fios-guia), aliado à disseminação da técnica guiada por ultrassonografia, faz com que a punção de veias profundas seja o procedimento de escolha na maioria dos centros.

O trajeto venoso até o átrio é mais retilíneo à direita, motivo pelo qual a preferência é pela introdução por esse lado.

A extremidade proximal do cateter é deixada na junção cavoatrial. Durante o procedimento, devemos ter atenção quanto a arritmias provocadas pelo dispositivo. Em muitos casos, a ponta do cateter pode ficar dentro do átrio direito, sem prejuízo ao paciente.

A trombose ou compressão significativa da veia cava superior são indicações para o implante no sistema cava inferior (femoral ou safena interna). Em situações de exceção, o acesso percutâneo trans-hepático pode ser uma opção.

TÉCNICA DE PUNÇÃO GUIADA POR ULTRASSOM

A utilização do ultrassom intraoperatório permite a precisa localização do vaso, levando à maior segurança do procedimento, pois propicia a descoberta de possíveis variações anatômicas e vícios de posicionamento que podem alterar a anatomia vascular. A simples rotação excessiva da cabeça para o lado contralateral pode causar sobreposição da veia jugular interna sobre a artéria carótida, encurtando a distância entre ambas e aumentando o risco de punção inadvertida da artéria carótida.

Cabe lembrar também que a avaliação ultrassonográfica pré-operatória é essencial, já que permite diagnosticar trombose venosa subclínica no vaso eleito para punção antes do preparo do paciente e da paramentação da equipe cirúrgica. Em pacientes oncológicos, a presença de linfonodos cervicais também pode ser identificada durante o exame ultrassonográfico, possibilitando alterar o local de punção, caso seja necessário.

A pesquisa da compressibilidade da veia é um procedimento simples, que faz o diagnóstico de trombose venosa no local da punção sem a necessidade do recurso de Doppler colorido (figura 54.1).

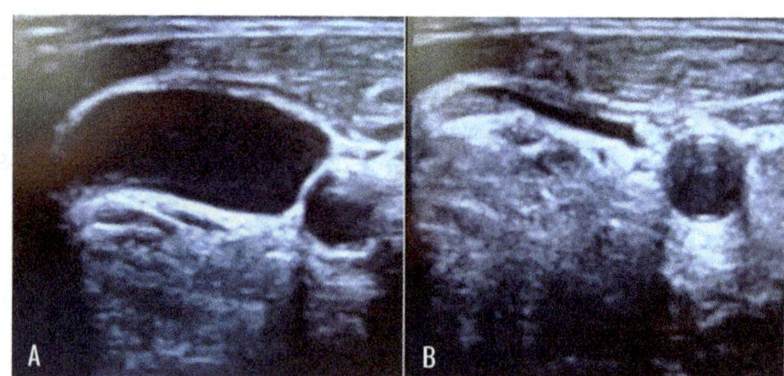

Figura 54.1 – (A) Imagem ultrassonográfica mostrando corte transversal da veia jugular interna e da artéria carótida. (B) Compressão do probe provoca colabamento da veia jugular interna, evidenciando sua perviedade.

Fonte: os autores.

PUNÇÃO DA VEIA JUGULAR INTERNA

Feita com o paciente em posição de Trendelemburg a 15°, com leve elevação da cabeça (apoiada sobre um pequeno coxim) e discreta rotação contralateral, mantendo a cabeça em posição próxima à linha média. Importante evitar pressão excessiva sobre o probe do ultrassom, para não levar ao colabamento da veia jugular interna. Vale lembrar que a posição de Trendelemburg e/ou a manobra de Valsalva (hiperinsuflação se intubado) podem aumentar a área do corte transversal da veia jugular interna em quase 40%.

A posição do probe em relação à agulha e ao vaso evidentemente tem implicação na imagem gerada. Assim, quando o probe está paralelo à agulha (figura 54.2), conseguimos uma imagem de toda a agulha, deixando a punção bastante segura.

Essa técnica é ideal quando o acesso visa ao implante de um cateter definitivo (totalmente ou semi-implantável), já que possibilita punção mais baixa e curva mais suave após a confecção do trajeto subcutâneo.

Já o probe posicionado transversalmente ao vaso e também à agulha, no meio de um triângulo imaginário formado medialmente pelo ventre esternal e lateralmente pelo ventre clavicular do músculo esternocleidomastoideo e tendo como base a clavícula, faz com que a imagem ultrassonográfica da agulha seja um corte transversal desta, que pode aparecer como um ponto na tela, dependendo da angulação do aparelho. É possível perceber se o trajeto está sendo o correto, se a agulha está bem direcionada, porém não há imagem direta da agulha em toda a sua extensão até o vaso-alvo (figura 54.3). Além disso, o espaço ocupado pelo probe leva a uma punção mais alta. Essa técnica é bastante usada para acessos temporários; para acessos definitivos, é importante o cuidado para que a punção não fique muito alta, o que levaria a uma acentuada angulação do cateter quando da confecção do trajeto subcutâneo.

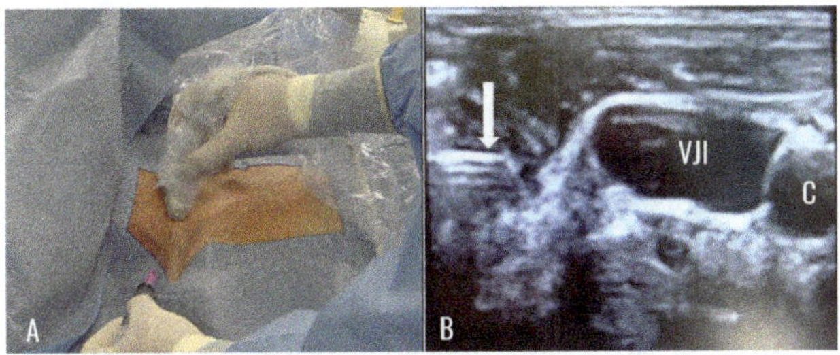

Figura 54.2 – Punção posterior da veia jugular interna (VJI). Em (A), observe a posição do probe paralela à da agulha. Em (B), imagem ultrassonográfica correspondente mostrando a agulha (seta branca) em direção à VJI. (C) Artéria carótida.

Fonte: os autores.

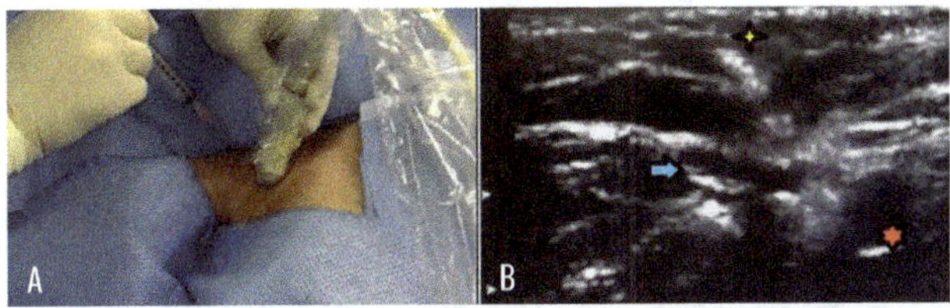

Figura 54.3 – (A) Punção anterior da veia jugular interna (VJI). (B) Observe a agulha (estrela amarela) empurrando a parede da VJI, que se encontra colabada (seta azul). A carótida também está representada (estrela vermelha).

Fonte: os autores

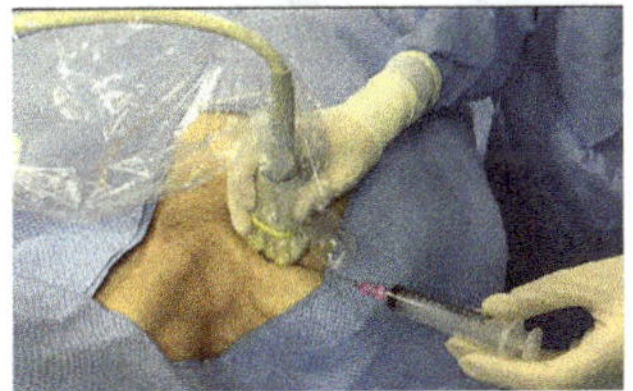

Figura 54.4 – Punção da veia subclávia direita guiada por ultrassom.

Fonte: os autores.

PUNÇÃO DA VEIA SUBCLÁVIA

O uso da ultrassonografia pode ser útil para a punção subclávia, mostrando, além dos vasos subclávios, também a pleura. Ao contrário da punção anterior da jugular, o espaço ocupado pelo probe inibe uma punção mais medial (figura 54.4), em que o espaço entre a primeira costela e a clavícula é mais estreito, causando compressão do cateter, o que é causa frequente de quebra do dispositivo. Isso é particularmente importante na passagem de cateteres definitivos.

Técnicas alternativas

PUNÇÃO MEDIAL – PROBE OBLÍQUO

Essa posição, parecida com a punção por parâmetros anatômicos clássica, tem a vantagem de tirar a carótida de trás da jugular na imagem ultrassonográfica. Alguns pacientes com linfonodomegalia cervical, que pode prejudicar a punção por via anterior ou lateral, podem se beneficiar dessa técnica, desde que não haja compressão linfonodal da veia jugular.

PUNÇÃO AO LONGO DO EIXO

Em contraponto à punção baseada em imagem transversal da veia, há a alternativa de punção guiada por imagem longitudinal do vaso (figura 54.5). O acesso por imagem longitudinal é mais utilizado no acesso femoral, já que, para punção cervical, o espaço para punção ficaria mais exíguo, exigindo uma entrada percutânea muito alta. Pode ser alternativa de punção da veia jugular interna para acessos não tunelizados, já que seria evitada angulação acentuada quando da confecção do trajeto subcutâneo própria dos cateteres definitivos (totalmente e semi-implantáveis).

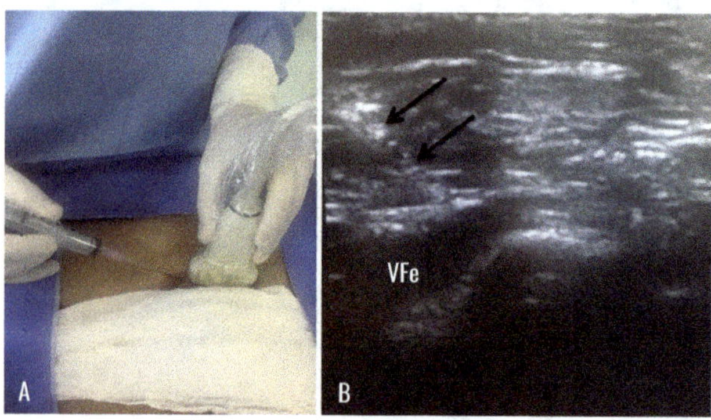

Figura 54.5 – (A) Punção da veia femoral direita (VFe) com o probe paralelo ao trajeto venoso. Em (B), observe a imagem ultrassonográfica da agulha (setas) em direção à VFe.

Fonte: os autores.

Referências

1. Dudrick SJ. History of vascular Access. JPEN J Parenter Enteral Nutr 2006;30(1Suppl):S47-56.
2. Blundell J. Successful case of transfusion. Lancet 1829;I:431-2.
3. Aubaniac R. L'injection intraveineuse sous-claviculaire: advantages et technique. Presse Med 1952;60:1456.
4. Wolosker N, Yazbek G, Munia MA, Zerati AE, Langer M, Nishinari K. Totally implantable femoral vein catheters in cancer patients. Eur J Surg Oncol 2004 Sep;30(7):771-5.
5. Wolosker N, Yazbek G, Nishinari K, Malavolta LC, Munia MA, Langer M, Zerati AE. Totally implantable venous catheters for chemotherapy: experience in 500 patients. São Paulo Med J 2004 Jul 1;122(4):147-51.

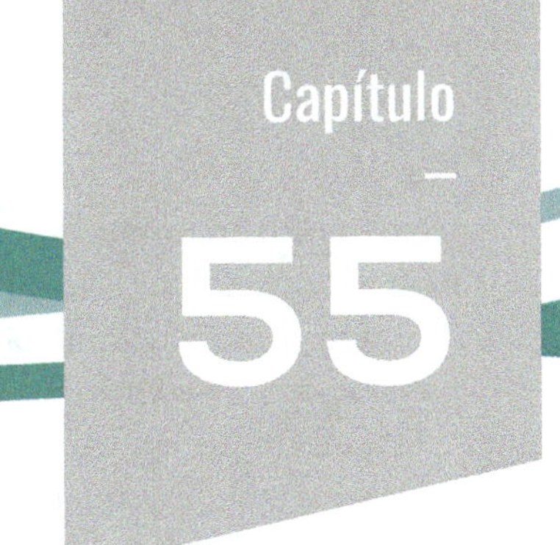

Tratamento trombolítico por cateter na oclusão arterial aguda dos membros inferiores

CARLOS CLEMENTINO DOS SANTOS PEIXOTO
DANIEL AUTRAN BURLIER DRUMMOND
LEONARDO STAMBOWSKY
ANDRÉA DE LIMA PEIXOTO
SALIM ABDON GEHÄ

Introdução

A terapia trombolítica constitui-se atualmente em opção menos invasiva para o tratamento de doenças oclusivas arteriais e venosas. Sua utilização vem ganhando progressivamente mais adeptos, e em alguns casos específicos ela é considerada a opção terapêutica inicial.

A oclusão aguda em vasos de pequeno calibre está associada a uma recanalização incompleta. A resolução do trombo é lenta e muitas vezes inacabada, e os trombos residuais podem causar recorrência quando a anticoagulação é suspensa.

Neste capítulo, abordaremos as técnicas de trombólise por cateter arterial e não trataremos da abordagem invasiva pela trombectomia mecânica.

Trombólise arterial

Há referências de que aproximadamente 30% das embolectomias de membros superiores e inferiores são incompletas, com demonstração arteriográfica de defeitos intravasculares, podendo chegar, segundo Quinones, em estudos experimentais, a taxas de até 80% de amputação.[1] A terapia trombolítica transoperatória é uma importante opção para a desobstrução arterial em vasos de pequeno calibre, com oclusão de múltiplas artérias, em que há dificuldade de acesso cirúrgico.

A utilização de trombolíticos na oclusão arterial aguda dos membros inferiores vem demonstrando bons resultados. Mesmo naqueles pacientes em que não há revascularização total, a trombólise parece diminuir a complexidade da cirurgia necessária para o salvamento do membro.[2]

Na atualidade, o tempo necessário para a lise, o grau de isquemia e a trombose recorrente são os principais fatores limitantes à utilização dessa técnica. Dependendo do sítio de oclusão, do número de segmentos arteriais envolvidos e do local de infusão do agente trombolítico, o índice de sucesso terapêutico pode variar entre 50%-88%, e o de reoclusão, entre 20%-50%.[2]

Histórico

A história dos trombolíticos tem início em 1933 com a descoberta por Tillett e Garner de que o filtrado de culturas de bactérias estreptococos beta-hemolíticos poderia dissolver rolhas de fibrina. Esse produto foi originalmente denominado fibrinolisina estreptocócica e era bastante impuro, o que impedia o seu uso *in vivo*.[3]

Tillett e Sherry, nos anos 1940, iniciaram a utilização em humanos da fibrinolisina estreptocócica com administração intrapleural, para a dissolução de lojas de hemotórax. O uso intravenoso foi realizado pela primeira vez no início da década de 1950 por Tillett e colaboradores. Injetaram esteptoquinase (SK) devidamente purificada e concentrada em 11 voluntários sem sinais de trombose arterial ou venosa com o objetivo de comprovar a segurança do produto. Observaram-se febre alta e hipotensão, com queda média de 31 mmHg da pressão arterial sistólica (PAS). Tais reações adversas foram creditadas à presença de contaminantes na solução de estreptoquinase. Observou-se também proteólise sistêmica, caracterizada por diminuição dos níveis séricos de fibrinogênio e plasminogênio, associada ao aumento do tempo de protrombina.[4]

Em 1947, Macfarlane e Pilling descreveram pela primeira vez potente fibrinolítico presente na urina humana. A molécula ativa foi extraída, isolada, purificada, sendo denominada, em 1952, uroquinase (UK). Diferentemente da SK, a UK estimulava a transformação de plasminogênio em plasmina.[5]

Em 1956, Cliffon relatou sua experiência com o uso de trombolíticos intravasculares em 40 pacientes portadores de quadros trombóticos variados (arteriais e venosos). Os resultados apresentados estavam longe do ideal, ou seja, o processo de recanalização não foi uniforme, e as complicações hemorrágicas foram muito frequentes.[6]

Nas décadas de 1970 e 1980, Dotter e colaboradores reportaram sua experiência com a infusão de SK em baixas doses por via intra-arterial. As complicações hemorrágicas continuaram muito frequentes, a despeito do uso de baixas doses do fibrinolítico.[7]

Em 1979 foi produzida pró-uroquinase, precursora da UK, por meio de engenharia genética, utilizando *Escherichia coli* ou células de mamíferos. Trata-se de zimogênio inativo, inerte no plasma e ativado por calicreína ou plasmina à forma de UK, a qual amplifica e dá início ao processo fibrinolítico. A pró-uroquinase é fibrina específica, que explica a ativação preferencial do plasminogênio ligado à fibrina no coágulo e não do plasminogênio livre no plasma.

O ativador de plasminogênio tecidual recombinante (rt-PA) foi produzido em 1980 por técnicas de engenharia genética. Seu uso foi aprovado nos Estados Unidos para o tratamento de oclusões coronarianas agudas e tromboembolismo pulmonar maciço.

Recentemente, criou-se a TNK-tPA, pela mudança da sequência de três sítios da molécula de rt-PA. A TNK-tPA é molécula com meia-vida mais longa e com maior especificidade por fibrina, o que permite modificar a forma de infusão tradicional dos fibrinolíticos de endovenosa contínua para em bolus. Além disso, a maior especificidade por fibrina resulta em menor depleção de fibrinogênio. Estudos realizados em oclusões coronarianas agudas mostram que a TNK-tPA funciona tão bem quanto o rt-PA, porém com forma de administração mais cômoda.

Substâncias utilizadas no tratamento trombolítico

AGENTES TROMBOLÍTICOS

Na prática clínica, variantes de estreptoquinase, uroquinase e ativadores teciduais de plasminogênio são usados para tratar a trombose arterial. Enquanto todos eles convertem plasminogênio em plasmina, cada um tem características moleculares e propriedades biológicas únicas a serem consideradas na seleção do agente trombolítico. Esses fatores incluem fonte e origem do agente, especificidade e afinidade da fibrina, meia-vida plasmática e antigenicidade.

Estreptoquinase (SK)

A SK é derivada do estreptococo e é antigênica. Possui baixa especificidade e afinidade para a fibrina. Os anticorpos do estreptococo neutralizam a estreptoquinase; sua maior limitação clínica é a antigenicidade. Após a administração de estreptoquinase, duas meias-vidas podem ser notadas. A primeira é de aproximadamente 16 minutos e está relacionada à neutralização pelos anticorpos. A segunda é mais longa, de 90 minutos, e é a meia-vida atual biológica. Reações alérgicas clinicamente significativas podem ocorrer em aproximadamente 2% dos pacientes tratados com estreptoquinase.[8]

Uroquinase (UK)

A uroquinase (UK) é um ativador do plasminogênio autogênico obtido de células renais pré-natais humanas. É uma protease sérica não autogênica, com ação direta sobre o plasminogênio para formar plasmina. Como a UK não é antigênica, as reações sistêmicas vistas com a estreptoquinase são raramente observadas. A UK age diretamente, convertendo o plasminogênio em plasmina, por quebra da molécula do plasminogênio. Age também sobre o plasminogênio circulante, formando plasmina livre, que vai promover uma fibrinogenólise e degradação dos fatores V e VIII circulantes, similarmente à SK. Apresenta meia-vida plasmática de 16 minutos.[8]

Ativador tecidual do plasminogênio

As células endoteliais produzem ativador tecidual de plasminogênio (t-PA). É produzido pela forma recombinante (rt-PA), alteplase. O ativador tecidual do plasminogênio tem maior especificidade e afinidade pela fibrina que a estreptoquinase e a uroquinase. É um ativador direto do plasminogênio, e na presença do fibrinogênio a eficácia e ativação do plasminogênio é aumentada. Variantes do t-PA têm sido desenvolvidas pela bioengenharia. TNK-t-PA é uma modificação do t-PA com maior longa vida e especificidade à fibrina. A reteplase é um ativador do plasminogênio recombinante (r-PA) e variante do t-PA com meia-vida mais longa e reduzida afinidade à fibrina. A afinidade reduzida à fibrina é considerada para reduzir o potencial de complicações hemorrágicas. Os ativadores do plasminogênio tecidual são não antigênicos.[8]

Terapêutica trombolítica arterial

FIBRINÓLISE SISTÊMICA

Esse método de infusão foi praticamente abandonado como tratamento nas oclusões arteriais pela baixa efetividade e elevado risco de sangramento. Nesse esquema, o agente fibrinolítico é infundido em veia periférica ou central com dose de ataque inicial. A duração da terapêutica é determinada pela resposta clínica, que geralmente ocorre em 72 horas ou 96 horas. A complicação mais temida é a hemorragia, que pode chegar a 45% em alguns relatos, e na suspeita ou confirmação do sangramento o tratamento deve ser imediatamente suspenso, sendo recomendável a administração de plasma fresco e crioprecipitados.[8]

TERAPIA INTRA-ARTERIAL INTRAOPERATÓRIA

Está indicada como complementação nas tromboembolectomias cirúrgicas, nos casos em que a arteriografia intraoperatória evidencia trombos ou êmbolos residuais em locais de difícil acesso ao cateter de embolectomia. Estudos demonstram elevada incidência de trombos residuais após a tromboembolectomia com cateter. A fibrinólise intraoperatória, apesar das controvérsias de aumentar as complicações hemorrágicas nesses procedimentos, tem-se mostrado eficiente como complemento da tromboembolectomia por cateter.[8]

TERAPIA SELETIVA INTRA-ARTERIAL

A principal técnica de administração das substâncias trombolíticas nas oclusões arteriais dos membros consiste na cateterização seletiva do vaso acometido. Entretanto, existem muitas variáveis, principalmente em relação à velocidade e concentração do agente lítico, porém o protocolo mais utilizado em nível mundial é o McNamara, em 1985, consistindo na infusão de altas doses de uroquinase (250.000 U/h, por 2 horas) por um cateter colocado de forma seletiva no início do trombo.[9]

TERAPIA FARMACOMECÂNICA POR PULSOS (PULSE SPRAY)

Nessa técnica, uma solução altamente concentrada do fármaco trombolítico é injetada sob alta pressão, em curtos períodos, por meio de um cateter multiperfurado alocado no interior do trombo. O objetivo do método consiste em associar o efeito lítico do fármaco utilizado ao efeito mecânico da solução injetada, sob pulsos de alta pressão, contra o trombo no qual o cateter está inserido. Assim, além do efeito mais rápido, a dose total do agente lítico utilizado é menor, dando maior segurança ao método.[10]

Funcionamento e utilização do método

Um paciente apresentando oclusão arterial aguda deve ser avaliado primeiro quanto ao grau de isquemia apresentado. A gravidade da isquemia do membro necessita ser bem documentada (quadro 55.1).

Quadro 55.1 – Classificação de Rutherford de isquemia aguda de membros.[11]

Categoria I	Membros viáveis e não ameaçados imediatamente.
Categoria IIa	Membros ameaçados, mas salváveis se tratados.
Categoria IIb	Membros salváveis se tratados como emergência.
Categoria III	Membros com isquemia irreversível e não salváveis.

Fonte: adaptado de Rutherford RB, Baker JD, Ernst C et al., 1997.

Sendo assim, pacientes que se enquadram nas categorias I e II são potenciais candidatos à terapia trombolítica. Pacientes com membros ameaçados com alterações neurológicas mais significativas (IIb) necessitam de intervenção mais urgente e podem ser mais bem tratados com intervenção cirúrgica. Pacientes na categoria III, em geral, necessitam de amputação primária.[12]

Pacientes com membros viáveis ou minimamente ameaçados são candidatos à terapia trombolítica, entretanto não deverão apresentar contraindicações absolutas à trombólise (quadro 55.1).[12]

Pacientes com oclusão de um segmento arterial, boa circulação colateral e leito arterial distal preservado deverão apresentar excelente resposta à terapia. As oclusões segmentares sequenciais, com boa circulação colateral e pelo menos um vaso principal distal, apresentarão resultado favorável em torno de 85%. Nas oclusões arteriais extensas sem visualização do leito arterial distal, embora haja circulação colateral ou não visualização do leito arterial distal por oclusão da circulação colateral, o resultado positivo é obtido em cerca de 60% dos casos.[8]

Antes de iniciar esse tratamento, recomenda-se suspender a heparina e realizar avaliação laboratorial, preferencialmente do fibrinogênio, tempo de trombina (TT), tempo de protrombina (TP), tempo de tromboplastina parcial ativada (TTPA), hematócrito (HT) e contagem de plaquetas. Três a quatro horas após o início do tratamento, começa a ocorrer queda nos níveis de fibrinogênio, prolongamento de TT, TP e TTPA e aparecimento de produtos de degradação da fibrina/fibrinogênio (PDF) no sangue. Recomenda-se que os níveis plasmáticos de fibrinogênio não fiquem abaixo de 20% dos valores iniciais com essa terapêutica.[12]

Técnica operatória

O primeiro passo a ser tomado será quanto à escolha do acesso arterial a ser utilizado. A punção arterial de acesso deverá ser a menos traumática possível, devendo-se puncionar apenas a parede anterior da artéria, evitando assim a punção transfixante, que aumenta muito a incidência de hematoma no local, durante a terapia (figura 55.1). Devem-se evitar, também, bainhas grossas, utilizando-se no máximo diâmetros até 6 French (F) (figura 55.2).

Nas oclusões arteriais ao nível da artéria femoral, recomenda-se a punção femoral contralateral, evitando assim a punção direta no local do trombo. A utilização de uma bainha contralateral facilita a cateterização do membro acometido, podendo prosseguir facilmente no sentido distal, até a trifurcação tíbio-fibular. Nos casos de impossibilidade de punção da artéria femoral contralateral, pode-se utilizar a punção da artéria braquial esquerda.

O paciente é submetido à anestesia local, sedação e monitorização anestesiológica. Punciona-se a artéria escolhida pela técnica de Seldinger com passagem do fio-guia 0,035" × 260 mm e instalação do introdutor 5 F. Nesse momento, procede-se a heparinização sistêmica do paciente com 50 U/kg-100 U/kg de heparina endovenosa em bolus.[13] É feita uma angiografia para obter-se uma avaliação do leito arterial.

Uma vez identificado o local da oclusão arterial, pode-se tentar negociar a lesão pela passagem com fio-guia e cateter. Se o fio-guia passar através da oclusão, há grande possibilidade para que a trombólise seja bem-sucedida. Outros fatores angiográficos que podem indicar um desfecho favorável da trombólise arterial periférica incluem oclusão < 5 cm e visualização de vaso de deságue distal.[8]

Caso o fio-guia não cruze a oclusão, uma prova de trombólise na vizinhança do trombo pode ser experimentada por um curto período. Uma vez que a oclusão tenha sido ultrapassada, uma variedade de cateteres de infusão pode ser usada para infusão dos agentes trombolíticos. A ponta do cateter deve ficar posicionada no início da oclusão. Os cateteres podem ter orifício na sua extremidade ou ter múltiplos orifícios laterais (a melhor opção) para distribuição mais uniforme do agente pelo trombo. Além dos cateteres de infusão, há fios-guia para infusão, que são passados através do cateter e colocados em posição mais distal. Isso permite a infusão contínua de trombolíticos em toda a extensão da lesão. O agente trombolítico pode ser administrado em infusão contínua com ou sem bolus inicial.[13]

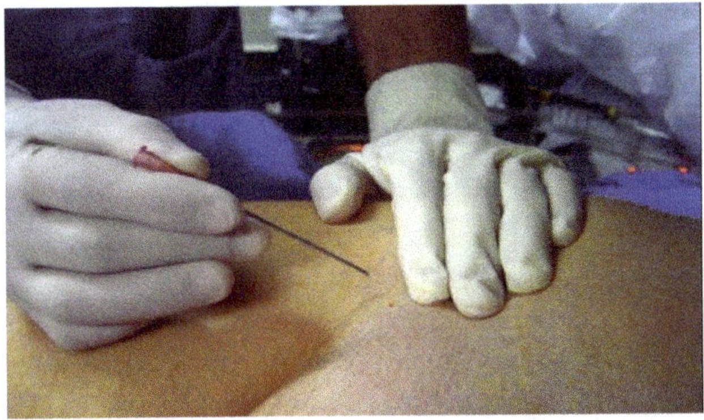

Figura 55.1 – Punção da artéria femoral comum com agulha 18 G.
Fonte: os autores.

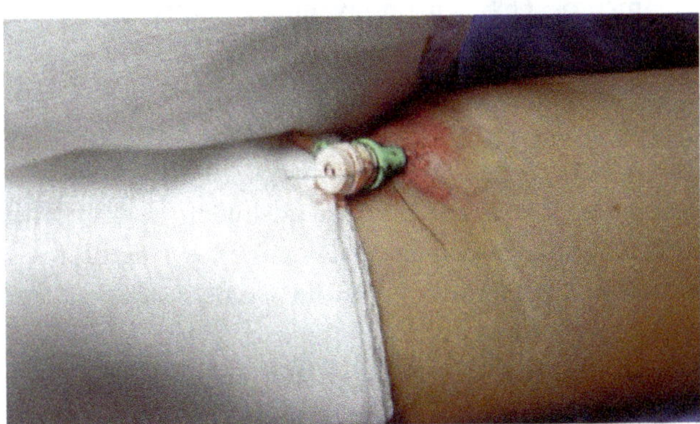

Figura 55.2 – Bainha 6 F implantada na artéria braquial esquerda.
Fonte: os autores.

O bolus inicial do trombolítico pode diminuir a duração da terapêutica lítica requerida pela oclusão arterial periférica. Isso pode ser importante em certas situações, nas quais o tempo de infusão maior não é tolerado. Entretanto, a administração de agentes trombolíticos em altas doses pode aumentar as complicações hemorrágicas e precisa ser considerada a gravidade clínica da isquemia.[8]

No Brasil, a droga de escolha é o rt-PA (Actilise®), que é apresentado em frasco liofilizado com 50 mg e ampola adicional de 50 ml de água para diluição. Após a diluição, a concentração da solução é de 1 mg/ml. A administração se faz em duas etapas:[13]

- dose de ataque: 10 ml da solução (10 mg) diluídos em 60 ml de SF 0,9%, administrados em 30 minutos;
- dose de manutenção: a solução restante (40 ml = 40 mg) é diluída em 360 ml de SF 0,9%, perfazendo solução de 0,1 mg/ml. Essa solução é infundida pelo cateter multiperfurado por bomba de infusão em velocidade de 20 ml/hora, o que corresponde a 2 mg/hora da droga.

Na técnica intra-arterial intraoperatória, o trombolítico é infundido gota a gota, ou de uma vez, ou diluído em 50 ml de soro fisiológico diretamente na árvore arterial distal, mantendo-se os vasos proximais ocluídos com pinças vasculares. O agente fibrinolítico deve ser infundido no interior do trombo, enquanto a porção proximal do vaso está ocluída e deve durar cerca de 20 min-30 min.[8]

Na técnica pulse spray, ou farmacomecânica por pulsos, o cateter utilizado é especificamente desenvolvido para esse tipo de tratamento. Apresenta pequenos orifícios em sua porção distal, com intervalos de 90° em torno da circunferência do cateter, em extensões que variam entre 4,7 cm-15 cm. Um fio-guia oclusor bloqueia a extremidade distal do cateter para que o agente trombolítico flua pelos orifícios, que se encontram claramente definidos por dois marcadores radiopacos. Após adequado posicionamento do cateter, a solução trombolítica é infundida sob pressão em volumes de 1 ml a cada 20 segundos, durante um período de 20 minutos, realizando-se ao seu término um controle arteriográfico para avaliação de sua efetividade. Dessa forma, a solução emerge em forma de *spray*, proporcionando lise uniforme e melhor dissolução do trombo.[13]

Uma vez iniciada a terapêutica trombolítica, a infusão de heparina é reduzida para 300 U/hora a 500 U/hora, e a cada 4 horas dosam-se a hemoglobina, o hematócrito, o fibrinogênio, o tempo de protrombina e a tromboplastina ativada, colhendo sangue do introdutor ou ainda do cateter de pressão arterial média. Recomenda-se que os níveis de fibrinogênio sejam mantidos entre 200 mg%-400 mg%. Se os valores de fibrinogênio atingirem níveis entre 100 mg%-200 mg%, deve-se reduzir a dose do fibrinolítico pela metade. A queda acentuada do fibrinogênio em níveis inferiores a 100%, associada ao aumento dos produtos de degradação da fibrina, deverá ser considerada como indicação para a suspensão do tratamento. O TTPA deve limitar-se a 2-2,5 vezes o normal. Recomendam-se controle rigoroso da pressão arterial e observação da formação de hematomas no local da punção.

O paciente deve ser monitorado em unidade de terapia intensiva, com controles angiográficos realizados em intervalos de 6-12 horas pelo próprio cateter de infusão. Havendo lise parcial, este deve ser reposicionado no trombo até a lise total, que costuma ocorrer em 12-72 horas. Após a lise completa do trombo, se a arteriografia demonstrar estenoses significantes na luz arterial, estas deverão ser tratadas por angioplastia com ou sem implante de stent.

Complicações

A principal complicação da terapia está relacionada às alterações que ocorrem no sistema de coagulação, pois podem levar à hemorragia, por vezes fatal. O risco de sangramento é diretamente proporcional ao tempo de infusão do agente trombolítico e aumenta com a queda nos níveis circulantes de fibrinogênio.

As complicações hemorrágicas podem ser leves, manifestando-se por meio de sangramentos pelos locais de punção, ou podem se manifestar de forma grave, com sangramentos para o retroperitônio ou intracraniano. Habitualmente, a presença de uma complicação hemorrágica requer a interrupção da terapia. A hemorragia intracraniana é a complicação mais temida, com incidência de 1%-2%.[8]

A embolização distal pode ocorrer pela lise parcial do trombo, com o carreamento de fragmentos deste após reperfusão, ou, menos frequentemente, por complicações mecânicas pela manipulação do cateter ou volume infundido.

As complicações relacionadas à técnica estão associadas ao cateterismo e à angiografia, como dissecção intimal, trombose pericateter ou induzida pelo cateter, alergia ou nefrotoxicidade do contraste e neuropatia femoral. As reações alérgicas diferem de acordo com o agente utilizado, sendo mais comum a reação à estreptoquinase (quadro 55.2).

Quadro 55.2 – Complicações relacionadas ao agente trombolítico.

Sucesso clínico	UK	rt-PA	SK
	≈95%	≈90%	≈60%
		Resultados e discussão	
Sangramento maior	3%-10%	10%-20%	10%-30%
Morte	0%-1,6%	2%-10%	2%-4%

Fonte: os autores.

Existem ainda complicações *maiores*, sendo elas: acidente vascular cerebral, hemorragia digestiva, hematoma retroperitoneal, grande hematoma local e insuficiência renal, e ainda complicações *menores*, como: hematúria, embolização distal, hematoma local, hipertermia, trombose local, pseudoaneurisma e infecção.[14]

Os autores, entre março de 1995 e abril de 2017, trataram 297 pacientes portadores de oclusão arterial aguda dos membros inferiores. Um total de 308 intervenções, em que 78% dos pacientes eram do sexo masculino. Apresentavam entre as comorbidades tabagismo (66%) e diabetes mellitus (26%). Na ocasião do tratamento, 66% encontravam-se semicompensados e 34% descompensados (Rutherford IIa), sendo que o tempo de oclusão variou de 6 horas a 22 dias. A técnica de trombólise foi a infusão arterial intratrombo, cujo agente trombolítico utilizado foi o ATP-r em 99% dos casos. As oclusões arteriais dos membros inferiores tiveram como principais causas tromboses de próteses em 46% (pós-hipotensão); trombose de veia safena em 26% (estenoses nas anastomoses e/ou piora do deságue distal); trombose secundária à aterosclerose 22% (74% na poplítea); embolia 6%. Em associação à terapia trombolítica e como adjuvante no tratamento, realizaram-se angioplastia transluminal percutânea em 84% dos pacientes e trombectomia mecânica em 21%.

O sucesso terapêutico ocorreu em 82% dos casos. Entre as principais complicações, houve 22% de hematomas, 6% de sangramentos – 2 acidentes vasculares encefálicos (AVEs) hemorrágicos –, conversão para revascularização convencional em 1%, 1 parada cardiopulmonar revertida com sucesso, 3 (1,3%) óbitos (1 AVE hemorrágico e 2 choques cardiogênicos). O tempo médio de tratamento foi de 2 dias, e de internação, de 11 dias. A revisão clínica e com eco-Doppler foi realizada com 7, 30 dias, 3/3 meses e anual. Logo após o procedimento, iniciam AAS + clopidogrel ou ticlopidina. Passadas 24-48 horas do início do procedimento, realiza-se arteriografia de controle, sendo a conduta definida conforme o quadro 55.3.

Quadro 55.3 – Conduta após 24-48 horas do início da terapia trombolítica.

Oclusão	Suspender
Recanalização parcial	Manter lise
Pérvio s/ alterações	Heparinização
Pérvio c/ alterações	ATP/Stent

Fonte: os autores.

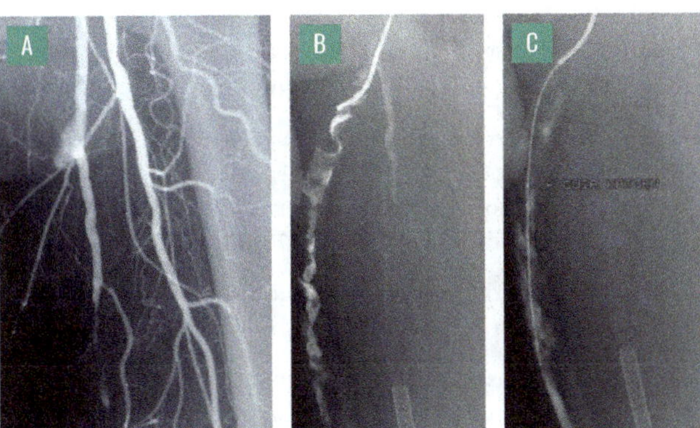

Figura 55.3 – Arteriografias. (A) Arteriografia pré-procedimento. (B) Cateterismo do enxerto. (C) Posicionamento do guia Katzen.

Fonte: os autores.

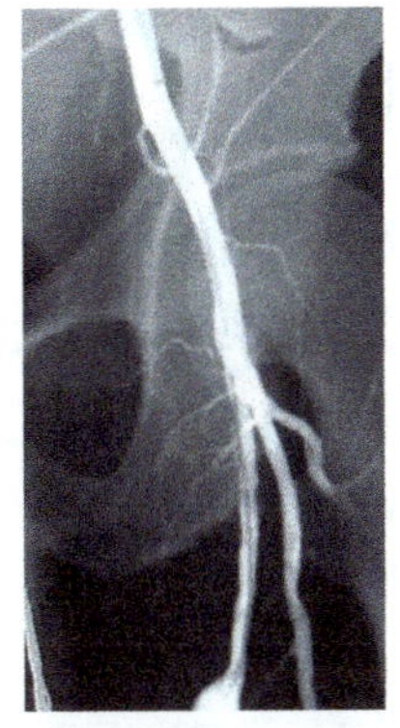

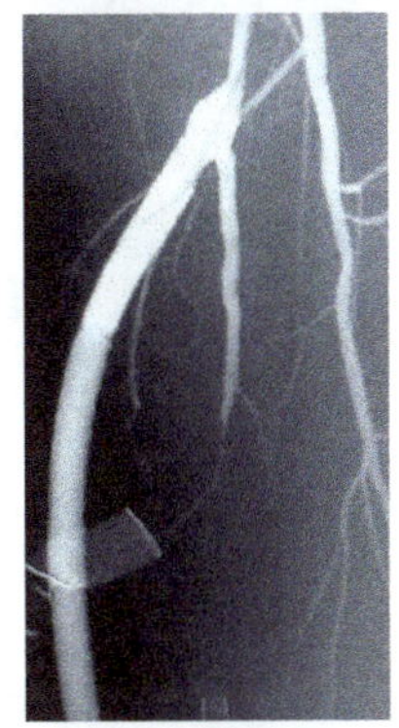

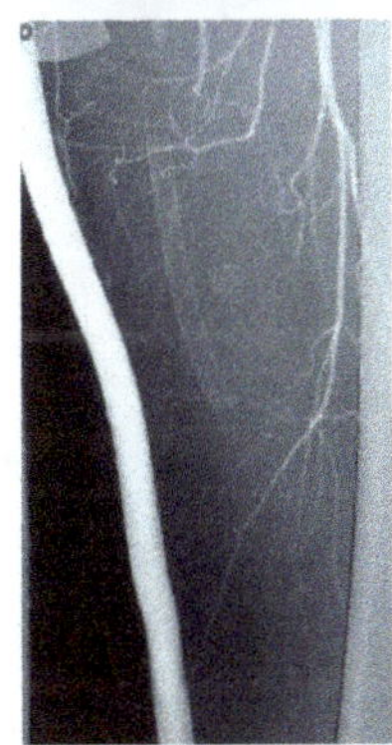

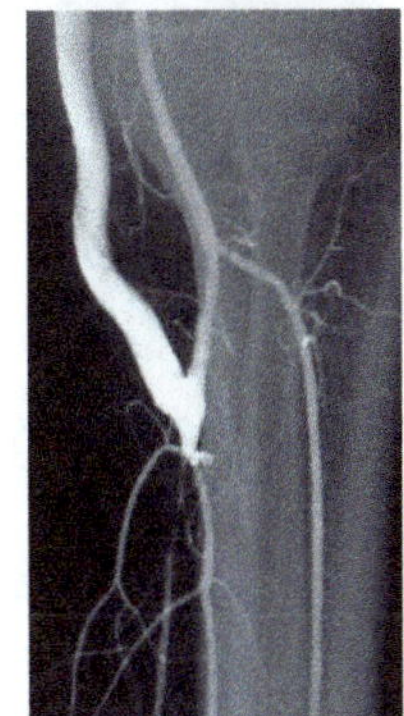

Figura 55.4 – Arteriografia. Após 24 horas de infusão intra-arterial de 2 mg/h de ATP-r e 500 UI de heparina EV.

Fonte: os autores.

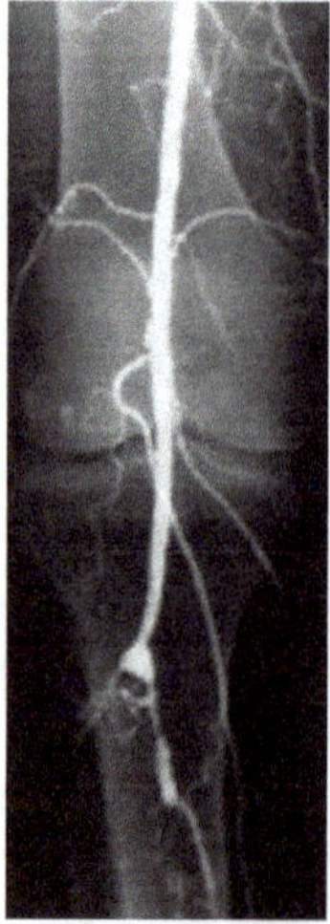

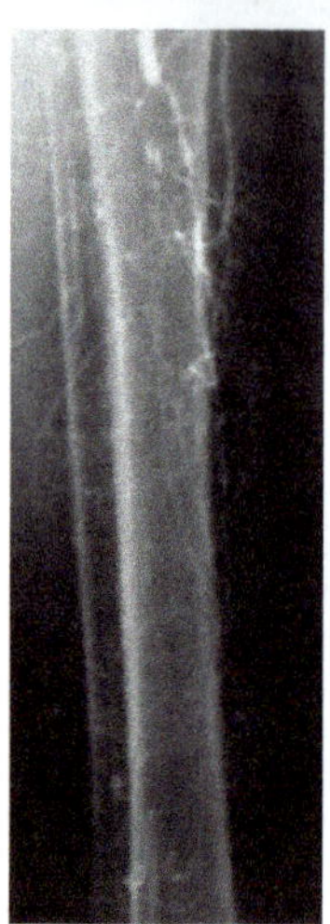

Figura 55.5 – Arteriografia. Oclusão de enxerto venoso poplíteo-tibial anterior.
Fonte: os autores.

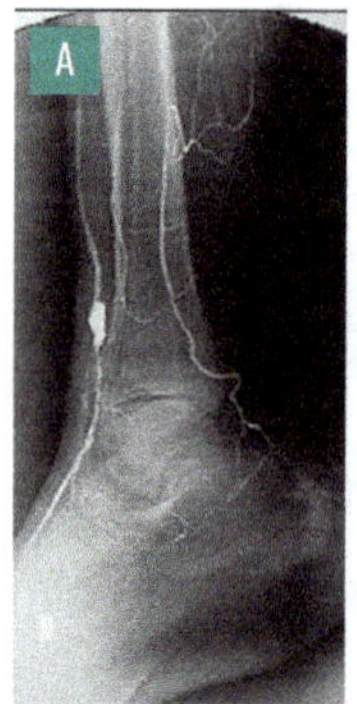

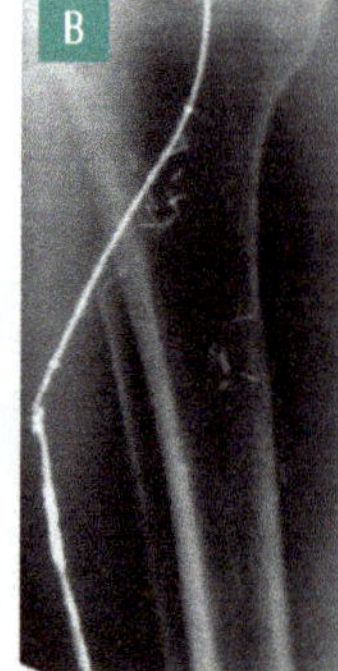

Figura 55.6 – Arteriografia. (A) Infusão seletiva. (B) Pós-fibrinólise.
Fonte: os autores.

Conclusão

Pode-se constatar que o tratamento trombolítico para oclusão arterial aguda dos membros inferiores por meio da infusão de enzimas trombolíticas, seja pela técnica cateter dirigida, seja pela técnica de pulse spray, é um método seguro e eficaz para o tratamento dessa patologia, embora apresente limitações, vantagens e desvantagens em relação às outras técnicas empregadas.

O tratamento fibrinolítico é uma alternativa ao tratamento cirúrgico das oclusões arteriais agudas em pacientes sem risco iminente de perda do membro.

No momento, a terapia trombolítica apresenta como principais fatores limitantes o tempo necessário para lise do trombo e o alto índice de retrombose. A associação de antagonistas de receptores glicoproteicos IIb/IIIa com trombolíticos parece melhorar os resultados. Com base nos resultados dos principais estudos, é possível afirmar que os estudos futuros devem concentrar-se na utilização de novos agentes trombolíticos ou em novas estratégias de tratamento.

Referências

1. Quinones-Baldrich, WJ, Ziomek S, Henderson TC, Moore WS. Intraoperative fibrinolitic therapy: experimental evaluation. J Vasc Surg 1986;4:229-236.
2. Rossi FS, Izukawa NM, Lannes AV et al. J Vasc Br 2003;2(2):129-40.
3. Tillet WS. Studies on enzymatic lysis of fibrin and inflammatory exudates by products of hemolitic streptococci. Harvey Lect 1949-1950; series 45:149-210 409.
4. Tillet WS, Sherry S. The Effect in patients of streptococcal fibrilysin (Streptokinase) and streptococcal desoxyribonuclease on fibrinous, purulent and sanguinous pleural exudations. J Clin Invest 1949 Jan;28(1):173-90.
5. Macfarlane RG, Pilling J. Fibrinolytic activity of normal urine. Nature 1947 Jun 7;159(4049):779.
6. Cliffon EE. Grossi CE. Investigations of intravenous plasmin (fibrinolysin) in humans: physiologic and clinical effects. Circulation 1956;14:919.
7. Porter JM, Dotter CT, Rösch J, Goodnight S. Thrombectomy and thrombolysis -therapeutic alternatives? Angiology 1978 Oct;29(10):728-40.

8. Maffei FHA, Santos IAT, Yoshida WB. Tratamento Trombolítico. In Carlos José de Brito Cirurgia Vascular – Cirurgia Endovascular, Angiologia. 3º Ed. 2014; Capítulo 31: 619-36.

9. McNamara TO, Fischer JR. Thrombolysis of peripheral arterial and graft occlusions: improbed results using high-dose urokinase. AJR AM J Roentgenol 1985 Apr;144(4):769-75.

10. Tepe G, Luz O, Hahn U, Pereira P, et al. Pulsed spray lysis with reteplase in peripheral arterial ocllusions- techinique and initial results. Rofo. 200 Sep;172(9):780-4.

11. Rutherford RB, Baker JD, Ernst C, et al. Recommende Standards for reports dealing with lower extremity ischemia: revised version. J Vasc Surg 1997;26(3):517-38

12. Sem autores listados. Thrombolysis in the management of lower peripheral arterial occlusion-a consensus document. Working Party on Thrombolysis in the Management of Limb Ischemia. Am J Cardiol 1998 Jan 15;81(2):207-18. Review.

13. Swischuk JL, Fox PF, Young K, et al. Transcatheter intraarterial infusion of rt-PA for acute lower limb ischemia: results and complications. J Vasc Inter Radiol 2001 Apr;12(4):423-30.

14. Sidcard GA, Schier JJ, Totty WG, et al. Thrombolytic therapy for acute arterial oclusion. J Vasc Surg 1985;2(1):65-78.

Índice

A

ACAS ("Asymptomatic Carotid Atherosclerosis Study"), 28, 53, 68
acessos vasculares, 377, 380-381
punção ao longo do eixo, 384
punção da veia jugular interna, 294, 383
punção da veia subclávia, 383
técnicas de punção venosa central, 382
acessos vasculares para quimioterapia, 377
acidente isquêmico transitório (AIT), 67
acidente vascular cerebral (AVC), 24-25, 27-29, 32, 34, 37, 52-54, 56, 58, 67-69, 147, 155, 161, 172, 390
acidente vascular cerebral isquêmico (AVCI), 27-29, 67
risco, 28
ACSI (estudo), 25
AJAX (estudo), 332
aneurisma da aorta abdominal (AAA), 73-76, 79-84, 86, 88, 95-97, 99-100, 109, 115, 129-131, 329
classificação da extensão, 95-96
classificação para o tratamento endovascular, 80
aneurisma da aorta abdominal justarrenal (JAAA), 96-97, 99-103
aneurisma da aorta abdominal roto (AAAR), 329-332
tratamento endovascular, 329-332
aneurisma das artérias ilíacas (AAI), 105
aneurisma da artéria ilíaca comum (AAIC), 106
aneurisma da artéria ilíaca interna (AAII), 107
indicação e técnicas endovasculares, 105-107
aneurisma de carótida cervical, 45
diagnóstico, 46
tratamento, 47-49
aneurismas de aorta toracoabdominais, 147-148, 151, 166
aneurismas do arco aórtico, 153
correção híbrida e endovascular, 154-156
aneurismas esplâncnicos, 125-126
tratamento, 126-127
angioplastia, 9, 23-25, 27-29, 31-38, 52-53, 55-58, 63, 67-68, 87-88, 116-118,120, 122, 176-177, 179-183, 185-187, 194-195, 197, 284, 286-287, 295, 300-303, 337, 360-361, 390-391
angioplastia carotídea, 27-29, 31-32, 34, 36, 52, 57
dispositivos de proteção cerebral, 25, 31-32, 156
angiossoma, 185-187
antiagregantes, 27-29, 68, 173, 359, 361
antiagregantes plaquetários, 27-29, 68, 173, 359
anticoagulantes orais diretos, 277, 280
agentes antagonistas, 280
apixabana, 277-282, 301
características farmacológicas e doses preconizadas, 281
dabigatrana, 277-282, 301
edoxabana, 277-278, 280-282
ensaios clínicos de tratamento do TEV agudo, 278
ensaios clínicos na profilaxia secundária estendida de recorrência do TEV, 279
rivaroxabana, 277-282, 301
apixabana, 277-282, 301
ateromatose carotídea, 27

B

balão de oclusão distal, 35
balão de oclusão proximal, 37, 57

bell-bottom (BBT), 84, 106, 118
betabloqueadores, 144, 160, 173, 325, 347, 359, 361, 364

C

CABANA ("Catheter Ablation Versus Anti-arrhythmic Drug Therapy for Atrial Fibrillation Trial"), 64
CaRESS ("Carotid Revascularization Using Endarterectomy or Stenting Systems"), 25
choque hemorrágico, 309, 323-326, 345
claudicação, 106, 118, 151, 171-175, 181-183, 283, 285, 298
claudicação intermitente de membros inferiores, 171, 173
    tratamento, 172-174
complicações no tratamento endovascular dos AAAs, 82, 115-117
    endoleaks, 118-120
    infecciosas, 117-118
    macroembolização, 116
    microembolização, 116
controle de danos no trauma vascular, 309-312
    aspectos técnicos da cirurgia, 313-314
    indicações da cirurgia, 312
CREST-2 ("Carotid Revascularization and Medical Management for Asymptomatic Carotid Stenosis Trial"), 25, 28, 54
critérios para avaliação, 64-65

D

dabigatrana, 277-282, 301
derivações arteriais, 179, 189-190, 193-195
diabetes mellitus (DM), 27-29, 179, 182, 367, 390
diagnóstico, 46-47
dislipidemia, 27-28, 68, 343
    tratamento medicamentoso, 28
dissecção aguda aórtica (DAA), 341, 343, 345-348
    diagnóstico, 346-347
    tratamento, 347-349
dissecção de aorta, 159-160
    tratamento endovascular da dissecção crônica tipo B, 159
DOACs, 277-278, 280-282
    agentes antagonistas, 280
    apixabana, 277-282, 301
    características farmacológicas e doses preconizadas, 281
    dabigatrana, 277-282, 301
    edoxabana, 277-278, 280-282
    ensaios clínicos de tratamento do TEV agudo, 278
    ensaios clínicos na profilaxia secundária estendida de recorrência do TEV, 279
    rivaroxabana, 277-282, 301
documentação fotográfica no tratamento de varizes, 201
doença arterial obstrutiva periférica (DAOP), 171, 174, 189, 367
doença aterosclerótica obstrutiva, 191
doença pulmonar obstrutiva crônica (DPOC), 97, 111
doença obstrutiva aorto-ilíaca, 175
    tratamento endovascular, 175-177
doença obstrutiva infrainguinal, 179
DREAM ("Dutch Randomised Endovascular Aneurysm Management"), 74, 76, 99
drogas venoativas, 249-250

E

ECAR, 332
ECST-2 ("European Carotid Surgery Trial"), 25
Edoxabana, 277-278, 280-282
embolia pulmonar (EP), 271, 274, 279, 285-286, 291-293, 295
endarterectomia, 9, 23-25, 27-29, 35, 41-44, 46, 52-56, 58, 63-64, 67, 87, 92, 98, 100, 116, 148
    endarterectomia versus angioplastia, 23-24
endarterectomia carotídea, 41-44, 52, 58, 64, 67
endoleaks, 49, 85, 97-98, 100, 102-103, 106-107, 109-112, 115, 118-122, 146, 150, 155, 166
    diagnóstico ultrassonográfico, 110-112
endoprótese, 73, 79-85, 87-88, 92-93, 95-97, 99-103, 106-107, 109-112, 115-118, 120,-122, 130-131, 136, 138, 145-146, 150-152, 154-156, 161-162, 165-166, 195, 315, 320-321, 324, 326, 330-332, 336-338, 348, 352
    endoprótese aórtica (EPA) tubular, 80
    endoprótese ramificada de ilíaca (ERI), 106
escleroterapia com espuma, 214-215, 219, 225, 229, 231, 233, 235-236
    ecomarcação, 235
    tipos de técnica, 235-236
escleroterapia com microespuma de polidocanol, 225
    indicações e técnicas, 227-230
    resultados e complicações, 231
escleroterapia química, 237
    pós-procedimento, 239-240
    pré-procedimento, 238
    procedimento, 238-239
espuma de polidocanol, 219, 225, 254
estatinas, 28, 68, 130, 172,-173, 359-360
estenose aterosclerótica da bifurcação da artéria carótida comum, 23
estenose carotídea, 23, 25, 27-29, 51-52, 54-55, 64-65, 67-68
    tratamento, 27-29
estenose carotídea intra-stent, 64
    critérios para avaliação, 64-65
estudo BASIL ("Bypass versus Angioplasty in Severe Ischaemia of the Leg"), 179
EVA-3S ("Endarterectomy Versus Angioplasty in Patients with Symptomatic Severe Carotid Stenosis"), 24-25
EVAR, 74-77, 95-96, 99, 102, 106-107, 109-112

F

fibrinólise, 387
filtros de proteção, 32-37
    problemas, 37
filtros removíveis de veia cava, 291-294
    características e tempo de retirada, 293
fleboextração de safenas, 241-242
flebotônicos, 247-251

H

Hiperidrose, 363, 365
    tratamento não cirúrgico, 363-365

I

IMPROVE, 332
infarto agudo do miocárdio (IAM), 28, 37, 56, 145, 331, 344, 346, 348, 356, 359
insuficiência renal dialítica (IRD), 147
insuficiência venosa crônica (IVC), 225, 227, 233, 235-236, 247-248, 251
    uso de flebotômicos, 247-251
isquemia crítica, 171, 175-176, 179, 182, 185-187, 193, 197
isquemia crítica de membros inferiores, 179, 182
isquemia medular, 106, 147-149, 151, 345-346

L

Leicester (estudo), 24-25
lesão traumática de aorta (LTA), 141-146
    diagnóstico, 143-144

tratamento, 144-146
TEVAR, 145-146
lesões de aorta abdominal por traumatismo fechado, 325
lesões de artérias viscerais e pélvicas, 326
lesões traumáticas dos grandes vasos abdominais, 323
lesões traumáticas dos troncos supra-aórticos, 319
trauma da artéria subclávia, 321
trauma da artéria vertebral, 321
trauma de carótida, 320
trauma de tronco braquiocefálico, 320

M

macroembolização, 116
microembolização, 31-32, 36, 38, 57, 96, 116, 136, 198
monitoração cerebral durante a endarterectomia carotídea, 41

N

NASCET ("North American Symptomatic Carotid Endarterectomy Trial"), 27, 51, 54

O

obesidade, 29, 68, 110, 176, 209, 248, 267, 272, 292, 368
obstrução arterial, 171
obstrução completa ou parcial de ramo da aorta, 345
obstrução coronária, 360
obstrução da aorta, 345
obstrução da veia ilíaca, 297, 302
obstrução proximal, 263
obstruções, 87, 97, 99, 190, 301, 303
oclusão carotídea, 35, 53-54

P

pinçamento, 41-44, 102, 143, 155, 314-315, 331
pinçamento da carótida, 41
proteção medular (aneurismas de aorta toracoabdominais), 147

Q

quimioterapia, 377-378, 380
dispositivos, 378
escolha do acesso, 378-380

R

REBOA, 315, 325
redução do risco cardiovascular em cirurgia arterial, 359
reestenose intra-stent (RIS), 63, 65
revascularizações infrainguinais, 189-190
vigilância de derivações, 190-193
vigilância de procedimentos endovasculares, 193-195
rivaroxabana, 277-282, 301

S

safenectomia convencional x técnicas termoablativas, 244
SAPPHIRE ("Stenting and Angioplasty With Protection in Patients at High Risk for Endarterectomy"), 24-25, 28, 34, 64
seguimento dos AAAs tratados por técnica endovascular, 109
síndrome aórtica aguda (SAA), 136-137, 341, 346
síndrome de Cockett, 284, 297
complicações, 303
tratamento endovascular, 300-301
síndrome pós-flebítica (SPF), 284
síndrome pós-trombótica (SPT), 283-285
sistemas de oclusão distal, 35
problemas, 35
sistemas de proteção cerebral, 32
sistemas de proteção proximal, 35-36
SPACE-2 ("Stent-protected angioplasty in asymptomatic carotid artery stenosis vs. endarterectomy"), 25
SPARCL ("Stroke Prevention by Aggressive Reduction in Cholesterol Levels"), 28
stent, 23-25, 32-34, 37, 47-49, 55-58, 63-65, 67-68, 79-81, 84-85, 87-88, 97-99, 101-103, 106-107,110, 116, 118, 120, 127, 130-131, 145, 150, 155, 161, 165-166, 176-182, 193-195, 197, 284, 286-287, 300-303, 315, 319-322, 324, 326, 337-338, 351-352, 360-361, 390-391
suboclusão carotídea, 51-58
desenvolvimento, 52-53
diagnóstico, 53
prevalência, 52
tratamento (assintomáticos), 53-54
tratamento (sintomáticos), 54-58

T

TASC II ("Inter-Society Consensus for the Management of Peripheral Arterial Disease"), 179, 189
técnicas endovasculares no tratamento dos aneurismas da artéria carótida cervical, 45
telangectasias, 201
terapia trombolítica, 385, 388, 391-392
complicações, 390-391
substâncias utilizadas, 386-387
terapêutica trombolítica arterial, 387-388
trombólise arterial, 385-386
tratamento cirúrgico versus endovascular no AAA, 73-77
tratamento da estenose carotídea, 27
tratamento de aneurismas justa e pararrenais, 95-99
BEVAR, 96, 103, 118
CHEVAR, 96-103
FEVAR, 96-103
OAR, 95, 97-103
tratamento endovascular das artérias infrapoplíteas, 185
tratamento endovascular do AAA, 79-89
cálculo das dimensões das endopróteses, 84-85
diagnóstico por imagem para planejamento, 81-84
indicações, contradindicações e limitações, 86-89
tratamento endovascular na doença obstrutiva infrainguinal, 179
tratamento endovascular na suboclusão carotídea, 51
traumatismos vasculares das extremidades, 335-337
tratamento endovascular, 337-338
treinamento técnico em cirurgia vascular, 91-92
animais, 92
cadáveres, 92
impressão 3D, 93
modelos sintéticos, 92
simuladores de realidade virtual, 92
tromboembolismo venoso (TEV), 271-275, 277-278, 291-293
trombofilia, 271-272
deficiência de antitrombina, 272
deficiência de proteína C, 272
deficiência de proteína S, 272
fator V Leiden, 273
investigação laboratorial, 274-275
mutação G20210A do gene da protrombina, 273
trombólise dirigida por cateter (TDC), 288
trombólise farmacomecânica (TFM), 284-288
trombose venosa (TV), 226, 238, 249, 261, 263-264, 268, 284, 306, 378, 382

trombose venosa profunda (TVP), 231, 239, 243, 261-262, 264, 267-270, 283-285, 287-288, 297-298, 305
avaliação com ressonância magnética, 269
avaliação com tomografia computadorizada, 268-269
diagnóstico ultrassonográfico, 261-264
trombose venosa profunda iliofemoral (TVPIF), 283-288
Tromsø (estudo), 28

U

úlcera em diabéticos, 368, 373
curativos biológicos, 372-373
prevenção, 374
terapia de pressão negativa, 372
úlcera penetrante de aorta (UP), 135-137
tratamento, 137-138

V

varizes, 199, 201, 207-212, 215, 219, 225, 227, 229, 233, 235, 237, 241-244, 249-251, 253-255, 257-258, 298
escleroterapia "com espuma", 235-236
escleroterapia química, 237-240
radiofrequência, 219
uso de laser, 212-214
varizes dos membros inferiores, 199, 207-210, 212, 241-242
veia safena magna, 192, 208-210, 214-215, 220, 235-236, 243-244, 313
varizes e malformações vasculares da região pélvica, 253-254
diagnóstico, 254
tratamento, 254-255
veia safena magna, 192, 208-210, 214-215, 220, 235-236, 243-244, 313
veia safena parva, 208, 222, 229
veias perfurantes, 208, 219-220, 222, 235-236, 241, 243-244, 248
vigilância dos stents carotídeos, 64

www.ingramcontent.com/pod-product-compliance
Lightning Source LLC
LaVergne TN
LVHW080206260826
846425LV00032BB/27

* 9 7 8 6 5 5 5 3 6 5 6 8 9 *